近代中国西医
本土化与职业化研究

郝先中 ◎ 著

JINDAI ZHONGGUO XIYI

BENTUHUA YU ZHIYEHUA YANJIU

人民出版社

序

　　《近代中国西医本土化与职业化研究》是郝先中教授所主持的国家社科基金项目 (13BZS092) 的终端成果。近十五年来，作者一直致力于近代中西医论争及西医本土化研究，该书的写作与修改历时五年，倾心倾力，即将付梓。作为曾经的老师，目睹郝先中教授写出了如此厚重的学术成果，倍感欣慰，他命我写序，义不容辞。

　　2002 年，郝先中教授重返母校华东师范大学继续求学，攻读中国近现代史博士学位。在我的印象中，他是一位行事严谨且又极具活力的年轻人，很有运动天赋。印象更深的是，报考博士前，他已经有着丰厚的积累，在学术刊物和报纸上发表了 20 多篇学术论文，在他的学历背景中虽然没有史学专业，但他对历史有着强烈的兴趣，是一个很有发展潜力的学术人才。

　　2003 年春天，一场突如其来的"非典"几乎改变了我们的生活，也为他确立博士论文《近代中医存废之争研究》的选题带来了契机。鸦片战争后，西方近代文明随着枪炮声和商品贸易进入中国，西学东渐，对中国传统文化形成了挑战。一个典例就是在医学领域中，西方近代医学与中国传统医学发生了冲突。从五四时期否定中医开始，到 1929 年汪精卫等人反对中医达到了一个高潮。至今反对中医之议仍然时有发生，背后其实是国人对中西文化的不同认知所致。

　　这是一个富有挑战性的跨学科选题，我甚至担心他很难驾驭。但是，他有一股锲而不舍的追求精神和良好的学术悟性，经过三年多近乎炼狱般的精神洗礼和辛勤劳作，终于完成了一部近 30 万字的优秀博士论文，至今我清晰的记得，博士论文答辩时受到参与答辩的专家一致好评。认为是一篇史料扎实、有思想、有深度的博士论文，把问题讲清楚了。迄今为止，这篇博文已被下载 8000 余次。

受中西医论争的启发，博士毕业以后，郝先中又沿着医学社会史的研究理路不断拓展学术空间，将研究的触角伸入近代以来西医在中国的建制化与职业化研究，并在《学术月刊》、《自然辩证法通讯》等高水平期刊上发表多篇学术论文，特别是他 2006 年发表的《中医缘何废而不止》一文，首次在学理上有力回应了当时甚嚣尘上的质疑中医和废中医思潮，在学术界引起很大反响，这篇文章的学术论点后来被研究者广泛征引和运用。

近代以降，西医先进的医疗保健制度、卫生法规、医院制度、医学教育等，在中国得到广泛传播和推广，为近代中国带来了崭新的医学体系、医疗技术和医学文化，给中国的医疗卫生事业注入了新的发展因素。这一过程极大地促动了晚清医疗卫生事业近代化的发展趋势，也为民国时期的医学职业化奠定了基础。

客观而论，医学与国家和民族的政治、经济、文化、民生等利害攸关，甚至对于国运具有重要的影响。正因为如此，对医学、医生以及医疗社会史的研究，不仅有助于认识人类医学的进步历程，而且有助于理解人类历史的传承与发展。本书作者力图将近代中国医疗卫生事业置于近代历史进程与社会关系的时空背景中，从社会体制变迁的维度聚焦于晚清以来国家医疗体系的转型及其体制化进程，重点对西医在中国的整体移植与本土化、职业化过程进行微观探析，尝试厘清各种相关因素。并在此基础上，考量近代以来国家医疗卫生体制的构建过程和变动脉络，进而推演其成功的经验、存在的问题和历史局限性，显然，这是一次很有魅力且极具意义的学术探讨。

通览全篇不难发现，本书通过西医本土化与职业化过程的综合考察，多纬度透视医疗主体、医疗文化及其与社会历史的关联，尝试拓展医学社会史的学术空间。作者在前人研究的基础上，立足于西医在中国传播的主体与媒介，对原发性的西医体制化与职业化进程进行全方位动态考察，分析和把握西医体制整体移植中国并走向本土化的具体过程、形态、范式，洞悉其特征与本质，其学术意义不言而喻。

从本书的研究思路和论述程序来看，作者首先考察西医入华的基本脉络，西医本土化的过程与阶段，然后探讨西医本土化的发展趋向，继而详细梳理西医的传播路径和传播策略等相关要素，进而论证西医本土化进程中的文化调适问题，最后对近代中国西医职业化过程展开全面研究，勾勒出一幅较为完整的近代中国新兴西医群体的职业形象。结语部分，作者简要归纳和总结在国家与社会关系视野下，西医本土化与职业化所绽放的历史意蕴。全书谋篇布局科学合理，章节层次分明，文笔圆润优美，论证有力合理，观点颇有独到之见。

难能可贵的是，本书给我们带来许多耳目一新之处。作者认为，西医在中国的本土化，就是其逐渐中国化、全方位融入东道国社会文化的历程，同时也是中国社会众多阶层对西医接纳与认同的过程，这一过程，这不仅体现在观念层面，还更多地体现在医疗体系、学术体系和卫生行政体系的构建之中，在这个进程中，中国西医增添了许多中国本土文化的色彩和元素；作者认为，西医职业化伴随着本土化而生，本土化是职业化的逻辑起点，没有西医的本土化，就不可能生成职业化，同时，职业化又是本土化趋势的必然结果和重要表征。作者据此提出，西医在中国的本土化，颠覆了中国传统医界之格局，而西医的职业化则培育了近代中国医学之精神。

值得一提的是，作者敢于质疑学术权威的定论，例如，第一章第一节，在论述西医对中医学术地位超越的节点上，大胆挑战了李约瑟博士的观点。李约瑟认为，19 世纪下半叶或者在 20 世纪之前，是西医对中医的"超越点"。作者通过大量的资料考证，大胆提出传统中医学术地位的动摇，应该发生在 20 世纪 30 年代甚至 40 年代，整个进程"是以西医主动进攻而中医防守反击为特征"，西医从此走上中国医学的主导地位，形成西医在朝，中医在野的格局。

本书主旨明确，论述明晰，逻辑严密，张弛有度。作者充分利用华东师范大学数据图书馆电子资源库，获得大量原始研究资料，丰赡瑰丽的史料，为论证提供了扎实的基础和依据。全书列付了数十个颇有价值的图表，文本中穿插了数十处说明性的长注解，全书 40 多万字的篇幅，涌现出不少创新性见解，本书的学术贡献是作者多年辛勤耕耘的见证。当然，本书不可避免地存在一些不足之处，欢迎学界同仁及广大读者批评指正。

谨序。

忻 平

2019 年 9 月

目　录

导　论

一、选题旨趣与研究视域

（一）研究缘起

西医最早踏进中国，可溯源至唐代景教入华之初，就有西方教士藉医传教的记载。[①] 元代也里可温教士在京师开设医院，名曰"广惠施"[②]。明末清初，西医伴随传教士开始传入中国，但规模和影响都很有限。鸦片战争以后，在西方殖民扩张和医学传教的双重推动下，西医在中国的足迹由南向北，由沿海到内地逐步延展，并逐渐为中国社会接纳与认同，进而引起国家医学知识体系和社会医疗制度的重大变革。对于西医东传及中西医学交流的历史考察，学术界尤其医史学界瞩目已久，从微观到宏观都进行了全方位研究，学术成果可谓汗牛充栋。[③]

近代西方医学体系伴随着西方工业化与城市化的发展而来，更是近代生物医学发展的产物。清末民初，作为近代科学知识的一部分，西方医学被相继引

[①] 曹琦、彭耀：《世界三大宗教在中国》，中国科学出版社 1991 年版，第 143 页。

[②] 熊月之：《西学东渐与晚清社会》，上海人民出版社 1994 年版，第 12 页。

[③] 国内代表性的人物有：王吉民、伍连德、陈邦贤、李涛、邓铁涛、程之范、李经纬、熊月之、赵璞珊、甄志亚、顾长声、马伯英、朱潮、赵洪钧、廖育群、杨念群、余新忠、胡成、张大庆、曹树基、李玉尚、陶飞亚、何小莲、顾卫民、高晞、何建明、李传斌、田涛、牛亚华、彭善民、刘远明、尹倩等数十位学者。此外，一批国外及我国台湾地区学者如饭岛涉、梁其姿、雷祥麟、黄克武等在此方面也有深入研究。

入中国，其医疗保健制度、卫生法规、医院制度、医学教育等逐渐在我国传播和推广，此后，西医在我国经历了向知识系统化、制度规范化以及职业标准化的演变和发展。可以说，西医在我国的本土化与职业化是中国医学现代化过程中最为引人注目的历史图景，这也是一个很有魅力的学术话题。本书将在前人研究的基础上，力图将近代医疗卫生事业置于中国历史进程与社会关系的时空背景中，从社会体制变迁的维度聚焦晚清以来国家医疗体系的转型及其体制化进程，重点对西医在中国的整体移植与本土化、职业化过程进行微观探析，尝试厘清各种相关因素。并在此基础上，考量近代以来国家医疗卫生体制的构建过程和变动脉络，进而推演其成功的经验、存在的问题和历史局限性。

（二）研究意义

"医学是中国近代最先经历体制化的科学分支学科，而且被置于整个国家现代化的中心位置。"[①]本书以西医问题为中心，重返近代中国的历史现场，在医学发展格局的框架内考察西医本土化与职业化过程，尝试探讨一个外来与本土文化之间的双向交往和日常互动；回眸西方近代医学与传统中医的百年纠葛，不仅有助于透析中国传统医疗体制之局限，而且有助于认识中国近代科学体制化的轨迹，可以从另一个侧面探究西学东渐的缩影和中国近代化的进程；通过考察西医群体在中国的普及与壮大，既可洞悉西方现代专业知识与专业群体在中国的移植和发展历程，亦可揭橥中国医学格局递嬗过程中所聚敛的思想文化史内涵。在此基础上，揭示医学发展的规律，探索新时期中西医发展的道路以及双方在交融和结合中所预示的历史愿景，为当下我国医疗体制的改革提供历史参考，根本目的在于增进国民体质，防治疾病，保卫健康，这也是本书研究的社会价值和现实意义。

本书学术价值在于通过西医本土化与职业化过程的综合考察，多维度透视医疗主体、医疗文化及其与社会历史的关联，尝试拓展医学社会史的学术空

[①]　刘远明：《西医东渐与中国近代医疗体制化》，华南师范大学 2007 年博士学位论文，第 15 页。

间。笔者认为，西医在中国的本土化与职业化的过程，是一个很有活性且尚未系统开掘的学术话题，基于这种研究冲动，本书在以前研究的基础上，立足于西医在中国传播的主体与媒介，对原发性的西医体制化与职业化进程进行全方位动态考察，分析和把握西医体制整体移植中国的具体过程、形态、范式，洞悉其特征与本质，其学术意义不言而喻。正如张大庆所言："探讨西医学知识在中国传播与获得社会认同的过程，为理解中国近代中西文化的碰撞以及不同文化之间的交流提供了一条新路径。"①

（三）研究思路

本书将立足于前人研究的坚实基础，考察晚清至民国时期西方医学在中国的本土化与职业化历程。② 虽然西医在传入中国的过程中不可避免地要与中医发生冲突乃至纷争，成为这一历程的重要影响因素，本书不打算就中医及中西医论争问题着墨过多，只是将其作为一种既存的映衬和比照。③ 而取紧紧围绕近代中国医疗机制变迁这一基本脉络，以西医本土化、职业化为中心逐步展开言说路径，着力呈现一幅相对完整的近代医疗卫生机制演进的图景。以西医登陆中国为逻辑起点，考察近代以来西方医学的发展与演化的过程及特征，探索近代中国医学现代化的曲折道路。一个尝试性的研究理路就是试图剖析西医本土化过程体现的中国西医化、西医中国化的独特意涵，这种方法或许可以克服以往仅从机构史的角度考察中国科学体制化的弊端。

本书的研究思路和论述程序安排如下：导论部分，重点对本书的选题取向、重要概念、学术史回顾及现状进行考察，并提出主要论点；第一章，重点考察西医入华的基本脉络，西医本土化的过程与阶段，西医在华迅速发展的内

---

① 张大庆：《中国近代疾病社会史（1912—1937）》，山东教育出版社 2006 年版，第 15 页。
② 受篇幅和结构所限，本书未将中国共产党领导下的红色革命区域的现代医疗卫生事业列入研究范围，将在后续研究中作专题讨论。
③ 众多学者如赵洪钧、李经纬、马伯英、邓文初、左玉河、奚霞、海天、易肖炜、刘理想等人对中西医论争问题都有代表性成果。郝先中博士学位论文《近代中医废存之争研究》对中西医论争问题有过详细阐述。

外动因以及西方医疗卫生体系的制度植入；第二章，从医疗空间的现代转换、近代医学团体的本土趋势、西医群体发展的典型特征等视角，重点探讨西医本土化的发展趋向；第三章，重点考察西医的传播路径和传播策略等相关要素，其中包括作为传播主渠道的西医教育、卫生知识大众化的多元传播手段、近代公共卫生制度及其建立；第四章，把西医东渐置于文化交融的背景下，探讨西医本土化进程中的文化调适问题，重点聚焦异质医学文化的交集、中西医学的双向适应、文化调适中走向互容共通等问题；第五章，全面展开近代中国西医职业化考察，着重探究西医职业化的发始、生活百态与都市社会、西医职业管理制度、西医的职业伦理与公共参与等内容，勾勒出一幅较为完整的近代中国新兴西医群体的职业形象；结语部分，简要归纳和总结在国家与社会关系视野下，西医本土化与职业化所绽放的历史意蕴。

二、基本概念界说

（一）"西医""中医""华医"

"西医""中医"的概念并非与生俱来。"西"与"中"原本是鸦片战争以后中国被迫对外开放后产生的对立词汇，"没有'西'也就没有'中'，故'中医'在'西医'未来之时也是不存在的。"① 直至明末清初，西方近代医学伴随传教士初履东土，开始与中国传统医学形成相互竞争的局面，后来，西方医学的学术地位和社会认同日益占据上风，民众的意识中才渐有"西医""中医"（也称"国医""华医"）的概念。西方近现代医学在清末民初被称为"新医"，与"旧医"（中医）相对立。可见，"西医"的概念因"中医"而生成，它们泛指东西方两大医学体系。②

① 此为罗志田先生的观点。参见鲁萍：《晚晴西医来华及中西医学体系的确立》，四川大学 2003 年硕士学位论文，第 6 页。
② 郑洪对中西医称谓问题有过详细研究。参见郑洪：《名分攸关：近代政制中的中西医称谓之争》，《中国社会历史评论》2012 年第 13 期。

　　所谓"西医"，泛指西方国家的医学。从西医的发展史来看，西医学分为古代西方医学和当下流行的近现代西方医学，前者在近代就被欧美诸国所摒弃。而起源于近代时期的西方近代医学，是经历革故鼎新后发展出来的一门全新的医学体系，这门医学体系就是当今国人所说的"西医"。

　　一般而言，"中医"是指拥有几千年历史的中国传统医学。西方近代医学体系大致形成以后，作为与"西医"的对立一方，"中医"也逐渐获得中国医界及民众的认同。从《申报》上检索，最早出现"华医"之说是 1873 年 7 月 29 日，该报出现"西友哽得利述华医两疗西孩事"的标题，描述华医治疗外国儿童的经历，称"如此华医可不令我西人知乎"，① 该年 12 月 16 日，《申报》再次出现了"华医"之词："可见医亦无神技也，又何必疑西医而信华医，轻西药而重华药，固执此一偏之见哉？"② 国人开始将"华医"与"西医"、"华药"与"西药"相提并论。1881 年 10 月，《申报》载文中正式使用"中医"一说："总之西医之兴，中医本亦不甚大异"，不过文中多次延用"华医"的说法，"中医"与"华医"混用，不但"华医"出现的频次更高。③ 此后，对"中医"的称谓日益频繁起来，查阅清末一些医学报刊，中国传统医学多半被称为"中医"，有时也会被称为"华医"，西方近代医学被习惯地称为"西医"，出现在《万国公报》《申报》等报刊上的诸多时论无不显示这一社会认同。显而易见的是，19 世纪 80 年代以来民众对中医、西医的概念认同及其分野已经十分明了了。

（二）"医疗传教士""医师""近代医生群体"

　　"西医东渐"的直接推动者与执行人是一批具有一定医学知识和诊疗水平的西医传教士，正是他们在中国"藉医传教"，在客观上把近代西方医学带到中国，并在行医传道中使之发扬光大。医史学界早年对这一叙事主角的称谓颇

---

① 《西友哽得利述华医两疗西孩事》，《申报》1873 年 7 月 29 日，第 3 版。
② 《论西国医药》，《申报》1873 年 12 月 16 日，第 1 版。
③ 《中西医术不同说》，《申报》1881 年 10 月 9 日，第 1 版。

耐人寻味：如"西国传教医士""宣教医士"①"传教医生""医疗先锋"②"西医先驱"③"欧洲传教士"④"传教士医生"⑤"医务传教士""医疗宣教士""教会医生"等等。近年来，学术界相继采用了一些新概念和称谓，较为常见的如"西医传教士"⑥"医学传教士"⑦"医疗传教士"⑧"传教医师"⑨"医药传教士"⑩，等等。虽然表述各异，但目标所指均为同类，兼具行医、传教的双重使命，本书在叙述中倾向于"医疗传教士"（medical missiongary）这一表述，因为这些西方医学的传播者无一不参与医疗与诊治工作，他们不仅仅是传教士，更多的角色是救死扶伤的临床医生。胡成把"医疗传教士"称为"职业医生的自我标识"，"一个有组织、有专业活动的历史群体"。⑪

① 陈明斋：《我国新医学之进展及其现况》，《东方杂志》1935年第32卷第22号，第32页。

② 参见王吉民、伍连德：《中国医史》，天津印刷局1936年第2版，第467页。赵洪钧在《近代中西医论争史》中也沿用这一概念。参见王吉民：《伯驾利用医药侵华史实》，《医史杂志》1951年第5卷第2期。

③ 参见赵洪钧：《近代中西医论争史》，安徽教育出版社1989年版，第22页。

④ 参见赵璞珊：《西洋医学在中国的传播》，《历史研究》1980年第3期。

⑤ 参见田涛：《清末民初在华基督教医疗卫生事业及其专业化》，《近代史研究》1995年第5期。

⑥ 杨念群在《再造"病人"——中西医冲突下空间政治（1832—1985）》一书中普遍使用这一概念。本书部分章节也偶用"医疗传教士"（medical missionary）一词。

⑦ 高晞在《"解剖学"中文译名的由来与确定：以德贞〈全体通考〉为中心》（2008）一文中使用这一概念。李传斌在《条约特权制度下的医疗事业——基督教在华医疗事业研究（1835—1937）》（2007）中全程使用这一概念，并以"传教为目的，进行医疗及相关活动的医生和护士群体"（第20页）加以界定。

⑧ 胡成在《医疗、卫生与世界之中国（1820—1937）》《晚清"西医东渐"与华人当地社会的推动》《何以心系中国——基督教传教士与地方社会（1835—1911）》等代表性论著中频繁使用这一表述。李尚仁在《十九世纪后期英国医学界对中国麻风病情的调查研究》（2003）、《健康的道德经济：德贞论中国人的生活习惯和卫生》（2005）、《帝国与现代医学》（2012）中也频繁使用"医疗传教士"作为叙述主体。

⑨ 何小莲在《西医东渐与文化调适》等相关论述中习惯用这一表述。参见何小莲：《西医东渐与文化调适》，上海古籍出版社2006年版。

⑩ 梁其姿：《医疗史与中国"现代性"问题》，载余新忠、杜红丽主编：《医疗、社会与文化读本》，北京大学出版社2013年版，第109—132页。

⑪ 胡成：《何以心系中国——基督教传教士与地方社会（1835—1911）》，《近代史研究》2010年第4期。

在中国古代，医师是指掌管医务的官员，"与医官同义，天官之属，为众医之长，掌医之政令。"①"医师"一词最早出现在《周礼》中，《周礼·医师章》把执掌医政的医师分为食医、医疾、殇医、兽医。② 民国时期，西医自称"医师"，意在表明自己独特的职业身份和社会地位，强调自身所备之执业资格，以区别一般行医者尤其是庸医们。"医师"的称谓和社会形象很快被民众接受，虽然在"名义上它只是对有行医资格的医生的指称，但因为当时的资格认证制度始终没能真正建立起来，'医师'最终成为近代中国社会对医生的一种泛称，或是医生们自抬身价的一种标榜。"③

民国时期政府不断出台各种有关医师的卫生立法，如《管理医师暂行规则》(1922)、《医师暂行条例》(1929)、《外籍医师领证办法》(1931)、《医师甄别办法》(1936)、《医师暂行条例》(1940)、《医师法》(1943)、《医师法施行细则》(1945) 等，足以说明官方对这一称呼的认同。"医师"称谓的出现是医学专业化的产物，民国社会，一个弱势的政府始终没能建立一套完善的职业资格认证制度，医师队伍较为混乱，"医师"是西医走向职业化的重要标志，医师与医生的不同在于对行医资格的认定上。1929 年卫生部颁布《医师暂行条例》，明文规定，西医称作医师，中医称作医士。④ 本书中的"医师"，一般指代具备行医资格或以行医开药为职业的西医人员。⑤

"近代医生群体"是一个较为复杂的群体，既有中医师也有西医师。西医群体"是指主要由医师构成的职业群体，同时还有一些未获得医师资格的医学

---

① 许晚成：《医师医婆命名本意考》，《申报》1930 年 4 月 30 日，第 1 版。
② 上海中医学院古文教研组编：《医古文讲义》，人民卫生出版社 1960 年版，第 1 页。此处转引自尹倩：《民国时期的医师群体研究 1912—1937》，中国社会科学出版社 2013 年版，第 15 页。
③ 尹倩：《民国时期的医师群体研究 1912—1937》，第 15 页。
④ 《医师暂行条例》(1928 年 12 月 24 日国民政府核准备案 1929 年 1 月 15 日卫生部公布)，载陈光明主编：《中国卫生法规史料选编 (1912—1949)》，上海医科大学出版社 1996 年版，第 621 页。
⑤ 中华人民共和国成立以后，随着医师认证制度的建立和完善，医师的行医资格被严格限定，"医师"在当今的定义是："一种高级医务卫生人员，是指受过高等医学教育或长期从事医疗卫生工作的、经国家卫生部门审查合格的高级医务卫生人员。"

人士，但是并不包括护士、助产士等其他与西医相关的群体"。群体成员之间"拥有相似的知识结构、职业角色和活动宗旨，并受共同规章制度的制约"。①群体的形成是一个逐渐完成的过程，罗志田在对西医群体分类时认为，"中国的西医分为教会医生和归国留学生两大社群"，即"传教士医生培养的老西医群体、归国留学生及协和医学院等培养的新西医群体"②。早期的西医群体主要来自医疗传教士，随着西医向世俗化发展，西医群体开始迈向职业化，本土西医队伍逐渐强大起来，在新兴的西医群体中，华人医师逐渐构成西医群体的主体，而一些教会医师也开始放弃传教事务，专注于医疗事业。因此，近代中国的西医群体实际上是一个由中外西医人员共同组成的职业群体，这种群体具有一定的稳定性和组织性。

（三）"西医本土化""西医职业化"

"本土化"（Inculturation）概念的早期出现，是"被用来解释外来文化融入本有文化的过程"③。人们至今对"本土化"概念的界定尚未达成共识，权威的说法如比利时著名汉学家钟鸣旦认为："本土化又称本地化、本位化或本色化。广义而言，指某一种文化将另一文化的某些元素，吸收为己有。"④在文化人类学的范畴中，本土化"被定义为两个或多个自立的文化系统之间的互动、适应导致的文化变迁"，这些异质文化之间经由"文化特质的传递、文化的结合、替代、融合和同化等阶段"，然而文化移植无论通过何种途径发生，"其本土化过程都主要取决于本土力量对移植文化的认同、选择与调整。"⑤这是一个

---

① 在近代，从事医药行业的人员已经有了明确的分工，主要类别有医师、中医师、牙医师、兽医、药剂师、助产士、护士等。参见艾明江：《中华医学会与近代西医群体研究（1915—1945）》，上海大学 2007 年硕士学位论文，第 6 页。
② 罗志田：《新旧之间：近代中国的多个世界及"失语"群体》，《四川大学学报（哲学社会科学版）》1999 年第 6 期。
③ 王晓朝：《文化传播的双向性与外来文化的本土化》，《江海学刊》1999 年第 2 期。
④ 钟鸣旦：《本地化：读福音与文化》，（台北）光启出版社 1993 年版，第 91 页。
⑤ 刘远明：《西医东渐与中国近代医疗体制化》，中国医药科技出版社 2009 年版，第 16 页。

充满复杂与艰辛的过程。

"西医本土化"是医学社会史研究的一个重要范畴，最早由谁提出无从考证，但我们经常涉阅这一概念。如杨念群认为"西医的传播并非一个'纯净'的过程，而是与当地社会文化反复互动后达到某种平衡的结果"，并"逐渐将西医导入'本土化'的运作轨道"（2005）；张大庆认为西医在中国获得医学界、知识界的认可以及普通民众的认同，这种"被认可和认同的过程可被看作是西医的本土化过程"（2006）；李传斌认为"教会医疗事业在1928—1937年间发生了重大变化，其主题就是专业化和本土化"（2010）；也有人认为华人逐渐掌握西医的过程也就是西医在中国本土化的过程，西医本土化就是西医深深植根于中国土壤并发扬光大的中国化过程。本书将"西医本土化"的宏旨定位于近代西医体制全方位移植中国后，国家医疗卫生格局所产生的结构性变迁与发展的结果。

"职业"（Occupation）一词基本释义是"个人在社会中所从事的作为主要生活来源的工作"。[①] 有学者认为："职业不仅是个体所习得的职业资格与所获得的工作经验的一种组合，更重要的是个体与社会融合的一种载体，是个人社会定位的一种媒介，也是个体与社会交往的最本质的一个空间。"正是通过专门的"职业"这样"一种特殊的社会组织形式，才构成了国家对社会环境稳定与个人心理稳定所实施的有效调节与控制"[②]。一般来说，职业化就是一种工作状态的标准化、规范化、制度化，包含在工作中应该遵循的职业行为规范（Code of Conduct）、职业素养和匹配的职业技能。从逻辑关系看，职业化是专业化进程的一个阶段，因为"专业是更高层次的职业，而专业化是在职业化的基础上向更进一步发展"[③]。

近代中国，职业化起步较晚。北洋政府尤其是南京国民政府时期，统治集

---

① 《现代汉语词典》，商务印书馆1983年第2版，第1483页。

② 姜大源：《职业教育的专业教学论：属性、冲突、定位与前景》，《中国职业技术教育》2004年9月1日，总第173期。

③ 参见汤菲：《专业化还是职业化——个体层面的比较研究》，《重庆科技学院学报（社会科学版）》2012年第10期。

团开始移植西方的现代政治体制，着力运用政治强权和法理手段整合和规范社会事务及社会群体。在社会转型的过程中，一些新兴的社会职业群体脱颖而出，成为社会生活中的重要力量，开始发挥特有的社会功能。在近代中国，医师作为自由职业群体，无疑是众多社会群体中最复杂的一个，在中国迈向近代化的背景下，无论是外来的西医还是传统中医，都面临着群体自身职业化的问题。医学职业化要求医生不仅受过较高的科学教育，具备专业化的知识和技能，更要具备自主意识、职业伦理和服务理念等特质。

由于政府对西方现代教育体制中西学分科基准的移植，民国时期社会涌现出一批专业化人才。这些新兴人才的涌现，开始松动和改变中国社会传统的"士农工商"的职业构成，特别是城市中的职业分工更趋复杂，以知识分子为主体的具有专业技能的一些职业大量出现，包括医师、工程师、律师、科学家、新闻记者在内的众多职业人群，成为城市中的"自由职业者"，并逐步走向职业化之路。正是在这样的背景下，一些医师拿起听诊器和体温计，或在医院、诊所、医学院，或在医疗主管部门施医开药，救死扶伤，从事职业活动，步入职业化之路，逐渐成为都市社会中的一个职业群体，扮演着社会生活中全新的职业形象。至 20 世纪 30 年代初，国内西医群体在社会上初步确立了职业医生的崭新角色，西医的职业化使医生的社会地位得到了迅速提升，"医师作为具有专业学识的职业群体已经得到自身和社会的认同。"[1] 徐小群认为："就中国的自由职业者来说，职业化是民国时期国家与社会相互作用的一个组成部分。"[2]

（四）"近代"

史学界对"中国近代史"的权威分界是指从 1840 年鸦片战争开始到 1949

---

[1] 朱英、魏文享主编：《近代中国自由职业者群体与社会变迁》，北京大学出版社 2009 年版，第 219 页。

[2] 徐小群：《民国时期的国家与社会——自由职业团体在上海的兴起》，新星出版社 2007 年版，第 3 页。

年南京国民政府覆亡为止。本书所使用的"近代"概念，大致切合学术界对中国历史阶段的传统划分，但就医学而言，发始时间宜略有前展，其历史跨度肇始于明末清初教会医学初入中国（尤其是 1840 年鸦片战争以后，西医借助条约优势蜂拥而入），历经于清末民初西方近代医学体制的尝试性移植，收束于 20 世纪 30 年代末国民政府时期国家医疗体制的整体构建。本书的研究基本上聚焦于西医体制在近代中国建立和展开的历史演化。1937 年全面抗战爆发，此后 12 年间，举国战乱，政局动荡，国家医疗卫生体制基本处于破损状态。直到 1949 年 10 月，中华人民共和国成立，中国近代史才翻过了沉重的一页。

三、相关研究的学术回顾

（一）医疗社会史研究

医疗社会史是近年来比较受关注的学术领域，是所谓新史学的一个重要前沿领域。[①] 其基本学术路径是，把医疗社会活动及医疗社会关系置于历史研究的范畴内，在具体的历史情境中检视疾病、医疗与社会发展的互动，医疗与历史在社会文化的背景下产生了联姻，医疗社会史也从社会史的边缘渐入历史研究的中心地域。此类研究在海外及我国台湾地区起步较早，如罗伊·波特、克

[①] 余新忠把学术界有关历史上的医疗、医学的探究大体分为两类：一类是传统医学界特别是中医学界具有科技史取向的医史研究，往往以"医学史"相称，多被称为"内史"研究；另一类是史学界的医疗社会史或医疗社会文化史研究，一般被认定为"外史"研究，多称为"医疗史"研究。参见余新忠：《当今中国医疗史研究的问题与前景》，《历史研究》2015 年第 2 期。有关医疗社会史的指称，在国内曾出现诸多概念，诸如"医疗史""医疗社会史""生命医疗史""医疗社会文化史""疾病社会史"等。指称不同，反映了人们对本研究领域内涵认识上的分歧。于赓哲认为："这里重点在于'疗'字……我们的研究出发点在于认定医疗不仅仅是一种技术行为，更是一种社会活动，有人的主观性因素在起作用，与当时、当地文化背景息息相关。故此，'疗'字可以彰显'人'的作用。"（于赓哲：《唐代疾病、医疗史初探》，中国社会科学出版社 2011 年版，第 2—3 页）。本书选取"医疗社会史"这一较为权威的名词。

里斯托弗·劳伦斯、约翰·皮克斯通、顾德曼、饭岛涉（日）、梁其姿①、杜正胜、雷祥麟、黄克武等学者成果显著。大陆学者杨念群、余新忠、曹树基、胡成、张大庆、高晞、何小莲、李传斌、刘远明等异军突起。在研究取向上，境外多关注疾病、医疗乃至身体反映出的文化意蕴，大陆学者则另辟蹊径，比较重视与医疗相关的社会面貌，关注与疾病医疗相关的社会文化内容。代表作品有：杨念群的《再造"病人"——中西医冲突下的空间政治》（2006）②、余新忠的《清代江南的瘟疫与社会》（2003）③、张大庆的《中国近代疾病社会史》（2006）④、何小莲的《西医东渐与文化调适》（2006）⑤、胡成的《医疗、卫生与世界之中国》（2013）⑥、尹倩的《民国时期的医师群体研究》（2013）等。

---

① 1987年，台湾学者梁其姿首先发表了《明清预防天花措施之演变》和《明清医疗组织：长江下游地区国家和民间的医疗机构》两篇专论。1992年，在台学者以"中央研究院"史所为核心，组成"疾病、医疗与文化"研讨小组，研究与医疗有关的历史问题，掀起了"人群生命史"研究的热潮。从20世纪90年代起，大陆史学界受台湾学术界的影响也开始关注这一研究领域。梁其姿被誉为"中国医疗社会史和卫生史研究领域的领军学者"（余新忠语）。

② 杨念群选取别具一格的视角和书写方式，通过对医疗传教士、医疗空间以及病人的考察，临摹了数十幅相互衔接的历史现场，形象地再现了中国近代社会变迁波澜壮阔的另一个历史侧面。余新忠评价道，"这种情景式的写作充分展示了近代政治社会与医疗之间的博弈关系"，该书是近年来医疗社会文化史研究"最具分量和影响的著作"，"在国内的医疗社会文化史研究中，它称得上是第一部具有一定后现代理念和新文化史视野的学术著作"（余新忠：《另类的医疗史书写》，《近代史研究》2007年第6期）。

③ 该书是大陆第一部疾病医疗社会史研究专著。作者致力于新理论和新方法的尝试，既拓展了历史研究的空间与领域，扩大疾病史研究的资料范围，又深入探讨了医疗技术、民众观念习俗等因素与瘟疫发生之间的互动关系，进而对中国近世社会变迁·国家与社会关系等问题做出新的诠释。

④ 美国学者 Bridie Andrews Minehan 对该书的评价为："这是由中国人自己完成的一部中国现代医学史。该书最突出之处是，这可能是第一部由西方学者扮演配角的中国现代医学史。"参见国际科学史学会会刊 ISIS，2009年第1期。

⑤ 该书对明清以来西方近现代医学的传入过程，以及中国社会在接纳这一异质文化时，如何调整固有的文化传统的问题作了深入的研究，资料丰富翔实、观点新颖独到，不乏真知灼见。

⑥ 该著讲述了一个"在跨国史和跨文化史的视野之下，一些关于近代中国社会如何面对健康与疾病、生与死的故事"，全面展现了作者深厚的学术功底和学术定力及其网罗与浸淫史料的精神苦旅，被余新忠誉为"颇具国际视野的研究成果"（2015）。

可以说，杨念群等学者的成就已经把大陆医疗社会史和医学文化史研究推向了一个相当的高度，其贡献有目共睹。不过当下国内医疗史研究尚有提升空间，余新忠认为，依然"缺乏足够的学科力量和资源，统合不同学科背景的研究者组成多元并包的研究集群，并形成真正以医学（疗）史为中心的各具学科特色且多元融通的学科训练体系"，"当前国内史学界有关中国近代公共卫生史的研究虽数量可观，但大多似乎都未能跳脱'现代化'的学术理念和叙事模式"。而"当前国内的医疗史研究，总体上缺乏对国际主流学术成果的了解和把握，未能将自己的研究置于国际学术发展的脉络中来展开，以旧理念、旧方法探讨新问题的情况比较常见"。[①]

作为一个新兴的研究领域，虽然"被视为'新史学'的一分子，但在践行和引领'新史学'的发展上，尚难尽如人意，其所展现出来的新意涵、新气象还远远不够"。[②] 客观地讲，"与制度史、社会史、文化史等相比，我国的医疗史研究虽令人耳目一新，但无论是从研究队伍还是学术积累与开拓等方面来说，还有极大的发展空间"。[③] 我们认为，有关西方医疗体制整体植入中国的研究，虽然数量可观，规模可喜，成果可赞，但仍有一些与西医的历史沿革、文化融合、职业特点相关的论题尚未充分开显，如西医在传播过程中所体现的本土化、职业化等问题的系统研究相对薄弱，这就为本书的研究预留了可为的空间。

（二）西医在华传播与移植研究

清末民初西方医学在中国的传播与移植是以医疗实践为中心，其形式上呈现出组织化与制度化的特征，标志性的事件是西式医院、医学院校、医学团体、公共卫生管理机制、防疫机制、专业机制等要素的渐次植入，学界对西方

---

① 余新忠:《另类的医疗史书写》,《近代史研究》2007 年第 6 期。
② 余新忠:《另类的医疗史书写》,《近代史研究》2007 年第 6 期。
③ 薛倩:《中国医疗史研究的过去、现在和未来》,《中国社会科学报》2012 年第 329 期。

医学在中国的移植早期研究较为全面。① 但从整体上来看，"这些研究多是基于对西医体制移植过程的梳理与考证，而对影响移植的相关因素尤其是本土因素缺乏足够的重视。另一方面，由于当时学界主要是从医学知识体系内部审视西医体制。因此，对西医体制的实质，对西医体制的移植可能对本土社会、医学所产生的巨大影响和冲击尚缺乏深层次的探讨"。②

近年来杨念群、余新忠、胡成、高晞、何小莲、刘远明、李传斌等一批学者竭力拓展了传统医学的研究视域，开始强调本土元素在中国从传统医疗制度向现代转型中的作用。杨念群探析了"西医东渐与中国本土'地方感'达成某种复杂平衡状态的途径"，③ 胡成考察了晚清西医东渐的过程中华人当地社会的推动作用，阐明华洋之间"常有相互影响和相互协调的重要历史演化"。④ 这些研究的重心在于考订东西文化交汇的语境下的近代社会变迁，而对近代中国医疗体制化过程的研究非重点所在。

有关近代中国医疗体制转型与构建的研究主要来自海外，如英国学者R. 罗格斯克的《卫生现代化——中国通商口岸卫生观念的变迁》（2004），留美学者叶克澈的《民国时期的卫生与国家建设》，后者对南京政府如何在国家建设框架下建立国家医疗卫生体系进行了系统的研究。国内学者张大庆的《中国近代疾病社会史（1912—1937）》（2006）专门论述了中国近代医疗卫生建制化问题，而刘远明的《西医东渐与中国近代医疗体制化》（2009）、范铁权的《近代科学社团与中国的公共卫生事业》（2013）皆是这一方面研究的力作，李

---

① 参见李经纬、鄢良：《西学东渐与中国近代医学思潮》（1990）；熊月之：《西学东渐与晚清社会》（1999）；马伯英：《中外医学文化交流史——中外医学跨文化传通》（1993）；赵洪钧：《近代中西医论争史》（1989）；熊月之：《西学东渐与晚清社会》（1994）；董少新：《形神之间——早期西洋医学入华史稿》（2008）；田涛：《清末民初在华基督教医疗卫生事业及其专业化》（1995）；陈建明：《近代基督教在华医疗事业》（2000）；郝先中：《西医东渐与中国近代医疗卫生事业的肇始》（2005）；何小莲：《西医东渐与文化调适》（2006）。

② 刘远明：《西医东渐与中国近代医疗体制化》，第6页。

③ 刘远明：《西医东渐与中国近代医疗体制化》，第6页。

④ 胡成：《晚清"西医东渐"与华人当地社会的推动》，《史林》2012年第4期。

传斌的《条约特权制度下的医疗事业》全面梳理了教会医疗事业在华发展的诸多面相，鲁萍的《晚清西医来华及中西医学体系的确立》（四川大学 2003 年硕士学位论文）全面考察西医东渐以后，中西医学体系逐渐形成的情况。不可否认，这些成果为推进后续研究提供了借鉴。

（三）西医本土化研究

刘东在《近代科学在中国的本土化实践研究》（山西大学 2005 年博士学位论文）一文中从"本土化"的角度对中国近代科学的演进问题加以系统考察，探讨了西方近代科学作为一种异质文化传入中国以后，引起了一系列的社会与文化变迁。该文虽然没有专门论及西医问题，但对研究近代科学一个分支西医的"本土化"无疑具有启发意义。李传斌较早地关注西医本土化问题，他认为"教会医疗事业在 1928—1937 年间发生了重大的变化，其主题就是专业化和本土化。""教会医疗事业在近代中国的发展，同时是一个适应中国社会的过程，在中国特殊的社会背景下，它呈现出了三大发展趋向，即合作化、世俗化（专业化）、本土化。""而本土化的发展趋向也就是中国化的过程。"[1] 张大庆认为西医本土化过程"就是医学界、知识界以及广大普通百姓对西方医学知识和医疗技术的认可与认同过程"，西医"被认可和认同的过程可被看作是西医的本土化过程，即外来的医学知识与技术如何被接受和适应于异质的环境"，而西方医疗卫生在中国的建制化过程"就是近代西方医疗卫生体制本土化的过程"；[2] 郝先中早在 2005 年的博士学位论文中也曾讨论过"西医的本土化及其内部矛盾"问题。[3]

显然，不少研究者注意到西医本土化的论题，且高论迭出，为继续推进相关研究的提供了契机与借镜。但他们均从某一侧面论及本土化和职业化，至今

---

[1]　李传斌：《条约特权制度下的医疗事业——基督教在华医疗事业研究（1835—1937）》，湖南人民出版社 2010 年版，第 102 页。

[2]　张大庆：《中国近代疾病社会史》，第 60 页。

[3]　参见郝先中：《近代中医废存之争》，华东师范大学 2005 年博士学位论文。

未见专著或专文作系统研究，据笔者筛查，学界把西医本土化与职业化绑定在一起进行综合研究，迄今更为少见，尚属薄弱领域。笔者认为，西医在中国逐步走向体制化的过程，是一个很有魅力且尚未系统开掘的学术空间，基于这种学术关怀和研究冲动，本书在以往研究的基础上，确立了近代西医在中国本土化与职业化的研究目标。

（四）文化交汇与文化调适研究

中西医交汇属于中外文化互动的范畴，有关中西医交流及其彰显的文化特征，近年来也颇受学界的关注，何小莲就是代表性人物之一。她的代表作《西医东渐与文化调适》（2006）全面解剖西医东传的历史背景、艰难历程、对中国社会制度、思想文化乃至政治生活的影响，提出了中国社会在接纳西医这一异质文化时如何调适固有的文化传统等问题。

胡成的专著《医疗、卫生与世界之中国（1820—1937）》是该问题研究的重要力作。① 该书从社会文化史、近代医疗史、卫生史的视角切入，在外来与本土、东方与西方、帝国与殖民、侵略与反抗、国家与社会、民众与精英、中央与地方、男性与女性等各种纠结和缠绕中，普通民众或地方社会在不同层面上如何应对和处置。显然，胡成把研究的重点放在中西文化交流中普通民众的实际经历和主观感受上，强调社会底层和普通民众在近代历程中的角色和作用。学界认为，该书"通过对一系列具体案例的研究，指出相关的历史认知，不应只是近代国人的冥顽不灵、愚昧麻木；还应关注中国社会在此过程中对外来文化的热情接受和迎纳，怀柔远人的历史传统，以及在恶性传染病肆虐之际，普通民众中尚未泯灭的闪光人性，地方社会源远流长的邻里互助、人道关怀，从而更多呈现中国本土历史发展的自主性和主体性"②。

① 余新忠认为，胡成的研究虽然似并未特意引入新文化史的视角和理念，但凭其扎实的史料功夫和对国际相关研究颇为深入的把握，展现了与国内一般研究不一样的风格以及相当高的水准（参见余新忠、杜红丽主编：《医疗、社会与文化读本》，北京大学出版社 2013 年版，"导言"）。

② http://product.dangdang.com/1194171870.html.

此外，有关中西医文化差异及其汇通的研究，学术界成果丰硕，例如李经纬的《中国古代文化与医学》(1990)，李经纬、鄢良的《西学东渐与中国近代医学思潮》(1990)，邱鸿钟的《医学与人类文化》(1993)，马伯英等的《中外医学文化交流史》(1993)，马伯英的《中国医学文化史》(1994)，熊月之的《西学东渐与晚清社会》(1994)，张宗明的《论中医学的文化内涵及其价值》(1998)，余谋昌的《西医和中医：两种哲学和两种医学文化》(2012)，张慰丰的《哲学与文化的撞击》(2013) 等。

（五）西医职业群体与职业化研究

近代西医职业群体对于国家医疗卫生事业和保护民众健康有着不可或缺的作用，而西医职业化进程也是国家医疗卫生事业发展的里程碑，对其进行考察与探究，有助于理解西医群体在与国家、社会的关系演进中的地位与作用。学界对于这一问题的研究，较有代表性的有尹倩的《民国时期的医师群体研究(1912—1937) ——以上海为中心的讨论》，该书运用厚重的历史资料，全面考察民国时期医师群体概况，包括"西医的产生和发展、医师的执业方式、收入及生活等；分析了民国时期医师的专业化历程，职业竞争，考察了医师群体与民国社会变迁的互动关系，展现了医师群体的社会责任以及作用与影响"[1]。徐小群的《民国时期的国家与社会——自由职业团体在上海的兴起》(2007) 考察了在医师职业化进程中政府扮演的重要角色，彰显政府对医业的规范和管理职能。艾明江的硕士学位论文《中华医学会与近代西医群体研究（1915—1945) ——以〈中华医学杂志〉为中心的考察》(2007)，也是研究西医群体的一部力作，作者"深入考察了中华医学会西医群体与社会互动的关系，西医群体广泛参与卫生行政、公共卫生、医学教育、卫生实验等事业，充分实现了自身与社会的互动，为西医群体在社会中的角色地位奠定了基础，西医也开始真

---

① 尹倩：《民国时期的医师群体研究（1912—1937) ——以上海为中心的讨论》，中国社会科学出版社 2013 年版，第 3 页。

正成为了一个职业化的群体"。①

此外，龙伟的专著《民国医事纠纷研究（1927—1949)》(2011）描摹了西医群体的貌相，考察医师执业制度及医业伦理的构建等，张大庆探讨了医学职业团体与医学伦理准则问题（2006)，杨祥银、魏焕考察了中华医学会如何"从医学教育、医师职业资格、创办高水平的专业医学杂志、提高医师职业道德等方面努力，推动了西医职业化的进程，同时也为现代西医职业的形成奠定了基础"。② 江文君通过上海医师公会对公共政治事务的参与，考察了近代上海的医师群体与"国民大众"的联系。③ 限于本书篇幅，其他论者不一一列举。

① 艾明江：《中华医学会与近代西医群体研究（1915—1945）——以〈中华医学杂志〉为中心的考察》，上海大学 2007 年硕士学位论文，摘要部分。

② 杨祥银、魏焕：《中华医学会与民国时期西医职业化》，《社会科学辑刊》2014 年第 5 期。

③ 江文君：《职业与公共参与：民国时期的上海医师公会》，《史林》2012 年第 3 期。

第一章　西学东渐中的西医本土化及其形成

一般认为，1805 年西洋牛痘法的传入，是明清时代教会医疗事业在中国发展的分水岭。天主教传教士是前一阶段西医传播的主导者，当时的西医对中国传统医学格局的影响极为有限。1805 年以后，基督教传教士担负起西医传输的主要使命，差不多整个 19 世纪，"医学传教士的活动一般都较为分散，医院与诊所的规模也比较小，没有形成集约化的网络和程序"。① 医疗传教士主导着西方医疗空间的建立，体现出个体化特征，具有浓郁的殖民色彩，"藉医传教"构成了近代中国医学界特殊的文化景观。纵观西医在华发展脉络，大体经历了这样一个过程：明末清初，西医东传由初级阶段的开设医院和诊所，到医学人才的培养即医学教育兴起，再到公共卫生事业的肇始，以医疗传教士为承担主体。20 世纪，教会医学进入了根植与发展即制度化操作时期，医学传教士开始"通过组织的力量而非个人的力量使科学渗透进中国"。② 民国时期，伴随着本土医学力量日益兴起，西医本土化进程加快，西方医学的空间开始从城市扩展到乡村社会，全国性的西医教育系统逐步形成，中央及地方各级医院逐层建立，西医西药知识广泛传播，表明以西医为主导的近代医疗事业逐步纳入了国家医疗卫生体系。

---

① 杨念群：《杨念群自选集》，广西师范大学出版社 2000 年版，第 399 页。
② 杨念群：《杨念群自选集》，广西师范大学出版社 2000 年版，第 400 页。

第一节　西医本土化的阶段与过程

中西医学的交往历史悠久，头绪纷繁。① 真正近代意义上的西医东渐始于明朝末年，天主教耶稣会士梯航来华，拓荒布道，西方古典医学被挟带而来，历时两百余年，筚路蓝缕，功在千秋。19世纪初，基督教新教传教士手握接力棒，带来了新一轮的西医传入，清末民初，医疗传教士作为西医东传的承担主体，其传播规模和力度比史上任何一次西医东来都要宏大。进入20世纪二三十年代，中国各地的战争和非基督教运动对教会医学事业形成严重冲击，教会医学的宗教色彩不断弱化，且日益依赖于中国当地社会，呈现衰微之势。另一方面，西医事业不断吸引着华人力量的介入和主导，西医步入本土化的进程，并上升到国家和体制层面的变革，最终完成近代国家医疗卫生体系的构建。

一、华人对西医的早期认知

中国人对"西医"的早期认知，学界已有相关考证②。明末利玛窦等西方传教士来华时，曾零星传播一些西方近代医学知识，但对中国本土的传统医学尚未形成整体性的冲击，故而明清之交国人似无"西医"的概念。王大海是较

---

① 早期的中西医交流是双向性的，古代中国尤其是盛唐时代的经济、文化和科技水平处于世界前列，中国传统医学对外影响不逊西医对华影响，惜受论题及篇幅所限，本书对中国传统医学外传未作展开讨论，仅以西医东传为切入点，导入西医本土化的主体论域。有关中西医交流的研究早为学术界尤其是医史研究所关注，较有影响的有李经纬主编的《中外医学交流史》(1998)、马伯英等的《中外医学文化交流史——中外医学跨文化传通》(1993)、陈邦贤的《中国医学史》(1957)等。

② 本部分内容重点参考鲁萍：《晚晴西医来华及中西医学体系的确立》，四川大学2003年硕士学位论文。

早谈论西方医学的中国人，他在《海外番夷录·海岛逸志》中记载了"和兰医"割疽疗伤的医疗过程，感慨："我华人外科无其技也，虽华佗、扁鹊何以过焉？"[1]"荷兰医"在当时属于西方近代医学体系的一部分，王氏却直称其"和兰医"，"也可知其时尚无'西医'认同"。[2]大约1840年前后，在林则徐组织刊印的西方译著中出现"西医"一词："前此西洋耶密等，在京作钦天监，曾带西医与各官府往来，借行克力斯顿教"，[3]明确将明末清初来华的医疗传教士称作"西医"，该文显然意识到西医与中国传统医学之不同："中国药材，多是草木，外国药材，草木仅居十之一二。西洋医不诊脉，而中国及回回医皆信脉理。"[4]此时西医和中医的概念区分已开始显现。到了1857年，传教医师合信与江宁管茂才合撰《西医略论》，将西方国家的医学译为"西医"。该书有一篇《中西医学论》，"是最早比较中西医的中文专论"，该文也使用了"西医"一词："故西医明脏腑血脉之奥"[5]。

此后，"西医"的称谓日益流行开来，"西医"的观念也逐渐形成。1868年，《上海新报》报道了清海关总税务司赫德打算在上海开设西医馆一事："召请名家传授华人，考察真实学问"。[6]"西医"被认为自成体系，且整体优越于中国传统医学，故欲在华人社会中传播扩散。1869年，花旗公馆亦认为可教华人"西医之法"，提示"愿学西国医法者勿失之交臂"。[7]清朝出使西洋的大臣志刚在欧洲期间参观了西医院的手术过程，并撰《西医开刀》一文描述其整个过程，惊叹西人解剖开刀之事"中华所不能行，而西医遂独擅其长

---

① 王大海：《和兰医》，《近代中国对西方列强认识资料汇编》第一辑第二分册，"中央研究院"近代史研究所1972年版，第753页。

② 鲁萍：《晚晴西医来华及中西医学体系的确立》，四川大学2003年硕士学位论文，第53页。

③ 林则徐译：《澳门月报·论禁烟》，杨家骆主编：《鸦片战争文献汇编》（二），台湾鼎文书局1973年版，第537页。

④ 林则徐译：《澳门月报·论禁烟》，杨家骆主编：《鸦片战争文献汇编》（二），台湾鼎文书局1973年版，第537页。

⑤ 赵洪钧：《近代中西医论争史》，安徽科学技术出版社1989年版，第64页。

⑥ 无标题，傅兰雅、林乐知主编：《上海新报》第四册新131号，戊辰年十月十八日（1868年）。

⑦ 无标题，傅兰雅、林乐知主编：《上海新报》第四册新181号，己巳年二月二十五日（1869年）。

也”①。在他的认知中，"西医"是一个优越于中国传统医学的独立体系。此后，《上海新报》频频出现"西医"一词，② 由此观之，至少在19世纪50—60年代，华人社会对"西医"的认知与认同就已经形成。

19世纪80年代，伴随着西式医院诊所等医疗机构在中国的渗透和拓展，西医学得到进一步传播，"西医"作为一种全新的医学体系开始独立于中医之外，规模和势力日益壮大，开始对中国本土医学构成了冲击与威胁。

西医和中医一样，也是历经曲折逐步演变而来。大约在1927年，医学巨擘陈志潜考证："据最实的调查，西医的历史，也有二千五百多岁了。今日的西医，实在是由欧洲美洲亚洲各国建设而成。这二千五百年以内，各国的政治学术，兴亡起伏，受了莫大的变迁，各国的医学，因连带的关系，也有发达的时候，有黑暗的时代，有重空谈的时候，也有重实验的时候，经过无穷的改造，才到今日的一种有系统的近世医学。"③ 在《近世医学之由来》一书的末端，陈志潜认为："近世医学的历史并不像近世医学今日的光明"，"近世医学之有今日，在能应用科学改正前人的错处，起后来的新奇"，"近世医学是各国人合作的成绩"，并指出"近世医学还没有到完全的地步"。④ 李廷安也认为："自十九世纪下半期起，医学方面呈加速之进展，至二十世纪之四十年代更蔚为大成。"⑤ 客观而言，明清之际，初来乍到的西方医学，本身并不成熟，尚在进步

---

① 志刚：《西医开刀》（1869年），《近代中国对西方列强认识资料汇编》第二辑第二分册，"中央研究院"近代史研究所1984年版，第1070页。

② 参见傅兰雅、林乐知主编：《上海新报》第五册新295号，己巳年十一月二十六日（1869年）；《外国施医院清单》，《上海新报》第六册新345号，庚午年三月二十八日（1869年）；《拟设西医馆》，《上海新报》第六册新384号，庚午年七月一日（1870年）；《庸医固执》，《上海新报》第七册新463号，庚午年十二月十三日（1871年）等，载沈云龙主编：《近代中国史料丛刊》第三编第59辑，文海出版社1966年版，第2264、2464、2620、2936页。

③ 陈志潜：《近世医学之由来·卷头语》，京津印书局，第1—2页。本书无具体出版年月，但陈志潜为此书作序时间为1927年1月1日。

④ 陈志潜：《近世医学之由来·卷头语》，第63页。

⑤ 李廷安：《中外医学史概论》，《民国丛书》第三编第79册，据商务印书馆1947年版影印，第24页。

与发展之中。赵洪钧也持类似的看法，他认为，从 19 世纪末开始，一直到 20 世纪 40 年代，西方近代医学才基本完成"向现代医学转化的过程"，并认为"把 40 年代后的'西医'视为现代医学才更恰当"。①

二、西医早期入华史略

在中西医学双向交流的过程中，单就西方古代医学传入中国而论，其源头可追溯到汉唐时期，张骞超出使西域的壮举开辟了丝绸之路，为西域和东南亚的药物流入中国打开了通道。至东汉年间，佛教的传入又为中国带来了印度佛教医学。隋唐五代时期，东西方交往日益密切。"史载汉朝和唐朝在与'黎轩''拂林''大秦'（即罗马帝国）经西亚地区的物质交流中，就有西方的药物流入中国。在《医方类聚》所引《五藏论》中提到的'底野迦'，就是一种由西方传入的含鸦片制剂。《旧唐书·拂林传》记载乾封二年（667）大秦使节曾献'底野迦'（同底野迦），证实含鸦片制剂在唐初已输入中国。相传唐高宗曾患风眩疾，被景教徒秦鸣鹤治愈。"②宋元时期，阿拉伯医药大量传入中国，③ 明代郑和下西洋使中国与南洋、非洲之间的联系更加密切，也促进了包括医学在内的科学文化交往。

明代之前的中西医学交往，多半发生在中国与西域诸国之间。印度、波斯、阿拉伯、大秦等西域医药学知识一直在中国传播，且在中国医学文献中能够找到记载。④ 西医来华多以域外药物的输入为主，客观上丰富了中国传统药学的内容。需要说明的是，以上讨论的西洋古代医学并不是我们讨论的中心，本书所聚焦的近代西医学，即"文艺复兴以后逐渐兴起的医学，一般包括 16

---

① 赵洪钧：《近代中西医论争史》，第 30—31 页。

② 陈小卡：《中国近代西医缘起与中山大学医科起源》，中山大学出版社 2016 年版，第 1 页。

③ 李经纬主编：《中外医学交流史》，湖南教育出版社 1998 年版，第 135 页。阿拉伯医学指使用阿拉伯语言区域的传统医学。

④ 董少新：《形神之间——早期西洋医学入华史稿》，上海古籍出版社 2008 年版，第 7 页。

世纪、17 世纪、18 世纪和 19 世纪的欧洲医学"。①

15 世纪开始，以葡萄牙、西班牙为代表的西欧列强纷纷组织航海探险活动，开启了大航海时代，并发生了一些标志性事件。1488 年春，西班牙人迪亚士发现好望角，开辟通往印度的新航线；1492 年，意大利人哥伦布开始四次航海壮举，并"发现"了美洲新大陆；1497 年，葡萄牙人达·伽马抵达印度洋西海岸港口城市卡里库特；1519—1521 年，麦哲伦船队完成环航地球的伟业；1769 年，库克开始进行三次航海。这一系列大航海的成功，不仅加速了世界各大区域的交流与融合，也为西方殖民主义的扩张开辟了新航道和地理空间。西方列强开启了殖民运动的大门，随着欧洲人的到来，西医学被带到东方，尤其在帆船时代后期，以船员疾病防治、医疗保健、伤员救护为主要内容的航海医学日益成熟，西方医学开始在世界各地展现。明朝中叶以后，尤其是新航路的开辟，中国开始融入近代世界的步伐，与西洋诸国的关系日益拉近。

1517 年，葡萄牙商船抵达广东屯门岛，率先叩击了中国的大门。1553 年，当葡萄牙人取得澳门居住权以后，西方医疗传教士、商人便纷至沓来，在澳门建立行政机构和宗教管理机构。1568 年，受罗马教皇之命，葡萄牙耶稣会会士卡内罗 (Melchior Carneiro)② 抵达澳门，担任日本和中国教区代牧主教。明穆宗隆庆三年（1569），卡内罗在澳门创立了一座仁慈堂，开办圣拉斐尔医院和麻风病院，这是西方医学在中国设立最早的教会医院，③ 此时的澳门已然"成了西方医学科学传入中国的中转地第一环"。④16 世纪中叶后，"欧洲基督教会相继派遣传教士来华传教，有耶稣会医疗传教士利玛窦、庞迪

---

① 邓铁涛、程之范主编：《中国医学通史》（近代卷），人民卫生出版社 2000 年版，第 299 页。

② 此名有多种中译名，如贾尼劳、贾尼路、加奈罗等。

③ 李经纬、程之范主编：《中国医学百科全书·医学史》，上海科学技术出版社 1987 年版，第 110—112 页。张慰丰认为，圣拉斐尔医院是西方传教士在华创办的第一所教会医院。史学界一般认为 1835 年伯驾在广州建立的"眼科医局"（博济医院的前身）是第一所教会医院。有着三年葡萄牙游学经历的董少新对此也有考证，参见董少新：《形神之间——早期西洋医学入华史稿》，上海古籍出版社 2008 年版，第 69—71 页。

④ 陈小卡：《中国近代西医缘起与中山大学医科起源》，中山大学出版社 2016 年版，第 3 页。

我、熊三拔、龙华民、邓玉函、阳马诺、罗雅谷、艾儒略、汤若望等。他们多留驻澳门，再寻机进入内地"。① 同样的情况发生在新教传教士身上，他们"也以澳门为跳板踏向广州，进入中国，行医传教"。② 学界据此认为，西医知识有规模地输入中国是明朝末年，陈邦贤认为："1600 年以前，西方的医术已渐次流入中国。"③ 与西方近代天文学、历算、地理学等相比，明季传入的西医学并非主流，在中国社会乃至医学领域中所产生的影响也十分有限，传教士医师的医事活动多出于个人行为，具有随意性、盲目性和私密性。

明末清初，西洋医学逐渐传入中国，域外药物的批量输入，成为早期西医入华史的重要组成部分。西医入华的第一个高峰当属清初康熙时代，1693 年，法国传教士洪若翰、葡萄牙传教士刘应用金鸡纳霜治愈了康熙的疟疾，西医得到了君王的赏识，更有多位传教士因医术高超而得宠，康熙的弛教禁给西医带来了一定的机遇。因此，彼时"无论是入华西洋医生的人数，还是在西洋医学著作的翻译方面，都是明末清初西医入华史中最为突出的"。④ 这种医事传播一直持续到清政府施行闭关锁国政策之时。

康熙晚年，因罗马教廷下令禁止中国天主教徒敬天、祭祖和尊孔，引发了一场清廷与罗马教皇之间的"礼仪之争"。1720 年康熙颁旨禁教，雍正元年（1723），禁教运动全面推行，举国驱逐传教士，禁教政策一直延续到道光一朝，成为基本国策之一。在清代 100 多年的禁教期内，虽则仍有白晋、巴多明、罗怀忠、安泰等数名擅长西医的传教士先后来华甚至出入清宫内外，且引入金鸡纳霜、日精油、玫瑰露等西洋药品，但当权者仅是出于功利目的甚至玩赏心态对待之，绝无学习、采纳之动机。1763 年（乾隆二十八年）起，随着法国耶稣会的解散，依附于传教事业的西医东渐几乎中断，"巴多明之死

---

① 陈小卡：《中国近代西医缘起与中山大学医科起源》，第 3 页。
② 陈小卡：《中国近代西医缘起与中山大学医科起源》，第 3 页。
③ 陈邦贤：《中国医学史》，商务印书馆 1937 年版，第 185 页。
④ 董少新：《形神之间——早期西洋医学入华史稿》，第 14 页。

(1741)，差不多就是耶稣会士在华医学活动的句号"①。而西洋医学再度卷土重来，差不多是 60 年以后的事情，而担当传播主体的是基督教新教徒。

刘远明对明清之际西医传入的特点做了较为恰当的总结："首先，内容以希波克拉底和盖伦的古代医学体系为主导，（西医）拖着西方中世纪文化的尾巴，带着浓厚的'古典科学'色彩；其次，以知识传播为主而缺乏临床实践的支撑，学术间接传教的方式，注定了西学（西医）传入中国的特点在于先重理论，后趋实用；一种外来的医学理论缺乏临床治疗效果的支撑和印证，也就极难在异邦环境中得到人们的认同，更遑论与中医相抗衡；再次，传播范围和对象极为有限，明清之际的西医在科学技术中只是一个配角，本身并不是传教士工作的重点。"② 就医事制度而言，西方医学也正处于由古代个体医疗行为向近代群体医疗活动转型阶段，"无论是医院、医学院教育或是公共卫生均处于萌芽状态"。③ 因此，即便在中国本土广泛传播，面对一个"务实求验、急功近利"的民族，也不能对中医产生实质性的冲击。

三、基督教会推动下的西医传播

（一）初履东土的医疗传教士

1757 年，尚在实行闭关锁国的清廷规定，允许广州成为中国唯一对外通商口岸，广州因此变成"西方医学传入中国的唯一输入口"。④ 一口通商无疑给西医入华再次赢得了机遇，一个大事件就是发生在南粤地区的牛痘接种。1805 年 3、4 月间，西医的牛痘接种法由商人经澳门传入广州并由此传遍中国。在中国医学史的各种表述中，一般都将欧洲牛痘法的引入"视作东方新医术的

---

① 马伯英等：《中外医学文化交流史——中外医学跨文化传通》，文汇出版社 1993 年版，第 317 页。

② 刘远明：《西医东渐与中国近代医疗体制化》，第 29—30 页。

③ 刘远明：《西医东渐与中国近代医疗体制化》，第 31 页。

④ 康乾禁教期间，澳门的前哨地位也因葡国的衰微日益跌落，取而代之的是位居珠江三角洲及华南地理中心的广州。参见陈小卡：《中国近代西医缘起与中山大学医科起源》，第 5 页。

开始"。①

1806 年，英国船医皮尔逊雇用邱熺、郑崇谦等人在广东各地推行牛痘接种。邱熺于 1818 年独立开办种痘诊所，一生以种痘为业，在当地颇负盛名。当时的两广总督阮元曾赠匾赋诗："阿芙蓉毒流中国，禁之仍恐禁未全。若得此丹传各省，稍将儿寿补人年。"②为了推动牛痘术在中国的普及，邱熺将中国传统医学与牛痘法结合成书，著成《引痘略》一书，该书"将中医的语言和概念融入新的技术之中"，"是种痘术本土化的一个范例"。③皮尔逊医师等人在广州施种牛痘，在当地华人社会产生了广泛的影响。据考牛痘接种法自 1827 年到 1840 年间共有四次传播至各省的史实。④梁其姿认为，种痘术这种新的、域外的医疗技术的引入，"在传统社会中开辟了一个新的公共卫生空间"。⑤种痘术在客观上培植了华人对于西医西药的良好认知。

1807 年 9 月，伦敦传教会的马礼逊作为第一个真正的医疗传教士抵达广州，开启了基督教医学进入中国的先河。此后，英美两国的传教差会陆续差遣传教士来华，郭雷枢、裨治文、伯驾、雒魏林、合信、文惠廉等人陆续来到中国行医传教，而真正"开启了基督教在华医疗事业"⑥之先河的人物无疑是伯驾。1834 年，伯驾受美国公理会的派遣，以医生的身份来中国传教，次年到达广州，伯驾着手成立"眼科医局"，就是广州博济医院的前身。眼科医

---

① 学界对于牛痘术传入的研究较为充分，参见陈垣：《牛痘入中国考略》(1909)，王吉民、伍连德：《中国医史》(1936)，陈邦贤：《中国医学史》，范行准：《中国预防医学思想史》等。另外，彭泽益、梁其姿、廖育群等均有深度研究。赵洪钧对于牛痘术的传入也有独到见解，他认为，牛痘术自 1805 年传入后，在中国比在英国更受欢迎，民众更易接受牛痘术或是由于它被看作中国原有人痘法的改良，因而中国人并不以为这是西方医学的新发明，故而反对较少。他认为种痘术并不代表西方医学体系，牛痘术的传入还不能看作中西医的真正接触。参见《近代中西医论争史》，第 20—21、54—56 页。

② 彭泽益：《西洋种痘法初传中国考》，《科学》1950 年第 32 卷第 7 期，第 206 页。

③ 梁其姿：《面对疾病——传统中国社会的医疗观念与组织》，中国人民大学出版社 2012 年版，第 77 页。

④ 详见范行准：《中国预防医学思想史》，上海华东医务生活社 1953 年版，第 135—136 页。

⑤ 详见范行准：《中国预防医学思想史》，上海华东医务生活社 1953 年版，第 95 页。

⑥ 李传斌：《条约特权下的医疗事业——基督教在华医疗事业研究 (1835—1937)》，第 36 页。

局"在最初的六周里就有超过 450 人来院治疗疾病"①。高超的医术和疗效使伯驾和医局声名鹊起，求医者比肩接踵，不到一年，伯驾不得不扩充医局。面临同样境遇的郭雷枢也向教会呈递了《关于任用医生作为对华传教士的商榷书》（"Saggestions With Regard to Employing Medical Practitioners as Missionaries to China"），呼吁教会组织向中国多派遣医疗传教士，以医疗活动辅助传教事业，郭雷枢"借医传道"的建议很快得到各国差会的重视和推动，② 并形成英美新教诸会的共识，纷纷派送教会医师来到广州和内地开办医院，行医传教。

伯驾的行医取得了巨大的成功，各国差会从中认识到行医对于破解中西方交往障碍，进一步发展教会事业的重要性。1838 年 2 月，伯驾、郭雷枢、裨治文在广州发起组织近代中国第一个医学传教组织"中华医学传道会"，也是"世界上第一个医学传教组织"③，兼有传教和医学的双重任务，成为西医在华唯一的权威机构。传道会的创办宗旨是："为了提供一个更广、更为持久的工作以便在中国人中间传播科学医学和外科手术"，"通过提供医院、医药和助手等一般帮助，鼓励医学界的人到中国人中间施诊。"④1839 年，教会医疗事业迎来了重要转机，这一年，英国浸礼会医疗传教士雒魏林、合信及美国公理会戴弗相继来到广东从事医学传教，改变了伯驾形单影只的孤零处境。

第一次鸦片战争期间（1840 年 7 月）伯驾返回美国。在美期间仍眷顾中华医学传道会的事业，陆续在华盛顿、纽约、巴尔的摩等地发表演说，呼吁对医疗传教事业的支持，在佛罗里达州的一次集会上，宾夕法尼亚大学的一些医学生纷纷表示愿往中国做医疗传教士，伯驾还得到了大量的捐助款项。1841

---

① 李传斌：《条约特权下的医疗事业——基督教在华医疗事业研究（1835—1937）》，第 37 页。

② 差会一般指 18 世纪新教传教士组织，他们向东方和其他殖民地派出传教士。19 世纪 30 年代，西方基督教传教士开始在山东进行零星的传教活动，但直到第二次鸦片战争后，差会势力才真正进入中国。从那时起，先后有分别属于美国、英国、德国、瑞典、加拿大和朝鲜等国的 40 多个差会在华进行过传教活动，其中以美国北长老会、英国浸礼会和美国南浸信会的势力最大。

③ 李传斌：《条约特权下的医疗事业——基督教在华医疗事业研究（1835—1937）》，第 37 页。

④ *The Chinese Repository* Vol VII, p.33.

年 4 月，他又前往英国各地宣传造势，发表了《关于在华医院的报告》，介绍在华慈善医疗实况，呼吁社会各界捐赠，伯驾的宣传收到了意想不到的效果，英国社会对在华教会医疗事业普遍支持，有些地方甚至建立相关组织以支持中华医学传道会。① 带着这些满满的收获，伯驾于 1842 年 10 月回到中国，在广州重开眼科医院。

鸦片战争后，不平等条约的签订给教会医疗事业带来了新的契机，教会医疗事业进入新的发展阶段，其显著标志是来华的教会医师迅速增多，高明、玛高温、麦嘉缔、哈巴安德、合文等人接踵而至，他们创办医院、诊所，行医传教，招收生徒。西医开始有组织有规模地传入中国，进入"第二次西洋医学传入时期"②。伯驾和他的同事兴奋地认为"我们传教会的工作再也不会被局限在帝国一隅，传教会的医院也不会被局限在一个地点"，并"准备在一定程度上利用这些新开辟的通商口岸"。③ 从此，教会医疗事业迎来了一个新的阶段，其主要标志之一是来华医疗传教士人数增加（见表 1—1），第二个标志是医院和诊所不再局限于广州和澳门，宁波、香港、厦门、上海等地都有教会医院分布。下表约略反映了早期来华医疗传教士的群体构成：

表 1—1　早期来华著名医疗传教士

姓名	来华时间	差会	开设（任职）诊所、医院	地点	起止时间
皮尔逊	1805	不详（英国）	种痘诊所	澳门、广州	1805—1820
马礼逊	1807	英国伦敦会	诊所	澳门	1820
郭雷枢	1827	不详	眼科医局	澳门	1827
		不详	广州诊所	广州	1832
裨治文	1830	美国公理会	诊所	澳门	1839

① 　参见李传斌：《条约特权下的医疗事业——基督教在华医疗事业研究（1835—1937）》，第41 页。

② 　傅维康主编：《中国医学史》，上海中医学院出版社 1990 年版，第 445—446 页。

③ 　*The Chinese Repository* Vol Ⅶ, p.190. 此处转引自李传斌：《条约特权下的医疗事业——基督教在华医疗事业研究（1835—1937）》，第 41 页。

姓名	来华时间	差会	开设（任职）诊所、医院	地点	起止时间
伯驾	1834	美国公理会	眼科医局	广州	1835—1840
	1834	美国公理会	诊所	澳门	1838—1842
雒魏林	1839	英国伦敦会	诊所	澳门	1839
戴弗	1839	美国公理会	中国医院	上海	1844
合信	1839	英国伦敦会	诊所	澳门	1839
		英国伦敦会	香港医院	香港	1843
		英国伦敦会	惠爱医院	广州	1848
文惠廉	1840	美国公理会	不详	澳门、广东	不详
戴尔、鲍尔	1841	美国公理会	诊所	香港	1843
德万	不详	美国浸礼会	诊所	香港	1844
艾比尔	1842	美国归正教	诊所	厦门	1842
玛高温	1843	美国浸礼会	医院	宁波	1843
赫本尼	1844	美国长老会	医院	厦门	1844
哈巴安德	1844	美国北长老会	诊所	广州	1851
施惠廉	1846	美国长老会	不详	不详	不详
扬	1846	英国长老会	私人开业	香港	1846
赫希伯尔格	不详	不详	诊所	厦门	1850—1854
			诊所	厦门	1853—1858
			诊所	香港	1848
怀特	1847	美国美以美会	诊所	福州	1848—1851
威尔纳	不详	不详	诊所	福州	1851—1854
韦尔顿	1850	美国圣公会	诊所	福州	1850—1856
戈金	不详	柏林教会	诊所	福州	1854—1864
鲍尔	不详	不详	诊所	靖海门	1851
			诊所	太平沙	1852
嘉约翰	1854	美国北长老会	医院	广州	1854
			惠济诊所	广州	1854
			博济医局	广州	1859
			诊所	佛山	1860
帕克	1854	英伦敦会	医院	宁波	1855—1859
泰勒	1854	美国美以美会	私人开业	汕头	1856—1859

续表

姓名	来华时间	差会	开设（任职）诊所、医院	地点	起止时间
菲什	1855	美国圣公会	诊所	上海	1855—1858
		天主教	中国药房	武昌	1850
		天主教	中国药房	衡州	1857
迪尔		外科医官	医疗机关	香港	1843

表1—1呈现出一个显著的特征，就是19世纪早期来华的医疗传教士多数来自基督教差会，以美英两国为主，虽然来华传教由英国差会发起，但美国基督教差会后来居上，逐渐占据主导地位，在日后兴起的各大教会医院、医科学校等医学机构均有美国基督教会的身影。而教会医师的活动主要以香港、广州、厦门、福州、宁波、上海为基点，并在这一沿线互动，这些点和线成为日后西医全面传入中国的重要节点。

正值教会医疗事业取得发展之时，中华医学传道会内部出现纷争。[1]1845年9月，开始出现组织上的分裂，至1847年已名存实亡。"教会医疗事业从此进入由在华差会各自经办的时期。"[2]

1844年，中美《望厦条约》和中法《黄埔条约》签订，西方列强在中国一些通商口岸获得了设立教堂和医院的特权。各国差会认识到行医对传教的重要性，持续派遣医疗传教士来华藉医传教，至1860年，又一批20多名医疗传教士初履东土。虽则1860年以前教会医疗事业已经初具规模，但仍未尽如人意，表现在地域分布上仅集中在几个通商港口，医院的规模（有的只是诊所）也不大，医疗传教士人数相对不足。第二次鸦片战争以后新的不平等条约的签订，基督教取得了一系列条约特权，助推了教会医疗事业进入新的发展时期。刚刚兴起的洋务运动为西医的传播与发展提供了温润的土壤。19世纪六七十

---

[1]　争论的原因有两点：一是在确定传道会所的地点上发生分歧，二是就如何处理伯驾在欧美募捐所获的款项争执不下。

[2]　李传斌：《条约特权下的医疗事业——基督教在华医疗事业研究（1835—1937）》，第43页。

年代，教会医疗事业从沿海沿江地区大力拓展的同时开始向内地渗透。[1] 各大差会加速差遣医疗传教士。至 19 世纪 80 年代，每年平均来华医疗传教士12 名[2]。

（二）教会女医师的风采 [3]

女子从医在古代西方早有历史，"世界人种开化之先，无不以妇女司医业之任"。然而，"十五世纪之初，欧洲诸国之男医生，曾缔结同盟，排斥女子之业医。降至十九世纪，女医势力乃复澎（膨）涨，渐复古代之状况。"[4] 近代以前，女性在西方医学界几无一席之地，自 19 世纪中叶以来，西方女性通过不懈追求才逐渐获得与男性平等的习医权，女子行医"实近世女权扩张之结果"。[5]1849 年，美国"出现了第一名女子医学毕业生，1850 年，宾州成立了女子医学院，由此开启了近代女子医学教育的先河"。[6]1874 年，伦敦女子医学院的创办，壮大了女子习医的阵营。1877 年，"耶克勃莱女士首在瑞士之苏列乞大学得医学博士学位，自此以后，女子学医之权日渐扩张，欧美两洲，女医之数日益增多。"[7]

西方兴起女性医疗事业，开始引起中国人注意，相关评论常散见于报端："闻西国现在有人教女人为医师，以治女人之病，并多设女医馆"，"女请男科，间有隐疾，难以直白；若女请女科，无不可诊之病，即无不可达之情也。"[8]《教会新报》载文悉数女医师为妇女诊疗的便利："夫世人生病，内外分科，男女有别。譬如女人生内症外症于下体，男医颇难看视，病女碍于羞耻，即上体

---

[1] 李传斌：《条约特权下的医疗事业——基督教在华医疗事业研究（1835—1937）》，第 46—51 页。

[2] W. Arthur Tatchell, *Medical Missions in China*, p.58.

[3] 参见郝先中：《近代中国女西医群体的产生及职业形象塑造》，《自然辩证法通讯》2018 年第 7 期。

[4] 胡学愚译：《女医之今夕观》，《东方杂志》第 13 卷第 12 号，第 35 页。

[5] 胡学愚译：《女医之今夕观》，《东方杂志》第 13 卷第 12 号，第 35 页。

[6] 何小莲：《西医东渐与文化调适》，第 227 页。

[7] 胡学愚译：《女医之今夕观》，《东方杂志》第 13 卷第 12 号，第 41 页。

[8] 沈云龙主编：《近代中国史料丛刊三编》第 59 辑，文海出版社 1966 年版，第 1632 页。

亦多未便。近来外国女医生尚能治医各种内外征候，亦照男医例考校，得国家取其等第凭据，将来各分男归男医，女归女医，岂不至善也。"①这些有关西方女医师的正面传输，为公众注入了良好的心理预期，有助于日后女医师介入中国社会。

明末清初西医入华以后，出于本国教会医疗事业的需要，争取中国妇女信教，19世纪70年代初，西方各差会陆续派遣一些女医师和女护士，前来协助先期到达的医疗传教士。1873年，第一个女传教士医师 Lucinda Coombs 来到中国。②从此，一些专为妇婴治病的女医生和妇孺医院开始出现，《万国公报》曾对福州美以美女医馆的女医师有过报道："10月12日，女医谢姑娘初到福州，寓戴姑娘医馆，此后诊视妇幼各症较前更易一倍。盖以二位姑娘均乃研深医道，遇有难症，和衷揣摩，非世之为医执忘者所可比。"③1875年，这位女医师"戴姑娘"撰《女医馆启》一文，介绍女子在西方社会习医行医的情况："盖以兰心半弱，绮窗聆多病之吟，蕙质易惊，红粉抱难言之隐。虽男女固两途以别，而疴痒宜一视同仁，此西土所以兼男妇施医有年矣。"坦言"本馆姑娘幼习女科，请业经十年之久，长开医馆济人"。"愿裙钗有慈手婢偕来，闺阁同心，肩舆以往，日加诊视，时切周旋。"④显然，女医师的自我推介意在劝说中国女子前往医院诊疗，在落后愚昧的晚清中国，这些有关西医的清新之论，在一定程度上叩开了中国女性日后习医行医的心扉。

来华教会女医师在妇科方面具有明显优势，其精湛的医术常为国人称道。《点石斋画报》曾登载一则病例："西国女医，名丽盈始乃逗者，妇科其专门也，而旁通外科"，"有徽妇生一瘤，其大无匹，就医于虹口之同仁医院，女医按之曰：'是可治'。"于是"出利刃而剜之，敷以药，匝月而愈"⑤。《申报》也

---

① 《女医生》，《中国教会新报》1869年第48期。
② 王秀云：《不就男医：清末民初的传道医学中的性别身体政治》，《"中央研究院"近代史研究所集刊》2007年3月第59期。
③ 《美以美女医馆添一女医》，《万国公报》1878年第518期。
④ 《女医馆启》，《万国公报》1875年3月27日。
⑤ 《着手成春》，《点石斋画报》（乙集），广东人民出版社1983年影印本，第81页。

报道了此病案，美国罗女医"用利刃将瘤割下，权之重数十斤"，"该妇已调治愈，可将返皖中矣"。作者赞不绝口地称："技至此，岂让扁鹊、华佗独有千古哉！"① 无独有偶，《图画日报》还报道了这位美国女医以西医之法解决难产的病例："有难产者，女士亲自奏刀剖腹取孩，母子赖以保全者年有数起，技神矣。"②

女医师对妇女疾病诊治的优势，同样引起了朝廷高官的注目，李鸿章的夫人身染重疾，经医师马根济（John Kenneth Mackenzic）的诊治有所好转，后又采纳马根济的建议，从北京请来美以美会女医师里欧挪拉·豪尔（Leonora Howard）为李夫人治病，据载李夫人在两个月之后痊愈。后来武汉的另一位高官的太夫人生病，该女医师又被邀至武昌探诊。这些教会女医师在中国受到限制较少，她们的医治对象不仅是夫人小姐，还包括社会底层的女性。例如，"依丽莎白·瑞福许乃德（Elizabeth Reifsnyder）的病人中，也有伍廷芳夫人及众多其他妇女。"③ 唯一区别的是，给夫人小姐看病都是女医师登门诊视，而一般妇女均在女医师经营的诊所或医院进行。不仅如此，女医师还深入中国内地行医，如"澳大利亚的女传教士古兰英在四川开县设立医诊室，且她是第一个将西医药技术带入开县的医生，随后西法接生由德国女传教士韦礼贤传入"。④

西方女医师的救死扶伤不仅解除了众多病人的苦痛，也改变了时人对女性行医的角色认同，客观上给中国社会和医界带来新的气象。一些有识之士呼吁应"使中国人亦以名医教女人为郎中，并多设女医馆"，"传授于明（名）师，五疗而得十痊也"，"何让女科之专美于西国？"⑤ 主张女性应接受系统的医学教育与训练。他们还从"外国还设女医"中找到了依据，呼吁中国"可效尤也"，

---

① 《女医神技》，《申报》1884 年 11 月 28 日，第 3 版。

② 环球社编辑部：《图画日报》（1909—1910），上海古籍出版社 1999 年版，第 182 页。

③ 王秀云：《不就男医——清末民初的传道医学中的性别身体政治》，《"中央研究院"近代史研究所集刊》2007 年 3 月第 59 期。

④ 开县县志编纂委员会编：《开县县志》，四川大学出版社 1990 年版，第 504—506 页。

⑤ 《劝妇女习医学说》，《申报》1896 年 5 月 10 日，第 1 版。

"中国聪明能干妇女，或本是医家，或至戚行医，皆可学习医理，亦可悬壶专治女科，诸多便当。"①这些时议萌发了清末社会对女性为医的心理认可，而医疗实践中妇科的窘迫以及社会对女医的渴求，无疑成为女性为医的催化剂。

西方女医师毕竟人数有限，很难适应频繁而沉重的医疗事务，1869年来华行医的苏亚拿因救活一位病入膏肓的妇女而声名鹊起，从此登门求医者络绎不绝，"有时一天就排到了200号"，她"不得不在早晨四点就开始工作，一直到晚上十点"，每当"筋疲力尽以致不能再继续工作的时候，才能喝上一杯茶、吃点干面包"。②女医生的短缺成了教会医疗事业进一步拓展的一大难题，据统计，1881年至1886年六年间，来华的女医师仅有17人。③因此，教会女医师迫切需要培训女医护充当助手，由此，一些女医师开始着手培养本土女子习医，以扩展女医师的人数。

另一方面，西洋女医师在妇产科方面展现出的神医妙手，也是促发本土女西医产生的主要动因。1872年8月24日，《申报》载文报道了上海"妇人生产致死者甚多，闻百人之中死者或五六焉，或七八焉，诚为可惨，若在西国则千人中不过十一二人而已"。④两相比较，中国传统医学相形见绌，究其原委则是"西医深明生产之理，稳婆则每多贪利，或未能详悉其微，故往往有不得其法而误死者"。⑤情势所逼之下，一些觉醒的国人强烈呼吁中国应效仿西国培养女医："中国既有志振兴医学，其可令妇女而不习为医哉！考泰西医学堂中，男子与妇女并习。故凡大家闺秀偶染病魔，每延女医诊之，各处传教妇人更有以医术济世者。"而"日本遥师其法，女医学塾遍于国中，竟有独出冠时称为医学博士者。独我中国墨守成法，只有男子而操轩岐术，女医尚付之阙如"。⑥女性行医逐渐得到社会重视。

---

① 《女医生》，《中国教会新报》1869年第48期。
② Scott, A.K. *An Autobiography of Anna Kay Scott. M. D.* Chicago: ILL, 1917: 51.
③ 李传斌：《条约特权下的医疗事业——基督教在华医疗事业研究（1835—1937）》，第51页。
④ 《译西字论上海租界医局病人数目》，《申报》1872年8月24日，第2版。
⑤ 《译西字论上海租界医局病人数目》，《申报》1872年8月24日，第2版。
⑥ 《劝妇女习医学说》，《申报》1896年5月10日，第1版。

（三）教会医疗事业的拓展

至19世纪80年代，经过50多年的发展历程，在华教会医疗事业已经取得了令人瞩目的成就。但差会之间多半各自为政，缺乏合作，不利于教会医疗的发展。在此背景下，1886年，约150名在华医疗传教士在上海成立"中国教会医学会"（简称博医会），此乃第一个全国性的医学传教专业组织，标志着基督教各差会之间由分散运行到合作共事的新纪元到来。博医会成立之际，正值美国发起学生志愿布道运动，一些受过医学高等教育的学生纷涌而至，据统计，"到1887年止，共有150名传教医生来到中国，大部分是从美国来的，其中27名女性，33名具有神学或医学学位。"① 截至当年，全国共有教会医院16处，诊所24处。②

中华博医会成立以后，教会医疗事业得到进一步拓展，表现在教会医院在沿海省份扩张的同时，向大城市以外的城镇延伸。"1890年以前，北京通州、张家口、太原、南京、廊坊、成都、梧州、北海、常德、长沙、汕头、温州、扬州、苏州、石家庄、保定、青岛、南昌、无锡、芜湖、开封、吉林、沈阳、西安、兰州、云南、贵州均有教会医生涉足其间。"③ 内地省份以四川为例，到1899年，四川已有11所医院。④ 另外，一些专门医院也应运而生，如1890年在北海建立了中国第一所麻风病院，1898年在广州建立中国第一所疯人院。⑤

19世纪末20世纪初，正当教会医疗事业日益勃兴之际，国内发生的一些重大事件如长江教案、甲午战争尤其是义和团运动给北方地区的医学传教带来了一定程度的冲击，一些医疗传教士纷纷南下避居。虽然经历了义和团事件、日俄战争之类事件的诸多打击，教会医疗活动受到了不同程度的影响，但在清末"新政"中朝廷和民间日益重视医疗卫生的大背景下，医学传教及医学教育

---

① 王吉民、伍连德：《中国医史》，天津印刷局1936年第2版，第467页。
② 李传斌：《条约特权下的医疗事业——基督教在华医疗事业研究（1835—1937）》，第48页。
③ 邓铁涛、程之范主编：《中国医学通史》（近代卷），第321页。
④ 李传斌：《条约特权下的医疗事业——基督教在华医疗事业研究（1835—1937）》，第56—57页。
⑤ 博医会主导的医学教育和护士教育也得到了迅速发展，本书将列专题讨论。

事业依然保持强劲势头。我们从医疗传教士人数的增加即可窥斑见豹:"1905年的报告说明当时在华传教士 3445 人,其中行医者 301 人(男 207 人,女 94人),教会医院 166 个,诊所 241 个。"另据"1915 年报告,中国当时已有 23个医学教会学校,在校学生男 238 名,女 57 名。护校 36 所,学生 272 名。该年基督教会统计,当时共有 383 名外国医生,119 名中国医生,509 名中国医助,112 名外国护士和 734 名中国护士,330 所医院,13455 张床位,223 所诊所,年治疗病人约 150 万。"①

值得注意的是,除了传统的英、美、加等国医疗传教士以外,德国、法国、瑞士、瑞典、比利时等国的教会组织及医疗传教士也纷纷登陆中国,尤以德国为典型代表,1907 年,德国教会在上海成立了同济德文医学堂。日本医学以德国为师,日本人也加紧在中国的渗透,在东北等地开办医院和诊所。德日势力的介入,为日后的西医派系之争埋下了伏笔。

民国初年,一些新的教会医院不断设立,分布空间也进一步向四川、湖南、江西、湖北、云南、陕西等内地拓展。1918 年,中华续行委办会(China Continuation Committee)成立调查特委会,着手对基督教宣教会 20 年间在中国传教活动及有关中国国情进行周密详细的调查,各大差会负责人及 150 多名通讯员皆参与其中。1921 年终于完成了一部卷帙浩繁的大型报告书《中华归主——中国基督教事业统计 1901—1920》,1922 年出版。报告书详细统计了宣教会在各省的教会医疗事业的相关事务,现整理如下。

表1—2　基督教宣教会在各省教会医务表

省份	医院	药房(医院内药房不在此列)	男病床	女病床	每年住院病人总数	护士学校	医学生	每外国医生与病床比较均数	每外国护士与病床比较均数
安徽	8	4	231	114	2295	5	56	29	49
浙江	19	9	811	422	13216	10	135	61	100
直隶	24	6	634	554	9548	10	161	21	53

① 王吉民、伍连德:《中国医史》(大事记),转引自赵洪钧:《近代中西医论争史》,第 35 页。

续表

省份	医院	药房（医院内药房不在此列）	男病床	女病床	每年住院病人总数	护士学校	医学生	每外国医生与病床比较均数	每外国护士与病床比较均数
福建	41	9	1242	1188	21125	13	132	59	110
河南	14	10	586	299	8006	4	30	39	74
湖南	18	18	548	556	8636	9	112	32	65
湖北	22	8	842	278	12467	8	91	49	66
甘肃	2	12	140	80	864	1	5	110	110
江西	7	18	134	268	5349	4	100	67	201
江苏	29	11	829	718	17557	15	247	30	53
广西	4	3	65	54	873	1	8	17	20
广东	39	11	1579	1125	21361	10	126	46	171
贵州	2	6	45	22	175	1	3	33	37
山西	11	12	278	122	2256	2	12	50	80
山东	28	36	654	332	5981	8	108	25	47
陕西	2	21	87	27	542	—	—	29	114
四川	26	28	693	348	8839	3	43	24	94
云南	2	9	30	20	150	—	—	—	50
东北三省	25	3	537	423	5217	2	11	31	320

资料来源：此表系笔者根据《中华归主》（上）第 122、138、162、177、199、222、244、260、282、310、329、361、380、429、450、476、497、521、549 页的相关统计数据整理制作。

　　表1—2 基本反映了20 世纪前20 年间，基督教在华医疗事业的全貌。虽然民初战事频繁，尤其是第一次世界大战期间，医药及设备涨价，直接影响了教会医院原本不足的资金供给，一些教会医生回国效力致使医务人员捉襟见肘。尽管如此，第一次世界大战期间国内教会医疗事业尚能维持，"1916—1917 年间中国的医学传教还能够平稳、有效地发展"。[①] 一是得益于中国本土医学人才的崛起和社会民众的资助，"自欧战发生，西来经济支绌异常，而华

————————

① 李传斌：《条约特权下的医疗事业——基督教在华医疗事业研究（1835—1937）》，第 76 页。

人捐款踊跃"，① 二是洛克菲勒基金实时到来，对此提供大量资助。

总而言之，民国初期的十年间，由传教士主导的教会医学在中国得到了较快发展，教会医院、药房、医学校、医师数都达到了一个高峰。据《中华归主》记载，1915 年以来，"医药职员的增加确实是惊人的，即医生人数增长了两倍多，在正式护士学校学习的男女学生已经超过了 1000 人。"② 一个新的趋势是"1910 年以后中国医生的增多，特别是专业护士的增加，是近十年来差会工作的最明显的特征"。③ 这表明教会医疗事业出现了本土化与专业化的新趋向，西医开始在国家层面登堂入室，并逐渐得到官方的认可和助推。医学家颜福庆在评价外籍医师的历史功绩时，十分中肯地指出："吾人已熟知在此时代中，中国医学之进步，多由外籍教会医师先奠基础，继作长期之服务，此颇给吾人以特殊辅助。"④

四、20 世纪西医对中医地位的超越⑤

中国传统医学在漫长的历史变迁中起落沉浮，到了近代渐呈衰微之势。西医东传改变了中国社会的医疗结构，中西医不期而遇，中医面对一个新的参照系和竞争对手，其独尊天下的地位受到冲击，二元医学体系并存的局面悄然形成。此后，中西医学双方势力消长，地位转换，抵牾扞格，甚至尖锐对峙。西医学步步为营，迅速在中国站稳脚跟，不仅取得了对中医的学术优势，而且上升到国家卫生事业中的管理角色，建立统治地位，双方的学术地位发生了转变。

---

① 中华续行委办会编：《中华基督教会年鉴》1916 年第 3 期。

② 《中华归主》（中），第 648 页。

③ 《中华归主》（中），第 648 页。

④ 《中国医事事业之前途》，《中华医学杂志（上海）》1935 第 21 卷第 11 期。

⑤ 郝先中在 2005 年博士学位论文中专题讨论过中西医学术地位转换问题，2008 年又发表《20 世纪初中西医学术地位的演变》（《自然辩证法通讯》2008 年第 5 期）一文，为了保持章节的完整性，本书稍加修改，专列一目。

关于中西医学术地位的论述，李约瑟（Joseph Terence Montgomery Need-ham）早有明确论断，他认为 19 世纪下半叶或者在 20 世纪之前，是西医对中医的"超越点"："西方医学是什么时候肯定无疑地超越中国医学的？我越是思考这个问题，就越是把时间往后移。我开始怀疑超越点是否真的会大大早于 1900 年，是否真会在 1850 年或 1870 年。""如果把治疗效果而不是诊断作为标准的话，我觉得西方的医学决定性地超越中国的医学是在 1900 年之前不久。可以说，在整个 19 世纪，医学赖以为基础的所有科学都比中国的先进得多，生理学和解剖学无疑也是如此。"[①] 李经纬认为，中西医学势力的消长和地位转换是一个渐进的过程：20 世纪以前（维新运动之前），西医还没有形成一支独立的力量来动摇中医学的主导地位，"这个时期中医学是占绝对优势和主导地位的。"[②] 进入 20 世纪以后，医学界兴起了改良思潮，尤其是新文化运动全盘西化思潮的影响，西医掌控国家卫生行政，"西医的地位迅速凌驾于中医之上，西医的优势地位是当时西学（新学）取得优势地位的结果。"[③] 据此，李经纬认为，西医对中医的超越应该在 20 世纪 20 年代。

笔者认为，传统中医在中国地位上的动摇，至少发生在 20 世纪 30 年代南京国民政府时期，整个进程"是以西医主动进攻而中医防守反击为特征"。[④] 虽然当时西医队伍在数量上仍然无法与庞大的中医相提并论，但在学术地位尤其在国家医疗卫生话语权上，西医已占据领导地位。双方的地位发生了根本性的置换。主要表现在两方面：一是西医作为主导者全面进入国家医疗卫生行政管理体系；二是西医的学术与文化优势得到巩固和确立。

早在 1905 年，清政府的医事制度就开始呈现西化倾向，专设巡警部兼管

---

① 潘吉星：《李约瑟文集》，沈阳科学技术出版社 1986 年版，第 206—207 页。
② 李经纬、鄢良编著：《西学东渐与中国近代医学思潮》，第 56 页。
③ 李经纬、鄢良编著：《西学东渐与中国近代医学思潮》，第 57 页。
④ 罗志田：《新旧之间：近代中国的多个世界及"失语"群体》，《四川大学学报（哲学社会科学版）》1999 年第 6 期。

医疗卫生。1906 年，巡警部改为民政部，下设五个司（含卫生司）。卫生司的设立标志着近代国家卫生行政模式的初步形成。1908 年 10 月，光绪帝和慈禧太后两日之内相继病逝，太医院因无能为力而难辞其咎，院使张仲元及其下属全被革职，戴罪效力，太医院从此一蹶不振。这一医事背景客观上为西洋医学取代传统中医，确立对国家医疗卫生事业的主导地位起到了推波助澜的作用。1910 年的东北鼠疫助推了西医的登堂入室，1912 年，孙中山领导的中华民国临时中央政府内务部设立卫生司，统领全国卫生行政事宜，但因政府弱势而有名无实。

　　1927 年，南京国民政府肇建，高调变革国家卫生行政体系，设立卫生部作为全国卫生行政的专管机构。1931 年机构调整中改设卫生署，署内大小官员均属西医出身，刘瑞恒、颜福庆、金宝善等西医留学人员先后主持国家卫生行政，从中央到地方，逐步建立了一整套效法西医建制的医疗卫生体制，从而在国家政治体制层面上确立了西医在中国医学界的统治地位。而中医又当别论了，因为"中医行政管理从机构到职能均成为国民政府管理的盲点"。[1] 在1929 年第一届中央卫生委员会议上，与会者全是西医，没有一位中医参加，中医界朝中无人。[2] 时人感叹道："自政府派员留学以来，二三十年间，海外归来之医学博士、药学博士今已遍布国内，各种官守，概以西医充之。"[3] 马伯英分析其根本原因在于"西医的体制与中国近代乃至现代社会的管理体制相配套，从而被纳入了国家政府的管理系统"。[4]

　　西医对中医的学术优势首先表现在医学教育上。民国时期，西医教育在中国发展较快，据 1937 年教育部医学教育调查统计，"其时全国有公私立大学医学院、独立医学院、医药及牙科学校及专修科总计 33 所"。[5] 而护士及助产等

---

①　郝先中：《20 世纪初中西医学术地位的演变》，《自然辩证法通讯》2008 年第 5 期。

②　郝先中：《20 世纪初中西医学术地位的演变》，《自然辩证法通讯》2008 年第 5 期。

③　知死：《西药亡国预算表》，《医界春秋》1927 年 7 月第 13 期。

④　马伯英等：《中外医学文化交流史》，第 468 页。

⑤　朱潮主编：《中外医学教育史》，上海医科大学出版社 1988 年版，第 104 页。

中等西医学教育规模更大，至1946年共有护士学校180处，助产学校76处。[①] 与此相反，中医教育长期被摒于学校系统之外，无一所国立或省立中医学校。虽然一些民间团体和个人相继创办了一批中医学校，虽在数量上和西医学校不分伯仲，但办学规模、能力及教学质量都与无法与西医相提并论，甚至面临随时被取缔的危险。

学科体例上，西医课程对中医教育的渗透是全方位的，近代的中医学校中几无例外地开设了西医的课程，以神州医药专门学校的课程为例：预科有"国文、国语、德语、解剖学、生理学、病理学、内科学、药物学、化学、修身、体操"。正科有"德语、化学、物理学、解剖学、生理学、医化学、卫生学、微生物学、病理学、药物学、内科学、儿科学、外科学、皮肤病学、花柳病学、耳鼻咽喉科学、眼科学、产科学、精神病学、针灸学、修身、国文、体操"。[②] 显然，"民国时期的中医学校不仅在规模上落后于西医，而且在体例上已经全面接受了西医学的模式。"[③]

医学团体是衡量医学水平和地位的重要标杆。从民国时期中西医学术团体的对照，也可以反映双方学术地位的转换。以《上海卫生志》统计为证："从1886年10月中国博医会在上海成立，到1946年8月上海市医学会组建，共有各类医药学团体74个，其中全国性团体32个，地方性团体42个。从时间段来看，民元以前建立的有11个，其中全国性组织5个，地方性组织6个，11个团体中，只有中国博医会、中国红十字会、中华护理学会、上海市红十字会4个西医团体，中医团体7个，中医团体在数量上占明显优势。北洋时期，上海共建立医学团体23个，其中全国性组织12个，地方性组织11个，23个团体中兼有中西性质的2个，中医组织9个，西医团体12个，此时，西医团体在数量上已经超越了中医，但优势不明显，双方旗鼓相当。南京国民政府建立以后，医药学团体发展很快，先后有40个问世。其中，全国性组织15个，

---

① 朱潮主编：《中外医学教育史》，第111页。

② 陇西布衣：《上海七个中医学校的教程及兴亡》，《医界春秋》1928年3月第20期。

③ 郝先中：《近代中医废存之争研究》，华东师范大学2005年博士学位论文，第81页。

地方性团体 25 个，40 个团体中兼有中西性质的 2 个，中医组织 8 个，西医团体 30 个，此时，西医组织在数量上呈压倒优势，几乎是中医的 4 倍，与之相关的学术地位就不言而喻了。"①

医学期刊是医学研究和交流的重要平台，民国时期的医学期刊"数量之多、品种之繁、发行范围之广皆达到了历史上的空前水平"②。1935 年，宋大仁、沈警凡曾调查医药期刊，共得中西医期刊总数 315 种，其中西医期刊 178 种，中医期刊 137 种，分布于 16 个省市。③ 西医期刊不仅在数量上稍占优势，而且发行量和办刊质量上要远超过中医期刊。代表性的西医刊物有《中华医学杂志》《医学世界》《社会医报》《中西医学报》等。虽然中医期刊也为数不少，但"绝大多数都是短命的，有的内容粗糙"④，学术影响十分有限。而且"这些中医刊物中多数都主张学术上融会中西，改良中医，倾向于用近代科学方法整理和研究中医药"。⑤

中西医学在临床诊疗上的差异是衡量其学术地位的重要依据。至 20 世纪 30 年代，西医的临床疗效已优势明显，尤其在一些大城市表露无遗。以上海为例，1932 年，"上海市共有注册医院 31 家，其中西医院 28 家，中医医院 3 家（分别是浙宁水木中医院、谦益伤科中医院、广益中医院），中西医医院病床数分别是 1823 张和 204 张"。⑥ 病床数的悬殊足以说明民众对近代医院制度和西医诊疗的认同感，"生病住院已变成生活上的基本常识，医疗空间从家庭到医院的转换，是近代医学在中国建立优势的重要表征。"⑦

我们再以一家内地医院作个案考察。山西中医改进会附设医院虽是一家

---

① 资料来源：《1886—1990 年上海医药卫生团体一览表》，参见张明岛、邵浩奇主编：《上海卫生志》，上海社会科学院出版社 1989 年版。

② 俞慎初：《中国医学简史》，福建科学技术出版社 1983 年版，第 401 页。

③ 宋大仁、沈警凡：《全国医药期刊调查记》（上），《中西医药》1935 年第 1 卷第 3、5 期。

④ 赵洪钧：《近代中西医论争史》，第 102 页。

⑤ 郝先中：《近代中医废存之争研究》，第 82 页。

⑥ 上海市地方协会编：《上海市统计》，商务印书馆 1933 年印行，第 9 页。

⑦ 郝先中：《近代中医废存之争研究》，第 87 页。

中医性质的医院，但在长达几十年的时间里一直形成中西医共同问诊的局面。这里分别选取 1922 年、1924 年、1930 年中的三个月份的逐日诊疗记录加以考证。①

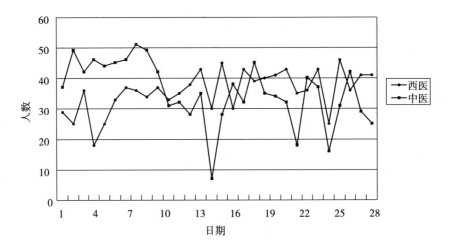

图 1—1 中医改进会附设医院 1922 年 5 月中西医逐日诊治人数比较表

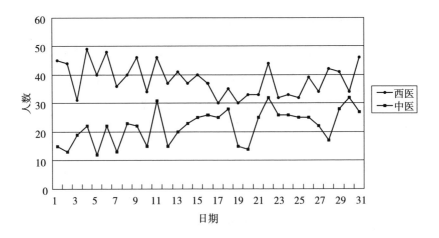

图 1—2 中医改进会附设医院 1924 年 11 月中西医逐日诊治人数比较表

① 资料来源：山西《医学杂志》1922 年第 8 期；1925 年第 28 期；1930 年第 53 期。

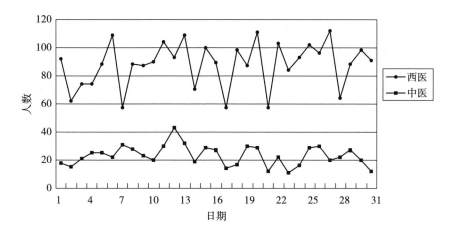

图 1—3　中医改进会附设医院 1930 年 5 月中西医逐日诊治人数比较表

以上三个折线图可以清晰地展示出，在山西中医改进会附设医院将近十年的就诊病人中，中、西医的就诊者人数呈此消彼长之势。"从就诊总数、日平均数、比率三方面进一步比较：1922 年 5 月，该医院就诊总数为 2139 人，其中中医诊治人数 1066 人，日平均人数 35.5，西医诊治人数 1073 人，日平均人数 35.8 人，中西双方比率为 1∶1，呈旗鼓相当之势；1924 年 11 月，该医院中医就诊总数 1702 人，其中中医就诊人数 668 人，日平均 22.3 人，西医就诊人数 1144 人，日平均 38.1 人，中西双方比率为 1∶1.7，西医的优势逐渐明显了；六年以后，即 1930 年 5 月，该医院就诊总数 3006 人，其中中医就诊人数 779 人，日平均 25.1 人，西医就诊人数 2727 人，日平均 88 人，中西双方比率为 1∶3.5，西医呈压倒性优势。"[①]

纵观 20 世纪前期的中国医界，我们不难发现，中西医地位在几十年间发生了根本性的转变。西医入华之初尚势孤力寡，备受国人疑忌和责难，他们凭借自身的不懈追求，逐步赢得整个华人社会的接纳和认同，到民国时期，西医不仅在中国社会占有一席之地，而且在学术地位上完成了对中医的超越，确立了在中国医界的统治地位，究其根源就是西医学科顺应了近代科学的发展趋势

① 　郝先中：《近代中医废存之争研究》，第 89—90 页。

和要求。另外，社会形态的更迭也是双方学术地位转换的契机，南京国民政府秉承西方国家执政理念，西医被纳入国家卫生行政管理系统，继而一步登天取得对中医的全面优势，在学术、管理、临床诊治等相关领域取代了中医，占据了中国医坛的首要位置，而中医被严重边缘化，或蜷缩于城镇一隅，或流落于乡野江湖，形成了西医"在朝"、中医"在野"的格局。

五、华人主导下的本土化演进

1910 年，西医在中国的发展出现了转折性的机遇。该年 10 月，东北暴发了"20 世纪世界上最严重的一次流行性鼠疫"，短时间内数万民众纷纷毙命，中医束手无策，清政府迫于国际压力，不得不起用西医应对。12 月，北洋陆军医学院伍连德博士临危受命，作为全权总医官急赴哈尔滨，主持大规模防控工作，大批北洋医学堂、陆军军医学堂、协和医学院的医护人员和学生被调往东北，直隶、山东等地方的一些西医人员也奔赴疫区协同会战。伍连德为首的中国医务人员在鼠疫防控中采取了科学措施，运用西医方法，历时半年抗击鼠疫工作取得完胜，令世界医学界刮目相看。这一突发事件的客观结果是，中国西医群体在重大突发事件中集体亮相，堂而皇之地走到了历史前台，其巨大成效迅速得到了政府的认同和支持。东北防疫的成功不仅动摇了太医院在中国医学领域的权威，奠定了西医的主体地位，而且"开始扭转传教医师主导中国西医界的局面，使中国医学结构发生根本性变化"。[①]

东北鼠疫的成功防控得到了世界各国广泛认同。1911 年春，"万国防疫会议"在奉天（沈阳）开幕，这是中国人第一次主办的国际性科学大会，英、美、日、俄、德、法等 11 个国家均派遣著名医学专家出席。会上，伍连德被誉为"战胜瘟疫的有力斗士""防疫科学的权威"，并被公推为大会主持人，会议取

---

① 高晞：《颜福庆：一生为了中国医学现代化》，复旦大学新闻文化网。另见《文汇报》2005 年 9 月 6 日。

得了圆满的成功。对此,华人舆论充满了扬眉吐气之感:"此次防疫之设则不然,首由中国主催,各国实赞同之。故为此次防疫会,乃中国开催万国会之嚆矢云尔,谓中国之一大名誉事可也。"① 万国防疫会议闭幕不久,清政府成立了东三省防疫事务总处,直属外务部,由伍连德担任处长兼总医官。同年8月,伍连德代表中国出席在伦敦召开的国际医学大会,并发表了题为《蒙古鼠与瘟疫关系之考察》的科学论文,伍连德及其同人们的努力与成就,标志着中国西医界开始在世界舞台崭露头角。

就在本土西医力量日益崛起之时,基督教各差会在医学传教过程中,倍感医务人员和经费运作的双重压力,意识到与华人力量合作及西医本土化的必要性。1913年,他们在议案中竭力呼吁"中西人士宜协力合作","各医学堂及医院应竭力求得中国之赞助,使有中国人为其董事,一切资用管理等事亦渐由华人肩任。"② 这份全国教会议案"指明了教会医疗事业以后的发展方向,即交由中国人管理,实现本土化"。③ 1913年1月,中华博医会召开大会,通过了旨在推动西医本土化的决议:一、我们创办医学院和医院的唯一目的是给中国人的灵魂和身体带来治疗之福,并对受过教育且有才智的男女青年进行全面的医学和外科教育,使他们成为完全合格的医生最有用于他们的国家;二、我们并不是想建立永久性的外国机构,我们的目标和希望是这些医学院校将逐渐并最终由中国人自己任职、资助和管理;三、我们想使我们的教育工作与教育部的法规一致,全面与民国政府的医学教育合并并支持之,这样一个强有力的、完全训练好的医学职业将在这个伟大的国度建立起来。④ 三条决议明确提出与政府合作、移交管理权等问题。同年,博医会在给袁世凯的呈文中也反复表述:"我们只是中国的宾客,我们的任务是将西方科学的精髓传给中国,直至有足够数量的中国医生能承继我们所开拓的事业。当这一天来临,我们将会高

① 《论研究防疫会重在实行》,《顺天时报》1911年4月12日,第4版。
② 中华续行委办会编:《中华基督教会年鉴》1914年第1期。
③ 李传斌:《条约特权下的医疗事业——基督教在华医疗事业研究(1835—1937)》,第70页。
④ 李传斌:《条约特权下的医疗事业——基督教在华医疗事业研究(1835—1937)》,第70—71页。

兴地把任务移交给中国同行。"① 十分诚恳地表达了试图加强与中国同行合作的意愿。显然,西医本土化已经成为教会组织关注的趋向。

真正推动事态发展的是民初的动荡时局和一些重大事件。民族主义冲击下的非基督教运动以及两次北伐战争,使教会医疗事业遭遇前所未有的冲击,一些医疗传教士对自己在华处境与前途也充满不安全感。② 在内外交困之中,罗马教廷决意因应宗教事务"中国化"趋势,表现在医疗事工上,"一方面传教医师试图通过引进西方医药和医疗技术、科学和公共卫生观念、西医教育体系,创建治疗病人的各种机构等手段,迎合中国人中出现的对西方科学和宗教的探究风气;另一方面,教会医院和医学院由中外医生和教师共同参与管理和工作。"③

1922 年基督教全国大会的主旨,预示着基督教本身的传教策略将要发生重大改变,大会的主要目的是"造成一个合作的事业,然而他的要素和暗示的旨趣,是集中在以后西教师得以逐渐减轻他们管理的责任,并引起中国教会自立自养自传的进行"。④ 显然,淡化宗教色彩,关注专业取向,"建立本色化的教会医疗事业已成为基督教界的共识"⑤。以协和医学院为例,自从 1915 年以来,"协和内部成员的结构比例发生了引人注目的变化,最突出的一点是,本由大部分传教士医生构成的外国职员的比例呈大幅下降的趋势,已差不多完全为没有任何宗教背景训练的外国人所取代。"⑥

1922 年至 1927 年,非基督教运动导致了教会医学本土化的初步尝试,一些教会医院逐步允许华人参与,马雅各甚至建议把教会医院交给华人掌管,他认为传教士来华的主要责任是传播教义,而不是专为医疗服务而来,"中国教

---

① "Triennial Conference:Address Presented to President Yuan Shih Kai," *CMJ*, Vol.27, no.2 (March1913), p.90.

② 受非基督教运动的冲击,一些医疗传教士被迫撤离,医院停办,一些教会医学校提前放假甚至关闭。北伐战争期间,一些教会医院被政府收回或被军队占据,或停办,或处于瘫痪状态。

③ 马伯英等:《中外医学文化交流史》,第 465 页。

④ 中华续行委办会编:《中华基督教会年鉴》1923 年第 7 期。

⑤ 李传斌:《条约特权下的医疗事业——基督教在华医疗事业研究（1835—1937）》,第 79 页。

⑥ 杨念群:《西医传教士的双重角色在中国本土的结构性紧张》,原载《杨念群自选集》,第 392 页。

会既已造有若干曾受充分训练之医生，故由中国教会自行办理此项工作，为极合理与自然之建议焉。"① 马雅各的主张具有一定的代表性，在医疗本色化主张的促动下，一些基督教会开始转移教会医院的管理权，交由华人医师执掌。再以协和为例，"自从 1920 年以来，协和医学院外国教授的比例从 100% 降至 48%，外国职员的比例从 73% 下降至 25%，外国护士的比例从 59% 降到 4%。"② 不过杨念群认为，协和医学院只是一个典型的案例而已。

在 1925 年政府收回教育权运动中，矛头直指教会医学教育，要求教会学校必须向北洋政府注册后方可获准办学。③ 有关法规明确规定：教会学校的校长必须由中国人充任，校董事会成员一半以上是中国人，学校不得以传播宗教为宗旨。受此影响，"许多教会学校被迫重新登记以适应新式教育的本土需要。"④ 各大差会要求教会医院迅速本土化，移交医院管理权。有的差会给予积极的响应，如湘雅医学专门学校于 1925 年完成了由华人管理，并成立了湘雅医院，同年，奉天医科专门学校改组了校董会，中国人超过了半数，并以高文翰担任副校长，在全部 32 位教师中，华人占 17 位之多。⑤ 甚至连名噪四方的北京协和医学院校长一职也由刘瑞恒出任。非基督教运动所表现的民族主义力量和国民政府的行政整合能力，为西医本土化趋向提供了外力保障。在中华医学会第七届大会上，刘瑞恒会长甚至乐观地宣布："由外国人决定在中国设立新的医疗机构的日子一去不复返了；在没有中国人协助的情况下，独自由外国医疗机构帮助中国医学发展的日子一去不复返了。"⑥

教会医学与本土西医的此消彼长，在客观上助推了西医本土化的进程。20 世纪初，随着医学留学生的纷纷回国，国内西医学校培养的医学人才不断增

①　李传斌：《条约特权下的医疗事业——基督教在华医疗事业研究（1835—1937）》，第 81 页。

②　杨念群：《西医传教士的双重角色在中国本土的结构性紧张》，第 394 页。

③　1928 年，南京国民政府再次颁布法令规定，凡教会学校一律要向中国政府立案注册，必须遵守教育部的学制，并由中国人士担任校长。

④　杨念群：《西医传教士的双重角色在中国本土的结构性紧张》，第 394 页。

⑤　刘仲明等：《奉天医科大学（辽宁医学院）简史》，辽宁医学院出版社 1992 年版，第 11 页。

⑥　K.Chimin Wong and Wu Lien-Teh, *History of ChineseMedicine,* pp.765-768.

加，为西医本土化储备了人才。一批批训练有素的本土西医人才迅速成长起来，华人西医在人数上逐渐占得上风，甚至还自主创办一些私立医学院校，《中华归主》记载了这一事实："1919 年，全国有中国男医生 407 名，中国女医生 56 名，培训中国护士 469 名。二十年前绝无如此盛况。中国医生及护士人数的增长是近十年来基督教事业的特色。1915 年以后，中国医生增加了两倍。"[1]

另一方面，由于诸多战争及民族主义的影响，教会医院的数量呈现减少的趋势。20 世纪前 20 年，被视为教会医疗事业在华发展的黄金时期，如前文所述，1915 年全国就有教会医院 330 所、诊所 223 所，至 30 年代初呈下降趋势，"教会医院最多有 268 所"，至 "1935 年，教会医院只有 250 所"。[2] 从教会医院医务人员变化也可以看到，华人医护人员的比例逐步超过了外籍人员。1931 年统计，"212 所教会医院共有护士 941 人，其中华人护士有 695 人，外国护士仅有 246 人。"1932 年，"外国医生只有 275 人，华人医生至少有 400 人"。[3] 到了 1935 年，华人医护的比例进一步加大。"教会医院里的外籍医生有 300 人，中国医生有 563 人；毕业护士中，外籍有 262 人，中国籍有 1335 人。"[4] 不仅在人数上占有优势，华人在医院管理上的地位也日益上升。虽然外籍医师仍占有一定比例，但华人医师在医界中的地位愈加突显，医疗传教士日益失去了掌控西医界的影响力。

本土化是由本土医学团体及政府推动的。在华人医护人员日益壮大的背景下，中国西医界意识到组建本国自己的医学团体的必要性。1910 年，伍连德就着手草拟章程，构想一个由中国医生组成的学术机构，至 1913 年，一个名曰 "中华医学会" 的地方性社团在北京成立，希图改变中华博医会独统中国西医界的格局。1914 年，颜福庆、俞凤宾、伍连德等人联名发起组织全国性医学会。1915 年，全国性的中华医学会正式成立，它从此 "扮演了医疗卫生体

---

① 《中华归主》（上），第 96 页。
② 李传斌：《条约特权下的医疗事业——基督教在华医疗事业研究（1835—1937）》，第 91 页。
③ 《中华基督教会年鉴》1931 年第 11 期。
④ The China Christion Year Book, 21st issue, 1938-1939, p.335.

制化的筹划者、推动者与组织者的角色"。① 这标志着华人主导传播与发展西医事业新时代的来临，这是西医迈向本土化进程的重要事件。此外，还出现了一些早期的华人医药团体。②

中华医学会与博医会渊源极深。表现在中华医学会主要创始人伍连德等"曾是博医会会员或参与过博医会的活动；博医会的年会是中华医学会创建的中介与平台；博医会的组织结构与运行机制是中华医学会借鉴的'样板'"③。两个团体的交流一直没有停息，成员之间相互任职，非同寻常的近亲关系和十多年的合作与互动，为两会的最终合并奠定了良好基础。1928年南京国民政府卫生部的建立，开始把国家医学作为医疗卫生事业发展的基本方向，标志着中国政府主导下的医疗和公共卫生事业就此开端。而国家权力系统的驱动也为两会的合并提供了历史契机与动力，1932年4月15日，两会在上海宣布正式合并，仍冠名"中华医学会"，选举牛惠生任会长，莫里司（H.H.Morris）、胡惠德任副会长。1932年中华医学会与博医会的合并"标志着外国势力主导中国西医界的结束以及中国人全面掌控西医的开始"。④ 此后，中国本土力量开始全面主导西医的传播与发展。

第二节　西医缘何长驱直入

西方医学在中国实现本土化不是一个偶然的历史变迁，而是有其复杂的内外动因。西方资本主义的发展及其对外殖民扩张，加之近代科学技术与思想文

---

① 刘远明：《西医东渐与中国近代医疗体制化》，第302页。

② 如中国药学会（1908年成立于日本，1921年迁回国内）、中华民国医药学会（1915年成立），1929年，全国医师联合会在上海成立，涵盖了17个省41个医师团体。

③ 刘远明：《中华医学会与博医会的合作及合并》，《自然辩证法研究》2012年第2期。

④ 刘远明：《中华医学会与博医会的合作及合并》，《自然辩证法研究》2012年第2期。

化的冲击，为教会医疗事业在华发展创造了条件。殖民干预下的医学传教，是导致西医东渐及国家医疗卫生体制转型的外部动力和历史契机。而近代国情、社会生态、文化包容、卫生环境等客观要素的变化，客观上促成了国家政治权力介入医疗活动，对医疗卫生资源进行社会整合，这是西方医学在中国的整体移植并实现本土化的内在诱因，正是这种内外合力的交互作用，推动了西方医学在中国的迅速传播并逐步完成中国近代医疗体制化。

一、外部动因与历史契机

（一）传教士的自身医疗需求

西方医学是个舶来品，自然与欧洲人的大航海有关。始于 15 世纪末的帆船航海事业充满了风险，船员在船上的生活环境、航行条件乃至作战方式容易造成高死亡率。葡萄牙航海家达·伽马在开辟印度航路的航行中，"返回后只剩下四艘船中的两艘，170 名船员也只剩 54 人；麦哲伦船队的人类首次环球航行，5 艘船中只有一艘最后返回了欧洲，230 人中有 208 人丢掉性命，其中包括麦哲伦本人。"[1]随着航海业的飞速发展和战事频仍，船员的伤病救护工作逐渐引起一些殖民国家政府、军界以及航海业主的重视，航海船医的编配制度便逐步确立。在历次重大航海探险中，一般都要配有船医，如："哥伦布的几次探险船队都编有医生。麦哲伦环球航行船队编有船医 4 名。库克船长率领的探险队也编有外科医生。库克第三次赴阿拉斯加航行时，英国海军部曾给他派了 6 名外科医生和助手。"[2]差不多同时期的郑和下西洋也高度重视船员的医疗保障工作。"每次出航各船均配有船医 1—2 人，最多一次总共拥有船医 80 余人，其中若干系宫廷和民间名医。"[3]可以说，是航海医学在殖民时代之前就把西医的火种带到了世界各地，"通过船上的医生和药房，传播到了葡萄牙海外各据

---

① 董少新：《形神之间——早期西洋医学入华史稿》，第 26 页。

② 转引自《航海医学发展简史》，见 http://www.docin.com/p-1648772346.html。

③ 孙约翰、周志方：《近代航海医学简史》（一），《交通医学》1989 年第 3 卷第 2 期。

点。随船医生不仅为船队提供服务，而且在到达目的地后，往往在那里行医，除了医治葡国官员和商人，也会医疗当地人。"[1] 随船医生成为西医学传播的早期媒介。董少新认为："就其对西医东渐的影响而言，在16—18世纪期间，葡萄牙航海医学对东方的影响最为显著，从19世纪开始，英美等国的随船医生在西医东传过程中才逐渐发挥重要作用。"[2] 西方船医的身影也出现在中国，例如第一个来华传授牛痘术的就是英国船医皮尔逊（A.Pearson），他在1805年至1860年一直在澳门、广州行医。

教会医疗活动的发端，主要目的完全是为了传教士本身健康的需要。19世纪初，英美等国的传教差会不断派遣传教士进入中国，一些传教士和随行亲属很难适应中国自然环境和卫生状况，很多人因水土不服而染上疾病，有的因得不到有效治疗而亡命中土。"当传教士散布于地形环境多变、人文状态复杂的中国大地时，往往会产生不适应的感觉，经常患病，特别是在急性传染病流行起来后，许多传教士几乎是束手待毙，严重影响了宣道的持久能力和传播效率。"[3] 传教士及其家属的高死亡率是摆在差会面前的严峻现实，"1848年至1860年间，监理会派遣了八个家庭到上海的差会，其中六个成为那里流行病的早期牺牲者而缩短了服务期；一些人去世，另一些人因健康不佳而退休。到1866年只剩两家。"[4] "19世纪70年代在山东的五名传教士中，有两名病死，两名因病辞职，只有李提摩太一人活了下来。"[5] 美国美部会开展传教活动的最初20年中，"有45名传教士死于国外，还有31名因自己或家属的健康问题而回国。"[6] 缺少与传教机构相配套的医疗设施是当时各教区相当普遍的现象。

另一方面，中国落后的医疗条件无法满足传教士及其家属的医疗需要，恶劣的本土医疗卫生状况，是早期来华传教士普遍面临的问题，也在客观上阻碍

① 董少新：《形神之间——早期西洋医学入华史稿》，第3页。
② 董少新：《形神之间——早期西洋医学入华史稿》，第31页。
③ 杨念群：《再造"病人"》，第3页。
④ 文乃史：《东吴大学》，珠海出版社1999年版，第12页。
⑤ 杨念群：《再造"病人"》，第3页。
⑥ 杨念群：《再造"病人"》，第4页。

了教会在中国的传教事业。早在 1855 年之前，美国圣公会在华主教文惠廉就多次恳请国内教会派遣医师来华，他认为："医药事业可为教会开传道之门"，"同时工作人员有水土不服而致病者，亦可有专医调治。"① 同时"教会自身也需要医疗帮助，由于没有一个谙于治病的人会看着他周围忍受痛苦的大众，而不对他们采取一些措施以减轻他们的痛苦；所以，这种工作一旦开始，他就扩大、推进，并带来进一步的结果，直到特殊的医生被派出"。② 所谓"特殊的医生"就是医疗传教士。因此，维护传教士及其家属自身健康的需要，就"成为促使一些差会向中国派遣医学传教士的重要原因之一"。③ 因此，当伯驾医师刚刚登陆中国时，"其最初的使命仍是在从事传教活动的同时，照顾美部会广州传道团成员的健康。"④

（二）条约特权下的西医东渐

近代西方医学传播的历史与欧洲的殖民扩张有着密切的关系。如果说船医及传教士自身医疗需求只是西医入华的一个契机，西医东渐在初始阶段并无武力做后盾，属于常态文化接触，也没有形成规模，那么，大量西学输入包括西医东来则是鸦片战争以后的事。由坚船利炮而声光化电，殖民侵略为科技文化的进一步传播鸣锣开道，条约特权下的殖民干预成为西医东渐的重要推手，毫无疑问，西方医学"撇不清其与西方武力渗透和令其蒙羞的鸦片战争（1840—1860）之间的关联"。⑤ 近代西方列强不断地对华殖民扩张，为教会医学在华勃兴创造了条件。大卫·阿诺据此认为："在某种意义上，所有的现代医学都在进行一种殖民的过程。"⑥

---

① 林步基等编：《中华圣公会江苏教区九十年历史》，1935 年，第 8—9 页。

② Edward T. Eaton, *Modern Missiongs in the East*, New York: 1895, p.184.

③ 李传斌：《条约特权下的医疗事业——基督教在华医疗事业研究（1835—1937）》，第 34 页。

④ 杨念群：《再造"病人"》，第 4 页。

⑤ [法] 安克强：《1949 年前中国的医学、性病与卖淫》，载余新忠、杜丽虹主编：《医疗、社会与文化读本》，第 248 页。

⑥ 李尚仁主编：《帝国与现代医学》，中华书局 2012 年版，第 12 页。

　　鲁道夫·佛尔楚有句名言："医学就是政治，政治不过是更大的医学"①，一语道出了医学与政治的天然联系。杨念群认为：在 18 世纪"'生态帝国主义'扩张的早期阶段，西方医学的殖民能力是相当有限的。直到 19 世纪以后，它才更具备制度扩张的殖民品格。"② 殖民医学包含着"帝国主义"和"西方科技"的一体两面，这一矛盾在学术研究中表露无遗：一方面前者往往被赋予反面意义，"对显然具有掠夺性的帝国主义采取激烈的的反抗、排外、丑化。"③ 另一方面，西方现代科技与制度的优越性被认为是社会进步的表征而毫无保留地被肯定。国人的心态多半普遍表露出既爱且恨的矛盾，因为，虽然"现代医药有可能降低了一些疾病的痛苦，但是同时也是具有侵略性、构成帝国主义的一种机制"。④ 过往学术界的观念习惯于将西医东来视为西方殖民者的文化侵略，近年来的研究多半持更加理性的心态，从异质文化接触的视角，对医疗传教士群体及其在中国的医疗事工和贡献开始持肯定和包容的立场。

　　殖民医学是伴随西方殖民运动出现的，李尚仁认为，"现代西方医学进入东亚的历史，和帝国扩张过程与殖民活动有着密不可分的关系"。⑤ 如果说鸦片战争前西医的传入多半为中国人的主动接纳，尚无多少强制色彩的话，鸦片战争以后西医在中国的传播便开始附加了一些外力干预，是殖民势力和传教士共同推动的结果，兼具非强制与强制两种色彩。刘远明认为："如果说，医学传教还算一种相对慈善和平缓的文化交流与输入方式的话，那么，由殖民扩张主导的西医移植则明显带有暴力与强制性色彩。"⑥ 明末清初，西医在中国的传播方式主要由教会医师本人和少数差会自行实施，活动分散且进展缓慢。1840

① 邵京：《说与做：医学人类学批判的尴尬》，载《视界》第 13 辑，河北教育出版社 2004 年版，第 115 页。

② 参见杨念群：《再造"病人"》，第 4 页。

③ 余新忠、杜丽虹主编：《医疗、社会与文化读本》，第 119 页。

④ 梁其姿：《面对疾病——传统中国社会的医疗观念与组织》，中国人民大学出版社 2012 年版，第 118 页。

⑤ 李尚仁主编：《帝国与现代医学》，第 2 页。

⑥ 刘远明：《西医东渐与中国近代医疗体制化》，第 42—43 页。

年第一次鸦片战争爆发，战败的清廷被强加了一系列屈辱的条约，西方列强迫使中国五口通商，从而获得了在广州、上海等地传教及开办医院的特权，西方科学技术包括西医学有了登堂入室的政治保障和强力后盾。这些条约都有明确保障基督教会在华利益以及医学传教的条款，中美《望厦条约》第 17 款明确规定："合众国民人在五港口贸易、或久居，或暂住，均准其租赁民房，或租地自行建楼，并设立医馆、礼拜堂及殡葬之地。"① 这在客观上为西医入华在空间上的拓展建立了前提条件，西医得以从广东一隅沿海北上，上海逐渐成为西医在华发展的渊薮。1845 年，中英《上海租地章程》规定："洋商租地后，得建造房屋……得修建教堂、医院、慈善机关、学校及会堂。"② 无独有偶，1847年挪威、瑞典也凭借强盗条约获取了设立西医院的特权。③ 据统计，1845 年至1860 年间来华医疗传教士共有 20 名。④

第二次鸦片战争期间，清政府又被迫与西方列强签署了《天津条约》《北京条约》等不平等条约，纷纷规定了在华传教与设立医院的特权，其中《天津条约》首次允许持有护照的外国人在中国任意地方游历，传教士被允许在沿海通商口岸之外的地方拥有财产和居住权，进一步推动了传教士散布到中华帝国的每个角落，中国成为"英、美基督教传教运动在海外投入最多医疗传教士的国家"。⑤ 西医传播的区域与空间从南北沿海渐次向长江流域及内陆省份延展。

虽然，清政府在承担条约义务的同时，对教会在非通商口岸设立西医院持限制态度。但是一些教会组织肆无忌惮地违背了条约规定，深入内地"租买田地，建造自便"，私设医院，一些当地官员也认为传教士此举不符合条约规定，甚至常常加以抵制。但是，在列强的武力庇护下，各地官员最终还是选择了妥

---

① 全国人大常委会办公厅研究室：《中国近代不平等条约汇要》，中国民主法治出版社 1996 年版，第 21 页。

② 王铁崖编：《中外旧约章汇编》第一册，生活·读书·新知三联书店 1957 年版，第 67 页。

③ 王铁崖编：《中外旧约章汇编》第一册，生活·读书·新知三联书店 1957 年版，第 74 页。

④ 转引自李传斌：《条约特权下的医疗卫生事业——基督教在华医疗事业研究（1835—1937）》，第 43 页。

⑤ 李尚仁主编：《帝国与现代医学》，第 2 页。

协，"清政府对传教士在内地租地建房、创办医院采取了默许的态度。"所以，"医学传教士能够违背条约规定，在非通商口岸租地建医院，从而造成既成事实"。① 西医持续受到条约保护，得到政府和地方官员的支持与关照，享有特权，渐成规模，这种状况一直持续到民国历届政府，至南京国民政府，开始颁布医疗卫生法规，才将西医纳入政府管辖之下。

（三）西方医学的比较优势

近代西医在中国的传播和发展，是人类科学进步以及近代西方医学发展的必然趋势。15—18 世纪，西方科学经历了文艺复兴、资产阶级革命、工业革命及殖民运动等一系列重大变革的洗礼，取得突飞猛进的发展，尤其是 16 世纪的宗教改革运动，大大促使了西方文化转型和科学技术的巨大进步。西方医学恰逢其会，伴随着自然科学的发展也取得了惊人的跨越。

1543 年，比利时生物学家安德烈·维萨里（1514—1564）发表了著名的解剖学巨著《人体的构造》，宣告了近代西方医学的兴起。作者通过大量的解剖实践，对人体结构作了详尽研究，颠覆了盖仑的解剖学理论体系，标志着西方医学"进入了以解剖生理学为基础，以实验观察为手段的科学医学时代"。② 在解剖学发展的基础上，生理学作为西方医学的另一门基础学科也获得独立地位，1628 年，英国生理学家哈维（1578—1657）发表《心血运动论》，彻底推翻了以往关于心脏和血液运动的经典理论，提出了血液循环论，这一发现"犹如指南针对于航海"一样③，成为生理学发展的重大里程碑。客观而论，这个时期的西医从"基础理论到临床疗效的整体而言，其发展水平还未决定性地超过中国医学"。④ 明末清初传入中国的西医，相对于中国传统医学，其学术优

---

① 李传斌：《条约特权下的医疗事业——基督教在华医疗事业研究（1835—1937）》，第 120—121 页。

② 杜志章：《近代基督教在华医药事业迅速发展原因之分析》，《江汉论坛》2008 年第 8 期。

③ ［英］威廉·哈维：《心血运动论·译序》，陕西人民出版社 2001 年版，第 5 页。

④ 何小莲：《西医东渐与文化调适》，第 50 页。

势并不明显，因而对中医的冲击力度不大。

18世纪以后，病理解剖学成为医学众多学科之冠，它的发展使以"病灶"理论为基础的诊疗方式形成了西方现代医学的重要特征，病理学也逐步由器官病理学、组织病理学向细胞病理学演变，使人类对疾病的认识进入到细胞层面。19世纪末细菌学革命给西医带来了扬眉吐气的时遇，在细菌学、免疫学方面，法国微生物学家巴斯德（1822—1895）提出科学免疫法；德国细菌学家保罗·埃尔利希（1854—1915）1909年发明了"606"（Salvarsan，有机砷化合物，砷凡纳明），不仅开辟了化学治疗学的道路，也为后来青霉素、磺胺等抗生素药的发明建立了基础。此外，在诊断器具上的发明和应用，也为科学的医疗诊断提供了可能，如体温计、听诊器、血压计、显微镜、体腔镜、叩诊法、X射线透视法等在很大程度上提高了医学诊疗水平。消毒法、麻醉术、ABO血型系统的发明和应用，攻克了外科手术中感染、疼痛、出血等诸多难题，推动了西医外科学的飞速发展。

进入19世纪以后，西方近代医学在科技浪潮的冲击下取得了飞速发展。[①]至20世纪初，在300多年的时间里，西医彻底挣脱了神学权威的束缚和经验医学的藩篱，构建了以观察和实验为基础的近代医学体系，西医一跃成为世界医学之翘楚，也就成为教会组织在非西方国家"藉医传教"的有效手段。而西医先进的医疗器具也为在中国立足建立了过硬的技术基础。西医"审症治疾，无不以器。审气听肺，则以木筒。测热量寒，则以玻璃管。其他抽气筒、注水节，其适于身体者，无不精奇巧妙"。"余尝见德国医师方德学之治目疾也，所有器具不下百数十种。"[②]西医在临床上"目不能辨者，用显微镜以观之。手指不及施者，用器具以代之。脏腑之功，用血脉之流行病证之"。[③]当西方X光诊断机被引进到中国以后，"苏垣天赐庄博习医院西医生柏乐文，闻美国新出

---

① 李约瑟不止一次作出论断，西医在1900年之前就决定性地超越了中国传统医学。参见潘吉星编：《李约瑟文集》，沈阳科学技术出版社1986年版，第206—207页。

② 《论西药渐行于中土》，《申报》1888年1月29日，第1版。

③ 《振兴医学议》，《申报》1895年2月3日，第1版。

一种宝镜，可以照人脏腑，固不惜千金，购运至苏。其镜长尺许，形式长圆，一经鉴照，无论何人，心腹肾肠，昭然若揭"，柏乐文"自得此镜，视人疾病，即知患之所在，以药投之，无不沉疴立起"。①

　　差不多就在西方医学加速革新的同时，中国传统医学却在原地踏步，甚至日薄西山地步入窘境。虽然在 16 世纪以后的几百年间，中国医学也有一定的发展，但多数局限在对先人医疗经验的归纳和总结，中医的一整套诊疗模式依然没有跳出古代经验医学的藩篱，在具有明显技术与管理优势的西方医学面前，就显得相形见绌了，中西医学的发展形成了巨大的落差。王晓朝认为，按照文化传播学所阐述的一般原理，在异质文化的交流中，"强势文化必定向弱势文化流动，以至于淹没、取代弱势文化。"②医学作为文化的一个标本，也是人类文明的重要构成，在东西方文化交流和撞击的大潮中，中西异质医学的交流，同样遵循了文化传播学的这一发展规律。以西医为主体的现代医学以比较严密的观察和实验为基础，凭借其先进的医疗设备和良好的疗效，代表着时代科技的产物和人类医疗卫生发展的方向。相较于中医而言，其学术优势不言而喻，因而，当中国封闭国门被打开之时，西医便来势骤起，在中国能够迅速地发展起来，并且对传统中医带来根本性冲击，甚至改变了中国的医界格局。

　　西医在华传播以及教会医疗卫生事业的兴起，客观上成为西方先进医学技术在近代中国的示范样板，扮演了先导角色。医疗传教士通过西医书籍、刊物及公共卫生宣传，尤其是开办医学校展开正规的医学教育等方式，使西医在中国得到广泛传播。这些西洋医学新知构成一股强大的思想资源和社会时尚，让中国传统医学被迫作出反应，也从根本上积蓄着瓦解中医体系的力量。时人不禁感叹："西人东渐，余波荡憾，侵及医林，此又神农以后四千年来未有之奇变也"，中国医学因而"从实验的时代，进而为科学的时代"。③

---

① 《宝镜新奇》，《点石斋画报》（影印本），广东人民出版社 1983 年版，第 19 页。

② 王晓朝：《中西文化传播的双向互动与文化转型》，《博览群书》2002 年第 1 期。

③ 陈邦贤：《中国医学史》，上海书店出版社 1984 年版，第 257 页。

（四）藉医传教与慈善救济

"藉医传教"是指通过医疗手段传播基督教义的一种传教方法，成为各大差会传教布道工作的前驱事业。西方差会出于传播教义的目的，差遣传教士来到中国，在实际传教过程中，纯粹的教义传播并未产生预期效果。从基督教在华传教的历史可以看出，对医药的利用反倒成为教会组织一个重要的传教手段，早期的教会组织在中国没有合法的教堂，医院是最恰当的宣教场所，医院不仅是诊疗场所，也是传播福音的佳境。对民众施医给药反倒引起人们对某一宗教的好感，行医治病成为一种理想的传教方式和沟通民众与社会各阶层的重要途径。医疗传教士也确信"行医只是打开中国封闭大门的一个最便捷手段"。①"医疗工作是向中国任何地区输入传教的最肯定、最有力的途径。"② 具有多年在华传教经验的浸礼会传教士纪好弼宣称：在消除中国人的反教情绪和开辟传教新局面时，医药工作最为有用，对仍然关锁着的中国内地，医药也是打通道路的一种方法。③

西医西药成为传教士贴近华人社会的重要媒介。也许因为医学具有强烈的普世性，医疗实践成为教会传播福音强有力的工具，是一条行之有效的途径，医疗成为"近代西方宗教进入其他文化地区时获得当地民众信任的一大利器"。④19世纪八九十年代，中国作为新教的重点传教区，举国上下笼罩着禁教排外的氛围，在这样的环境下，一般传教士很难同中国民众广泛接触并随意传教，而开设一所医院或诊所，为社会底层民众提供医疗服务，则是教会接近和取信中国民众的一个有效手段，利用医疗机会实施传教是破除限制最有效的工具。早期传教士来华后利用施医问诊吸收的信徒多半为社会底层民众，他们生活疾苦，几无保障，缺医少药，在这样的境遇之下，免费治疗且出奇的诊疗效果成为吸引其入教的有效方式，在客观上为西医入华建立了坚实的民意基

---

① 胡成：《医疗、卫生与世界之中国（1820—1937）》，科学出版社2013年版，第35页。

② ［美］乔那森·斯潘塞：《改变中国》，曹德骏等译，上海三联书店1990年版，第41页。

③ 《西医东渐与文化调适》，第47页。

④ 《西医东渐与文化调适》，第47页。

础。《中国丛报》对郭雷枢等人的医务传教有过这样的评价："澳门眼科医院的结果使我们确信：除了医学和外科手术，没有更好的方法可以使中国人理解到基督教慈善家对他们所怀有的感情。"[1]

虽然"医学传教"在客观上有助于消除华人社会对基督教的疑惧和仇视，有助于西医在中国的传播。然而，早期入华的医疗传教士多半是一身二任的角色，他们多数时间行医问诊，只是抽空布道，人数有限，精力不济，语言上的障碍加大了布道的难度，而一些医生的布道反而加深了病人对基督教的不良印象，中国人难以有耐心来培养对基督的信仰，他们就诊的目的是为了医治疾病，而非寻找信仰。对于医疗传教士而言，行医与传教犹如鱼与熊掌不可兼得，不能两全其美，在面临母国差会的巨大压力下，他们"不得不经常向差会解释行医只是打开中国封闭大门的一个最便捷手段"，"愈来愈感到应该将更多精力投入到专心致志地行医上去"，[2] 认为救治救人是传教的最佳方式，"医务传教士应花更多的时间在医治病人身上，而不是光用嘴巴布道和说教。"[3] 审时度势之下，他们开始考量医学传教对中国社会与文化传统的主动适应，为赢得华人社会的信任而主动调整行医策略，逐步将工作重心从拯救灵魂转移到医治病体。

教会医疗事业的慈善性质是西医被接受的一个潜在原因。基督教倡导的博爱主义，要求传教士处处展现出基督徒的慈善与仁爱，教会医院应"为慈善动机之最明显之表示"[4]，传教士在中国开办的医院或诊所具有鲜明的慈善性质，从医院的命名中无不体味到仁爱、慈善、济世色彩。如博爱、普爱、惠爱、仁济、同仁、普仁、广仁、体仁、博济、广济、益世、保黎、福音等，有的直接冠以"施医院"的名称，这些名称的蕴意将教会的慈善动机表露无遗，也是基督教博爱精神的直观反映。

---

① *The Chinese Repository*, Vol. IV, p.386.

② 胡成：《医疗、卫生与世界之中国（1820—1937）》，第35、51页。

③ 胡成：《医疗、卫生与世界之中国（1820—1937）》，第51页。

④ 中国基督教教育调查会编纂：《中国基督教教育事业》，上海商务印书馆1922年版，第29页。

的确，早期教会医院多半具有强烈的慈善性质，他们为中国民众免费施医送药，有的甚至提供免费食宿。伯驾的眼科医局就以仁慈博爱闻名遐迩，不仅救死扶伤，而且为病人"供给饮食，待病痊回家"，伯驾因此博得"且出己资周孤贫，劳心博爱日不懈"① 的赞誉。19 世纪 70 年代，上海以仁济医院为代表的一些教会医院，在民众中广受欢迎，口碑极佳，溢美之词常见于报端：如"外国之医生诊治中外人民，莫不竭尽心力，施医送药，不惜工本，具见西医之仁心可嘉"②。教会医生"艺术之精，存心之厚，不愧仁济之名"③。同仁医院对那些贫寒病家"则不但医药之费，即衣食两项果有不周夯，必解衣以衣之，推食服食。贫病之流，莫不同声感戴"。④ 早期教会医院的免费治疗策略，不仅是教会医疗事业的一大特色，也是其立足中国，备受迎纳的重要原因。

进入 19 世纪八九十年代世纪以后，由于病人日渐增多，资金来源因时局动荡短缺不济，教会医院开始尝试实行收费制度（事实上至 20 世纪初，仍有一些教会医院在实施完全免费的施医送药）。尽管如此，教会医院也没有完全失去免费医疗和慈善性质的举动，如对教徒仍然实行免费医疗，对一些收入较低的病人收取较低的费用，对一些贫困病人实行免费。例如齐鲁大学医院对住院的"贫病人分文不收者，约在全数病人十分之二三"⑤。教会医院在筹集经费的方法上各显神通，如盛京施医院向富人及高级病房的病人收费，多数医院向社会募捐并设立救济基金。苏州博习医院采取的办法是专设一项基金，以作为救济贫病补助之用，该院"仅在 1929 年就为 1296 位贫病者免费给药"。⑥ 而吴兴福音医院将社会捐赠"充作免费病床之基金，以其年息作赤贫之医费"。⑦

① 爱汉者等编，黄时鉴整理：《东西洋考每月统记传》，中华书局 1997 年版，第 405 页。
② 《体仁医院施诊》，《申报》1872 年 12 月 3 日，第 3 版。
③ 《仁济医馆移居改造》，《申报》1873 年 8 月 1 日，第 2 版。
④ 《书同仁医院清单后》，《申报》1888 年 1 月 7 日，第 1 版。
⑤ 《济南私立齐鲁大学新医院开幕典礼纪念册》，1936 年，第 4 页。
⑥ 《苏州博习医院年报》，1929 年，第 3 页。转引自李传斌书，第 319 页。
⑦ 杨镜秋编：《中华监理公会第一次大议会纪录》，1932 年，第 100 页。

一些教会医院还定期举行免费施诊活动，如苏州博习医院为纪念创始人柏乐文院长，"专门在宫巷乐群社设立一送诊处，每逢星期一、三、五下午二点至三点时有专科主任医生前往应诊，完全免费。"①

医疗传教士的人文关怀和人道主义精神极大地赢得中国民众的信任。他们不仅"以技疗人，而教中乐善诸君，又皆设馆施医，不取脉金药费，悉心调治，全活贫民"，而且"其为医也，大抵以刀针代药饵，一经奏手颇著奇功"。② 西医中的多数人，都能真诚地将诊疗活动、救世情怀以及宗教对人的精神关怀融为一体，在实践中培植仁济施医、关心病人的良好医德，其精神上的安慰无异于一剂剂治病良药，《申报》载文夸赞："我尤服西医之和易近人，不装架子，人家延诊，其请封固重于华医，而随请随行，并不留滞。"③ 他们的人道主义关怀特别体现在对社会弱势群体如麻风病人、精神病患者、妇女、盲聋者等群体身上。

二、内在诉求与本土呼应

西医东渐除了以上所述的外部动力和历史契机以外，还包含着近代特有的医疗背景下中华民族健康与医学发展的内在机遇，是内因与外因的双重结合。

（一）危机四起的国家医疗状况

在漫长的历史变迁中，疾病不仅影响到人类的健康状况，给人类带来了无穷的灾难与悲痛，而且影响着人类的生活方式、社会文化及宗教信仰，甚至涉及国家的兴衰和民族的存亡，以致改变历史的走向。

近代中国的疾病灾害十分严重，被视为"流行疾病的泉源"。据统计，有清一代267年间，疫病频发，流行年份竟高达134年，几乎隔年就要暴发一

---

① 《苏州医学院附属第一医院·苏州市第一人民医院院志》（上册），1986年铅印本，第7—8页。
② 《中西医药论》，《申报》1888年5月7日，第1版。
③ 《医箴》，《申报》1887年8月1日，第1版。

次流行疫病。① 尤其是鸦片战争以后，中国政局动荡，变乱相乘，且灾荒频发，导致经济凋敝，国力衰微，民众生活窘困，疾病蔓延，健康状况恶化，人口总数不断下降，其中"从 1842 年至 1910 年间，全国人口锐减近8000 万"②，除战争与灾荒外，传染性疾病的暴发是一个重要原因。清末民初，国内瘟疫肆虐，"常见的传染病和寄生虫病达数十种，据不完全统计，1840—1911 年的 71 年间，传染病流行十分严重，出现较大规模流行的传染病有霍乱、鼠疫、天花、斑疹伤寒、流感、猩红热、白喉、脑膜炎、回归热以及痢疾等。"③

表1—3　1840—1911 年主要传染病流行频度表

霍乱	鼠疫	天花	白喉	猩红热	斑疹伤寒	流感	麻疹
45	34	11	9	8	7	7	2

资料来源：王吉民、伍连德：《中国医史》，第381—395 页。转引自张大庆书第 19 页。

20 世纪初，中国被认为"十人中有九人有痨，真是太多中国人死于痨病了"④，"中国人害痨病的比任何文明国人多。我国痨病人三倍于美国，十倍于加拿大人"。⑤ 当西方国家基本控制了这些传染病的时候，它们却依然在中国疯狂地肆虐着。每当瘟疫暴发之时，染疫死亡者众多，"中国人民之死亡率约为 30‰，而欧美各国人民的死亡率在 15‰ 以下者"，⑥ 婴儿死亡率更是高达 200‰。两相比较，我国的数字比欧美超出一倍以上。如以当时 4 亿人口计算，"每一年中，枉死之人（即可以不死而不幸竟死之人）其数实在

---

① 相关研究参见邓云特著《中国救荒史》（上海书店出版社 1984 年版）、李文海等著《近代中国灾害年表》（湖南教育出版社 1988 年版）、张剑光著《三千年疫情》（江西高校出版社1998 年版）。

② 张大庆：《中国近代疾病社会史（1912—1937）》，第 18 页。

③ 张大庆：《中国近代疾病社会史（1912—1937）》，第 18—19 页。

④ 傅若遇、高镜郎：《平民卫生》，上海青年协会智育部 1929 年第 3 版，第 15 页。

⑤ 卢永春：《痨病论》，《医药评论》1933 年第 98 期。

⑥ 黄子方：《中国卫生刍议》，《中华医学杂志（上海）》1927 年第 13 卷第 5 期。

六百万人左右。"①

1910—1911 年间的东北鼠疫使近代流行病蔓延达到了登峰造极的程度，数万人罹难，酿成晚清中国的一场大浩劫。在中医走投无路之际，清廷启用西方医学积极应对，派遣伍连德博士前往东北主导和指挥扑灭鼠疫工作，一批来自各方的教会医师纷纷参与，他们会同沈阳等地的教会医师以及北京协和医科大学在校学生，全力以赴投入鼠疫控制工作，疫情最终得以控制。时评谓："自斯疫之发生，及其扑灭，中医束手，西医奏功，使政府诸公，深感西医远过中医，深堪信任。"② 陈志潜也有评价："伍连德在停止死亡激流中的成功，对许多人来说是科学方法的有力论证。"③ 东北鼠疫在客观上引发了中国医学之变革诉求，如此举世瞩目的公共卫生突发事件，"被视为中国全面接受西方医学的标志。"④

一般而言，大规模的流行性病疫如鼠疫、天花、霍乱、麻风病等暴发，都与民众生活环境脏乱以及人们不良的卫生习惯密切相关。

在前近代时期，无论城市抑或乡村，公共卫生环境都极其恶劣。在一些江南城镇，"人们通常将污水直接排放到纵横交错的小河里。……随处乱放尿桶、随地大小便、乱扔垃圾的现象仍很严重"。⑤ 上海华界的卫生状况也极为糟糕，1862 年，在沪访问的日本幕府使团看到上海"粪芥路满，泥土足埋，臭气穿鼻，其污秽不可言状"，"故上海每年炎暑时尸恶病大行，人民死亡甚多"。⑥ 而租界和华界卫生状况成天壤之别，郑观应对此惊叹不已："余见上海租界街道宽阔平整而洁净，一入中国地界则污秽不堪，非牛溲马勃即垃圾臭泥，甚至老幼随处可以便溺，疮毒恶疾之人无处不有，虽呻吟仆地皆置不理，唯掩鼻过

① 黄子方：《中国卫生刍议》，《中华医学杂志（上海）》1927 年第 13 卷第 5 期。

② 李广诚：《扑灭中国北方之瘟疫》，《东方杂志》1911 年第 8 卷第 8 号，第 7 页。

③ 陈志潜：《中国农村的医学——我的回忆》，四川人民出版社 1998 年版，第 23 页。

④ 何小莲：《西医东渐与文化调适》，第 171 页。

⑤ 王卫平：《明清时期江南城市史研究：以苏州为中心》，人民出版社 1999 年版，第 171 页。

⑥ 冯天瑜：《日本幕府使团所见 1862 年之上海》，《近代史研究》1999 年第 3 期。

之而已。"① 皇城北京的卫生环境同样不堪言状:"今京师为首善之区,而地方之污秽以京师为最,人畜之类,堆积于道,晴则碾成细末,大风一起,扑人口鼻,不可向迩,雨则与泥沙容成一片,至不可插足。"②"全面淤积起来的所有脏物,都堆积在大街上,空气中充满了难闻的气味。"③帝王之都尚且如此不堪,其他城市与乡村的卫生状况更是不言自明。

恶劣的卫生状况使中国屡招恶名,甚至被诬为疫病的发源地。教会医师李文斯敦甚至"将中国的疾病,分为'洁净'与'不洁净'两大类"。④伍连德甚为痛惜道:"各国咸谓传染病起于中国,闻之不胜忧愤。"⑤客观上,环境的污染致使疫病流行也是不争的事实,以上海为例,《上海防疫史鉴》记载:"1662年至1910年的近250年间,见诸文献的大疫流行共44次。"⑥医界痛感"国无防疫之政,人无防疫之识,医无防疫之戒"的无序状态所造成了全局性灾难。⑦

晚清中国面临危机四起的医疗现状,而传统医学又无力担当,尤其在大规模突发性的疫病面前,中医更显得形单影只无能为力了,因为"中医只具有个人救护的资格,而无法转化为集体的保健行动"⑧,暴露出在预防功能上与西医的差距。然而,西方近代医学利用其学术和体制优势,恰恰具有医治急症和大规模传染病的特性,且医疗效果显著。1911年东北鼠疫的有效扑灭,中国人开始史无前例地重视西方医学的功效,而整个国家和民众对西方医学与公共卫生事业的全面关注,无疑以这一重大突发事件为诱因。近代中国落后的医疗卫生状况,在客观上决定了国家对西方先进医学及现代医疗卫生事业的需求,这种诉求为西医在中国的传播与发展提供了历史机遇。面对居高不下的死亡率,

---

① 郑观应:《盛世危言·修路》,载《郑观应集》上册,上海人民出版社1982年版,第663页。

② 《论中国宜讲求洁净地面之政》,转见《新学界丛编》癸卯年卷一下。

③ 史正明:《走向近代化的北京城——城市建设与社会变革》,北京大学出版社1995年版,第109页。

④ 何小莲:《传教士与中国近代公共卫生》,《大连大学学报》2006年第5期。

⑤ 伍连德:《论中国当筹防病之方实行卫生之法》,《东方杂志》第12卷第2号,第7页。

⑥ 彭善民:《公共卫生与上海都市文明(1898—1949)》,上海人民出版社2007年版,第31页。

⑦ 张大庆:《中国近代疾病社会史(1912—1937)》,第224页。

⑧ 杨念群:《再造"病人"》,第9页。

黄子方就认为，"其六百万人苟加以适当之简易保护，即可决其能犹健存，然今不幸而死，此皆卫生事业不振之故也，故吾人对卫生事业不能不急起力图改进之方"。①

（二）医道日颓与医事制度落后

前文所述，日益严峻的国家医疗卫生状况需要改善，但是作为几千年掌握国家医疗卫生大局的传统医学却陷入了日渐衰微的境况。近代以前，中国的国家权力中心设有太医院，以统治者为服务对象，各省虽设有官医，另设施医局，但大多形同虚设，有名无实。从明朝开始，动荡时局导致百姓谋生艰难，塾师地位日益式微，众多知识分子"读书不成，弃而服贾，服贾失业，然后习医"。② 许多人在无奈之下选择习医谋生，中医学术传承相当放任和混乱，多数人缺少带徒式的严格训练，致使医业门槛很低，尽人皆可行医，从医人员品类庞杂，良莠不分，其医德医术实在难臻美善，医道衰颓也在所难免。

晚清时期医道衰落，医家品德低下，医德既已沦丧，中医地位严重滑坡，以致有人竟将医家视为最低劣的职业，"肆其骄慢之气，役医如吏，藐医如工，家有病人，遂促其调治，并以生死之权责成之。"③ 更有人将医家和妓者等而视之，一篇《谈医》的文章就称："尝见其小说言地域中有十万八千催命鬼，闫魔王欲悉令投生人世以问判官，当令生作何项人？判官曰，男可行医，女可为妓。"④ 作品中观念虽不能完全等同于当时的社会心态，但可以从中窥见当时医家的社会地位。庸医混迹医林，误诊误治、草菅人命等医疗事故屡屡发生，医业秩序混乱无章，医品低劣，必然会遭到民众的唾弃，以致时誉不佳、恶评如潮，"自欺欺人""不学无术""既无真知灼见之识，又无奇技异能之才"⑤，成

---

① 黄子方：《中国卫生刍议》，《中华医学杂志》1926 年第 13 卷第 5 期。

② 《医箴》，《申报》1893 年 11 月 27 日，第 1 版。

③ 段逸山、孙文钟：《新编医古文》，上海中医药大学出版社 1998 年版，第 177 页。

④ 《谈医》，《申报》1889 年 6 月 30 日，第 1 版。

⑤ 《时医论》，《申报》1888 年 3 月 16 日，第 1 版。

为舆论之共识。周雪樵不禁哀叹中医地位的断崖式衰落："中国则不然，学术之盛，莫若成周，自汉以后日形退步，越至于今，未之或改。而最为腐败，最为舛陋者，则尤莫如医学……"他提出医学改良，"惟医泽尤为当务之急，以今日而论，中国医学之腐败可称极点矣。"① 此言"腐败"，端指中医人士品流之劣及医风之败坏。

更令人不齿的是，晚清拜金之风也波及医界，一些中医利欲熏心，医德丧失，故意拖沓延宕，迟缓出诊是晚清中医诊治中的一大怪象。"沪上医生，遇有病家延请，必挨至晚上方到，草草诊视，拂衣径去，其贻误病人实非浅鲜。"② 此等劣迹有悖于中医医者仁心的传统美德，败坏了其悬壶济世的社会形象，《申报》就此事刊发《劝医生随时行善说》的评论，斥责此种不良医德："奉劝岐黄家，共发大良，阴行其善。勿因争持请封，坚辞不往，勿因为时过晏，懒于出门，尝存济困扶危之心，毋忘利物济人之志，则阴功之积，后福正未有艾焉。"③

中医学术、医界积习和风气以及医事制度等方面的颓废与腐败，引发了中西医学观的变化，"近日而医道日衰，市上悬壶者，惟知以江河诀骗钱，绝不计及人之生死，以致人有沉瘤难治者反改而求西医。"④ 医界有识之士奋起呼号，以何炳元最为典型，他说："迄今日而中国之医学，犹不改良，尚能逃天演之淘汰乎？"⑤ 显然，时人在比较中国医界的腐败与西洋医界的美善时评价是截然不同的。

20 世纪初年，周雪樵、蔡小香、何廉臣等人发起的"中国医学改良"的呼吁成为中国医界最盛行的一种主张。医学改良思想萌发与西优中劣的医学现实，旨在学习西方医学之精华，藉以改良中国传统医学，清除其谬误，摒弃其

---

① 周雪樵：《论中国医学急宜改良》，《萃新报》1904 年第 1 期。

② 《庸医笑柄》，《点石斋画报》酉集（影印本），广东人民出版社 1983 年版，第 63 页。

③ 《劝医生随时行善说》，《申报》1890 年 8 月 12 日，第 1 版。

④ 《答客问中西医学之异同》，《申报》1895 年 10 月 13 日，第 1 版。

⑤ 《医学丛编·初集·论说》，转引自李经纬、鄢良：《西学东渐与中国近代医学思潮》，第 98 页。

陋习，变革其制度，"大力引进西医学，谋求中国医学之进步，构成当时医学改良的基本内容"。[1] 周雪樵大声呼吁："故生今之世，而欲求医学之改良，必拔其本，塞其源，取古人之谬说一扫而空之，取西医之精理改弦而张之。"[2] 周氏的医学改良主张无异于"取消中医理论而代之以西医理论"，西化倾向十分明显。

在对传染病的防控过程中，医疗活动日益呈现出社会化和组织化的趋势，与此同时，在近代城市现代化过程中，公共卫生建设日益成为国家性难题。"20世纪初，中国的各大城市几乎没有自来水供应系统、污水排放系统、公厕、垃圾处理站等基本的卫生设施。"[3] 这些都是构成城市社会秩序不稳定的巨大隐患，而清朝末年的国家防疫能力极其薄弱，"以个体经营、坐堂应诊、师徒相授为特征的中国传统医疗体制，已难以应对中国近代工业化、城市化所引发的公共卫生问题"。[4] 伍连德主张国家应以公共卫生为重，而重新构建国家公共卫生事业，就必须提倡西医这一"科学的医学"，呼吁政府"改革医学，谋进卫生之法"，而"现时无上政策，莫大于革改医学谋进卫生之法"[5]，要求以西医为指导，着力公共卫生建设，整合国家卫生资源，防治传染病的暴发与流行。

应该说，西方现代医学是时代发展和社会进步的产物，而建立在现代医学基础之上的公共卫生事业，是应对新的医疗变故，维护民众健康最有效的技术手段和制度保障。

（三）强国强种的思想驱动

近代中国，内忧外患、积贫积弱的残酷现实，不断衍生和强化了民族自强

---

[1] 李经纬、鄢良：《西学东渐与中国近代医学思潮》，第98页。

[2] 周雪樵：《论中国医学急宜改良》，《萃新报》1904年第1期。

[3] 刘远明：《西医东渐与中国近代医疗体制化》，第62页。

[4] 刘远明：《西医东渐与中国近代医疗体制化》，第63页。

[5] 伍连德：《论中国当筹防病之方实行卫生之法》，《东方杂志》第12卷第2号。

与复兴的时代主题，民族危机推动了民族主义的高涨。"东亚病夫"是西方列强强加在中国人民身上的侮辱性称号，包含着贫穷、疾病、落后和愚昧的诸多意味。在这种语境下，医疗卫生被赋予了全新的内涵，它关涉国人健康，国家兴衰和民族危亡。从这一意义出发，杨念群认为，治病"已不仅仅是一种单纯的医疗过程，而是变成了政治和社会制度变革聚焦的对象，个体的治病行为也由此变成了群体政治运动的一个组成部分"。①

"庚子之乱"加剧了国人亡国灭种的心理危机。"救亡图存"成为鲜明的时代主题和中华民族的最强音，以知识分子为代表的爱国志士再次把眼光投向"新学"。"兴西学""师西法"的呼声迫使统治集团再次施行"新政"。废科举、兴学校、办实业、遣留学等"新政"措施得以付诸实施，久已压抑的新学势力重新麇集，并骤然增强，新思想新学说层出不穷，日益勃兴，反映在医学领域的变革就是强国强种思想的迸发，此类论说林林总总，似有铺天盖地之势。

最早论及"求强"思想的当数严复。1895 年，他在《原强》中："盖一国之事，同于人身。今夫人身逸则弱，劳剛强者，固常理也。然使病夫焉，日从事于超距贏越之间，以是求强，则有速其死而已矣。今之中国，非犹是病少也耶！"②严复隐喻近代中国如重病在身，欲求富强壮大，必须对症下药，否则欲速则不达，适得其反。在晚清的一些知识精英看来，医学之昌明是西方国家发达的一个重要原因。刘桢麟认为："积体而成人，积人而成国，积国而成天下，故欲治天下，必自治国始，欲治国，必自强民始，欲强民，必自强体始，强体之法，西人医学大昌，近且骎骎乎进于道矣。"③

戊戌变法期间，梁启超、康广仁等人从保民强民的角度强调引进西医学的重要性。梁启超认为"保种之道有二，一曰学以保其心灵，二曰医以保其躯壳。今举四万万人之心灵，而委诸学究之手；举四万万人之躯壳，而委诸庸医

---

① 杨念群:《再造"病人"》，扉页。
② 严复:《原强》，《国闻报汇编》1903 年上卷，第 31—32 页。
③ 刘桢麟:《富强始于卫生论》，《知新报》1897 年第 39 期。

之手，是率其国为盲瞽之行，为尸居之气，若之何其不愚且弱也"。[1] 维新派的主张深刻影响了光绪帝的决策，1898年皇帝谕称："医学一门关系至重，极应另立医学堂考求中西医理，归大学堂管理，以期医学精进。"[2] 梁启超案曰："医者……泰西大学为一科，今特许增之，实为维新之一政也。"[3] 遗憾的是，这"维新之一政"不幸"流产"，直到1903年才在京师大学堂增设医学馆（1906年改称京师医学专门学堂）。此外，尚有1902年在天津设立的陆军医学堂和1908年在武昌设立的湖北医学堂。

清末民初，医界名流朱筠云在鞭挞中医的同时，提出改良医学六策。"今日而欲强种强国，举吾二十行省之众，一切登诸寿域，则改良医学，诚为当务之急矣。改良医学之策，最要者有六：一、开办医学速成科也；二、推广医院也；三、多派中学毕业生赴外国习医也；四、各省宜开办医学专门学堂也；五、古书中有可采用者宜一一采用也；六、刊行医学白话报，使下流社会亦备具普遍医学知识也。"[4] 具体措施就是：开办西医院和中医人员培训班，讲授西医知识，考核合格者给予文凭，准其行医；多派遣中学毕业生赴外国习医，扩充西医队伍；各省办西医学校；保留和合理采用中医学的精华；通过办医学白话报，向底层民众推广和普及西医知识。六条措施中只有一条建议保存中医方药，其余五条均是引进和推广西方医学，这实际上是要在中国以西医体系取代中医体系。

另一位西医人士张织孙（张世镳）提出三条医学"改良之大纲"："一曰编辑中西汇通医籍，以为改良之先导也；一曰改良医事机关，以实行研究也；一曰严定医生之规律，免蹈滥售方术之弊也。"[5] 1919年2月，《光华卫生报》发表一周宣言，呼吁"然而欲救国，须先救弱，救弱端赖防病，防病非籍卫生设

---

① 梁启超：《医学善会序》，《时务报》1897年第38期。

② 《上谕》，中国近代史资料丛刊《戊戌变法》第二册，神州国光社1953年版，第199页。

③ 《上谕》，中国近代史资料丛刊《戊戌变法》第二册，神州国光社1953年版，第199页。

④ 朱筠云：《中国急宜改良医学说》，《中西医学报》1911年第13期。

⑤ 张世镳：《医学改良说》，《中西医学报》1915年第5卷第7期。

置完备不可。盖未有体质贫瘠之人民，而能任救国大事者也"。①

科学的新医被誉为现代国家文化和文明必不或缺的要素。"所以要求国家的生存，要谋民族的自救，非但只是军备上求自卫，还要谋文化上所必需的各种文物的建设，科学新医便是这种科学文物的建设中之最重要者。"②杨念群认为这段话清楚地"把医疗变革与国家建设及民族自救的总体性目标勾连了起来"。③可以说，晚清以来，中国社会一直浸淫着这种民族主义的声音和卫生强国的想象，以及付诸践行的要求。

英国首相格兰斯顿说过："人民之健康，国家富强之基也。""公共卫生为政治家第一职务。"④近代以来，中国西医界一直孜孜以求地将防治疾病与国家盛衰结合在一起，他们试图依靠专业和技能的优势，推动中国医疗卫生事业的发展，以促进国民健康，改变国家面貌。毫无疑问，强国强种思想是中国医学近代化进程中一股强大的推动力量。

三、华人社会的本土推动

西医在中国的传播与发展虽然遇到了一些本土排斥（尤其是官府和士绅），经历过曲折和艰难，但总体而言还是比较顺利和通畅的，除了上述两方面的原因外，教会医师的努力和华人社会(尤其是普通民众）的本土推动不可不书。⑤

---

① 《〈光华卫生报〉出版一周宣言》，《光华卫生报》1919 年第 1 期。

② 黄子方：《中国卫生刍议·弁言》，中央防疫处防务科 1927 年 8 月印行，第 1—4 页。

③ 杨念群：《再造"病人"》，第 96 页。

④ 金宝善：《北京之公共卫生》，《中华医学杂志》1926 年第 12 卷第 3 期。

⑤ 杨念群、胡成等学者对本土因素在西医东渐中的作用早有关注。杨念群在《"地方感"与西方医学空间在中国的确立》一文中指出："西医进入中国这个异质文化系统时势必与'地方感'中所表现出来的包容力相互协调，而本土文化资源往往影响着西方制度资源渗透的具体方式。"胡成注意到，张嘉凤、陶飞亚等学者不同程度研究西医对中国本土医疗体系的认知及其所做的各种适应与调整，标志着华人当地社会在此"西医东渐"过程中的意义开始浮出水面，逐渐进入研究者的视野。显然，胡成的研究使一些若明若暗的叙述更加明朗，也极大地深化了学界对这一学术观念的理解。参见《晚清"西医东渐"与华人当地社会的推动》，

胡成认为："近代中西文化交往意义上的'西医东渐'，即使在医疗知识的层面上，也不只是来自西方的医疗传教士们单方面地推动和运作，华人当地社会也发挥了不可或缺的作用和影响。"①

华人社会对西医的本土推动，可以理解为各个社会阶层总体上对西方医学的全方位接受与迎纳。郝先中认为："清朝统治阶层对西洋医学的态度缘于他们自身对西医的体验，历经矛盾与反复，最终产生认同感并完成了医疗体制上的变革，这一过程暗含着政治观念和制度层面的演进；由早期改良主义思想家和维新派人士构成的知识精英群体，运用进化论的思想方法，从救国保种的高度，积极倡行发展西医，引领着中国近代医学思潮的变迁；中医药界则以平和的心态应对西医的冲击，通过研究和比照，取开放的姿态认可与接纳西医，并试图通过'汇通'中西医精华，寻求中国医学的发展路径；普通民众是西医面对的最广泛的群体，也是其取信中国、扎根中国的社会基础。"②

有关清政府对待西医的态度，熊月之、李传斌等学者做过详尽的研究。③思想界对西医的态度如上文所述，以强国强种思想发展现代医学为主导。就中医界而言，虽然西医入华对其自身传统地位发起强烈冲击，但在庚子以后，民族危机感的压迫之下，尤其是改良派"医学救国"思想的感召，中医学界也日

《史林》2012 年第 4 期。

① 学者们此前多半关注西医在"西医东渐"过程中自身的调整和文化适应，而对华人自身的适应研究甚少，胡成注意到中国当地社会对西医的推动，他的研究填补了这一空白。在中西医交流的研究中，胡成先生浸淫于医疗传教士的文字与史料之中，把思考的触角放到地方草根社会和普通民众的实际经历和主观感受之中，爬梳出底层民众在异质文化交汇过程中一些被"忽视的史事和演化面相"，关注他们在医学近代化过程中的角色和作用。参见胡成：《晚清"西医东渐"与华人当地社会的推动》，《史林》2012 年第 4 期。

② 郝先中：《晚清中国对西洋医学的社会认同》，《学术月刊》2005 年第 5 期。

③ 熊月之：《西学东渐与晚清社会》（2011）；李传斌：《条约特权下的医疗事业——基督教在华医疗事业研究（1835—1937）》；郝先中：《晚清中国对西洋医学的社会认同》（2005）。早在洋务运动时期，清政府就曾主动引进西学。1871 年，京师同文馆在科学馆中增设医科，教授西医学。但医学不是主科，学员亦不多，加之太医院从中作梗，学员难以掌握西医诊疗技术。1881 年局面开始转机，李鸿章在天津设立医学馆，以安置被清政府提前召回的赴美幼童中学习医学而未完成学业的学生。

益醒悟与深省起来。他们多以西方医学作比照，纷纷主张引进西医，吸收西医之长来"改良中医学"，周雪樵、丁福保是倾向西医的中医界代表人物。1904年，周雪樵在上海创办《医学报》，是中医界觉醒的一大标志。周氏"是清末中医界最先以近代方式介绍西医者"①。《医学报》多持溢美之词，倡导引进西医西药。而丁福保更是中西贯通的沪上名医，青年时期师承中医名家，1909年受清政府遣派考察日本医学，后来思想发生急剧变化，甚至走向了中医的对立面。②另一标志性事件是各地纷纷成立了医会，此举是在组织形式上效法西方医学，1904年周雪樵等人创立的"医学研究会"，应该是最早见于记载的医会。几年后，"至1908年左右，除边远省份外，各省会以上的大城市都有医会活动。长江中下游及福建、广东等省份一些中小城市也有医学团体出现。"③中医界的推波助澜无疑有利于西医在中国的发展。

首先，培养和聘请华人助手是教会医学赢得病家信任的一个现实选择。胡成的研究表明，华人助手除了可以帮助医疗传教士克服沟通障碍，更好地融入当地社会，还推动了华人民众对西医这一全新治疗方式的了解和接受。1918年的统计表明，当时在华教会医院大约250所，医疗传教士不足400人，每个医院不到两名医师，以每个医院两名华人助手计算，其人数在1000人左右，是他们担当和完成了很多日常医疗事务。④1820年9月，李文斯敦在谈到被雇用的华人大夫时说："我可以作证，马礼逊博士幸运地挑选了那位著名的中医做这个诊所的医务工作。"⑤"1850年，在宁波开办诊所的玛高温也称在一名当地医生的帮助下，给数万病人进行了诊治。"⑥伯驾更是对他的助手关韬赞不绝口，称其是"一位有天分、也很专注，且有良好行医道德的眼科和外科医生"，

① 赵洪钧：《近代中西医论争史》，第93页。

② 马伯英等：《中外医学文化交流史》，第539页。

③ 赵洪钧：《近代中西医论争史》，第83页。

④ 参见胡成：《医疗、卫生与世界之中国》，第56页。

⑤ [英]马礼逊夫人编：《马礼逊回忆录》，顾长声译，广西师范大学出版社2004年版，第158页。

⑥ 胡成：《晚清"西医东渐"与华人当地社会的推动》，《史林》2012年第4期。

赞扬他"不仅赢得了华人的信任，也赢得了那些认识他的外国人的尊敬"。①

一些华人助手被培养出来，开始承担医院和诊所的许多医务，做一些辅助性的手术。还有一些华人医生实际上充当了中西医医学交流的最初传播者，把中医药引介给医疗传教士们，例如李文斯敦在澳门行医时就曾观察过华人医生利用中医治疗病人，同样的事情也发生在澳门行医的教会医师郭实腊身上，他"在当地医生的帮助下，不时用中草药进行治疗，并将了解到的中草药的名称和药性写进了考察报告"。② 有些华人助手甚至在治疗内科和慢性病时辅助一些中医的治疗方法和中草药，事实证明，"采用中西医会通的治疗方法赢得了更多华人病家的信任。"③

其次，胡成同时注意到，当地社会的儒家读书人也是推动西医东渐的一支本土力量。④ 这些读书人的主要贡献是，在语言和文化上的沟通上，面对几乎没有中文阅读能力的医疗传教士，帮助他们了解到中国本土医疗知识体系，一些医院和诊所聘请、雇用有文化的中国人充当这一认识过程的重要引介。例如马礼逊买了一部《本草纲目》以后，便结交了一位著名中医、一位华人药剂师还有一位中药行家。马礼逊甚至购买了这位行家所存的全部药草的样品。⑤ 另一位医疗传教士李文斯敦也结识了这位中药行家，并且同样得到了他的帮助，他回忆道："那位行家还向我们讲解了他所采集和出售的各种草药的性能等。"⑥ 还有一位医疗传教士嘉约翰对中国本土医疗体系及中医的了解，也得益于精通英语、拥有中医药知识的关韬和黄宽的帮助。⑦ 而最有说服力的例证是，具有良好的中文阅读和写作能力的医疗传教士合信，在中国 20 年间先后翻译和撰写了《全体新论》《西医略论》《内科新说》《妇婴新说》等医学巨著，在

---

① 参见胡成：《医疗、卫生与世界之中国》，第 56 页。

② 参见胡成：《医疗、卫生与世界之中国》，第 86 页。

③ 胡成：《晚清"西医东渐"与华人当地社会的推动》，《史林》2012 年第 4 期。

④ 在那个"儒门事亲"的时代，儒家读书人多半兼览医书，研修医术，有的人甚至悬壶济世。

⑤ 参见上文，第 99 页。

⑥ ［英］马礼逊夫人编：《马礼逊夫人回忆录》，第 158 页。

⑦ 参见胡成：《晚清"西医东渐"与华人当地社会的推动》，《史林》2012 年第 4 期。

署名作者时特地列举华人撰作者陈修堂和管嗣复。① 胡成据此认为："正是这些当地知识人作为推动，这些医疗传教士方能较顺利进入中国社会，按照华人的阅读习惯，传播西医治疗理念。"② 他感慨道："吾人对那个时代西方医学成功进入中土，西洋医生如何赢得华人病家的信任，乃至在医疗知识层面上对中西不同文化之间的碰撞和交汇，恐怕应更多关注华人和当地文化一方的影响和作用。"③

笔者认为，有关本土推动的讨论重点应该着眼于底层民众。由于医疗传教士最初广泛接触的是华人底层社会，随着熟悉和了解程度的加深，他们与普通民众之间"多能成为和睦相处乃至相扶相助的邻里和街坊"，有的"得到当地社会和普通民众的高度尊敬和慷慨捐助，致使他们很多人'心系中国'"。④ 据《中华归主》记载："中国人对医药事业的捐款比其他基督教事业都多，我们注意到外国医生增加了 54%，而医院与药房则增加了 165%。对医药事业的捐助既多，医药职员人数也自然增多。医药事业的兴旺原因就在于此。"⑤

事实上，西医入华之初，底层民众对西医的疑惧和偏见很长时间没有消除，社会上不断流传着有关教会医院的种种讹言，西医甚至成为邪恶和恐怖的象征，由于是陌生的外国人，医疗传教士中绝大多数人最初都受过无端的攻击和袭扰。余云岫对此分析道：医疗传教士"碧眼紫髯，其形状，国人所未见也；旁行斜上，其文字，国人所未曾读也；祈祷洗授，其举动，国人所未曾习也；称道耶稣，其所崇信之教主，国人所未曾闻也；故其对于教育，已抱疑忌畏恶之心。加以医治病人，动用刀针，乃目为杀人之凶靥矣"。⑥ 至于民众对尸体解剖的惊诧和畏惧，是因为"保守尸体为吾国最神圣不可犯之旧习，国人

① 参见胡成：《晚清"西医东渐"与华人当地社会的推动》，《史林》2012 年第 4 期。

② 参见胡成：《晚清"西医东渐"与华人当地社会的推动》，《史林》2012 年第 4 期。

③ 胡成：《医疗、卫生与世界之中国》，第 86 页。

④ 胡成：《何以心系中国——基督教医疗传教士与地方社会（1835—1911）》，《近代史研究》2010 年第 4 期。

⑤ 《中华归主》（上），第 96 页。

⑥ 江绍原：《中国人对西洋医药及医药学的反应》，《贡献》第 2 卷第 4 期，1928 年 4 月 5 日出版。

见其如此也，遂哗然以为杀人食人，如水浒绿林之所为矣，百口辩解，终莫肯信"。[1] 而随着西方医学对中国社会的深入渗透，西医不仅改变了民众的态度，也逐渐扭转了他们的医疗观念。

社会底层民众的推动同样不能忽视，在与医疗传教士接触的过程中，尤其是体验西医的神奇效验之后，民众对西医的态度悄悄发生了转变。"从疑虑、惊诧到认可、接纳甚至崇拜，基本构成了晚清以来中国人对西洋医学的认知轨迹。"[2] 中国民众原本就具有怀柔远人、乐善好施的历史传统，骨子里散发着对外来文化的热情接受和主动迎纳的气息。随着教会医疗事业的展开，多数医疗传教士都得到了当地社会民众的善待和保护，仅有一事可作例证：1881 年，萧斐德医师在太原治愈了一些病人，迅速改变了当地居民的态度，"那些以前将其称为'洋鬼子'的当地人，不时给他带来土产品以示善意，如鸡蛋、茶叶、糕点、酒、西红柿、苹果、西瓜、面粉、大米等。"[3] 萧斐德在日记中颇为感动地写道："这些东西在欧洲人看来当然是微不足道的，但无疑证明了华人对医生的仁慈心存感激。"[4] 医疗传教士司徒阁在与民众的交往中，"很快认识到这是一个温顺而守法、只图过一种繁荣和闲适生活的民族，大多数人善良和质朴。"[5]1839 年，深受爱戴的伯驾回国时，澳门附近"凡系知道医生伯驾好处之人，莫不祝他在路上平安，并速速回来"。[6] 其信赖与拥戴之情表露无遗。正是华人社会具有这样热情和友好的品行，一些医疗传教士在亲履目睹中改变了以往成见，对华人底层社会产生了较为友善的认知。

胡成认为："在这个意义上，基督教医疗传教士在中国社会取得成功，并非仅由于西方近代医学在治疗方面的优越及其个人的奉献精神，还在于中国作为一个高度世俗化的社会，普通民众的质朴、善良和地方社会的慈善传统。更

---

① 江绍原：《中国人对西洋医药及医药学的反应》，《贡献》第 2 卷第 4 期,1928 年 4 月 5 日出版。

② 郝先中：《晚清中国对西洋医学的社会认同》，《学术月刊》2005 年第 5 期。

③ 转引自胡成：《医疗、卫生与世界之中国》，第 14 页。

④ 转引自胡成：《医疗、卫生与世界之中国》，第 14—15 页。

⑤ 转引自胡成：《医疗、卫生与世界之中国》，第 15 页。

⑥ 《澳门新闻纸》，杨家骆主编：《鸦片战争文献汇编》(二)，鼎文书局 1973 年版，第 498 页。

重要的是，中国地方社会和普通民众对基督教医疗传教士的接纳和善待，深刻影响到这些随不平等条约而强行闯入的西方人对中国社会的重新认识和文化反省。"①

第三节　西方医疗卫生体系的本土构建

近代我国西医建制几乎伴随着国家政治体制的变革。1912 年中华民国建元，既是中国近代政治体制变革与转型的标志，也是国家新型医疗卫生体制建立的肇始。1927 年南京国民政府从形式上统一中国，出于国家建设和社会复兴等目的，开始重视和规划医疗卫生建设，以西方医疗行政体系为模本，全面构建国家医疗卫生体系，为西医实现本土化落实了制度性的保障。至 1937 年，中国的卫生行政体制、医疗保健制度和卫生服务制度的框架已基本形成。而公医制度的推行，旨在尝试由政府统一规划全国的卫生事业，一时闪现出"医学国家化"的曙光。

一、国家医疗卫生体系的制度选择

（一）医疗体制内涵及制度引进

"建制"作为一个科学社会学的概念，一般泛指国家机构或团体内部的编制和系统。有关"医疗体制"的内涵，弗克斯（D.M.Fox）的两种理解较为合理："一是指机构，如医院、医学校、研究所及专业学会等；另一含义是指笼统的医疗卫生服务的行为方式，如医疗收费制度、职业管理等。"②"医疗体制"是

---

① 胡成：《何以心系中国——基督教医疗传教士与地方社会（1835—1911）》，《近代史研究》2010 年第 4 期。

② 转引自张大庆：《中国近代疾病社会史（1912—1937）》，第 78 页。

国家医疗卫生资源的社会整合方式，是医学社会化的产物。本书运用的"医疗体制"概念基本上涵盖以上两方面的内容。

医疗体制化，是指社会医疗活动在一定背景下形成相应的组织与体制的过程。其根本宗旨在于维护和提高人类的健康水平。刘远明认为，"医学体制就其实质而言是一种社会整合机制，国家以法律形式授权医学机构对社会成员进行'干预'与'控制'"。[①] 而"具体到近、现代医疗体制化过程，政治权力系统扮演着更为重要的角色"。[②] 事实上，近代中国的医疗建制即医疗体制化过程，是伴随着新型国家制度的建立最终完成的，也是真正的"舶来品"。20世纪初，西方发达国家陆续完成本国医疗事业的体制变革，日益强化国家医疗管理体系在社会疾病防控、健康保障中的主导作用。例如在法国，"公共卫生成为这个大有为政府的重责之一"[③]，保护人民健康，大力推动公共卫生成为法国政府的着力点之一。

张大庆认为："国家医疗卫生体系由卫生行政体系、卫生服务制度、医疗保健制度和卫生执法监督等方面构成，是工业革命以后社会政治改革和经济发展的结果。"[④] 其基本职能是通过制定国家医疗卫生政策，颁布医疗卫生法规，改善医疗卫生条件，提供疾病防治服务等手段，以达到增进民众健康，减少疾病发生，强国保种，振兴国家民族的目的。

一般而言，医疗卫生行政体系的建立，标志着近代医学国家化的开始。医学的职责是通过科学或技术的手段来处理人体的疾病或病变的发生，可分为个体治疗和预防两种，在传统社会中，医疗属于私人的行为范畴，国家并不过多地介入与控制，非传染性疾病多半依靠民间医学负责保障。近代以来，医学的社会职责和功能日益扩大，医学的国家化即卫生行政化倾向日益明显，对医学管理的介入逐渐成为国家卫生行政的重要组成部分。在近代社会中，即便在个

---

① 刘远明：《西医东渐与中国近代医疗体制化》，第14页。

② 刘远明：《西医东渐与中国近代医疗体制化》，第15页。

③ 梁其姿：《面对疾病——传统中国社会的医疗观念与组织》，第107页。

④ 张大庆：《中国近代疾病社会史（1912—1937）》，第104页。

人疾病医疗领域中，国家也会利用公共医疗空间或公医制度的方式加以约束和干预，表现在预防医学领域最为突出，现代国家更是利用体制的力量，对社会群体性疫病进行各种预防及监控，在这种背景下，以卫生部为代表的国家卫生行政体系的建立便呼之欲出了，进而推动医学国家化体系的最终形成。

中国古代社会的医政管理历史悠久，然而历朝历代的医政管理主要服务于宫廷及统治阶层的医疗事务，诸如医官的遴选和任用、皇家医疗机构的设置和诊疗制度等，其与近代意义上的医政管理大相径庭。那些散布于社会的医生个体与国家政权之间的关系是松散的，从1911年东北鼠疫的暴发以及清廷太医院无能为力的表现，暴露出中国传统的医事制度存在着严重的缺陷，政府毫无公共卫生方面的管理职能，这种窘况在客观上倒逼出政府新的卫生管理制度的出台。从时间上看，清末卫生行政体制出笼与刚刚出现的警察体制对城市空间的重构基本同步，所以当时的医疗卫生管理体系也是模仿德日的"卫生督察制"模式，公共卫生管理机构只是隶属于国家警察机构，尚不具备独立性质。

一般认为，新型卫生保健制度发端于1911年的鼠疫防治。伍连德领导的西医力量取得了巨大的医学成功，也直接促成了中国历史上第一次国际医学会议"国际鼠疫大会"的召开，1911年4月，来自美、德、法、英、意、日、中等12个国家的代表130余人齐聚沈阳，其中不乏国际著名医学家，如美国细胞学家斯特朗、日本细菌学家北里柴三郎、俄国细菌学家波洛特尼等。这次会议对推动公共卫生和预防医学在中国的发展具有里程碑意义。这次会议最直接的成果就是提出设立北满防疫处，这一中央公共卫生机构的"成立是中国卫生体制近代化过程的一个重要的标志性事件"。① 事实上早在1905年，清政府"中央巡警部成立，有卫生司属之，分保健、检疫、方术三科，翌年，巡警部改为门诊部，仍设卫生司，置学印、主稿、郎中、员外、主事诸官"。② 其

---

① 张大庆：《中国近代疾病社会史（1912—1937）》，第84页。

② 方石珊：《中国卫生行政沿革》，《中华医学杂志（上海）》1928年第14卷第5期。

中检疫科执掌预防传染病、种痘、检梅、停船检疫等职责。由于隶属于警务管理，加之专业人员短缺，卫生防疫检疫仅仅流于形式。辛亥以后，太医院被废黜，隶属于内务部的卫生司主要负责地方病、传染病的预防、管控及卫生接种等工作。1912 年成立的广东省卫生处是地方政府中最早专司卫生防疫的机构，以控制传染病为主。此外，北京、天津、福州、青岛、杭州等地也相继建立了卫生机构和隔离病院。①

（二）医学精英的制度抉择

在近代西医东渐的进程中，一些社会精英群体在医疗实践中体验到西医体制化的优越性，并做过一些自主选择和探索尝试，如在部分地区进行卫生试验，建立卫生示范区等。但是由于弱势的国民政府缺乏国家层面的统一控制与保障，"注定了早期西医体制本土化必然呈现分布零散、各自为政、规模极小、组织方式不一致等弱点，难以从根本上改变中国恶劣的卫生状况。"②

民国初期，伴随中国近代城市空间的重构，以及对西方公共卫生制度的了解，一些社会精英对医学的社会功能的认识逐步深入，对公共卫生的制度化建设更为关切，呼吁国家主导和干预医疗卫生活动。留日医学生杨焕周在《上巡按使禀》中列举欧洲诸国的医政管理："法国于 1872 年创设保健卫生会议""德国自 1880 年后创设病院及消毒所""奥国建立隔离病院""匈牙利提倡卫生行政"，"比利时贫民病院""意大利之夜间疾病施疗所"。他竭力宣传各国在卫生建制以后的医学贡献，力促中国应"萧规曹随，极力效仿"。③1915 年，伍连德在《论中国当筹防病之方实行卫生之法》一文中悉数欧美各国公共卫生事业的优越性，认为中国"现时无上政策，莫大于革改医学谋进卫生之法"，提出"中央宜设卫生总机关，盖卫生之道"，"各地方设立卫生局""地方公益会

① 参见张大庆：《中国近代疾病社会史（1912—1937）》，第 85 页。
② 刘远明：《西医东渐与中国近代医疗体制化》，第 258 页。有关医疗体制问题，刘远明在该著中有较为独到的研究和见解。
③ 杨焕周：《上巡按使禀》，《中西医药报》1915 年第 5 卷第 9 期。

社"①，设想通过卫生立法建立传染病报告制度、出生和死亡报告制度。黄子方等呼吁："政府对于人民疾病，担负驱除责任，对人民卫生担负保护责任，有如目前对于人民有保护人命财产，驱除盗贼之责任然。此乃吾人于吾国公共卫生五十年后之希望，即实行'医学国家化'是也。"②

事实上，医学精英们一直都在推动国家医疗卫生体制的建设。早在1917年中华医学会第二次大会上，伍连德就曾联合博医会，呈请北洋政府设立中央医事行政部。南京国民政府成立前夕，医学精英颜福庆、伍连德、刘瑞恒、金宝善、李廷安等人（包括外籍人士兰安生）"不仅在报刊上展开舆论攻势，倡导建立国家医学体系与中央卫生行政机构，而且在武汉、南京、上海等地频繁与政界要人接触以获得支持"。③1927年南京国民政府成立伊始，颜福庆一针见血地指出中国卫生行政的诸多弊端：如"政权分散而不统一"、警政与医政不分、重治疗轻预防防治相脱离等等，建议国民政府"应设立卫生部，为中央政府最高卫生行政之机关，以集合各地分散之任务，并使中央政府于卫生行政上得充分敏捷与统一之管理"。其目的"在求免除一切职权之抵触，而谋行政上之敏捷与统一。且同时应负卫生立法与司法之职责，各地卫生处若能各司专责，则彼此推诿之弊立可免除。若复有中央卫生部，与以相当之指导与监督，其成绩自易完美。故求地方或中央卫生行政之良效"。④颜福庆还详细规划了卫生部组成的基本原则、功能职责，并拟定卫生部"经常费预算书一份、国民政府卫生部编制表一份、民国政府卫生行政机关系统表一份"。⑤另一位医学精英人物李廷安提出卫生行政建设之十大要点，首要就是"设立一健全之中央卫生行政机关行使职权，一方面督促各省各市县成立卫生机关，一方面处理国

---

① 伍连德：《论中国当筹防病之方实行卫生之法》，《东方杂志》1915年第12卷第2期，第5—10页。
② 黄子方：《中国卫生刍议》，《中华医学杂志》1926年第13卷第5期。
③ 刘远明：《西医东渐与中国近代医疗体制化》，第262页。
④ 颜福庆：《国民政府应设卫生部之建议》，《中华医学杂志（上海）》1927年第13卷第4期。
⑤ 颜福庆：《国民政府应设卫生部之建议》，《中华医学杂志（上海）》1927年第13卷第4期。

际卫生问题"。①

二、国家医疗卫生体系的制度构建

（一）中央卫生机构的衍变与重构

近代中国在医疗卫生行政方面的建设，从晚清政府到民国时期皆效法西方
卫生管理模式，国家医疗事务的制度演变，也日益呈现全盘西化的趋势。1905
年清政府始设巡警部警保司，内设卫生科，此举实为国家卫生行政系统的肇
端。1906 年，巡警部改为民政部，下设卫生司，执掌全国医疗卫生。卫生司
甫一成立，"即着手筹办由卫生司直接管辖的医院。其在清档案中称为卫生医
院或京城卫生医院，一般文献均称为官医院。"②京城卫生医院不是真正意义上
的太医院，是"为京城官吏与居民（限于急诊）看病的，可以说是我国最早的
中央医院或国家医院"。③ 它的服务对象扩展到军人、医学生、伤病急诊者及
巡警，并逐渐向公众开放。

1912 年，南京临时中央政府设立卫生司，次年又降为警政司卫生科，
1916 年黎元洪政府又恢复卫生司，但是真正具有现代意义的、系统而规范的
国家卫生行政制度是在南京国民政府建立初期。1928 年 11 月南京国民政府成
立卫生部，作为全国卫生行政事务的专管机构。卫生部内分医政、防疫、保
健、统计及总务五司，分管各项卫生事宜。该年颁布了《卫生部组织法》，至
此"中央卫生体制的建立，始粗具规模"。④ 此后历经多次反复，1931 年又改
为卫生署，隶属于内政部，1936 年再次改为隶属行政院，1938 年又重归内政
部管辖，1941 年再改隶属行政院，表现出摇摆不定态势。直至 1947 年最后恢
复卫生部的建制，至 1949 年随国民政府瓦解而终结。

---

① 李廷安：《国民会议应注意卫生事业》，《医学周刊集》1932 年第 5 卷，第 43—44 页。

② 王玉辛：《清末的中央卫生行政机构与京城官医院》，《中国科技史料》1994 年第 15 卷第 13 期。

③ 王玉辛：《清末的中央卫生行政机构与京城官医院》，《中国科技史料》1994 年第 15 卷第 13 期。

④ 龚纯：《中华民国的卫生组织 1912—1949》，《中华医史杂志》1989 年第 19 卷第 2 期。

近代中央卫生机构的名称和职权范围以及隶属机构数度变更，反映了近代中国卫生建制的不稳定性，但在卫生行政建设方面仍有可以圈点之处，西医的卫生管理机制还是融入了近代行政管理之中，被纳入政府的管理体系，建立了以卫生部（卫生署）和卫生实验处为核心的中央卫生体系，从中央到地方逐步建立了按西医建制的医疗卫生体制。[①]

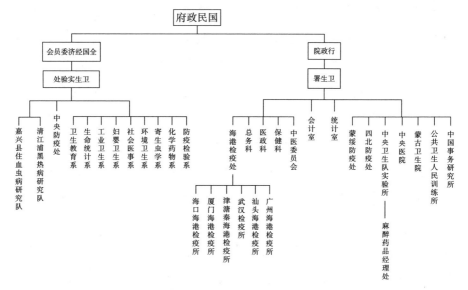

图1—4 中央卫生机构系统图（1931—1947）

资料来源：刘瑞恒：《十年来的中国医药卫生》，中国文化建设协会编：《抗战十年前之中国》，文海出版社有限公司印行，第424页。

（二）地方卫生机构的设立

一般而言，"地方卫生机构的设立，以1921年广州设立市卫生局为先河"。[②]地方卫生机构经历了多次变迁。由于民国年间时局动荡不安，政府频

---

① 从严格意义上来讲，中国近代医疗体制化，应当包括西医的体制化与中医的体制化两方面。但在实际运作中，中国近代医疗体制化是以西医体制为主导的，传统中医基本上被排斥在国家政府的管理体系之外。

② 郝先中：《西医东渐与中国近代医疗卫生制度的肇始》，《华东师范大学学报（哲学社会科学版）》2005年第1期。

繁更迭，地方军阀割据，卫生行政体系的地方化一直举步维艰，难以为继。1927 年南京国民政府建立后，先后设立上海、武汉、南京、北平、天津、杭州等"特别市"，也相应地成立了独立的市级卫生机构。① 按照民国时期的市组织法规定，各市卫生局不在必设之列，因此各城市是否设立专门的卫生机构以及卫生行政机构的隶属、职责、名称都有差异，诸如"卫生局""卫生事务所""卫生院""卫生科"各不相同。

南京国民政府成立后，各省卫生机构的设置尚无定制。② 为了促进地方卫生行政机构的设立，1928 年颁布《全国卫生行政系统大纲》，其中规定："第二条：各省设立卫生处，隶属于民政厅兼受卫生部之直接指挥监督；第三条：各特别市设卫生局，隶属于特别市政府兼受卫生部之直接指挥；第四条：各市县设卫生局，隶属于市县政府兼受卫生处之指挥监督；第六条：各特别市各市县卫生局及直接处理卫生事宜之卫生处，就其辖境内，得以自治区划分若干区处理卫生事宜。"③《大纲》的颁布标志着各省、市卫生行政系统始行确定，对省立及以下卫生主管机构的渐次设立起到了推动作用。

1929 年 2 月，全国卫生会议在南京召开，20 多位省市卫生机构的领导人与会，会议研判了当时全国卫生事业的严峻形势，决定实施城市卫生防疫工作重心的转移，"即从过去仅仅把街道清洁和清除垃圾作为卫生工作的中心转移

---

① 相对于偌大的中国，这似乎微不足道，而且"因经费紧缩，有数处已被裁并"。至 1937 年，仅"北平、上海、广州三市设有卫生局，南京设卫生事务所"。参见金宝善、许世瑾：《各省市现有公共卫生设施之概况》，《中华医学杂志》1937 年第 23 卷第 11 期。至 1947 年，设立市卫生局的城市增至 14 个。有 10 个市设卫生处，11 市设卫生事务所，8 市设卫生科。据不完全统计，各市所辖卫生机构共 248 个。

② 中国近代地方卫生机构最先出现在租界中。例如 1898 年，上海公共租界工部局设立卫生处，1900 年，天津都统衙门设立卫生处等。而中央及地方政府自主设立且较有规模的城市卫生机构，以 1925 年北京市左一区试办的公共卫生事务所为先河。该所的卫生事务主要包括疾病医疗、生命统计、妇婴卫生、传染病管理、学校卫生和卫生教育、环境卫生稽查、工厂卫生等项目，这是我国自设城市卫生机构的发始。参见郝先中博士学位论文第二章第二节（2005）。

③ 《全国卫生行政系统大纲》，《行政院公报》1928 年第 8 期。

到以更科学和更现代化的卫生措施开展疾病防治工作"。① 上海市卫生局局长胡鸿基在论述国家卫生机关建设时，把地方卫生机构和中央卫生机构放到了同等重要的地位："地方卫生机关为卫生行政之执行机关，主要任务在推行国家卫生政策，而使之实现，并于国家赋予之权力范围内，执行监督指导等职权，并得拟订或审核地方单行卫生法规、措施方针，以预防与治疗同时注意为原则。"② 地方卫生行政机构的重要性在于，中国这样一个幅员辽阔、人口众多的国家，中央卫生管理部门制定的各种卫生发展规划和措施是否能够有效实施，在很大程度上取决于地方卫生行政机构的执行力。

1932 年内政部再次出台了"依照各地方情形，设立卫生医疗机关，以为办理医疗救济及县卫生事业之中心案"，内容包括："方案一：各省市县应按照各该组织法设置卫生专管机关及人员以促进卫生行政之效率案；方案二：各省市应筹设省市立医院及省市立实验机关以为实施医药救济及办理卫生事业之中心案；方案三：依据各地方经济情形设立县立卫生医药机关以为办理医药救济及县卫生事业之中心案；方案四：各省市对于每年临时流行或地方固有之疫病应于行政经费内每年规定防疫费以及时灭减以保民命案；方案五：各省市医疗卫生机关服务人员应轮流派送来京实习以谋卫生行政技术之改进与统一案；方案六：省市县应各有卫生专款以利建设案。"③ 此案的目标"在于建立中央、省市、县三级卫生行政网络"。④

1934 年卫生署召开中央卫生行政技术会议，决议："每省应设卫生处，每市应设卫生局，每县设卫生院（或县立医院），在卫生局和卫生院之下，更应设卫生所或卫生分所，俾医药设施得普及于民间，此实为实施公医制度必取之途径。"⑤ 省、县两级卫生机构的设立即始于 1934 年，该年 6 月，"江西省政府

---

① 张大庆：《中国近代疾病社会史（1912—1937）》，第 109 页。

② 胡鸿基：《公共卫生概论》，商务印书馆 1929 年版，第 59 页。

③ 《湖南民政刊要》1933 年第 30 期。转引自刘远明：《西医东渐与中国近代医疗体制化》，第 267 页。

④ 刘远明：《西医东渐与中国近代医疗体制化》，第 267 页。

⑤ 金宝善、许世瑾：《各省市现有公共卫生设施之概况》，《中华医学杂志（上海）》1937 年第

经由全国经济委员会卫生实验处之协助，设置全省卫生处，主持全省卫生行政事宜，此为各省有独立卫生主管机关之嚆矢，嗣后湖南、甘肃、青海、宁夏等省亦均于同年内次第设置卫生实验处。"① 陕西、浙江、云南、安徽、广西等九省于1936年底前相继设立了独立卫生机构。杨念群认为："卫生实验处的成立，标志着全国的卫生行政开始分离出警事控制的范围，成为独立运作的网络体系。"②

表1—4　各省卫生主管机关一览表（1937年1月调查）

省别	机关名称	直属上级机关	成立时间	技术人员数	行政人员数	经费（元）
江西	全省卫生处	省政府	1934.6	53	52	124916
湖南	卫生实验处	省政府民政厅	1934.7	19	6	35760
甘肃	卫生实验处	省政府	1934.9	17	18	20400
青海	卫生实验处	省政府	1934.11	8	7	21996
宁夏	卫生实验处	省政府	1934.12	18	7	27820
陕西	卫生委员会	省政府	1935.1	17	7	24000
浙江	卫生实验处	省政府民政厅	1935.1	32	9	91864
云南	全省卫生实验处	省政府	1936.7	14	15	22920
安徽	卫生院	省政府民政厅	1936.8	10	6	49864

资料来源：金宝善、许世瑾：《各省市现有公共卫生设施之概况》，第1236页。

由上表可以看出，南京国民政府一直没有制定统一的省级卫生机构的相关法规，各省卫生管理机构的名称各异，直属机构也不同，直到1940年才有统一的规制。

县级卫生事务由县卫生院掌管。1930年12月，卫生署公布《县卫生工作实施纲要》，规定"县卫生工作，应以县卫生院为中心，视县之人力、财力、

23卷第11期。

① 金宝善、许世瑾：《各省市现有公共卫生设施之概况》，《中华医学杂志（上海）》1937年第23卷第11期。

② 杨念群：《再造"病人"》，第100页。

物力拟定分期推进步骤，逐渐将各区设置分院，在各乡镇设置卫生所及所在各保设置卫生员"。① 一般认为，1931 年卫生署在南京附近创设晓庄乡村卫生试验所和汤山卫生试验区，是为县级卫生机构的开端。20 世纪 30 年代陈志潜等人创设定县卫生实验区，1933 年卫生署协助江宁县设置卫生院，同年 11 月，梁漱溟主持的山东乡村建设研究院与齐鲁大学医学院合作，创办了邹平县政建设实验区卫生院，这些都是早期较为著名的乡村卫生机构。1934 年 4 月，卫生署再次颁行《县卫生行政方案》，"通过了县级卫生行政方案，决定变更县卫生机构，县设卫生院，区设卫生所，较大的农村设卫生分所，每村设置卫生员等一套体制，使县卫生行政成为统一管理系统。"②

北洋政府时期，乡村卫生机构几无踪迹可寻，至南京国民政府初期虽有发始，但多数有名无实。据李廷安统计，20 世纪 30 年代初期，"中国乡村卫生机关寥若晨星，言省，则仅河北、山东、安徽、江苏、浙江、广东六省。就城市而言，则仅北平、上海二市。就县来说，则仅宛平、定县、和县、萧县、盐城、泰县、句容、江宁、吴兴、武康、广州十一县，总计全国十七处。"③这些卫生机构虽有所发展，"但设备完善，组织健全者尚不甚多。"有些医院甚至"无正式医师主持，去标准尚远"④。较为完善者当推江宁自治实验县卫生院、河北定县农村卫生实验区保健院、邹平县政建设实验区卫生院、上海吴淞区及高桥区乡村卫生事务所等，堪称现代卫生制度在中国农村试点和推广的典型范式。

总体而言，县级卫生机构的发展较有起色。医学通史记载，截至抗战全面开始，"各县设立卫生院或县立医院者计有江苏 25 县、浙江 14 县、江西 83 县、山东 2 县、河北 1 县、陕西 9 县、福建 118 县，共 225 县。广西 12 区，每区设卫生事务所一所。"⑤抗战期间，后方各省县卫生院的设置年有增加，战后

---

① 《县卫生工作实施纲要》，载陈明光主编：《中国卫生法规史料选编（1912—1949）》，第 491 页。
② 参见郝先中：《近代中医存废之争》，华东师范大学 2005 年博士学位论文。
③ 李廷安：《中国乡村卫生调查报告》，《中华医学杂志（上海）》1934 年第 20 卷第 9 期。
④ 金宝善、许世瑾：《各省市现有公共卫生设施之概况》，第 1237 页。
⑤ 邓铁涛、程之范主编：《中国医学通史》（近代卷），第 341 页。

"除收复区不计外，各省已设卫生院达 978 县。据 1946 年的调查，各省已设卫生院达 1013 县。县设卫生院达 1440 所，区卫生分院 353 所，乡镇卫生所783 所"[①]。

综上可见，民国时期从中央到地方卫生体制的变迁，最明显的特征是全面模仿西方国家建制模式，而来自日本的影响尤为突出。此间，国家逐步完成了按西医建制的医疗卫生体制建设，中西医并举的二元医疗格局被打破，不论是国家层面的中央卫生机构，还是省市县及乡村层面的地方卫生机构，都体现出"西医在朝，中医在野"的格局模式。随着国家卫生行政体系的全面构建，西医在政治体制层面上确立了主导地位，西医体系中的疾病观念、公共卫生观念也逐渐演变成国家层面的医学意识。

三、近代公共卫生法规化进程

一般而言，中国近代卫生法规体系起源于清末"新政"。[②] 在清末"新政"中发轫，到民国初年的承接与发展，至 1937 年全面抗战前收束，形成了比较完善的卫生法规体系，现代意义上的公共卫生法制开始在中国落地生根。[③]

（一）晚清时期的防疫立法

20 世纪初，清政府为了挽救危局，不得不仿效西制和日本实施"新政"，开始一系列制度变革。在构建国家近代化的新秩序中，一项重要举措就是着手建立国家卫生行政体系，旨在"保护国民之健康，由政府以法令规定一定之制

---

① 邓铁涛、程之范主编：《中国医学通史》（近代卷），第 341 页。

② 关于中国古代卫生立法概况，本书不作为讨论重点，王其林在其博士学位论文中专列一节"中国古代卫生立法概况"加以阐述，参见第 16—23 页。

③ 有关近代医药管理制度和卫生立法，学术界已有不少成果，樊波、王其林等人均以学位论文为专题研究。参见樊波：《民国卫生法制研究》（中国中医科学院 2012 年博士学位论文）、王其林：《中国近代公共卫生法制研究 (1905—1937)》（西北政法大学 2014 年博士学位论文）、彭媛媛：《南京国民政府前期卫生立法研究 (1927—1937)》（重庆医科大学 2010 年硕士学位论文）。

度而施行之，名之曰卫生行政"。①"新政"实施后，清政府陆续颁布了有关北京城市管理方面的一批新法规，包括促进公共卫生建设的相关法规（见表1—5），这些法规基本上效法日本，虽然范围有限且不够完善，但在客观上使国家的卫生管理逐步过渡到法制化。

表1—5　晚清北京城市管理法规与日本明治相应法规比较

清末北京城市管理法规			日本明治相应法规	
名称	颁行年份	颁行部门	名称	颁行年份
管理娼妓规则	1906	外城总厅巡警部	娼妓取缔规则	1898
预防时疫清洁规则	1908	外城总厅巡警部	传染病预防法	1898
卫生处化验所章程	1910	内外城总厅巡警部	卫生试验所规定	1902
各种汽水营业管理规则	1909	内外城总厅会定申报民政部门立案	清凉饮料营业取缔规则	1901
管理牛乳营业规则	1910	内外城总厅会定申报民政部立案	牛乳营业取缔规则	1901
管理种痘规则	1910	内外城总厅会定申报民政部立案	种痘规则	1885

资料来源：田涛、郭成伟编著：《清末北京城市管理法规（1906—1910）》，北京燕山出版社1996年版，第5—6页。

　　1910年开始的举世瞩目的东北鼠疫防控，促发了整个社会层面对建设国家公共卫生防疫制度的反思，成为清政府启动近代防疫立法的契机。鼠疫发生后，清政府和地方当局迅速制定和颁布一系列全国性的防疫法规。为了防止以交通工具为传播渠道的疫情扩散，天津卫生局专门于1911年初拟定《查验火车章程十五条》，如前两条规定："一、由奉天之山海关仅开头等上行客车，其二三两等客车一律停止；二、在上海关车站附近设临时病院，其中设养病房，令病人同车者居之，饭食官给。"② 对往来货物人员严加查验，到1月21日疫情严重时，甚至下令"将京津火车，一律停止，免致蔓延"。③ 陆军部也迅速

---

① 生痴：《吾之医事行政之管见》，《中华医学杂志（上海）》1918年第4卷第4期。

② 《京津防阻鼠疫南下续纪》，《申报》1911年1月25日。

③ 《宣统政纪》，《清实录》第60册，中华书局1986年版，第841页。

制定《陆军部暂行防疫简明要则十条》。4月17日又拟定《防疫章程》下发各地，"嗣后遇有防疫事件即行一体遵照，其各种规则应由各该省督抚体察地方情形临时斟酌办理。"①一时成为全国通行的防疫法规。据档案记载："连日哈尔滨鼠疫盛行，延及奉省津保一带，恐将传播各军驻扎之地，亟宜先事严行防范，以免传染。"②宣统三年正月，政府连续颁布了奉天《临时疫病院章程》《奉天防疫事务所规定隔离所章程》《长春中日隔断交通之章程》。此外，东北各地也根据防疫情况和官方要求，制定一些地方性或部门性防疫法规。如《吉林防疫总局章程》《吉林各府州县防疫暂行简明规则》《消毒规则》《检疫规则》《检疫所留验章程》等。延边各府县也照此制定了《澡堂防疫规则》（10条）、《客栈防疫规则》（13条）、《酒席馆防疫规则》（11条）、《妓馆规则》（11条）等。③客观地说，这些公共防疫法规的颁布及施行，在一定程度上增强了政府的卫生行政职能，并为民国时期制订和颁布国家公共卫生法规建立了基础。

（二）民国时期的卫生立法

1912年民国建元，一个现代意义上的国家雏形出现了。仿效西方国家职能模式组建的政府，同样把卫生行政作为一项基础职能，虽然北洋军阀时期，政府尚未建立起完善的卫生行政系统，如教育部主管医学教育、医学学术、医师管理，内政部警察总署掌控公共卫生，海关检疫和公共防疫隶属于外交部，一些由西方教会组织开办的医学教育和医疗机构也纷纷独立于政府管辖之外。民国初年尽管由于军阀割据、内战频仍，弱势政府无暇顾及卫生事业，公共卫生管理仍处于松散状态，北洋政府还是颁布了一些卫生法令和法规，如《严禁巫术令》（1913）、《陆军医院规则》（1913）、《管理药商章程》（1915）、《传染

---

① "民政部为遵旨拟订防疫章程的咨文"，吉林将军衙门档，J001—37—4898号，吉林省档案馆藏。
② 《陆军部暂行防疫简明要则十条》，《奉天省长公署档》第3049号，辽宁省档案馆藏。
③ 谭晓媛：《公共卫生视野下的东北鼠疫防治研究（1910—1911）》，渤海大学2015年硕士学位论文，第36页。

病预防条例》(1916)、《火车检疫规则》(1918)、《管理医师暂行规则》(1922)、
《管理医士暂行规则》(1922) 等，但内容过于简略粗疏，条文较少，有的仅寥
寥几条或十几条。北洋政府时期与清末相比，卫生立法进程没有终止，对推动
西医在中国的传播和发展具有积极作用。

表 1—6　民国南京临时政府与北京政府时期防疫法规一览表

法规名称	颁布机关	颁布时间
陆军传染病预防规则	南京临时政府	1912 年 3 月
陆军传染病预防消毒方法	南京临时政府	1912 年 3 月
传染病预防条例	北京政府内务部	1916 年 3 月
检疫委员会设置规则	北京政府内务部	1918 年 1 月
火车检疫规则	北京政府内务部	1918 年 1 月
清洁方法消毒方法	北京政府内务部	1918 年 1 月
京汉铁路检疫暂行细则	北京政府交通部	1918 年 2 月
防疫人员奖励及恤金条例	北京政府内务部	1918 年 3 月

资料来源：此表根据陈明光主编《中国卫生法规史料选编 (1912——1949)》整理而成。

　　南京国民政府成立以后，政局步入相对稳定时期，22 年间国民政府完成
了大量的独立立法活动，也是国家卫生立法的鼎盛时期，其间颁布施行的卫生
法规达百余件。据不完全统计，"南京政府至 1948 年，先后颁布了有关卫生行
政方面的法规条例 19 个，医政管理方面的 36 个，药政方面的 13 个，防疫方
面的 10 个，公共卫生方面的 16 个，医学教育方面的 12 个，妇幼卫生方面的
4 个，红十字会方面的 6 个。"① 这八大方面卫生法规大致概括了南京国民政府
时期国家公共卫生法制建设的总貌。客观而论，这些卫生法规、条例涉及面较
广，在一定程度上、一定范围内发挥过积极作用。近代中国卫生立法起源于防
疫，因此在诸多的卫生立法中，卫生防疫立法的力度和影响力最大，也最为系
统，本书单作梳理（北洋政府时期防疫立法见上文）。

---

① 邓铁涛、程之范主编：《中国医学通史》(近代卷)，第 342 页。

表1—7　南京国民政府时期防疫法规一览表

法规名称	颁布机关	颁布时间
污物扫除条例	南京国民政府内政部	1928 年 5 月
污物扫除条例施行细则	南京国民政府内政部	1928 年 6 月
种痘条例	南京国民政府内政部	1928 年 8 月
传染病预防条例	南京国民政府内政部	1928 年 9 月
传染病预防之清洁及消毒方法	南京国民政府卫生部	1928 年 10 月
传染病预防条例施行细则	南京国民政府卫生部	1928 年 10 月
防疫人员奖惩条例	南京国民政府卫生部	1929 年 2 月
防疫人员恤金条例	南京国民政府卫生部	1929 年 2 月
陆军传染病预防规则	南京国民政府军政部	1929 年 8 月
陆军传染病预防条例	南京国民政府军政部	1929 年 9 月
陆军传染病预防消毒法	南京国民政府军政部	1929 年 9 月
海港检疫章程	南京国民政府卫生部	1930 年 6 月
海港检疫消毒蒸熏及征费规则	南京国民政府卫生部	1930 年 6 月
海港检疫标式旗帜及制服规则	南京国民政府卫生部	1930 年 6 月
海港检疫所组织章程	南京国民政府卫生部	1930 年 8 月
中央防疫处组织条例	南京国民政府卫生部	1930 年 3 月
中央防疫处技术委员会组织规程	南京国民政府卫生部	1930 年 4 月
中央防疫处技术人员资格标准	南京国民政府内政部卫生署	1931 年 5 月
中央防疫处办事细则	南京国民政府内政部卫生署	1932 年 1 月
铁路防疫章程	南京国民政府铁道部	1932 年 6 月
陆军传染病预防注射暂行规则	南京国民政府军政部	1933 年 3 月
陆军种痘暂行规则	南京国民政府军政部	1933 年 3 月
各路客车消灭鼠类办法	南京国民政府铁道部	1935 年 4 月

资料来源：此表根据以下资料整理而成：陈明光主编：《中国卫生法规史料选编（1912—1949）》；张在同、咸日金主编：《民国时期医药卫生法规汇编（1912—1949）》，山东大学出版社 1990 年版。

这些法规涉及内容广泛，既有全国性的、部门性的，也有军队的、民众的，既包含多病种的综合预防条例，也包括单一病种的预防措施，既有奖励性政策，也有惩罚性措施。当然，除了这些有关传染病防疫的专项法规之外，还有一些综合性卫生法规和条例也时有颁行。如《医师暂行条例》（1929 年 1 月 15 日由卫生部颁布）和《管理医院规则》（1929 年 4 月 16 日由卫生部颁布），对医师、医院收容或治疗传染病人都有严格要求。《医师暂行条例》第十五条规定："医师如诊断传染病人或检验传染病之死体时，应指示消毒方法，并应向该管官署据实报告。"① 而《管理医院规则》的第十、十一、十二、十三、十四、十五、十六条对医院的传染病室、医疗器具、病人用品、排泄物、消毒方法都有严格规定。②

此外，从防疫的具体范围来看，有的法规甚至涉及环境、交通、饮食、饮水、排污等多重领域，政府为此也建立了相关的卫生立法。（见表1—8）

表1—8　1911—1937年颁布的与传染病有关的法规或条例

公共卫生	传染病管理	饮食卫生	劳动卫生	学校卫生	其他
清洁方法消毒方法（1918）	传染病预防条例（1916）	屠宰场规则（1928）	工厂安全及检查细则（1925）	学校学生健康检查规则（1929）	种痘条例（1928）
污物扫除条例（1928）	检疫委员会设规则（1918）	屠宰场规则施行细则（1928）			防疫人员恤金条例（1929）
污物扫除条例施行细则（1928）	火车检疫规则（1918）	牛乳营业取缔规则（1928）			省市种痘传习所章程（1929）
	传染病预防条例施行细则（1928）	饮食物防腐剂取缔细则（1928）			防疫人员奖惩条例（1929）
	传染病预防条例施行细则（1928）	清凉水营业取缔细则（1928）			海港检疫章程（1930）
	传染病预防条例（1930）	饮食物及其用品取缔条例（1928）			海港检疫消毒熏蒸及征费规则（1930）
	西北防疫处暂行组织章程（1933）	饮食物用具取缔规则（1928）			海港检疫标示旗帜及制服规则（1930）
	蒙绥防疫处暂行组织章程（1933）	饮食品制造场所卫生管理规则（1928）			海港检疫所组织章程（1936）

资料来源：张在同、咸日金主编：《民国时期医药卫生法规汇编（1912—1949）》

---

① 资料来源：陈明光主编：《中国卫生法规史料选编（1912—1949）》，第632页。
② 陈明光主编：《中国卫生法规史料选编（1912—1949）》，第634页。

由表1—8可见，卫生防疫的范围被大大扩展了，尤其是对特殊场所的防疫要求有了足够的重视，比如对工厂、学校、港口、屠宰场以及食品厂的卫生要求，对饮食业的监控力度加大，这都反映了在近代国家建设中，卫生防疫立法引起了统治阶层的高度关注。此外，除了国家颁布的卫生防疫法令外，各地政府也制订了一些适应本地特点与卫生需要的卫生法规作为国家法规的补充。

从近代公共卫生立法的过程和结果来看，经过民国时期30多年的努力，政府将清末草创的公共卫生法制建设全面铺开，基本完成了从区域性卫生立法向国家性卫生立法的过渡与转变，实现了卫生法规的体系化。然而这一过程好似蜗行蛙步充满了艰辛和曲折，因为"积贫积弱的国家现实并不具备充裕的条件，决定了大量公共卫生法规只能属于一种建构性规则"，① 大量的卫生法规在现实管控中形同虚设，甚至弊端重重。纵观近代公共卫生法制化的进程，无论立法过程的一波三折，抑或施行过程的举步维艰，无不真实反映了在制度蓝图与国情现状的两难交织中完成近代国家转型的艰难。不可否认的是，民国时期颁行的一系列卫生法律规范，为引导社会民众的对法律的信赖和遵守，促使中国人的行为模式由任意性向规范性转变，还是起到了功不可没的作用。

四、公医制度："医学国家化"的曙光

20世纪三四十年代，在借鉴西方医疗卫生保障制度经验的基础上，在一批医学精英的推动下，南京国民政府根据中国的国情，建立了一种名曰"公医制度"（亦简称"公医制"）的医疗卫生保障制度。公医制设定，国民健康应由政府负责，医疗卫生事业由国家统一经营，采取预防与治疗并行的措施。其目标在于抑制传染病流行，降低人口死亡率，提高医学水平，增进国民健康。

---

① 王其林：《中国近代公共卫生法制研究（1905—1937）》，西北政法大学2014年博士学位论文，第111页。

（一）公医制度及其产生背景

民国时期的公医制思想大约萌发于 20 世纪二三十年代。近代中国在医疗卫生事业的发展水平与欧美诸国相差甚远，因此西方医疗保障制度和苏联公医制度的成就吸引了一些医学精英的目光，他们抱着改善中国医疗卫生现状的理想，试图找到一种适合中国国情的卫生制度，他们在一些报纸杂志上发表许多介绍公医制度的文章，积极呼吁民国政府仿效西方国家，进行国家医疗卫生机制改革，实现医药卫生国有化，并将建立公医制作为中国卫生事业发展的方向，是为"医学国家化"思想的萌芽。至 20 世纪 30 年代，农村教育、乡村建设运动的倡导者晏阳初、陶行知、梁漱溟、姚寻源、陈志潜、顾学箕等人积极与卫生部门合作，创办了一些农村卫生试验区，取得了一些令人瞩目的成就，他们的作为实为中国公医制度的尝试。

有关"公医制"的概念及定义曾有多种阐述，医学精英们没有形成一个准确的定论，他们通常参照西方公医制的一些基本特征来概括其大体轮廓。代表性的人物是王子玕、汪元臣、严儒章、俞松筠、杨鹤庆等。王子玕认为，"公医制度，是由政府计划全国的卫生事业"。"举凡国内一切的卫生设施，均有政府完成筹设。所有医师及护士等工作人员，亦均由政府训练供养，使医事人员，负保护人民生命安全的责任，与使警察负保护地方人民安宁的责任，有同等的意义。""故凡一国的人民关于生命的安全，都应该由政府通盘负责，不得任人民私自措置，致造成分崩离析的境况。"①

《医育》杂志创办人、曾任江苏省立医院院长的汪元臣是呼吁公医制度的一个代表人物，他的解释更进一步："所谓公医制度，简单的解释，就是医务人员的训练、任用完全由国家来统制办理，在这种制度下所有的医药学生统统由国家所办的医学教育机构来训练，由国家拿出钱来，供给他们费用，学生毕业之后，就要终身为国家服务，不许私自开业，所有的医务人员要受国家的统

---

① 王子玕：《现代的中国医学教育应采公医制度》，中正医学院筹备处印行。转引自杨念群：《再造"病人"》，第 97 页。

制，他们的工作一律由政府分配，他们和公务人员一样对于国家服务，而国家对于他们也予以确实的保障和奖励的办法，使他们能够终身安心供职，这就是公医制度的一个轮廓。"①

张大庆认为公医制度的建立，"由政府计划全国的卫生事业，国家对医学管理的介入，乃是卫生行政的一个重要组成部分。公医制属于医疗机构，属于国家医疗保健体系"。②杨念群对"公医制度"做过一个简要的归纳："国家根据保障并增进全民健康的责任经营医药事业，或将全部医药事业作为公有，借以有系统有组织地普遍施行医疗、保健、预防等工作。"③他诠释"公有"的含义是："所有医院、诊所、疗养院、卫生所等医疗机关均应由政府设置，以负担其经费，或由政府发动社会力量，在政府严格的监督下设置。设置这些机构必须依据一定计划，务必依人口需要平均分配，普及任何区域，使医药机会不偏集于通都大邑，而能遍布至穷乡僻壤。"④这实际上是间接否定了在现代国家的框架内私人行医的合理性。

在医学精英看来，"公医制"具有无与伦比的优越性。黄子方认为"医学国家化"的过程，是"现代公共卫生学理上最完善之卫生行政"，因为"国内之防疫员、医生及看护咸归政府管理。医生之业务，由政府卫生机关审考各人所长，公平分配，并按照地域之大小，人民之多寡，以定应设医生护士之员额"。⑤

汪元臣进一步分析实施公医制度的好处："第一，可以发展农村医药卫生，因为过去农村医药卫生所以不能发达的原因，是农村太穷，养不活医师。公医制度实行之后，所有医师薪水还全由政府支给，政府可以派遣医师到每一个农村的角落里去工作；第二，公医制度实行之后，全国到处有公立的医院和政府

---

①　汪元臣：《我国应实行公医制度》，《医育》1939 年第 3 卷第 2 期。

②　张大庆：《中国近代疾病社会史（1912—1937）》，第 228 页。

③　杨念群：《再造"病人"》，第 260 页。

④　杨念群：《再造"病人"》，第 260 页。

⑤　黄子方：《中国卫生刍议·弁言》，中央防疫处业务科 1927 年印行，第 1—4 页。

派遣的医师，不但农村卫生进步了，而且乡下老百姓生病，因为就医容易不再去求于走江湖的郎中、灵籤、仙方等种种不科学和迷信的方法，也不至于饮鸩止渴，以鸦片治病了，所以实行公医制度，不但可以破除迷信，而且是禁绝烟毒的一种釜底抽薪的办法；第三，实行公医制度，可以使每一个医务人员能够充分发挥他的学识能力；第四，实行公医制度是适应抗战一个最切要的办法，因为在公医制度之下，医师就和军队一样，政府可以自调遣，前线救护工作和后方伤兵的医疗工作，政府可以尽量调遣优良的医务人员去充任。"[1]

颜福庆认为，公医制在大众化、经济性、有效性方面具有不可比拟的优点："第一，此项组织应大众化，不论贫富，村居或城居，均能平等沾益；第二，国人经济能力低微，一切医治之需均应经济化，又预防疾病较之治疗疾病，轻而易举，故预防工作应尽量扩大；第三，吾人应就目下有数之医师创办一能使人人作服务之医治组织，倘公共行医较私人行医能少耗医师之时间及精力，则公共行医为吾人所需。换言之，在人民经济落后，及可用之医师的数目离公认标准尚远之吾国，为应全国所需起见，公医制则岂非唯一合理之解除困难方法乎？"[2]"公医制"还有"一个重要特点是，在实施技术上打破预防与治疗的传统界限，既不偏重治疗或预防，也不将此二者分成两件事，而是视做'一个'过程"。[3]

南京国民政府时期，公医制度的产生和发展是与当时中国国情相关联的。国内局势内忧外患交相迭至，自然灾害不断发生，国家医疗卫生状况恶劣，医疗条件落后，民众极度贫困，体质羸弱，疾疫暴发频繁。在落后的经济水平、生活状况和医疗条件包裹之中，旧中国民众的平均寿命很低，死亡率极高。尤其是在广大的农村，缺乏医药卫生，百姓愚昧无知，受鬼神观念主导。一方面，乡下老百姓积贫积弱，多数人没有钱看病，在 20 世纪 30 年代占全国"百

---

① 汪元臣：《我国应实行公医制度》，《医育》1939 年第 3 卷第 2 期。

② 颜福庆：《中国医事事业之前途》，《中华医学杂志（上海）》1935 第 21 卷第 11 期。

③ 俞松筠：《卫生行政概要》，正中书局 1947 年 4 月印行，第 72 页。转引自杨念群：《再造"病人"》，第 260 页。

分之八十的人口是农民，几百万方里的面积是由无数的农民构成"，"他们没有法子，只好去求医于那些走方郎中、灵籤、仙方、鸦片烟了"。① 另一方面，在城市里通行的是自由职业的医师制度，医师私人开业，靠诊金收入来维持生计，中国农村的极度贫穷，根本无法维持依靠诊金收入的医师们在农村的行医活动。因此，自由职业的医师制度背景下，广大农村的医药卫生事业很难得到真正的发展。

此时，西方现代医学已积极倾向社会化，公医制度逐渐推行于欧洲。而中国的医院和医学院校多半分布在经济发达、交通便利地区，普通民众特别是广大农民得不到良好的医疗服务，开业医师无法解决这一问题。据 20 世纪 30 年代初的统计，我国"绝无购买医药能力者已达百分之二十五（城市）以至百分之三十七（农村）"。② 因此，"随着国家建设步骤与现代化变革速度的加快，把医事制度收束进国家控制秩序之内的呼声时有出现"。③ 宋国宾等有识之士认为，只有推行公医制度，才能破解中国的现实难题，而推行公医制应从发展医学教育入手："今日之医学教育，应为他日施行公医制度之准备，俾养成富有强烈社会观念之人才，不仅能胜诊断治疗之任，亦且能负指导预防之责。"他们设想在公医制度下，政府能够"广设合于标准之医院于各省、各县、各乡、各镇、专为贫病免费或减费之治疗"。④ 所有国民无论遭受何种疾病，均能享受合理的医疗权利，保证每个国民在无病时能享受免费防疫，生病时可能获得免费医疗。这一构想实际上就是民国时期公医制度的雏形。

（二）公医制的方案及其实施

20 世纪 30 年代初期，西方国家及苏联的卫生保健制度日臻完善，苏联是实施公医制度的典范，其医疗制度的根本"是竭力在国家统治与公共担负之

---

① 汪元臣：《我国应实行公医制度》，《医育》1939 年第 3 卷第 2 期。
② 张维：《医学校卫生课程改进之商榷》，《中华医学杂志（上海）》1932 年第 18 卷第 6 期。
③ 杨念群：《再造"病人"》，第 97 页。
④ 宋国宾：《医事建设方略》，《中华医学杂志（上海）》1934 年第 20 卷第 7 期。

下实现彻底的医疗社会化"。① 而西方诸国如法、德等国所实施的"国家补贴型"的卫生政策所展现的优越性，也同样引起了中国医学精英们的关注。南亚印度的公共卫生事业引起陈志潜的注意，"今日印度的公共卫生责任完全在政府身上"，他呼吁："因为我们中国社会落后，政府对于民众健康，如其不负责任，则没有其他力量可求进步，如其要负责任，必须参考印度经验，作更大的努力，以求成效。"② 俞松筹认为"在各种办法之中，最理想的制度首先当推'公医制度'"。因此，"今后实施医药救济，应以实现公医制度为实施之途径，务使国民全体能普遍获得免费医药的利益，实为实现民生主义的必需条件。"③

与此同时，国内有识之士开始了公医制建设的尝试，从 1929 年开始，中华平民教育促进会着手在河北定县进行乡村平民卫生教育实验，在定县创设了多处乡村卫生实验区和保健院，姚寻源、陈志潜等人先后主持定县实验区的卫生工作，"这是我国医学院在农村建立公共卫生教学基地的创举"。④ 在北京协和医学院兰安生等人的帮助下，平民教育促进会"于 1932—1935 年在定县创造了由村到区到县的卫生保健网，建立了一套比较完整的乡村卫生制度，为解决大多数农民缺医少药的状况进行了有益的探索，并取得一定的成果"。⑤ 1929 年中央卫生署与南京晓庄农村师范学校合作，建立晓庄农村卫生实验所，设立联合医院作为办理乡村卫生的中心，1931 年卫生中心转址汤山试办，后改为汤山乡村卫生实验区事务所，主要职责是研究乡村卫生实验办法，训练乡村卫生人员。同时在附近乡镇创建实验分所和学校诊疗所，"从事医疗、防疫、妇婴卫生、学校卫生、环境卫生、家庭诊视和卫生宣传工作"⑥。1933 年梁漱溟与齐鲁大学医学院合作，在山东邹平县建成实验区卫生院。上海市卫生局在吴淞、高桥、江湾等郊区也开办了卫生实验模范区。

---

① 黄庆林：《国民政府时期的公医制度》，《南都学坛》2005 年第 25 卷第 1 期。
② 陈志潜：《印度的公共卫生》，《卫生通讯》1944 年第 39 卷。
③ 俞松筹：《论医药救济》，《社会卫生》1944 年第 1 卷创刊号。
④ 邓铁涛、程之范主编：《中国医学通史》近代卷，第 476 页。
⑤ 邓铁涛、程之范主编：《中国医学通史》近代卷，第 476 页。
⑥ 邓铁涛、程之范主编：《中国医学通史》近代卷，第 476—477 页。

此外，在东北伪满洲国公医制度也得到了一定范围的推行。1934 年，伪满政府制定了《公医规则》，规定"公医人员从事的事务应包括传染病的预防、地方病的调查、种痘、学校卫生、检尸检证、行旅病人及贫民患者的治疗、进行卫生及医事统计"，[①] 此举旨在对各县公医制度与公医人员的职责和待遇作出详细规定。当时兴安省制定的《公医规则》，对公医人员的职责还增补了传染病的检疫、药品判定、公共卫生等条款。[②]

在中国共产党领导的红色苏区，同样重视卫生防疫和卫生事业建设，开展广泛的群众性卫生运动。1932 年颁布了《苏维埃区暂行防疫条例》《市政卫生条例》，1933 年颁布的《红军暂定传染病预防条例》中，对霍乱、赤痢、天花、鼠疫等 9 种传染病的报告制度、检疫方法、隔离及消毒措施都作了具体规定。1934 年 3 月，在瑞金中央苏区成立了中央卫生防疫委员会，指导整个苏区的卫生防疫工作。苏区政府还颁行了卫生管理条例、方案，定期培训卫生行政人员，举办卫生竞赛等群众性活动。

以上在局部地区进行的卫生实验，是公医制在中国的有效尝试，在客观上积累了一定的公医制实施经验。从 20 世纪 30 年代初开始，国民政府为了巩固自身统治，维护民生立场，不得不顺应社会发展要求，根据当时国情，将公医制度确定为国家医疗卫生体制建设的基本方向，初步构建了中央、省、县三级医疗卫生行政管理与服务网络，并在部分城市及乡村实施医疗卫生机构建设试验，旨在改善国家卫生条件，提高医疗水平。

1935 年，卫生署发布全国医业之方针："公医为吾国民众医事最有效力之方法，为欲使公医达到保护社会安全之目的，则组织公共医事卫生事业，乃所必需。应设立一全国卫生行政机关，以组织及监督全国各处卫生事业。"[③] 为此，对省、县、乡各级卫生机构具体实施方案作出明确规定："在一万至五万

---

① 蔡鸿源：《伪满洲国国政府法规·文教卫生》，《民国法规集成》（第 86 册），黄山书社 1999 年版，第 30 页。

② 黄庆林：《国民政府时期的公医制度》，《南都学坛》2005 年第 25 卷第 1 期。

③ 颜福庆：《中国医事事业之前途》，《中华医学杂志（上海）》1935 第 21 卷第 11 期。

人口之中，须设立一乡村卫生区，从事较简单之医事卫生工作，而在此种卫生区五区至十区以上，应设立一县卫生院，从事基本之医事卫生工作，在每县之中，应有一卫生事业中心区，其中包括医院一所，简单实验室一所，及医事事业行政处一所，管理公医及卫生事业。依此，每省亦须设立范围较大之卫生事业中心，从事监督与辅助各县卫生事业中心之工作，并作下属各县之各种卫生工作。除上述各种地方组织外，应设立一全国卫生行政机关，以组织及监督全国各处卫生事业。在此种设施之下，能合理的，且有效的，使全国人人俱爱卫生利益，欲求此项政策之实现，全国国内所有之合格医师及卫生机关，应充分利用，并须依照上述政策为工作之目标。"①

实施公医制的关键是医学人才的培养和使用。伍连德感慨道："实施公医制度之困难，似在适当人才缺乏。现今所能得之医者数目，就全国之需要而论，尚相差甚远。"②因此，医学教育的改革是尽快实行公医制度的关键。首先是需要修改医学院校的课程，"故我国实需要一种新式医者，对此问题，当局与医学教育家已加以严重之注意。医学校之课程，亦经修改，使合于公医制度之步骤"。③ 其次是统筹设立医学校，"吾人确认公医制度之欲成功，泰半须赖省卫生行政之有力组织与机能；在每省省会所在处，应设一省立医学专门学校"。④ 中国的公医制同样引起了外籍医师的关注，任教于国立上海医学院的谭戛黎（J.Tandler）也认为："中国应采公医制无疑"，"中国医事发展之前途有二：一为增加多数医师；二为健全公共卫生组织"。而"机构之组织，人才之训练"，⑤是实行公医制的两个重要步骤，他还提出了制度制订和人员训练的详尽规划，如机关组织应当"按照中国现有行政区域划分，首为省，次为县，受全国最高卫生机关管辖"。"至各类人员之分配，当斟酌各地情形，如地势（平

---

① 颜福庆：《中国医事事业之前途》，《中华医学杂志（上海）》1935第21卷第11期。
② 伍连德：《公医制度之概要》，《中华医学杂志（上海）》1937年第23卷第5期。
③ 伍连德：《公医制度之概要》，《中华医学杂志（上海）》1937年第23卷第5期。
④ 颜福庆：《中国医事事业之前途》，《中华医学杂志（上海）》1935年第21卷第11期。
⑤ 谭戛黎：《中国医学保障与医学教育之我见》（朱席儒译），《中华医学杂志（上海）》1935年第21卷第3期。

原或山地)、交通、人口密度、居民职业而定。""所有人员仅受规定划一之薪金，私人不得开业。经费由中央、省，与地方政府分担之。"① 有关医学教育，为了防止医校学生毕业后私自开业谋利的现象，谭戛黎提出了具体改良措施，即"现有私立医校由中央、省或地方政府补助教育费，凡学生入学，立志愿书，毕业后十年内不得经营私人开业，由政府任用"。② 此外，还对在校医学生制定了相应的福利制度，如因公负伤或死亡抚恤金的处理办法等。

"公医制"理想要依靠医学教育来贯彻实施，昭示着中国现代医学的发展必须走独立自主的道路，创建本土化的医学院校不可避免。颜福庆认为："在经济及人才可能范围内，建设新医校，实为一较妥善之法。……吾人深觉较优之医学专门学校，应作医学师范学校用，且宜注重教师之养成。"③ 于是，颜福庆等医学精英便着手创办中国人主导的医学院，为培养公医学生创造条件，截至 1935 年，已完成创建了四所国立医科大学。

经过多方努力，1940 年中央卫生署终于颁布《公医学生待遇暂行办法》，④

---

① 谭戛黎：《中国医学保障与医学教育之我见》（朱席儒译），《中华医学杂志（上海）》1935 年第 21 卷第 3 期。

② 谭戛黎：《中国医学保障与医学教育之我见》（朱席儒译），《中华医学杂志（上海）》1935 年第 21 卷第 3 期。

③ 颜福庆：《中国医事事业之前途》，《中华医学杂志（上海）》1935 第 21 卷第 11 期。

④ 《公医学生待遇暂行办法》共九项条款如下："第一条，教育部为奖励医药院校学生于毕业后先充任公医起见，特订定本办法。第二条，公医学生一律免收学膳费（包括免收体育图书费实验费及其他类似费用）。第三条，设置公医学生以学校为单位暂指定国立中央大学医学院、国立中正医学院、国立西北医学院、国立贵阳医学院四校先行试办。自二十九年度起，各院校一年级新生一律为公医学生，在中正医学院并准新旧生一律改为公医学生。除上列各医学院校外，其他国立医药院校亦得自二十九年度一年级新生起设置公医学生名额，以一年级学生总额百分之二十为限。第四条，凡志愿为公医之学生，须于报名投考时填具志愿书，并于入学时觅具二人以上之切实保证书向学校呈缴。前项志愿书及保证书中正医学院旧生须于改为公医学生时补缴。第五条，公医学生无故退学或被肄业之医药院校开除学籍者，应追缴其学膳等费。第六条，公医学生毕业后，其服务年限须照其修业年限加倍计算。第七条，公医学生毕业后服务办法，由教育部与卫生署会同订定之。第八条，公医学生毕业后在规定服务期内不得就公医以外之职务，违者加倍追缴学膳等费并撤销其医师证书。第九条，本办法自公布之日施行。"参见：《公医学生待遇暂行办法》，《医育》1940 年第 4 卷第 4 期。

确定了公医制方案。该暂行办法明确规定对公医学生免收多种费用，指定由国立中央大学医学院等四所医学院校先行试办，并限制其他院校的公医学生招生名额，同时规定了公医制学生毕业后服务年限、办法及违约处罚等条款。1941年国民政府又颁布了《公医学生服务暂行办法草案》，共九项条款，主要对《公医学生待遇暂行办法》第七条作补充规定，对毕业生服务机关、分发方案、服务期限、进修期待遇、服务期第一年待遇等作出明确规定。①

1941年4月，在重庆召开的国民党五届八中全会上通过了《实施公医制度以保证全民健康案》，公医制度被正式确立为国家卫生行政的一大方针，根本目标是"降低人口的死亡率，抑制传染病流行，降低产妇及婴儿死亡率，增进国民健康"。② 此后卫生署开始颁布政令，率先在国内部分地区推行公医制度。《卫生建设五年计划草案提要》规定："全民健康完全由政府负责"，"医疗卫生事业完全由国家经营，所需经费均由国库或地方自治经费项下支给，全国民众都有无条件享受之权利"。③1947年公医制度被正式纳入《中华民国宪法》，《宪法》第一百五十七条规定："为增进民族健康，应普遍推行卫生保健事业及公医制度。"④

（三）公医制度的评说

公医制思想倡导于20世纪二三十年代，试行于抗战期间，恶劣的战争环境导致公医制改革举步维艰，国力衰微，国库支绌，民穷财尽，医学人才紧缺，医疗设施简陋，缺少雄厚的经济基础作为后盾，虽有政府推动，医学精英倾力，公医制建设依然难以为继，未能达到预期目的。尽管公医制度终成未竟之业，但南京国民政府对公医制的宏观规划及其在部分区域的推行实施，代表了近代中国公共卫生事业的发展趋势，反映了国民政府在国家医疗卫生事业建

---

① 《公医学生服务暂行办法草案》，《公共卫生月刊》1941年第3卷第1期。
② 《中华民国宪法》，《国民政府公报》1947年第2715号。
③ 卫生署：《卫生建设五年计划草案提要》，1946年。
④ 《中华民国宪法》，《国民政府公报》1947年第2715号。

立过程中所作出的诸多努力，公医制在客观上推动了中国近代医疗卫生事业的发展。

虽然公医制度在推行和实施过程中未能达到理想标准，但在公医制度推行期间，国民政府在各级医疗机构建设、流行病防控、卫生知识传播、医学人才培养、妇婴健康培育、时疫预防与疾病治疗等方面做出了一定的成绩。如在具体实施过程中，妇婴卫生工作被提上议程，在卫生署的推动下，1933 年 9 月，在南京成立中央助产学校，次年在上海闸北成立妇幼卫生中心站，此外，安徽、浙江、江西、甘肃、陕西等十余省建立了助产学校，产妇和婴儿的死亡率明显降低。① 据 1947 年底统计，公医制下的医疗卫生事业成效显著，"全国已成立的县卫生院计有 1397 所，县卫生所 18 所，局卫生所 21 所，特种区卫生所 4 所，区卫生分院 352 所，乡镇卫生所 783 所。总计病床 11226 张，医务人员计医师 2569 人，护士 3530 人，助产士 1469 人，检验员 260 人，药剂员 1085 人，卫生稽查员 1001 人，医护佐理员 1755 人，合计 15066 人。"②

客观而论，公医制的实施对国家医学教育事业产生了积极的影响。首先，调整了医学教育的整体布局。通过公医制度实施前的相关准备，加大了对偏远省份医学教育的重视。颜福庆提出"在每省省会所在处，应设一省立医学专门学校"。③ 两级制医学校的形成，在一定程度上缓解了医疗资源分布不均衡的现象。其次，扩充了医学人才队伍的储备。公医制的实施，使医学院校免收多种费用，吸引了贫困学生学习医学，有利于公医人才的培养，对充实和稳定医疗队伍起到了一定的保障作用。再次，公医制规范了医学教育标准。"通过对公医制的讨论，政府开始大力发展国立、省立医学校，并给予私立医校以补助，通过发挥监督指挥的功能统一了医学校的设置及课程标准"，④ 从而改变了

---

① 邓铁涛、程之范主编:《中国医学通史》（近代卷），第 478 页。

② 《民国政府年鉴》（1947 年），中国第二历史档案馆藏。转引自史全生主编:《中华民国文化史》，吉林文史出版社 1990 年版，第 1218 页。

③ 颜福庆:《中国医事事业之前途》，《中华医学杂志（上海）》1935 第 21 卷第 11 期。

④ 夏媛媛:《民国时期公医制的形成过程及其对医学教育的影响》，《南京中医药大学学报（社会科学版）》2013 年第 1 期。

民国时期的医学校多以私立为多、自成一统、各自为政、不相管束的局面。最后，公医制促进了公共卫生体制的健全。政府出面管理卫生问题，搭建医疗平台，改善医疗条件，解决民众困境，提高民众的医学认知水平。通过公医制的推广，还培养了一批服务于农村的初级卫生人员队伍，他们成为地方病防治的排头兵和骨干分子，成为广大农村医疗卫生事业发展的铺路石和奉献者。

但是，公医制度在规划与实施过程中遭遇到各种困难，也存在诸多的问题。首先，卫生事业的医政管理不畅，隶属关系不清。如1928年颁布的《全国卫生行政系统大纲》规定："各省设卫生处隶属于民政厅，兼受卫生部之直接指挥监督。"① 而1931年南京国民政府公布的《修正省政府组织法》又规定："民政厅系各省卫生行政事项主管机关。"②1940年的《省卫生处组织大纲》又明确规定："省设卫生处隶属于省政府掌理全省卫生事务。"③ 可见战时各省行政主管机构一直不能稳定，政令屡易。这种管理体制上互为抵触现象，给下级卫生机构的实际工作带来了诸多困扰，也备受诟病，陈万里曾痛批"县卫生院性质的含混"造成了行政与技术不分，"势必技术行政两方面，都会弄得走投无路"的恶果。④ 建议在"二等的县政府里设置卫生科，二等以下的县卫生行政，由警察局或警佐室办理"，⑤ 而县级卫生院的主要职责是掌管医疗技术。

其次，公医制下医疗卫生事业的质量堪忧。抗战时期是国家公医制度大发展时期，在行政干预之下，基层卫生机构数量激增而内涵不足。医学人才、经费支持、药械设备等硬件保障均不能落实，勉力而为的表面工作质量低下。陈万里对此质疑道："中央以之责望于省，省亦以之督促于县，于是县为敷衍功令起见，勉强成立县院，以为应付……其实情形怎么样呢？说起来，真是一言难尽！吾们不难想到所谓急就章的东西，是不会有很好的收获！县卫生院，何

---

① 陈明光主编：《中国卫生法规史料选编（1912—1949）》，第470页。

② 立法院编译处编：《中华民国法规汇编》（第一册），中华书局1934年印行，第143页。

③ 曾宪章编：《卫生法规》，上海大东书局1947年印行，第156页。

④ 陈万里：《县卫生院往何处去》，《社会卫生》1944年创刊号。

⑤ 陈万里：《县卫生院往何处去》，《社会卫生》1944年创刊号。

能例外!"① 主管四川医政的陈志潜也坦言:"川省县卫生院的发展,就数量上说,不能不算是很快,不过正因为量的发展过于迅速,而质的增强遂成为迫切的问题。"他认为"如果县卫生院的工作不在技术方面求进步,医疗方面求普及,一定不会有很好成绩表现,同时失掉设立县卫生院的意义。"② 卫生署长金宝善也作过类似的检讨:"我国卫生工作的基层组织是卫生院和卫生所,我们现在有院所的数量既不够普遍,内容设备又多数不够标准。"③ 客观地讲,在战火纷飞的局面下,国家要兼顾基层卫生组织数量上的普遍设立和质量上的保障健全,确实有些勉为其难。

再次,社会制度决定了公医制必然遭遇许多障碍。公医制是国民政府仿效西方国家先进的医疗卫生制度而发起的,虽然主观愿景美好,但当时的中国积贫积弱,内外交困,缺乏西方国家那样实施公医制的社会环境。加之政府不力,法度不严,官员贪腐无度,平庸无能者比比皆是,执行力差,办事效率低下。如 1943 年湖南省政府颁发《管理饮食卫生暂行条例》《管理茶业、杂货店、鱼肉店暂行规则》,"饬令各县市登记,合乎卫生条件者发给营业许可证,取缔不卫生摊贩、店铺。辰溪等县根本未予以实施,此等规章纯系一纸空文。"④ 又如某地"地方士绅为改组地方善后救济协会一事分成了新旧两派,明争暗斗,真正热心于公医院之筹设者寥寥无几,后又以院址未定,连开办费用也没有筹募"。⑤

最后,恶劣的社会环境与经济状况注定成为公医制发展的阻障。国民政府时期国家时局动荡致使内外交困,社会千疮百孔民不聊生,战乱不已导致国力凋敝,政府无暇顾及且无力承受推行公医制度的经济支出,雪上加霜的是,抗战期间医疗卫生设施频遭破坏,平添新的医疗困难。"在天灾人祸横行、社会

---

① 陈万里:《谈医政(续)》,《社会卫生》1944 年第 4、5 卷。

② 陈志潜:《陈处长训词》,《卫生通讯》1944 年第 32 卷。

③ 金宝善:《我国卫生行政的回顾与前瞻》,《社会卫生》1944 年第 1 卷第 3 期。

④ 《辰溪县志》,生活·读书·新知三联书店 1994 年版,第 711 页。

⑤ 《邹斯泰致卫生署函》,1946 年 3 月 21 日。

动荡不安的环境下，任何社会建设都要面对比平常年月大得多的困难，公医制度这种投资大、收效慢，需要长时间经营的社会建设更是如此。"①加之底层民众面对西医技术疑虑重重，卫生知识难以得到宣传普及，很大程度上冲淡了公医制度的效果。

民国时期公医制思想的产生及其推行，无疑是中国医学思想史上的一个里程碑，其"公共医疗"理念，体现了国家为了民众健康而培养医学人才和建立医疗设施的理想化色彩，并被设定为国家医疗事业的发展方向。然而这一美好制度生不逢时，受多方面因素的制约，实际运行未能尽如人意，公医制如昙花一现，无果而终。

---

① 黄庆林：《民国政府时期的公医制度》，《南都学坛》2005 年第 1 期。

第二章　西医本土化的发展趋向

在中国医疗卫生制度变革史上，西方近代医院制度的引进无疑具有划时代的意义。在教会医院的影响下，中国人仿行西方自主开办新式医院，完成了医疗空间的现代转换，这是西医本土化的重要标志；以兰安生为代表的医学精英们尝试把西方医疗空间融入社区当中，扩大医疗活动至社区范围，实现了西医技术对城市空间的渗透；而"定县实验"使得预防医学在农村乡土中扎根，将西医体系导入乡村本土化的运作轨道；随着本土医学群体的迅速崛起，以中华医学会为代表的一些本土医学团体纷纷登台，体现了近代西医本土化的趋势，而中华博医会与中华医学会的合并，是西医在中国本土化的一个重要事件。近代以来，日益壮大中的西医群体已然构成中国医界一支重要的新生力量，并逐步成长为一个具有鲜明特征的社会群体。

第一节　西方现代医疗空间的植入

西医作为全新医疗体系，与中医的区别不仅表现在医学知识体系与诊治方法，而且表现在诸如医院制度、护理制度、医学教育、公共卫生等相关制度上的不同。西医在中国的移植与发展也是从医院开始的，伴随着医疗传教士临床诊疗活动的展开，作为临床医学的重要载体——新式医院制度被率先移植中国，继而西医的教育体制、知识体系、海关检疫与城市公共卫生体制也相继植入中国。医院权威的建立是医学建制化的标志性事件之一。

一、医疗空间的现代转换

近代医院制度滥觞于欧美诸国，一开始就和宗教结缘。公元 4 世纪，女教徒非柏阿拉（Fabiola）在罗马创建西方第一所医院。① 至中世纪，如日中天的天主教就把设立医院作为布道的一个重要手段，一些欧美国家陆续出现了一些与寺院相关的医院，"西方的医术因与宗教紧密结合导致了早期由教堂的医学教育垄断的局面，神职人员扮演宗教与医生双重角色。"② 受文艺复兴、宗教改革和科学技术迅猛发展的影响，近代医院的性质和功能发生了转变，逐渐演变为集治病与护理于一体的近代医院制度，明末清初，西医入华之初仍未改变"宗教侍女"的身份，教会医师承载着藉医传教的使命，医院不仅是治疗场所，也是传教布道的神学空间。

近代意义的"医院"是一个依照科学知识模式构建的医疗空间，是合理解决民众疾病和社会健康问题的专业机构，杨念群表述为"在'国家'与'社会'之间嵌入了一个陌生的'公共空间'"。③ 近代医院具有一整套程序化的制度、规则和条例，是一个独立完备的医疗空间，它"包括候诊室、门诊部、住院部、隔离病房、手术室、药房等布局，配有一定的医护人员和医疗设备"。④ 在近代医院中，传统病人的角色逐渐淡化，疾病成为医生关注的重点，医院成为医疗服务体系的中心，临床治疗模式发生了转变，即"从过去那种一对一的医患

---

① 参见杨昌栋：《基督教在中古欧洲的贡献》，社会科学文献出版社 2000 年版，第 32—35 页。

② 杨念群：《西医传教士的双重角色在中国本土的结构性紧张》，载《杨念群自选集》，第 406 页。

③ 杨念群：《杨念群自选集》，第 375 页。

④ 郝先中：《西医东渐与中国近代医疗卫生制度的肇始》，《华东师范大学学报（哲学社会科学版）》2005 年第 1 期。

模式转变—对多与多对一的模式"。①

从先秦至清末的数千年间，中医在漫长的医疗实践中形成了独特的医学体系和医疗制度。事实上，中国传统医学也有自己的"医疗空间"，只是与西方的近代医院制度大不相同。从唐代以来基本上就是宫廷的产物，"中国传统社会的国家医事制度基本上是围绕王权的需要而设置的，历代的太医院系统虽分科颇细，如元明两代太医院均分十三科，但都是就中央官医的需求而定。"②明清之际，随着中医"世俗化趋势的全面渗透，中医流入民间，成为每个人都可研习的一门技术，但护理空间仍以家庭为单位"。③至清末，中国才有世俗化的中医医院的萌芽。④

近代以前，在小农经济生产方式的背景下，中国社会的"医疗空间"是由医生私人运作的，中医没有固定的医院设施，一部分以家庭作坊式独立经营，其执业空间多为私人场所，或开店坐诊，或应诊登门，而多数人为游方郎中，他们水平良莠不齐，居无定所，走街串户，医百家之病。"中国的医疗与护理程序均以家庭为单位，治疗过程也是围绕家庭得以进行。"⑤家庭和社区是主要的医疗场景和护理空间，笼罩着亲情化的氛围。传统中医多半依据祖传秘方和个人经验，通行"望、闻、问、切"的传统方法，几无医疗器械辅助，因此可以随时出门应诊，中医对病人的诊疗及病人的康复过程均在病人家中完成。在

---

① 张大庆：《中国近代疾病社会史（1912—1937）》，第189页。

② 廖育群：《岐黄医道》，第282页。

③ 杨念群：《杨念群自选集》，第406页。

④ 1906年清政府设立京城官医院，标志着中医医院的出现，此后各地也设立了一些私立中医医院，但数量极其有限。以上海为例，截至1932年全市注册医院31家，中医医院只有谦益伤科中医院、浙宁水木中医院、广益中医院。显然，中、西医院数和中、西医人数的对比形成巨大反差。据统计："民国16年至22年，上海中医生有4681人，西医师有596人，中医人数是西医人数的8倍左右。"究其缘由，因为中医分散行医，诊疗过程呈现分散化、小型化特征，难成形成规模，最主要的原因是政府对中医教育的轻忽，纵观民国时期国内没有一家国立中医医院便可窥斑见豹。参见《上海市政概要》（上海市政府秘书处，民国二十三年）第7章（卫生），第6页。

⑤ 杨念群：《杨念群自选集》，第412页。

医患关系上，病家作为主导一方可以自由地择医而治，治病的过程同时也是择医的过程，医生只是被动提供诊疗服务，对病人的诊治过程也是毫无选择地暴露在病人家属或朋友的目光监视中。

中医散布于社会之中，凭一己之力维持生计，势单力孤且各自为阵，完全处于一盘散沙的状况。在这一医疗背景下，西方医疗空间的引进与中国传统家庭和社区的隔阂从一开始就不可避免，对比中西医两种不同的医疗体系和运作空间，不难发现两者确有扞格不通之处。中国传统医学出于人情化考量，将病家置于医疗活动的中心，以居家受治的方式减少病人的移动过程，所以传统中医向来形成了登门行医而不坐诊的基本认知。而近代西医的治疗是一个程序化极为严密的过程，在固定的医疗环境中进行，它有临床观察、精确诊断、量体温、测血压、检验生理指标、实施外科手术、康复等固定环节，需要借助医疗设备。何小莲认为："由于上述各种刚性规定，医生不可能携带诸多器械行医，不可能让每一个病家都营造适合医病的施医环境，因此，与近代西医相联系的制度安排必然是坐医制度，即我们所熟知的医院制度。"[1]

近代西医是科学发展和技术革命的产物，著名医师巴慕德认为："现代医学有两项革命性的突破：一项是对'准确真实性'（exact truth）的寻求。由于生物化学等学科的出现，人体已被展示为一个清晰的图像，观察这类图像，医生可以解释病人机理的变化，通过显微镜的仪器，就可尽量避免错误地作出决定，使医疗高度接近真实。第二个革命性事件是'托管制'（trusteeship）的出现。"[2] 托管理念溯源于对病家的尊重，它把与病人相关联的每一件事如健康、生命等都委托给医生，其"中心思想已贯穿进现代医疗与护理系统之中，包括现代医院、诊所、红十字会、救济院与收容所"。[3] 两大革命性事件

---

[1] 何小莲、张晔：《藉医传教与文化适应——兼论医学传教士之文化地位》，《西北大学学报（哲学社会科学版）》2008 年第 5 期。

[2] 转引杨念群：《再造"病人"》，第 63 页。杨念群教授曾详细考察过"委托制"在西方医学发展中的历史渊源，对"托管制"有非常权威的解释。参见《杨念群自选集》，第 412—417 页。

[3] HarollBalme, *China and Modern Medicine—A Study in Medicine Missionay Development.* 1921, p.19，转引自《再造"病人"》，第 63 页。

的现实要求是，"对病人机理的分析，必须暂时脱离无法提供技术支持的家庭或社区的控制"，[①] 到一个极为陌生的医院或检查室中进行专门化的测试。而"委托制度"的直接要求是，身心的交付成为病人进入现代医院的基本前提。

自从西医传教士在中国开设医院和诊所，即标志着西方现代医疗系统在中国正式嵌入，医院或诊所对于普通民众来说完全是一个神秘的空间。甚至到了1930年，还有人对西方医疗空间充满了神秘感："宇墙崇闳，器械精良，由门而庭，俨如王者，病者受传呼而入，则入于博士诊病之室，白昼而玻窗也，必四周围以曼幔，绝不通一线之阳光，张电灯而从事，病者仰视医生，如见阎罗王。"其结论是："此何为者，非今天之娇西医，犹未脱彼太古神学之生活也哉？"[②] 在他们的意识中，更是无法接受"委托制"所强制的把亲人托付给陌生人照顾的方式。因为"中国人的头脑中自古就缺乏外在于家庭的医疗空间概念，更遑论保健与护理的现代医学意识"。[③] 这预示着，国人接受西方医疗空间势必要经历一个艰难的过程。

西医一直是主动出击的一方。医疗传教士们终于意识到，西医的医疗空间之所以为中国民众所畏疑，根本原因就在于其治疗过程神秘莫测，与中医的公开开放形成反差。西医要想得到中国民众的充分信任，就必须顺时适宜地采取一些迎合中国传统习俗的行为和方法，努力使西医技术契合于公开性的特征，以极力消除医院空间与病人家庭及社区之间的隔阂状态，从而打消中国人的心理戒备，克服陌生感和距离感。医疗传教士们也确实在医疗过程的公开性方面屡有动作，最具代表性的就是"大树底下做手术"的故事，教会医师豪伊（Howie）为了赢得民众的信任，来中国后以公开的方式完成了首例手术，

---

① 郝先中：《西医东渐与中国近代医疗卫生制度的肇始》，《华东师范大学学报（哲学社会科学版）》2005年第1期。

② 顾惕生：《中医科学化之商兑》，《中医世界》1930年第1卷第5期。

③ 杨念群：《再造"病人"》，第66页。杨念群认为，从空间的构成状态而言，西方医院制度进入中国之初之所以不被接受，也恰恰是因为医院的封闭式和陌生化的管理与传统社区治疗比较注意亲情化的熟悉氛围具有相当的距离。

而手术场所选在一棵大树之下，目的是让人们亲眼目睹西医手术的科学性，而没有什么不可告人的秘密和圈套，此举意在打消民众的顾忌和疑虑。类似的公开化医疗活动不一而足，一次次成功的过程"基本摒除了中国百姓头脑中原有的恐怖神秘的图像"，①在相当程度上解除了中国人对西医空间的陌生感。

西医制度的建立，代表着西方人率先运用科学的力量，冲决了中世纪传统的医学理念，构建全新的医院制度，踏入近代医学的殿堂。张大庆认为，"医院的建立标志着西医观念、制度和医疗实践方式的全面引进。"②近代医疗空间的本土扎根，不仅对中国传统医学产生了强烈冲击，为中国现代医疗格局的构建树立了范式，在客观上促发了中国传统医疗空间的转型，直接催生了中国近代医疗卫生体系的制度性变革，扭转了民众对医院空间及医院制度的歪曲认知，改善了中国人千古传承的医学观念。

早期建立的西医院疗效显著，渐为部分民众所认同与接纳，一些精英人物开始注意西方医院制度的优越性，有意识向民众介绍西医院的一些知识。早在1883年7月，《申报》就刊文介绍西医院的大略："泰西各国最重医院，凡大城市通商埠头莫不设立，其经费由国家派拨，商民捐输，一切药物皆备，且多设屋宇以居病者，规模宏敞，器具精工，病人到院求医，轻者给药以去，若症候重大，且夕须诊视者则留于院中，上者人各一室，次者群居，皆有伏侍之人以供使令，不特诊资，药价不取于病人，而且饮食精洁，悉由院中供给，不费分毫，扶病而来直至全愈而出，以故病者不顾家居调治，反乐入医院以求瘳，且不惟贫病之人沾惠不少，即富贵之家、官商士夫居移养移，亦莫不以院中之养病为较适于家居也。"③这是一篇极具代表性的文章，类似于这样介绍西医院的时文在当时的报章杂志上俯拾即是。

---

① 杨念群：《再造"病人"》，第72页。
② 张大庆：《中国近代疾病社会史（1912—1937）》，第58页。
③ 《医院说》，《申报》1883年7月20日，第1版。

二、教会医院的制度引领

1553 年，葡萄牙人成功入居澳门，成为 16 世纪后期葡人海外扩张最为成功的事件之一。随着来华葡人不断增长，澳门逐渐变成一个生活空间狭小、中外交往频繁、人口逐渐稠密、自然环境恶劣的地方，医疗事业的引入是维持澳门稳步发展的必然选择。1568 年澳门终于迎来了葡萄牙耶稣会士贾尼劳（亦译作：卡内罗、贾尼路、加奈罗等）主教，他主持建立了"仁慈""堂和"两座医院，被认为是中国领土上建立的最早的西式医疗机构。[①]

鸦片战争之前，广州是中国唯一对外贸易之地，也是西方教会登陆中国的桥头堡，被认为是"承受西方文明第一缕光明"之地。1807 年，英国传教士马礼逊（Robert Morrison）来到澳门，作为基督教新教在中国传教的开山祖，也成为在华教会医疗事业的奠基人，他先后在澳门、广州等地行医并推广牛痘接种。1820 年，马礼逊和另一位医疗传教士李文斯敦在澳门开设中西医合作诊所。1835 年 11 月，伯驾作为首位来华且有正式身份的公理会传教士医生，在广州开设眼科医院（又称新豆栏医局），"由此而奠定了基督教在华医药事业的起点。"[②] 广州眼科医局在草创时期就声名鹊起，规模日盛，"自 1842 年至 1845 年间，该医院共收诊病人 52500 名。"[③]

鸦片战争以后，医疗传教士在不平等条约特权的庇护下纷纷来到中国，教会组织在各地开办医院和诊所，教会医师的踪迹也"从广州、澳门拓展到香港、上海、厦门、福州、宁波等通商口岸"。[④] 第二次鸦片战争以后，教会医院又被推广到沿海、沿江和内陆地区。自 19 世纪 60 年代起的几十年间，教

---

① 董少新：《形神之间——早期西洋医学入华史稿》，第 69 页。

② 田涛：《清末民初在华基督教医疗卫生事业及其专业化》，《近代史研究》1995 年第 5 期。

③ [美] 乔森纳·斯潘塞：《改变中国》，曹德骏译，生活·读书·新知三联书店 1990 年版，第 34 页。

④ 郝先中：《西医东渐与中国近代医疗卫生制度的肇始》，《华东师范大学学报（哲学社会科学版）》2005 年第 1 期。

会医疗机构遍布国土，"凡是有传教士的足迹，就有西式诊所和医院。"① 具体可考的地区包括：海南、汕头、五径富、香港、打狗、广州、东莞、厦门、漳州、南雅、建宁、富宁、泉州、小溪、福州、佛山、温州、邵武、金华、杭州、宁波、苏州、上海、嘉定、镇江、南京、六合、梧州、藕池、滁州、庐州府、蒙自、福清、潮州、台州、安庆、平度、德安府、清江浦、河南、常德、青州府、济南、芝罘、保定、牛庄、太原、天津、邙州、北京、吉林、乐陵、沈阳、双城堡、东蒙古、重庆、成都、汉口、武昌、九江、宜昌、老河口、兴化、古田、济宁州、太谷、北海等地，涉及 13 个省市 80 多个地区，并由沿海城市向内陆地区辐射。② 不过 19 世纪中期之后，教会组织在华开办的医院及诊所，其数量和影响力均不及庞大的中医群体。

表 2—1 教会医院及其建立时间

省	年份	医院名称	省	年份	医院名称	省	年份	医院名称
江苏	1843	上海仁济医院	山东	1892	济南华美医院	直隶	1888	北京同仁医院
	1864	上海公济医院		1893	济宁巴克门医院		1861	北京施医院
	1865	上海同仁医院		1897	临清华美医院		1893	北京妇孺医院
	1880	上海虹口医院		1882	卫氏博济医院		1886	北京安定医院
	1885	上海西门妇孺医院		1901	黄县怀宁医院		1888	北京道济医院
	1904	上海广济医院		1887	潍县基督教医院		1902	北京普仁医院
	1904	上海广慈医院		1894	青岛天主堂养病院		1881	天津马大夫医院
	1892	南京鼓楼医院	湖北	1878	汉口仁济医院		1882	天津妇孺医院
	1883	苏州博西医院		1880	汉口普爱医院		1875	天津英源医院
	1899	苏州妇孺医院		1866	汉口诊所		1903	天津大仁医院
	1897	苏州福音医院		1869	汉口协和医院		1899	通州医院
	1908	无锡普仁医院		1858	汉口天主堂医院		1903	博施医院
	1888	淮阴仁慈医院		1902	汉口同仁医院		1909	道生施医院
	1905	徐州福音医院		1888	武昌仁济医院		1903	昌黎广济医院
	1902	宿迁仁济医院		1909	大冶普爱医院		1902	保定思罗医院

① 马伯英等：《中外医学文化交流史——中外医学跨文化传通》，第 400 页。

② 马伯英等：《中外医学文化交流史——中外医学跨文化传通》，第 400—401 页。

续表

省	年份	医院名称	省	年份	医院名称	省	年份	医院名称
浙江	1881	杭州广济医院	湖北	1897	孝感仁济医院	直隶	1903	保定思侯医院
	1844	宁波华美医院		1895	安陆普爱医院		1903	邢台福音医院
	1890	宁波仁济医院		1879	宜昌普济医院	福建	1848	美以美会福州诊所
	1900	台州普济医院	河南	1905	开封内地会医院		1850	英圣公会福州诊所
	1898	温州白累施医院		1904	沁阳恩赐医院		1878	漳浦源梁医院
安徽	1881	芜湖医院		1903	确山医院		1885	霞浦基督教女医院
	1897	合肥基督教医院		1901	汲县惠民医院		1885	福宁医院
	1899	安庆同仁医院		1903	驻马店普济医院		1887	福州柴井医院
	1905	安庆广济医院	广东	1835	广州博济医院		1887	南台岛塔亭医院
	1908	怀远民望医院		1867	汕头福音医院		1888	厦门韦伯希医院
江西	1890	南昌法国医院		1881	汕头盖世医院		1892	漳浦医院
	1892	九江生命活水医院		1885	佛山韦氏教会医院		1893	古田怀礼医院
	1882	九江法国医院		1885	琼州福音医院		1898	建欧基督教医院
山西	1911	太原博爱医院		1886	合浦普仁医院		1901	闽清善牧医院
	1883	太谷仁术医院		1888	东莞普济医院		1902	厦门救世医院
	1903	汾州医院		1890	广东北海医院		1902	屏南妇幼医院
	1905	辽县友爱医院		1892	揭阳真理医院		1904	仙游美以美女医院
湖南	1906	益阳信义医院		1892	广州壁格莱医院	四川	1909	罗源医院
	1898	常德医院		1896	广州夏葛妇孺医院		1896	成都妇孺医院
	1905	湘潭惠景医院		1899	广州柔济医院		1894	成都存仁医院
	1907	岳阳普济医院		1902	阳江博济医院		1894	乐山仁济医院
	1903	衡阳仁济医院	广西	1911	南宁道救医院		1902	绵县宽仁女医院
	1905	零陵普爱医院		1903	梧州西教医院		1909	绵县仁泽医院
	1907	彬县惠爱医院		1903	梧州思达公医院		1903	三台仁慈医院
陕西	1899	长安广仁医院		1911	桂林道生医院		1905	三台仁慈女医院

资料来源：同仁会编：《中华民国医事综览》（1935 年），王吉民、伍连德：《中国医史》（1932 年）。此
　　处转引自张大庆：《中国近代疾病社会史（1912—1937）》，第 59 页。

据医史记载，"至 1876 年，我国有教会医院 16 所、诊所 24 个，1905 年，
全国建有教会医院 166 所、诊所 241 个；至 1914 年，全国 20 多个省教会医院

增加到 244 所。"[1] 早期的教会医院和诊所的特点是规模不大，但在当地具有一定影响力。在地域分布上，《中华归主》对 1919 年各省教会医院所在地有过详细梳理：安徽 7 所、浙江 12 所、直隶 15 所、福建 31 所、河南 12 所、湖南 15 所、湖北 16 所、甘肃 2 所、江西 5 所、江苏 18 所、广西 3 所、广东 27 所、贵州 2 所、山西 8 所、山东 20 所、陕西 2 所、四川 20 所、云南 2 所、奉天(辽宁) 15 所、吉林 4 所、黑龙江 1 所、新疆 4 所。[2]

进入 20 世纪以后，教会医院在中国不断扩张，数量和规模都达到空前高度。1920 年《中华归主》统计如下：

表 2—2　各省教会势力范围中之教会医药事业表

省区	医院（所）	药房（所）	省区	医院（所）	药房（所）
东北	25	3	浙江	19	9
直隶	24	6	安徽	8	4
山东	28	36	江西	7	18
山西	11	12	河南	14	10
陕西	2	21	湖北	22	8
江苏	29	11	湖南	18	18
福建	41	9	贵州	2	6
广东	39	11	云南	2	9
广西	4	3	蒙古	—	9
甘肃	2	12	新疆	3	1
四川	26	28	西藏	—	—

资料来源：中华续行委办会编，中国社会科学院世界宗教研究所译：《中华归主》中册，中国社会科学出版社 1987 年版，第 622 页。

到 1920 年，全国西式教会医院总计 326 所，药房 244 处，分布在 22 个省区的 237 座城市中，除青海、西藏等个别省区外，教会医院或药房可以说遍布各地。根据各大差会报告，这些医院共"有病床 16737 张，每院平均 51 张，

---

[1] 李经纬、程之范主编：《中国医学百科全书·医学史》，上海科学技术出版社 1987 年版，第 111—112 页。

[2] 《中华归主》下册，中国社会科学出版社 1987 版，第 1171—1174 页。

每年住院人数 144477 人次。医院和药房每年诊治的病人约有 100 万以上或达到 200 万之多"。①

从发展趋势上看，由于受北伐战争及非基督运动的影响，教会医院在 20 世纪 30 年代出现了减少的趋势，"1933 年，中国的教会医院约在 230 至 250 之间，其中不包括东北三省的教会医院。1935 年，教会医院只有 250 所"。②

教会医院的传入，无疑对传统中医提出了挑战。20 世纪 20 年代初，中国人自主兴办的医疗事业尚在起步阶段，教会医院在临床外科、眼科、妇科、卫生防疫等方面都处于优势地位，且具有良好的示范效应。

首先，与中国传统的医事制度相比，教会医院具有明显的规模效应和集约化特征。医院的规模化和高效率表现为，在医院的坐诊制度下，医生的工作效率更高，他们能在有限的时间里诊察更多的患者。以博济医院的嘉约翰为例，在华 40 年间，他一共诊治病人 74 万人次，尤擅膀胱结石摘除术及截石法，施行各类手术 4.9 万人次，被誉为"外科圣手"。③ 仅"1875 年 7 月 1 日一天，嘉约翰就完成了八例手术：白内障切除手术二例；膀胱结石切除手术一例；眼球肿瘤切除手术一例；肛门瘘手术一例；切除包皮一例；眼科手术一例；骨科手术一例"。④ 而"上海仁济医院在开办的最初 13 年中，即从 1844 年至 1856 年，医治病人 13 万人次，1860 年为 16113 人次，1861 年为 38069 人次，1870 年为 42695 人次，1875 年为 56624 人次"⑤。如此惊人的数字，若非在现代医院环境下进行，是不可思议的。

其次，近代医院出现了专门化趋势。从 19 世纪 60 年代起，医院开始突破传统的内外科分工，一些新的专业分科如妇产科、神经科等相继出现，医院开

① 《中华归主》中册，第 620—623 页。

② 参见李传斌：《条约特权制度下的医疗事业》，第 91 页。

③ 中华医史学会：《中华医史学会五周年纪念特刊》，1941 年印行，第 114 页。此处转引自何小莲：《西医东渐与文化调适》，第 86 页。

④ 顾长声：《从马礼逊到司徒雷登》，上海人民出版社 1985 年版，第 180 页。

⑤ 王尔敏：《上海仁济医院史略》，载林治平主编：《基督教与中国现代化》（论文集），（台北）宇宙光出版社 1994 年版，第 413 页。

始实行专业就诊。在现代医院制度下，医学技术的进步对医疗器械的利用率也大为提高。在当时一些著名的教会医院里，西方近代医学的一些最新发明往往能够得到及时引进和运用。如1845年之前，西医院内的外科手术都是没有麻醉的，病人要承受无比的痛苦。1846年10月，莫顿发明乙醚麻醉剂并成功实施了世界上第一例乙醚麻醉法下的外科手术，一年以后（1847），伯驾在他的医院里第一次试用。麻醉术的成功引入，被视为中国医疗史上里程碑式的重大进步。

再次，教会医院的建立为中国带来了先进的医事管理示范。病历记录和报告制度是西医院科学管理的缩影，伯驾医师就对每一个病人的情况做了详细的医案记录。在伯驾之后，中国医务传道会下设的每一个教会医院都对重要的病例进行记录并加以整理分析，逐渐形成固定程序和正规体系，为医学研究提供可靠的数据资料。在日常治疗活动中，医院借助对病人的观察和检查，使用专门的表格状登记簿，详细记录和追踪病人的基本情况。到1919年，教会医院"有住院病人和门诊病人详细病案记录的医院共62所，占所有做报告的医院的40%，只做一部分病案记录或只做住院病人病案记录的医院共24所，占所有做报告的医院的16%，没有病案记录的医院共有69所，占所有做报告的医院的44%"。① 今天看来这些习以为常的病案记录，在当时俨然成为现代医院标准化管理的重要表征。

最后，教会医院富有人文关怀的医患关系也为中国传统医学树立了榜样。在一些著名的教会医院里，"医护人员对病人处处体现出基督教义中的博爱精神，依靠仁爱和奉献，在医院中塑造一种新型的医患关系。在与病人的接触中，医师们尤其注重医院给病人留下的第一印象，从门卫到挂号员，从医师到护士，都会给病人客人般的热情接待。"② 一些医院还专门配有神职人员，倾听病人的内心诉说，释放病人的畏惧情绪，排解病人的心灵痛苦。显然，在这种

---

① 《中华归主——中国基督教事业统计》（下），第972页。

② 郝先中：《西医东渐与中国近代医疗卫生制度的肇始》，《华东师范大学学报（哲学社会科学版）》2005年第1期。

新型的医患关系中，真正体现了"以人为本"的近代理念，事实上这一理念确实改变着中国民众的医疗观念，尽管这一转变过程充满了种种疑虑和内心纠葛。

三、新式医院的本土崛起

在教会医院的影响下，如前文所述，一些华人精英竭力呼吁发展现代医学，仿行西方开办西医院。一些西方人士也成为西医建设的热情宣传者和积极推动者。

一位"来华甚久"的"述客"，"见华人疾病之苦，心常恻然，而不能释，故不能不为华人劝矣"。他认为："虽人之所病不同，而受病之苦则无不相同，虽医之所治不同，药之所用不同，人之调养不同，而不能不医，不能不药，不能不调养，则亦无不相同。然竟有大不相同者，富贵者之染病也，医必延数辈，虽未必医皆和缓，而究胜于不医者多矣。……若贫贱之人本不易病，而病则必重，既苦于无力延医，无力服药，当初病之时必稽迟以冀自愈，及至无可如何而始延医而始服药，亦何怪医家之束手，方药之无灵乎，人事有未尽，似不能尽归之天命矣。"[1]在他看来，没有医院设施对患者极为不利。为了让民众了解医院的重要性，他列举了"医院之设有六利焉"："有易于沾染之症病者住院，家人可免再病，一利也；住院之后，俾医者朝夕施治体察病情，易于奏效，二利也；贫者省延医服药之费，能安心住院，三利也；且起居较便于家，房屋较洁于家，为病者所宜，四利也；家人不致忙乱，仍可营生，病者得以静养，五利也；如疯人及诸恶疾，另设别院，俾皆得所愈，则固妙，否亦可终其天年，六利也。"[2]

另一方面，在西医院的示范影响下，政府和民间人士自发地开办了一些数

---

[1] 《述客言中国宜广设医院》，《申报》1895 年 12 月 3 日，第 1 版。

[2] 《述客言中国宜广设医院》，《申报》1895 年 12 月 3 日，第 1 版。

目可观的新式医院。1880 年，在李鸿章的积极倡导和推动下，一些清廷官员和商人捐赠了一万多两白银，在天津建立了近代中国第一所规模完整的私立西医医院"北洋医学堂"（河北医科大学的前身），英国人马根济（John Kenneth Mackenzie）任医院首任院长，北洋医学堂属于洋务运动的一部分，也为中国人自己开办西式医院建立了典范。1887 年，江南分巡苏松太道在上海县城西门外设立普善医局。1904 年，知名士绅李平书在上海创办中西综合性医院"上海医院"。

中国近代最早开设的官立医院是京城内、外城官医院。清末"新政"期间，清廷仿效西制发展现代医学，1906 年在京师东城钱粮胡同设"内城官医院"，1908 年清政府又在宣武门外梁家园设"外城官医院"。两个医院彻底改变过去的官医院只为统治阶层服务的职能，面向普通民众实施医疗救济。医院初设之时，接纳贫苦百姓概不收费，"本院系民政部奏请设立，纯属官立性质，所有来院诊治之人，概不收费，惟住院诊治者饭食费须由本人自备。"① 内、外城官医院的官办性质，意味着所有民众可在这里享受免费医疗。内、外官医院设立后收效显著，"1908 年 5 月外城官医院开诊后，内、外城官医院每季度就诊都有数万人次，1909 年全年就诊数更是高达 288467 人次，而当年北京内、外城总人数还不到 80 万。"② 民众对此交口称道："于卫生大有裨益，人皆称便"，有竹枝词大加颂扬："一从新立官医院，大益人民在卫生。不见荒榛与沟堑，果然沧海有时平。"③1933 年内、外官医院改为市立医院后，才逐步取消"概不收费"的政策。

京师内、外城官医院诞生于清末"新政"，被公认为设立最早的存续时间最长的官立医院（历史沿革至新中国成立后）。医院仿行西方现代医院的管理制度，采用中西医结合的医疗模式，以免费医疗积极进行社会救济，虽然不乏

---

① 《内外城官医院章程》，载田涛、郭成伟主编：《清末北京城市管理法规（1906—1910）》，北京出版社 1996 年版，第 103 页。

② 丁芮：《京师内、外城官医院的医疗救济研究》，《北京社会科学》2014 年第 2 期。

③ 杨米人：《清代北京竹枝词：十三种》，北京古籍出版社 1982 年版，第 126 页。

传统的"仁政""恤民"等政治色彩，但其"重视民命之至意""惠济民生"的宗旨，反映了政府从传统救济向现代社会福利制度发展的重要转变。

广东是教会医院的滥觞之地，教会医疗机构的表现，对华人自主创办新式医院起着良好的示范和引领作用，广州也是中国人自主创办新式医院最多的地区之一。19 世纪末 20 世纪初，随着本土华人医师群体的发展壮大，广州人自主兴办的新式医院持续增加，光华医社是中国人自主开办的第一所西医院，它和广东公医院的创建，打破了西方教会组织垄断西医的局面，成为中国人自办西医院的肇始。

表 2—3　广州人自办的新式医院

医院名称	创办人	创办时间	备注
图强产科医院	伍汉持	1904	
中国红十字会广州分会附属医院	马达臣	1904	广州最早的红十字会医院
广东军医学堂	岑春煊	1905	广东最早的军医院
光华医社	梁培基、陈衍芬	1907	中国人自办的第一所西医医院
妇孺医院	谢爱琼	1908	广东第一所妇女儿童医院
广东公医学校（附设广东公医院）	潘佩如等人	1909	
警察医院	广东警察厅	1912	次年易名为广东医院，1921 年，改为广州市市立医院
麻风病收容所	陈景华	1911	1921 年，改为广州市市立东郊麻风院
传染病收容所	陈俊	1913	1921 年，改为广州市市立传染病院
邝磐石医院	邝磐石	1917	这是近代广州私人建立的第一间综合性医院
珠江颐养园留医院	梁培基	1922	为广东首家旅馆医院
国民党立贫民生产医院	何香凝	1924	该医院专门收容贫苦产妇

资料来源：1.广东省地方史志编纂委员会：《广东省志·卫生志》，广东人民出版社 2003 年版，第 17 页；2.广州市红十字会医院：《广州市红十字会医院志：1904—2004》，2004 年，广东省立中山图书馆特藏部；3.广州市地方志编纂委员会：《广州市志》第 15 卷，广州出版社 1997 年版，第 252 页；4.广州近代史博物馆：《近代广州》，中华书局 2003 年版，第 161 页。

至 20 世纪二三十年代，广州的公立医院和私立医院均获得了前所未有的发展，并逐渐取代教会医院和慈善医院，成为近代本土化医院创设的主体。

说到国立医院，不能不提南京中央医院。其前身是 1929 年 1 月开始筹建的中央模范军医院，当年 10 月开诊，1930 年 1 月改名为中央医院。1931 年国民政府拨专款扩建中央医院，并得到南洋著名侨胞、慈善家胡文虎 37.5 万元银洋的捐赠，当年设有病床 200 张。中央医院在当时占有举足轻重的地位，是军政要员和社会名流就医的首选医院。1937 年，中央医院随同政府撤离南京，首迁长沙，继迁贵阳，并于重庆设分院，人员分散在重庆、贵阳两地。1946 年 2 月国民政府回迁南京，在医院原址加以维修改造，中央医院重新启用，隶属于卫生署直辖。"1947 年，南京中央医院有病床 526 张，医师 111 人，护士 173 人，助产士 8 人，药剂师 5 人，检验员 12 人，助理员 62 人。"①

就全国而言，"到 1947 年全国省立医院总数 224 所，床位 17136 张，其中省立 132 所，床位 9184，直辖市 51 所，床位 5532 张，省辖市立 42 所，床位 2420 张，合计普通医院 162 所，床位 11626 张。专科（包括疗养院、牙科医院、传染病院、精神病院、麻风病院、戒烟医院）医院 62 所，床位 5510 张，县立卫生院、县卫生所、设治局卫生所、特种区卫生所、区卫生分院、乡镇卫生所，计有病床 11226 张。另有公立医院 89 所，病床 6440 张，教会医院 162 所，病床 12157 张。总计当时合公私立医院诊所约有病床六万余张，以人口平均，每 8 千人仅有病床一张。"② 客观而言，新式医院虽然有所扩大，但是相对于庞大的人口基数，国家的医疗卫生机构仍是十分稀缺的。就连"国民政府卫生部也不得不自叹：与美国平均每 70 人有病床一张相较，相差仍远"。③

---

① 史全生主编：《中华民国文化史》（下），吉林文史出版社 1990 年版，第 1210 页。
② 史全生主编：《中华民国文化史》（下），吉林文史出版社 1990 年版，第 1220 页。
③ 史全生主编：《中华民国文化史》（下），吉林文史出版社 1990 年版，第 1220 页。

四、精英与城乡卫生的医疗实践

（一）兰安生模式与预防医学的城市行为 [①]

20 世纪初，随着医疗体制集中化和建制化的相继完成，西方先进国家基本实现了医疗活动从私人诊室和患者家中到医院的变革，一些医生感觉到这种转变反而缩窄了他们的视野，无法把病人和他的生活环境作为一个整体来考察，医生观察不到病人的家庭和生活情况，其注意力只能集中在病人的躯体症状上，而忽略产生疾病的社会因素的综合影响。20 世纪初，流行于中国西医界的医疗社会服务理论认为："医生必须主动收集病人的信息进行综合判断，尽可能使之与社区资源的运用联系起来，医院并非治病的站点，医疗系统有责任协助病人完好地返归社区。" [②] 杨念群理解的"社会服务"，"实际上就是把疾病和对其进行诊疗的过程不仅当做一种封闭的医疗技术实践，而且把它看做周边社会环境造成的结果。特别是慢性病，如心脏病、肺病、胃病、精神病等的发生，显而易见是受心理的、情感的和社会因素的影响。就是皮肤病也与心理状态、社会环境有着密切的关系。" [③] 杨念群认为："中国的社区环境已在某种程度上成为医疗空间的延伸，'社会服务'理念也拉近了社区与医疗空间的距离。" [④]

以兰安生 [⑤] 为代表的医学精英们尝试把西方医疗空间融入社区当中，扩大

[①] 杨念群和杜丽红对兰安生与近代中国公共卫生建设事业有过权威性研究，参见《"兰安生模式"与民国初年北京生死控制空间的转换》(《社会学研究》1999 年第 4 期)；杜丽红：《制度扩散与在地化：兰安生 (John B. Grant) 在北京的公共卫生试验 (1921—1925)》("中央研究院"近代史研究所：《"中央研究院"近代史研究所集刊》，2014 年 12 月第 86 期) 等。

[②] 转引自杨念群：《再造"病人"》，第 105—106 页。

[③] 杨念群：《再造"病人"》，第 106 页。

[④] 杨念群：《再造"病人"》，第 106 页。

[⑤] 兰安生 (John Black Grant)，美国在华医师，美国浸礼会医疗传教士兰雅各 (James S. Grant) 之子，1890 年生于浙江宁波。他曾任北京协和医学院公共卫生系主任，在北京协和医学院创建了中国最早的公共卫生学系，在北京建立了以第一卫生事务所为依托的城市社区医疗卫生服务，在河北定县指导其学生陈志潜建立了中国最早的农村基层医疗卫生体系，对我

医疗活动至社区范围。在兰安生看来,"个人卫生完全为个人事业,而公共卫生则为社会与个人以医学上之保护。"① 公共卫生学作为医学与社会学的交叉学科,应该属于社会空间医学,因而公共卫生学的教学现场应该拓展到社区之中,绝不能局限在医学院的课堂和实验室。只有这样才能"摒弃单调的病因学分析的努力,体现于以'社会服务'概念为核心的全方位诊疗实践之中"。② 倡导医疗"社会服务"的宗旨,就是在客观上弥补将病人与社会环境人为割裂开来的缺陷。按照兰安生的学生陈志潜的理解:"社区医学包括流行病学、生命统计和卫生行政,比起单纯是医生和病人之间关系的个体医疗,社区医学体现了更为先进的卫生保健方法。"③ 这表明把"公共卫生"与"个人卫生"区分开来,在当时已逐步为中国政府官员和医学精英们所认同。

兰安生是倡导和践行公共卫生教育与实践的杰出代表,他在中国开展了将近 20 年的医学工作,对我国近代医学和卫生保健工作贡献良多。1920 年,在兰安生的主导下,北京协和医院建立了"社会服务部",这是中国第一个医院社会工作部门。"医院社会服务部的主要功能之一就是把医院与医院墙外所有的社会力量和所有有利因素连接在一起。"④ 兰安生还率先提出在协和医院设立公共卫生系和在北京创建卫生实验区的设想,他的建议得到了协和医院及北京市政府的支持,1923 年协和医学院公共卫生系成立。兰安生在完成了公共卫生系的创建后,立即筹划有"兰安生模式"之称的公共卫生实践,着手建立我国第一个城市社区医疗服务体系。1925 年,在北京市政府的支持下,兰安生创办了"北京第一卫生事务所"(下称"事务所"),"事务所"首先隶属于市警察厅,后归属市卫生局。

"事务所"早先分为三科:"卫生科掌理一般卫生,检验饮食物品,及饮水

国公共卫生事业的发展起到了奠基作用。

① 兰安生:《公共卫生学》,卫生部中华卫生教育研究会 1930 年印行,第 19 页。
② 兰安生:《公共卫生学》,卫生部中华卫生教育研究会 1930 年印行,第 19 页。
③ 陈志潜:《中国农村的医学——我的回忆》,第 2 页。
④ 引自张大庆:《中国近代疾病社会史(1912—1937)》,第 152 页。

等；统计兼防疫科掌理生死疫病统计，调查死亡原因，施行预防注射等；保健科掌理学校及工厂卫生，并设有卫生诊疗所，及公共卫生看护，藉以增进人民健康。"[1]"事务所"后来扩展为五股，[2]"管辖人口最初约 5 万人，随着示范区面积的扩大，示范区人口亦随之增加并稳定在 10 万人略多一点。"[3]兰安生全面主持"事务所"工作，他一方面着力把"事务所"办成协和医院公共卫生系的教学现场，让医学生能够深入实地"了解社区居民的卫生、健康和疾病的情况和问题，应用他们所学习到的医学知识和技术，从群体角度而不是从个体的角度来解决健康和疾病问题"。他指出："预防医学的教学实践应该像教授临床医学那样，有自己特定的教学现场，临床医学的教学现场是医院和门诊，在空间结构方面相对较为封闭，在那里学生可以学习到针对个别病体的治疗技术。而预防医学（或称公共卫生）的教学现场则应该是一个居民区（或称社区），要让学生有机会在一个开放的空间环境里去了解社区居民的卫生、健康和疾病的情况和问题，应用他们所学习到的医学知识和技术，从群体角度而不是从个体的角度来解决健康和疾病问题。这样一个现场称为'卫生示范区'。"[4]卫生示范区的实质就是把西方医疗空间融入社区之中，贴近基层民众。

另一方面，兰安生依托事务所建成了中国首个基础医疗保健网，即著名的兰安生三级保护模式。因为"事务所"卫生监控与服务的对象是示范区内的 10 万之众，要解决这些人的疾病和健康问题，为此"事务所""开始建立自己的医疗保健网，这个网的网底是基层的地段保健（包括学校卫生和工厂卫生在

① 中华医学会：《医界指南》，中华医学会 1928 年印行，第 7 页。
② 即"统计兼防疫股，主要负责全区的生命统计、死亡调查、传染病管理等；环境卫生股，主要负责饮水、食品的卫生检验，公共场所的环境卫生检查等；卫生保健股，主要开展妇幼卫生、学校和工厂的治疗保健、居民普通医疗、牙病和结核病的防治等门诊工作；公共卫生护理股，主要负责地段家庭护理（妇幼、传染病），学校、工厂等群体保健及全所的健康教育工作；总务股，负责秘书、后勤事务工作，并配合牙科门诊开设了一个生产保健牙刷的工厂"。参见《话说老协和》，中国文史出版社 1987 年版，第 225 页。
③ 杨念群：《"兰安生模式"与民国初年北京生死控制空间的转换》，《社会学研究》1999 年第 4 期。
④ 杨念群：《"兰安生模式"与民国初年北京生死控制空间的转换》，《社会学研究》1999 年第 4 期。

内），第二层是医疗保健各科门诊；第三层是合同医院（协和医院或其他医院等）"。[①] 据杨念群考察，从空间上看，"事务所"的地段保健是按照疾病类型划分的，"事务所"在示范区内"划分出 20 个警察派出所地段，每个地段约有5000 居民"，由十名公共卫生护士和若干护士实习生通过家庭访视的方式，负责该地段居民的卫生保健工作。凡被访视过的病人均有访视记录，"事务所"病案室也有病者家庭记录，"将家庭每个成员的患病及健康情况按规定的表格记录下来，每份家庭记录都有家庭编号和个人编号。"地段和各科门诊在疾病划分和救护方面构成联网系统。[②]

在兰安生的设计和运作中，"事务所"的工作采取以预防为主的控制取向，以基层地段保健作为卫生防疫的重点，强调对病情的就地处理，试图在基层地段控制和化解问题的萌芽，从而达到对病疫的控制。三级保健网络之间是协调互动的，"事务所"按照病人病情的轻重缓急，明确区分和界定不同地段的功能，并建立了相应的转诊、转疗制度。"分级治疗体系是实现城市卫生资源合理配置的最有效途径。"[③] 但分级医疗体系能否成功建立，基本取决于"双向转诊、转治疗制度"。兰安生和他的第一卫生事务所敢为天下先，它将医学与社区、人群联系起来，开启西医技术对城市空间渗透之先河，在当时国际公共卫生界也声名鹊起，其经验和做法甚至为其他国家所仿效，尽管兰安生模式有其难以克服的缺陷，但丝毫不影响他"社区卫生服务之父"的美誉。

---

① 杨念群：《"兰安生模式"与民国初年北京生死控制空间的转换》，《社会学研究》1999 年第 4 期。

② 这一系统包含三个层次的空间：地段若发现有急性传染病患者则立即转送一所门诊进行诊断和治疗（第一空间），如患者需要住院治疗，则由一所转送合同医院（协和医院或其他医院）（第二空间），如患者不需要住院，则由一所转回地段，由护士设"家庭病床"进行床边护理和治疗，以及采取必要和可能的隔离和消毒措施（第三空间）。对肺结核及其他慢性病患者，一所亦采取同样上下联系的办法处理，必要时再转送合同医院进一步进行诊断和治疗。在这三个空间的循环流动和监控中，病人从家庭的角度进行空间选择的随机率便会大大降低。参见杨念群：《"兰安生模式"与民国初年北京生死控制空间的转换》，《社会学研究》1999 年第 4 期。

③ 刘远明：《西医东渐与中国近代医疗体制化》，第 213 页。

（二）定县实验与乡村卫生开拓

近代西医体制在中国的早期移植主要发生在广州、上海等通商口岸及大中城市，但中国是个传统的以农为本的国家，20世纪初，80%以上的人口依然生活在辽阔的乡村，因此，如何适应中国乡村落后的社会经济文化条件，成为西医体制本土化面临的最大挑战。医学精英们意识到，只有拉近西方医学与普通百姓的距离，让西医渗透到他们的日常生活和医疗意识中去，西医才能赢得社会民众的信任和接纳，并在民众中达到普及，而实现西医的平民化、社会化，构建一个满足农民实际需求的医疗卫生体系，鼓励西医走向民间确是一种有益的尝试。

当时现实的残酷性在于，"中国农村在医疗保健方面当时呈现出一片凄凉景象，传染性疾病广泛传播，死亡率高，期望寿命短。以教会医学为中心的医院和门诊部作用甚微"。① 河北定县为中国近代乡村社会中一个普通节点，能反映华北农村的一般概貌，人口稠密，其缺医少药的卫生状况具有一定的代表性。据载："定县472个村庄中，只有272个村有小草药店铺，却无医生。30%的农民在死亡之前，没有得到过任何医药帮助……每个农民，每年平均医药费只有三角；死者安埋费、治疗费总共不到5元。在生产上，全定县没有工业，唯一的加工产品是'定州眼药'。"②1932年，中华平民教育促进会组织人员对定县农村的医疗卫生状况进行调查，从他们统计的"民国十三年至十七年内515家中曾患各种疾病及其他原因死亡人数及百分比"中可以看出，定县的村民健康状况十分恶劣，四年以内515户人家共死亡355人，其中不满11岁的小孩有243个，而导致死亡的主要原因是抽疯、疹子、痨症、痢疾、天花、肠胃病等十几种疾病。③ 农村缺医少药和经济条件差是民众健康状况低下的主要原因。

---

① 陈志潜：《中国农村的医学——我的回忆》，第64页。

② 陈志潜：《卫生工作在定县》，载《晏阳初文集》，四川教育出版社1990年版，第424页。

③ 李景汉编：《定县社会概况调查》，《民国丛书》第四编（17），上海书店据中华平民教育促进会1933年版影印，第294—295页。

20 世纪 30 年代，中国的医疗卫生状况存在着两大弊端："其一，所有医院和医疗设备差不多都集中在城市，农村缺医少药，农民有病无处求医；第二，医院收费昂贵，农民穷，有病看不起，这是造成农民病死率高的一个主要原因。"①1934 年对定县的调查显示："人民在死亡之前，受旧式医疗者占 48.4%，受新式医疗者占 27.6%，根本未受任何医疗者占 20%，未详者，3.5%，定县如此，他处更可想而知。"② 其解决之道就是，一方面在农村建立医疗卫生制度，加大对农村医药经费的投入，降低农民的医疗费用，同时呼吁生活在城市的医师到乡下去行医执业，以营造公共卫生的人文环境；另一方面，加强对农民进行公共卫生教育，培养他们养成良好的生活习惯，成为健康国民。晏阳初主张"由村而区而县建立一个有系统的、以县为单位的乡村保健体系，使各村农民都享受科学医药治疗的机会"。③

为了拯救和改变日益衰落的中国乡村社会，扭转国家积贫积弱的残败景象，20 世纪 20、30 年代，中国一批知识精英、仁人志士纷纷告别都市生活，进入乡村社会，发起了一场声势浩大的乡村建设热潮。全国"计有 600 多个学术团体与教育机构参加了乡村建设运动，建立各种实验区 1000 余处"。④ 其中最具代表性的当属 1926 年晏阳初等人组织的中华平民教育促进会（简称"平教会"），他们把定县作为中国北方农村的代表性区域，率先发起了乡村建设实践。类似有影响的乡村建设基地还有 1929 年梁簌溟等人在河南辉县建立的村治学院、1931 年在山东邹平县建立的山东乡村建设研究院、黄炎培等人主持

---

① 郑大华：《民国乡村建设运动之"公共卫生"研究》，《天津社会科学》2007 年第 3 期。

② 李廷安：《中国乡村卫生问题》，商务印书馆 1935 年印行，第 71 页。

③ 晏阳初：《中华平民教育促进会定县工作大概》，载《晏阳初全集》第 1 卷，湖南教育出版社 1992 年版，第 248 页。

④ 参见晏阳初：《晏阳初全集》第 1 卷，第 305 页。据统计，设立乡村医院（或卫生所或保健所或医药室）的实（试）验区（县）有定县、邹平、无锡、徐共桥、乌江、龙山、清和、江宁、兰溪、栖霞、洛阳、万家埠、西善桥、下蜀、黎川等，其中一些面积较大的实验区还建立了一套乡村卫生保健制度或组织。参见郑大华：《民国乡村建设运动》，社会科学文献出版社 2000 年版，第 518 页。

的江苏昆山县徐公桥实验区、陶行知创建的南京晓庄师范学校等。虽然每个实验区和建设基地所实施的项目各有不同，但都把公共卫生教育和预防医学作为改善农村医疗状况的重要手段。本书拟就定县卫生实验区的工作略加梳理，旨在管窥近代医学的乡村本土化尝试。

河北定县是中国近代乡村社会的缩影，前述定县恶劣的卫生状况真实反映了中国乡村的残破和村民的贫弱。正是出于对以定县为代表的乡村卫生的担忧，才涌现出以晏阳初为代表的一批社会精英推动和创建的定县卫生实验区。定县卫生实验区由晏阳初、兰安生、姚寻源、陈志潜等人合力营造而成。晏阳初既是平教会的倡导者，也是定县卫生实验区的开拓者。兰安生在创办城市"卫生示范区"的同时，一直渴望建立一个乡村公共卫生教学基地，定县实验很快进入了他的视野。1928年兰安生与晏阳初合作，携手草创定县卫生试验区。此后，协和医学院始终成为试验区成功运作的策源地，协和医院不断为其提供技术和人才支持，姚寻源和陈志潜就是其中两位杰出代表。他们在兰安生老师的激励和引介下深入定县的乡村社会，成为卫生实验区前后相继的领导者。姚寻源1928年毕业于协和医学院，因为缺乏乡村卫生经验，照搬教会医院的固有规程，虽然努力工作，但在职两年仅仅搭建一个卫生实验的空架子，缺乏实质性的内容。姚寻源的后继者是1929年的协和毕业生陈志潜，1931年，兰安生推荐自己的得意门生、毕业于哈佛大学的高才生陈志潜接替姚寻源的工作。兰安生多次亲临定县指导陈志潜的工作并提供各种帮助，陈氏后来回忆道："兰安生向我介绍了社区医学的概念，引导我认识照搬外国模式，而不是采用适合本地需要和情况的医学实践的危害性。"[1] 并感慨："我一生中许多最美好的年代，是与兰安生的思想和理想紧密联系的。"[2] 作为师承关系，"兰安生与陈志潜都与'预防医学'这个新名词有关，却赋予了它在中国'城市'与'乡村'中的不同含义。"[3] 有所不同的是，兰安生模式的实行是一种城市行为，

---

[1]　陈志潜：《中国农村的医学——我的回忆》，第3页。

[2]　陈志潜：《中国农村的医学——我的回忆》，第43—44页。

[3]　杨念群：《再造"病人"》，第177页。

而定县模式方使预防医学扎根于乡村田野，不过定县卫生试验一直被认为是兰安生的社区防疫计划在乡村的延伸，"从而使兰安生模式变成了一种真正的中国预防经验"。①

来到定县不久，陈志潜骑着毛驴走村串户，开展了一次专门的卫生调查，他惊讶地发现除了少数传统中医和草药铺外，全县范围内只有两名没有受过正规培训的开业医师。在总结前任的经验教训的基础上，从定县的实际出发，认真规划出两个关键目标：即医药价格与设备的"非商业化"，医疗人员培训的"在地化"。他因此确立了解决定县乡村卫生问题的四条原则，即"第一，卫生保健要立足于当地实际需要和条件可能的基础；第二，设计当地能够供养得起的卫生保健系统，包括尽量培养当地保健员，减少农民的经济负担；第三，在城乡之间架起一座桥梁，把城市中已广泛应用的现代医学传送到农村；第四，社区对该系统的运转和持续有效性负有责任"。② 陈志潜认为："假如我们不能深入到村落，那么我们在运用现代科学医学来提高农村卫生方面也不会有所作为。因此我们解决问题的办法是使村民们自己意识到这个问题，提高他们的社会责任感和为之工作的动力，这就是构成定县社区医学模式的根本哲学。"③ 在这一思想基础的支配下，陈志潜在定县乡村大展拳脚，创立了农村三级医学保健网，可以说，陈志潜是定县乡村卫生模式的实际创立者。实验区的工作一直持续到1937年抗战全面爆发后定县沦陷。

陈志潜指出，定县的社区医学模式，事实上是"一个以社区为基础的系统而不是基于在该系统内作为助手的非专业人员（村卫生员）。重要之点是村卫生员构成了一个卫生维持系统的最底层。这个系统由他们开始有效发挥作用，他们的工作由一个强有力的社区组织来监督"。④ 此处所指强有力的"社区组

---

① 杨念群：《再造"病人"》，第178页。
② 郭栋懿、郭开瑜：《农村三级医学保健网的先驱——陈志潜教授》，《现代预防医学》2003年第5期。
③ 陈志潜：《中国农村的医学——我的回忆》，第90页。
④ 陈志潜：《中国农村的医学——我的回忆》，第89页。

织"，就是他在兰安生的帮助下建立的县、区(乡)、村三级农村卫生保健体系。这个组织的"最高层就是区卫生中心，包括行政管理办公室，一所50张病床的医院，一个实验室和一间培训用的教室。区卫生中心之下是各式各样的乡卫生站，在乡卫生站之下是村卫生员"。① 这个社区组织的职能如图2—1所示。

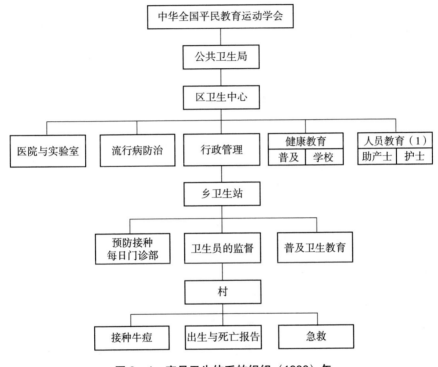

图2—1　定县卫生体系的组织（1933）年

资料来源：陈志潜：《中国农村的医学——我的回忆》，第91页。

位于顶层的区卫生中心，主要行使三级卫生保健系统的重要职责，负责协调和补充下级机构的全部事宜，卫生中心负责培训省医学院校毕业生及地方卫生人员，负责指导解决特殊卫生问题，编写与散发教学材料。位于中层的区或联村设立保健所制度，是具体负责训练、指导、监督保健员的枢纽组织，其主要职能是："一、保健员之训练与监督；二、逐日治疗；三、学校卫生与卫

① 陈志潜：《中国农村的医学——我的回忆》，第90页。

生教育；四、传染病预防。"① 在三级医学保健网络中，区保健所起着承上启下的职能。位于最底层的村保健员负责村单位的卫生工作，"由每村平民学校同学会自选一人充任。"其职责范围有五："一、宣传卫生常识；二、报告出生死亡；三、普遍种痘；四、改良水井建筑；五、简易救急医疗（关于疑难治疗病症，保健员应负责向保健所介绍）。"② 由于保健员是本村所荐的农民，其工作系服务性质，不收薪给，所以深受村民信任和欢迎。三级网络的具体分工见表2—4：

表2—4 定县三级卫生保健网络具体分工

县（保健院）	卫生行政、卫生教育、县立医院、县立检验室、防止流行病疫、学校卫生保护、护士及助理员之训练、推行节制生育方法
区（保健所）	监督保健员、卫生教育、预防注射、逐日治疗
村（保健员）	报告生亡、水井改良、普及种痘、救急治疗

资料来源：陈志潜：《定县社会改造事业中之保健制度》，《民国丛书》第四编（15），第471页。

据陈志潜回忆，三级机构内部之间保持着有效交流："区级医生定期会晤乡级的医生，乡级医生定期会晤卫生员。卫生员定期与村民接触，通过这种方法及其他一体化的特点，这个体系的三个组成部分起到了相互支持的网络作用，而他们结合起来的努力，代表了在极端困难条件下能安排的最佳实践形式。"③ 令人欣慰的是，"这个体系扩展得很快，1932年开始时只有一个区卫生中心和两个乡卫生站，服务于13个村。到1934年，除区卫生中心外，有7个乡卫生站，服务于75个村落。"此时"村卫生员已经增加到80名，登记的乡村数已经比我们开始时增加了3倍。登记地区的总人口数为103087，几乎是该地区人口的1/4"。④

毫无疑问，定县卫生实验工作卓有成效，以天花预防为例，"由于种痘，

---

① 晏阳初、陈筑山：《乡村建设实验》（第三集），《民国丛书》第四编（16），第255页。
② 晏阳初、陈筑山：《乡村建设实验》（第三集），《民国丛书》第四编（16），第255—256页。
③ 资料来源：陈志潜：《中国农村的医学——我的回忆》，第96页。
④ 陈志潜：《中国农村的医学——我的回忆》，第90—96页。

有效地制止了天花的蔓延。经过三年的实验，到二十三年为止，在研究区内的61 村，天花已近绝迹。二十三年全国天花流行，定县各地患病者也很多，惟独研究区内病者极少，只有二个人死亡。每人每次种痘平均花费大洋三分，而有此成绩，不可不说是一项成功。"[1] 另外，1934 年华北霍乱大流行时，定县只发生少数几例，无一人死亡。[2] 定县试验期间，各种机构一直在提供让人印象深刻的大量医学救助，仅以 1935 年为例，"医院收治 600 名病人，提供了总计超过 10000 个住院日。在职医生做了 260 多台手术无一例失误，他们出诊近 200 次。乡站治疗了 6500 多人，其中 1500 名为新病人。村卫生员施行了近140000 次急救处理。"[3] 县保健院除了供给医师与护士训练材料外，"一年可以治疗住院病人 600 人，施行大小手术约 1000 次，检查尿、血等 8000 次，并按时供给保健所应用物品及教育工作。"[4]

平教会曾对定县保健制度的结果进行预测，他们认为若是三级保健制度推广至全县范围，则所得成果极为乐观：

表 2—5　定县保健制度推行后之预期结果

保健制度实行以前	保健制度实行以后
472 村内 220 村不具任何医药设备	每村皆有保健员
定县每年死亡人数约为 12000 人，其中 3500 人在死亡前不得任何医药之保护	无论富贵贫贱皆能取得近代科学医药之设施
全县每年医药费用达 120000 元	全县每年只需 35000 元，较前每年节省 85000 元

资料来源：陈志潜：《定县社会改造事业中之保健制度》，《民国丛书》第四编（15），上海书店据中华书局 1935 年版影印，第 473 页。

实际发生的效果是否符合平教会的预期，由于资料缺乏难以定论。事实

---

① 晏阳初：《中华平民教育促进会定县实验工作报告（1934）》，第 72 页。
② 参见张照青、赵颖：《论定县农村卫生实验及其历史地位》，《保定师范专科学校学报》2007 年第 3 期。
③ 陈志潜：《中国农村的医学——我的回忆》，第 97 页。
④ 陈志潜：《定县社会改造事业中之保健制度》，《民国丛书》第四编（15），上海书店据中华书局 1935 年版影印，第 470 页。

上，定县模式确实发挥了一定的经济效益和社会效益，为村民求医问药乃至卫生防疫提供了切实保障，初步改善了村民们缺医少药的困境，提高了农村医药卫生服务的公平性。从 1932 年到 1935 年，兰安生和陈志潜等人在定县建立的农村医疗卫生网络，后来覆盖了将近 50 万人。"已经基本解决了大多数农民无医无药的困难。在定县消灭了天花、黑热病、霍乱，大大减少了其他肠胃传染病。儿童的沙眼、头癣，婴儿的破伤风均明显减少。经抽查测验，农民的卫生知识也有了很大提高。改良了旧式水井，饮水卫生水平提高了，普遍进行了预防注射，使轻重病人均能得到及时的诊断和治疗。整个卫生网所用经费平均每人仅一角左右。"[1] 这些骄人成就充分证明，定县模式成功地走出了一条近代中国乡村卫生建设之路。

1937 年，正在火热进行中的定县卫生区被侵华日军的炮火彻底损毁，留下拓荒者无尽之憾。定县乡村卫生实验是中国公共卫生事业的第一次成功尝试，对此，陈志潜也给予了自我评价："我们的国家有几千年的历史，但是产生在定县的卫生组织体系在我国还是史无前例的，它给从事农业的大多数人带来了现代化医疗保健的益处。"[2] 定县模式无疑为我国乡村卫生建设树立了范式，陈志潜们的初衷是要把成功的经验推广到全国，在中国乡村普遍建立卫生保健网络，他们"设计了一个农村保健输送模式，它可以在我国广阔而不同的任何地方执行"。[3] 定县的范式确曾被许多地方加以仿效和推广，"1934 年，南京国民政府中央卫生署召开全国卫生会议，发出学习定县卫生工作经验的号召。"[4] 客观而言，定县卫生实验在当时国内外都达到了先进水平，海外媒体称"陈志潜创立定县公共卫生模式，领先世界 25 年，使他得到了'中国公共卫生之父'这样一个称号"。[5] 甚至有人建议将定县的模式直接命名为"陈氏模式"，[6]

---

[1]　政协北京市委员会文史资料研究委员会：《话说老协和》，中国文史出版社 1987 年版，第 184 页。

[2]　陈志潜：《中国农村的医学——我的回忆》，第 81 页。

[3]　陈志潜：《中国农村的医学——我的回忆》，第 108 页。

[4]　政协北京市委员会文史资料研究委员会：《话说老协和》，第 190 页。

[5]　http://phtv.ifeng.com/a/20140918/40812585_0.shtml.

[6]　陈少斌：《论将"定县模式"命名为"陈氏模式"的必要性及意义》，《现代预防医学》2004

以表示对陈志潜医学史地位的肯定。

定县模式在旧中国的社会环境中，找到了一种勾连现代医疗技术与小农经济的路径，有效缓解了乡村医疗卫生落后与短缺的困境。其非凡的意义同样得到了欧美卫生专家的高度评价，著名公共卫生学教授卡尔·泰勒评价定县成果："给农村的医疗健康状况带来了革命，可以这么说，它是世界上'第一个系统的农村卫生组织'，启发了其他亚洲国家的变革性公共卫生，特别是印度和印度尼西亚。"[①] 曾任联合国儿童基金会执行主席詹姆斯·彼·格兰特评价陈志潜是"系统论述在低收入的社会中，如何弥补现代医学知识及其应用之间停滞不前这一迫切社会问题的先驱之一"。定县所发展的原则"在过去半个多少世纪已证明为完全可行的"，"至今仍能给中国人民的健康和幸福带来实质性的改善"。他还指出："约翰·兰安生和陈志潜博士在中国共同学到的原则，在欧洲也有很大的影响……他在中国运用科学方法所建立的基本原则，也适用于欧洲较为发达的国家。"[②] 陈志潜提出的"初级卫生保健"概念，今天已经为全世界所接受，世界卫生组织指出："初级卫生保健是全球人人享有卫生保健的主要基础。"[③] 据悉，美国加州大学伯克利分校设立了"陈志潜奖学金"。

如果说"兰安生模式"是一种城市卫生行为的话，那么"定县模式"则使得预防医学在农村乡土中扎根，将西医体系导入乡村本土化的运作轨道，在近代中国公共卫生史上，各自都有精彩的一笔。兰安生和陈志潜师生二人以协和医院为起点，彼此赋予了"公共卫生"事业在中国城市与乡村空间中的深刻含义。

年第 5 期。

① 讴歌：《史事回眸：1930 年代的"赤脚医生"》，转引自讴歌编著：《协和医事》，生活·读书·新知三联书店 2007 年版。

② 陈志潜：《中国农村的医学——我的回忆》，第 1—4 页。

③ https://baike.baidu.com/item/ 陈志潜 /8744116 ？ fr=aladdin.

第二节 近代医学团体的本土化趋势

近代以来，来华教会医师在医学传教的过程中，为协调教会力量，提高医疗效率，创办了近代中国的医学团体，发行医学刊物，在客观上拉开了中国公共卫生建设的序幕。随着本土医学群体的迅速崛起，以中华医学会为代表的一些本土医学团体纷纷登台，并逐渐完成体制化蜕变，它们不仅构成国家医疗体制化的一个缩影，更为近代公共卫生建设事业作出了杰出贡献。因是之故，近代医学团体的发展引起了学术界的注目。[①] 中华医学会的创立体现了近代西医本土化的趋势，而中华博医会与中华医学会的合并，标志着教会势力主宰中国西医界的历史终结，预示着华人全面掌控国家西医事业的发始。

一、从医务传道会到中国博医会

（一）中华医务传道会

医学团体是近代医学发展的产物，被认为是"医学活动由个体形态转向群体形态、医学由经验上升为理论的产物。它在很大程度上是为实现医学群体活动的共同目标，捍卫行医者权利、满足医学研究与交流需要而建立的"。[②]

---

① 有关医学团体的专门研究，代表性的成果有范铁权：《近代科学社团与中国的公共卫生事业》（2013）；刘远明：《西医东渐与中国近代医疗体制化》（2009）；徐小群：《民国时期的国家与社会——自由职业团体在上海的兴起（1912—1937）》（2007）；赵洪钧：《近代中西医论争史》（1983）；尹倩：《民国时期的医师群体研究（1912—1937）——以上海为讨论中心》（2013）；艾明江：《中华医学会与近代西医群体研究（1915—1945）》（2007）；刘远明：《中华医学会与博医会的合作及合并》（2012）；陶飞亚、王皓：《近代医学共同体的嬗变：从博医会到中华医学会》（2014）；张大庆：《早期医学名词统一工作：博医会的努力和影响》（1994）、叶小青、许立言：《清末中西医学研究会》（1981）；李传斌：《中华博医会初期的教会医疗事业》（2003）；秦国擘：《中华医学会研究（1915—1937）》（2010）等。

② 刘远明：《西医东渐与中国近代医疗体制化》，第 228 页。

早在 18 世纪初，欧美一些国家就出现了一些具有专业和学术研究性质的医学会，如 1700 年柏林皇家医学会成立，1731 年巴黎外科学会诞生，1735 年波士顿医学会产生，等等，医学团体在医学体制化过程中扮演着重要角色。近代中国医学团体的出现肇始于教会医学的传播活动，传教士们意识到建立医学传教组织的重要性，要想提高医学传教的效率，就要建立一个永久而良好的基础，制定明确的策略，故而需要一个统一的组织加以协调。医学传教士们开始着手医道传教会筹划，"鉴于西方医学在中国人当中良好的影响，特别是为了带来更多的社会影响和友谊，传播欧美的艺术与科学，最终是为宣扬福音以打消他们头脑中的文化优越感，我们决定成立一个组织名为医药传道会。"[1]1838 年 2 月，郭雷枢、伯驾、裨治文等人在广州创立"中华医务传道会"(The Medical Missionary Society in China),[2]郭雷枢任会长，伯驾和裨治文担任副会长。

　　西方史学家认为，中华医务传道会是世界上"第一个将医学和传教事业紧密结合的团体",[3] 被视为医学团体之嚆矢，它"不仅是近代中国第一个医学传教的组织，也是世界上第一个医学传教会"。[4] 因为"所有其他的医学传教会都从它那里得到鼓舞和动力"。[5] 传道会的人员构成较为庞杂，由传教士、医师和中外商人构成，具有明显的世俗倾向，其主要宗旨是"鼓励在中国人中传播医学，并提供机会进行基督教的慈善活动和社会服务"。[6] 传道会在中国的主要医学活动是给在华医疗传教士提供资助，帮助他们择地开办医院或诊所，一般免费为病人提供医疗服务。虽然从结构和功能上来看，传道会算不上严格意义上的医事团体，但它"对医疗卫生资源的整合与管理，从一个侧面反映

---

①　Harold Balme. *China and Modern Medicine*. London, 1921. p.41.

②　有的论著称为"中华医务传教会"，以下简称"传道会"。

③　转引自高晞：《传教与行医：不同道不相为谋》，《自然辩证法通讯》1996 年第 4 期。

④　李传斌：《条约特权下的医疗事业——基督教在华医疗事业研究（1835—1937）》，第 37 页。

⑤　William Warder Cadbury and Wary Hoxie Jones, *At the of A Lancet: One Hundred Years of the Canton Hospital 1835—1935*, Shanghai, 1935. p.63.

⑥　Harold Balme. *China and Modern Medicine,* London, 1921. p.42.

了近代西医活动的组织化与社会化特征"。① 这一点正是中国传统医学体系的短板。

传道会与专门的宗教团体相比更像是一个社会组织。创办伊始，传道会热衷于向海内外教友募集资金，扩展教会医院规模与设备，开展医学教育，向国外输送留学生，并呈请传教团鼓励医师来华行医。此时的医务传道"已不仅仅是为传教事业开辟道路的方法，它已上升为开辟或全面扩大中西方政治、经济和文化交往之道路，即西方打破中国闭关自守的壁垒，全方位进入中国，并按他们自己的方式对中国加以改造的手段"。② 传道会的成立在客观上推动了一批医疗传教士来到中国，有助于教会医学在中国的早期传播和推广。

随着西医的规模和专业职能的放大，医学的宗教背景逐渐消减。散布在全国各地的诸多教派各成一体，占地为营，彼此缺乏沟通与联系，难以拓展局面。传道会偏居广州一隅，难以适应时势的发展，无力承担联络组织各教派、教会医院和教会医师的职责，加之内部分歧日甚，最后趋于分裂。

（二）中国博医会

由于来华医疗传教士的持续增多，美国传教医师文恒理（H.W.Boone）"倡议设立一个教会医学联合会，将分散在全中国各地、数量之多的诸种教会医院和医生组织联合起来，协调活动，达到永久的统一合作"。③ 这一建议很快得到教会医师的普遍认同，1886 年，文恒理、嘉约翰等人在上海发起成立一个全新的医事团体"中国教会医学会"（Chinese Medical Missionary Association，简称"博医会"），嘉约翰为首任会长，创办会刊《博医会报》。博医会"被王吉民视为基督教在中国近代首个全国性、研究性的医学社团"。④ 博医会与传

---

① 刘远明：《西医东渐与中国近代医疗体制化》，第 230 页。
② 吴义雄：《在宗教与世俗之间》，广州教育出版社 2000 年版，第 298 页。
③ 马伯英等：《中外医学文化交流史——中外医学跨文化传通》，第 458 页。
④ 刘远明：《从博医会到中华医学会：西医社团本土化探微》，《中国科技史杂志》2013 年第 34 卷第 3 期。

道会最明显的区别就是，它是一个纯粹的学术团体，只接受医务工作者，其宗旨是："在中国人之间促进医学科学的发展，交流在华传教医师的经验，促进相互帮助。""培养并促进医学科学的进展。"① 从宗旨上看，将发展中国的医学事业放在重要地位，表现出浓厚的世俗色彩。

1887年3月，博医会颁布章程，规定会员及入会程序。② 从章程上看，博医会在吸收新会员时持开放策略，学会规定："凡是在正规医学院校毕业的，持有适当的证件，并在教会主管的团体内担任过工作的，任何国籍的人都可以申请入会，入会费1元，每年会费1元"。③ 从对会员资格的准入要求来看，博医会很看重医疗传教士的专业素质。文恒理等人发起中国博医会的初衷，是为了联合处于松散状况的医疗传教士，借以推动教会医疗事业在华发展，故而博医会的正式会员只能是在华传教的教会医师。

在组织构架上，博医会采取委员会制度，委员会作为领导核心统筹全会事务，制定规划方针，监督各部门和分会工作。博医会依照中国西医事业的发展和分布状况，按华东、华西、华北、华南将中国划分为若干事工区，在东北、上海、北平、武汉、广州、台湾等地设立分会，将分散在全国的各教派传教士医师联系在一起，以进行医疗器械的联合配置和医务工作的协作，促进教会医疗事业的发展。博医会的成立，标志着由各差会分散进行的医疗活动进入到统一合作的时代。

---

① *Chinese Medical Missionany Journal*, Vol.11, p.886.

② 章程三规定："凡正规医学院校毕业，具有宗教派遣差会证明的任何国籍的医师，经一名正式会员在正式会议中书面推荐，并在下次正式会议中经三分之二会员投票通过，认同学会章程和派遣差会的协议，即可成为会员。"章程四规定："本会会员分为三类：（1）正式会员：仅限在华医学传教士；（2）名誉会员：服务于在华非宗教医疗机构的医生；（3）通讯会员：世界范围内的医学传教士以及博医会投票选举的其他人员。其中名誉会员与通讯会员无选举与被选举权。"参见 Constitution and By-Laws.*China Medical Missionary Journal*, 1887（1）. p.32.

③ 马伯英等：《中外医学文化交流史——中外医学跨文化传通》，第458—459页。

表2—6　中国博医会历次大会及会长名单

届次	年份	会长	届次	年份	会长
1	1887	嘉约翰（Kerr JG）	11	1907	斯图尔特（Atuart GA）
2	1889	文恒理（Boone HW.）	12	1910	高似兰（Cousland PB.）
3	1890	莱尔（Lyall.A）	13	1913	梅因（Main DD.）
4	1892	杜思莱特（Douthwaite AW.）	14	1915	维纳布尔（Venable WH.）
5	1895	阿特伯里（Atterbury BC.）	15	1917	达文波特（Davenport CJ.）
6	1897	惠特尼（Whitney HT.）	16	1920	约翰逊（Johnson CF.）
7	1899	毕比（Beebe RC.）	17	1923	柯克（KirK J.）
8	1901	霍奇（Hodge SR.）	18	1925	科克伦（Cochran S.）
9	1903	尼尔（J.B.Neal）	19	1926	福勒（Fowler H.）
10	1905	克里斯蒂（Christe D.）	20	1928	胡惠德（Woo AW.）

资料来源：邓铁涛、程之范主编：《中国医学通史·近代卷》，人民卫生出版社 2000 年版，第 524 页。

　　博医会成立之初，创办了学术会刊《博医会报》（*Chinese Medical Mission-ary Journal*），通过刊物，教会医师能够发表自己的观点，报告工作情况。[1] 自 1890 年开始，博医会成立名词统一、编译、医务研究、医院行政等专业委员会，主要活动包括编译医学书籍，推行医学名词的统一，开展医学教育，培养医学人才，倡行公共卫生，举办学术会议等。在汉语医学的发展上，博医会的作用也功不可没，医疗传教士意识到，汉语医学的形成与发展是西方医学在中国落地生根的首要条件。他们认为如果"没有中文医学文献，中国学生的医学训练难以继续，因此医学书籍的翻译成为首要之事"。建议教会医师"专注于汉语的学习以及建立新医学据点等准备工作"。[2] 在上海召开的中华博医会第一次大会上，医疗传教士们讨论了他们与医学职业的关系、对中国医药的使用、医学教育、医学名词的统一等主要问题。对于博医会，刘远明如此评价道："无论从组织结构、运行机制及或是主要功能看，博医会无疑是中国近代最早也最为规范的医学（科学）社团组织。它的产生，使西医在中国的传播由

---

① 　有关《博医会报》的情况将在下一章追述。

② 　陶飞亚、王皓：《近代医学共同体的嬗变：从博医会到中华医学会》，《历史研究》2014 年第 5 期。

医学传教士个体或个别宗教差会分散的活动，演变成有组织有计划的集体活动，极大促进了清末时期西医书籍的翻译出版、医学名词统一、公共卫生与本土疾病研究等方面的工作。"① 颜福庆的评价更为简洁明了："中国医学的进步，多由外籍教会医师先奠基础，继作长期之服务，此颇给吾人以特殊辅助。"②

1886 年博医会成立之初，"有会员 30 名，至 1913 年会员达 500 多人。"③随着队伍的不断壮大以及上海、南京、汉口、桂林、朝鲜等分会的建立，尤其是中国本土西医人才的崛起，博医会的封闭式的会员制度开始遭到人们的质疑。具有教会背景的博医会，是教会势力主导西医在华发展的一个缩影，它规定只有服务于教会组织的医师才能入会，其高门槛、宗教性在主观上将那些华人医学精英，甚至一些在华行医的外国人排斥在外。例如 1913 年，博医会拥有近 500 位会员时，华人也只有石美玉、康爱德（两人同为美国密歇根大学医学院毕业生）、何金英（美国俄亥俄州威斯利安大学毕业）、颜福庆（美国耶鲁大学医学博士）等是正式会员，即便是大名鼎鼎的伍连德（英国剑桥大学医学博士）也只是名誉会员。另外，《博医会报》以英文版发行，虽然便于国际交流，但也制约了它在中国的接纳范围，不利于医学知识在国内的传播，以上因素的存在无疑为中国本土医学社团的形成埋下了伏笔。

本土医学团体的萌发与本土医学人才的崛起息息相关。20 世纪以后，由于海外留学运动的勃兴，一些医学留学生陆续学成归国，受会员制度的制约，他们能够加入博医会者寥寥无几。据牛亚华考证，中国留日医学生人数在"1911 年前，有姓名可考者 163 人"。④ 同期前往欧美的留学生也有不少学习医学专业，例如"1910 年赴英官费生 124 人中，学医科者 9 人。而 1914 年在美的留学生中，医学类有 48 人"。⑤ 虽然 20 世纪初期留日归国的医学生远比

① 刘远明：《中华医学会与博医会的合作及合并》，《自然辩证法研究》2012 年第 2 期。
② 颜福庆：《中国医事事业之前途》，《中华医学杂志》1935 年第 21 卷第 11 期。
③ 邓铁涛、程之范主编：《中国医学通史·近代卷》，第 523 页。
④ 牛亚华：《清末留日医学生及其对中国近代医学事业的贡献》，《中国科技史料》2003 年第 3 期。
⑤ [美] 比勒：《中国留美学生史》，张艳译，生活·读书·新知三联书店 2010 年版，第 430 页。

欧美归国者要多，但几乎没有加入博医会者。原因在于："其一，博医会本身的欧美与宗教特征，使日本医学留学生望而却步。其二，1907年前后，日本医学留学生已在东京创立了中国国民卫生会、中国精神研究会和中国药学会等医学社团。"① 辛亥以后，这些医学社团也随会员的纷纷回国迁至北京等地继续活动。

这些医学精英学成归国之后，多数在教会医院执业，或在城市中开业行医，或在政府部门任职，从而使本土西医人才队伍不断得到充实。他们拥有自觉的民族意识和维护国民健康的使命担当，纷纷组织卫生团体，创办医学杂志、编译医学著作，传播西医知识，推动医疗卫生事业发展。

二、医学团体的本土化过程

（一）清末医学团体的本土崛起

由于早期的博医会在会员资格上规定，只吸纳在华行医的外籍传教士医师，民国以后才接收少量的中国医师入会。其"入会条件的宗教性限制和对会员毕业院校所在地的要求，在某种程度上限制了其自身的发展，反倒催生出一批同类型的组织"。② 此时恰逢维新运动和清末"新政"的变革背景，国内创办学会与出版刊物已蔚然成风，一些被排斥在外的非教徒、中医从业者和留日医学生，为了维护民族尊严，争取医学学术自由，发展国家医学事业，着手创建一些本土中、西医学会，一些医学社团便应运而生。1897年孙直斋等人在上海创立"上海医学会"，被认为是最早由中国人自己创立的医学社团。1897年秋，龙泽厚等在上海发起医学善会，次年受上海医学会影响，缪禹臣在苏州

---

① 刘远明：《从博医会到中华医学会：西医社团本土化探微》，《中国科技史杂志》2013年第34卷第3期。
② 陶飞亚、王皓：《近代医学共同体的嬗变：从博医会到中华医学会》，《历史研究》2014年第5期。

创办医学会。至 20 世纪初，南北各地相继出现了一批医药卫生团体，据赵洪钧统计，1902 年至 1911 年间，有先后出现 21 个医学社团。①

表 2—7　清末医药卫生团体（1902—1911）

学会名称	成立年份	成立地点	发起人
上海医会	1902	上海	余伯陶、陈莲舫等
医学会	1903	上海	李平书、陈莲舫等
绍兴医学讲习社	1904	绍兴	杜炜孙
医学研究会	1904.8	上海	周雪樵
中国医学会	1905	上海	周雪樵等
上海医务总会	1906.7	上海	李平书、蔡小香等
中国医药学会	1906	日本千叶	千叶医专的留日学生
广东医学求益社	1906	广州	黎棣初等
中国国民卫生会	1907	日本金泽	金泽医专留日学生
中国精神研究会	1907	日本神户	留日学生
中国药学会	1907	日本东京	留日学生王焕文等
绍兴医药研究社	1908	绍兴	何廉臣、裘吉生等
世界医学社	1908	上海	丁福保
中华护理学会	1909	江西	美籍护士信宝珠
医学研究会	1910	北京	恽毓鼎
南浔医学会	1910		
浦东中西医学研究会	1910	上海	
扬州中西医学研究会	1910	扬州	袁桂生
中西医学研究会	1910	上海	丁福保
全国卫生研究会	1910	南京	朱师晦
湖州医学会	1911	浙江吴兴	吴莘田等

资料来源：此表格由范铁权制作，参见《近代科学社团与中国的公共卫生事业》(2013)，第 65—66 页。

表 2—7 显示，清末产生的本土医学社团数量不多，存在时间较短，社会

---

① 赵洪钧：《近代中西医论争史》，第 84—85 页。

影响有限，但据路彩霞统计，清末京津地区医学研究组织众多，"仅中医团体就有 18 个之多，如医药研究会(1906)、东路医学会(1908)、同仁医社(1910)、卫生研究会（1910）、万国医药研究会（1911）等，其中冠名'医学研究会'的社团就有 5 个。"① 从名称和组织上看，对西医组织有模仿之嫌，体现了改良主义思想在医学界的自我觉醒。在近代医药团体中许多有影响的多半集中在上海，这与上海的中心城市地位是分不开的，大量中西医学人才麇集于此，恰是医学团体产生的良好基础。在清末的医学团体中，较有影响的为中国医学会、上海医务总会和中西医学研究会等，中国医学会的宗旨"是改良医学，博采东西国医理，发明新理新法，取集思广益之效"。② 该团体是"清末中医组织的主线"，"至 1908 年已有会员近 300 人"，③ 上海医务总会是上海医药两界的组织，"该会是一个具有民族意识的团体"，④ 中西医学研究会"以研究中西医药学，交换知识，振兴医学为宗旨"，该会"受改良主义思想影响最大，以输入近代医学为主要目的"，也是"清末医学团体中唯一跨过辛亥进入民国的"。⑤ 总的来说，清末医学界缺乏团体组织经验，人、财不足，多数社团存在时间不长。另据《上海卫生志》记载，"北洋时期上海共建立医学团体 23 个，其中全国性组织 12 个，地方性组织 11 个，23 个团体中兼有中西性质的 2 个，中医组织 9 个，西医团体 12 个。此时，西医团体在数量上已经超越了中医，但优势并不明显，双方旗鼓相当。"⑥

　　显然，清末民初的中国社会已具备产生本土医学团体的主客观条件，但囿于时局动荡，加之中国博医会的强势存在，20 世纪初兴起的本土医学团体，不仅数量有限，规模较小，组织松散，且多数团体维持时间较短，陶飞亚认

① 参见路彩霞：《清末京津公共卫生机制演进研究（1900—1911）》，湖北人民出版社 2010 年版，第 64—65 页。此处转引自范铁权书，第 66 页。

② 赵洪钧：《近代中西医论争史》，第 86 页。

③ 赵洪钧：《近代中西医论争史》，第 86 页。

④ 赵洪钧：《近代中西医论争史》，第 87 页。

⑤ 赵洪钧：《近代中西医论争史》，第 87 页。

⑥ 参见《上海卫生志》，上海社会科学院出版社 1998 年版，第 522—526 页。

为："尽管这些学会的规范性、权威性和影响力与博医会不可相提并论，但这对加入不了博医会，又不愿参加这些学会的中国西医们显然会有心理和士气上的影响。这也激发了博医会中的中国医生们提出建立中华医学会的设想。"①这正是一个全国性本土医事团体即将产生的医界背景。

（二）中华医学会的起源及发展②

20 世纪初，伴随着中国本土西医人才队伍的崛起，尤其是一批海外医学留学生的学成归来，为本土西医团体的形成创造了必要条件。无论是民族意识的觉醒还是医学技艺的完善，都促使他们梦想改变博医会独揽西医界的局面，走向中国人自主传播和发展西医的道路。历史昭示着"一个权威的本土医学团体的产生，必须有一批学识渊博、德高望重、社会关系深厚的人物登台高呼，方能应者云集，历史造就和选择了伍连德、颜福庆、俞凤宾等风云人物，也造就了中华医学会"。③

中华医学会的真正发起人是伍连德博士④。早在 1910 年，伍连德就曾有感于博医会对华人医师的排挤，草拟了医学会章程，并登报征求同人意见，倡导成立一个独立的、中国人自己的学会，但一直未有进展。1913 年伍连德在北京组织了地方性的华人医学会，并任秘书，可视为中华医学会正式成立前的一

---

① 陶飞亚、王皓：《近代医学共同体的嬗变：从博医会到中华医学会》，《历史研究》2014 年第 5 期。

② 以中华医学会为讨论中心，是因为它是华人自己倡导创建的医学团体，也是国内当时规模最大、医界名流最多、影响力最大的医学会，而且持续时间最为悠久，它汇集了当时国内最优秀的医学精英，它具有的代表性，无疑有利于研究民国西医群体的历史概貌。

③ 刘远明：《西医东渐与中国近代医疗卫生体制化》，第 234—235 页。

④ 伍连德，马来西亚华侨，公共卫生学家，医学博士，中国检疫、防疫事业的先驱，中华医学会首任会长，北京协和医学院及北京协和医院的主要筹办者，1935 年诺贝尔生理学或医学奖候选人。1910 年末，东北肺鼠疫大流行，他受任全权总医官，深入疫区领导防治。1911 年，他主持召开了万国鼠疫研究会议。在他竭力提倡和推动下，中国收回了海港检疫的主权。1918 年，创建北京中央医院并首任院长；1922 年，受奉天督军张作霖委托，在沈阳创建东北陆军总医院，该院是中国历史上第一座大型军医院；1926 年，创办哈尔滨医学专门学校（哈尔滨医科大学前身），并任第一任校长。

次尝试。随着留学生及教会医学院毕业生数量的不断增长，一些中国医师开始加入博医会，至 1915 年年会召开，113 名与会代表中有 9 名中国医师，其中代表人物有伍连德、颜福庆、石美玉、康成、刁信德和曹丽云等。在频繁参加博医会的各类医学活动中，他们"对以西人为主的医学共同体的了解与日俱增，耳濡目染中经验和自信不断增长，开始酝酿创建自己的专业共同体"。①

1915 年 2 月，博医会在上海召开年会，伍连德、颜福庆、俞凤宾等人借机联络刁信德等 21 位中国医学精英，发起成立中华医学会。据《中国医史》记载："当年二月五日举行了一次午餐，有下列人员出席：颜福庆、刁信德、俞凤宾、许界芳、陈锡庆、高恩养、萧智吉、丁福保、古恩康、唐乃安、甘介侯、陈须文、李永和、刘港东、梁重良、钟拱长、黄琼仙、石美玉、陶漱石、曹丽云、伍连德。午餐后大家选颜为会长……"② 大会推选颜福庆为临时委员会会长，伍连德为书记，③ 并在上海俞凤宾的诊所设立中华医学会事务所。同年 4 月 10 日，颜福庆会长发表了《中华医学会宣言书》，宣告学会的宗旨是"巩固医家友谊，尊重医德医权，普及医学卫生，联络华洋医界"。④ 该年 7 月 3 日，教育部下文准予立案："据中华医学会会正颜福庆等禀称，组织医学会，请予立案等情，已悉所拟章程，尚属妥洽，应即准予备案。惟会员资格条中有'在中国曾经本会承认之医学校毕业者'一项，该会所承认之医学校所指究系何等学校，仰即开单禀候核办可也，此批。"⑤ 至此，中华医学会有了合法性，中国医师的科学团体正式产生。

---

① 陶飞亚、王皓：《近代医学共同体的嬗变：从博医会到中华医学会》，《历史研究》2014 年第 5 期。

② 王吉民、伍连德：《中国医史》，全国海港检疫管理处 1936 年印行，第 604 页。

③ 虽然伍连德是中华医学会的发起人，论其资历、学历、国际威望均在颜福庆之上，但是颜氏还是担任了第一任会长，赵洪钧认为，这与颜福庆的胞兄颜惠庆不无关联，因为颜惠庆时任北洋政府国务总理兼外交总长。参见赵洪钧：《近代中西医论争史》，第 110 页。

④ 《中华医学会宣言书》，《中华医学杂志（上海）》1915 年第 1 卷第 1 期。

⑤ 《中华医学会定期开会》，《申报》1916 年 2 月 6 日，第 10 版。

1915 年 11 月,《中华医学杂志》中英文并刊第一卷第一号出版,刊登了《中华医学会章程》,将会员分为特别会员、普通会员和名誉会员三种,当时"有会员 232 人,而同时期博医会的正式会员约为 500 人左右"。① 从此"中国医师有了自己的学术组织"②。

中华医学会是由"中国人组织的,历史最久的全国性的西医学术团体,西医界的其他专科学术团体及杂志如生理学会、儿科学会、医史学会等大多从此分化而来"。③ 中华医学会甫一成立,就以主人翁的姿态投入到国家医疗卫生事业中,并谋求自身发展壮大,希图成为中国医学团体之翘楚,甚至可以"与欧美各国医学会社并驾齐驱"。④ 医学会最终成为近代最有影响力的医学团体,对中国大规模引进近代医学科学起到了重要作用。⑤ 高晞认为,它的成立"标志着中国人自己来传播'新医学',从此掌握了医学在中国发展的主动权"。⑥ 张大庆认为中华医学会的成立是"西医本土化的一个重要标志"。⑦《中华医学杂志》作为学会的学术期刊,"一直维持不衰,成为中国医学界最权威的学术刊物。"⑧ 可以说"中华医学会的诞生,标志着中国人自主传播和发展西医时代的来临"。⑨

---

① 陶飞亚、王皓:《近代医学共同体的嬗变:从博医会到中华医学会》,《历史研究》2014 年第 5 期。

② 马伯英等:《中外医学文化交流史——中外医学跨文化传通》,第 461 页。

③ 赵洪钧:《近代中西医论争史》,第 108—109 页。

④ 《中华医学会宣言书》,《中华医学杂志(上海)》1915 年第 1 卷第 1 期。

⑤ 如 1916 年由中华医学会发起的医学名词审查会在统一西医名词中文译名方面作出了突出的贡献。更为重要的是,这个会议在后来拓展了功能,改名为科学名词审查会,由教育部指导并给予财政支持。

⑥ http://www.wxuse.com/thread-76253-1-1.html.

⑦ 张大庆:《中国近代疾病社会史(1912—1937)》,第 63 页。

⑧ 赵洪钧:《近代中西医论争史》,第 108 页。

⑨ 刘远明:《中华医学会与博医会的合作及合并》,《自然辩证法研究》2012 年第 2 期。

表2—8　1915—1937年中华医学会主要职员表

职务 当选年份	会长	副会长	书记	会计	庶务	编辑
1915—1916	颜福庆	—	伍连德	刁信德	俞凤宾	伍连德
1916—1917	伍连德	俞凤宾 力舒东	西文书记牛惠生 中文书记唐乃安	刁信德	萧智吉	伍连德、刘瑞恒、 俞凤宾
1917—1920	伍连德	俞凤宾 汤尔和	英文书记刘瑞恒 中文书记周逵	刁信德	—	伍连德、俞凤宾
1920—1922	俞凤宾	刁信德 全绍清	英文书记牛惠生 中文书记谢恩增	牛惠霖	萧智吉	伍连德、俞凤宾
1922—1924	刁信德	石美玉 牛惠霖	英文书记萧智吉 中文书记王完白	牛惠生	张道中	刁信德、俞凤宾
1924—1926	牛惠霖	胡兰生 李清茂	英文书记高镜朗 中文书记牛惠生	周仲衡	张道中	俞凤宾、刁信德
1926—1928	刘瑞恒	古恩康、 郑豪、 朱恒璧、 陈祀邦	英文书记林宗扬 中文书记高镜朗	周仲衡	胡兰生	英文伍连德、陈永汉； 中文高镜朗、王吉民
1928—1930	林可胜	陆锦文、 方擎、 郑豪、 陈祀邦、 朱恒璧	英文书记朱恒璧 中文书记萧智吉	姜文熙	陆锦文	英文伍连德、陈永汉、 颜福庆；中文金宝善、 高镜朗
1930—1931	牛惠生	陆锦文	英文书记朱恒璧 中文书记庞京周	乐文照	萧智吉	总编林宗扬
1931—1932	牛惠生	马理司、 吴惠德	—	方嘉成	—	英文林宗扬、马士敦； 中文李涛
1933—1935	林宗扬	李树芬、 施尔德	—	方嘉成	—	英文林宗扬、马士敦； 中文余岩
1935—1937	朱恒璧	金宝善、 嘉惠霖	—	方嘉成	—	英文许雨阶、马雅各； 中文余岩
1937—	金宝善	马雅各 王吉民	—	方嘉成	—	英文许雨阶、 E.B.Struther； 中文余岩、李涛

资料来原：此表系范铁权依据《中华医学杂志》各期内封以及有关年会报道制作而成。转引自范铁权
　　书第78—79页。

从中华医学会的早期骨干分子和会员的学缘结构看，他们主要毕业于英美各国医学院校和国内各大教会医学院校。其历届领导人"和北洋政府、南京政府的某些要人均有较明显的关系"，或在卫生部门担任要职，因此，"南京政府的卫生政策受中华医学会的影响较大"。[①]

差不多与中华医学会成立前后的不同时期，国内还建立了一些华人医学学术团体。如中华民国医药学会（1915）、中国药学会（1907）、中华护士学会（1914）、中国生理学会（1926）、中国解剖学会（1920）、中华卫生教育会（1916）、中国麻风协会（1926）、中国防痨协会（1933）等，有些学术组织后来并入中华医学会，有的持续时间较长，如中国麻风协会、中国防痨协会，有的影响较大如中华民国医药学会。

1915 年 8 月，中华民国医药学会（以下简称"医药学会"）在北京成立，创始人为留日医学生汤尔和、侯希民，二人分任会长和副会长。该会的入会资格要比中华医学会宽松，故而早期会员比中华医学会多，加入该会的还有北洋、陆军医学堂的毕业生，由于医药学会的领导者及成员中留日医学生居多，故而与中华医学会之间长期存在矛盾和隔阂，可能与英美派西医和德日派西医的渊源有关，[②] 由于亲日政府的缘故，在北洋政府时代，医药学会"对政府卫生方针的影响大于中华医学会"。[③] 这样，在本土西医人才稀缺的民国初年，两个全国性的医学团体一南一北并存于中国医界。至南京国民政府时期，中华医学会在政治地位上要高于医药学会，双方会员数也呈此消彼长之势，1936 年，医药学会的人员只有中华医学会的半数了。两会之间虽有隔阂和抵牾之处，但作为同根同族的本土医学团体，双方也能秉持积极和开放包容的态度，如 1917 年中华医学会第二届年会上，汤尔和当选为医学会副会长，医药学会的不少会员同时也兼任中华医学会会员，1928 年，医药学会会长侯希民还带团参加中华医学会第七次代表大会。刘远明认为，虽然两者之间"在教育、公

---

① 赵洪钧:《近代中西医论争史》，第 110 页。

② 笔者将在下一节重点讨论英美派与德日派的派系纷争。

③ 赵洪钧:《近代中西医论争史》，第 111 页。

共卫生、国家医学体制以及对待传统中医等问题上存在着分歧，但两会之间的关系总体上还是较为融洽的"。①

20 世纪初，中华医学会等本土西医团体的涌现，是近代西方医学在华传播及本土化过程的必然产物。这些学术团体多数发端于上海，说明上海在当时中国的显要位置。毫无疑问，上海是西医人才荟萃之地，集中了重要的医学团体也在情理之中，这正说明当时中国西医事业的不均衡性。正是这些团体和处于南京、北京、广州等地的医学团体共同推动着民国时期医学事业的发展。

三、近代医学共同体的嬗变

（一）中华医学会与博医会的渊源

中华医学会的成立时间晚博医会近 30 年，但它与博医会的渊源极深。以在华欧美医疗传教士为主体的博医会，毕竟产生于中国的土壤，其较为固定的生存与发展空间，决定了博医会阻隔不了中国本土元素不断地注入，也与西医本土人才有着难以割断的联系。

首先，虽然中华医学会是本土西医群体的独立组织，但其主要创始人颜福庆、伍连德、俞凤宾等人都曾参与过博医会的活动，甚至是博医会会员，因此两会之间有着天然的联系。虽然受博医会会员制度的严格限制，那些服务于教会医疗机构的华人医师很难成为其中一员，但早在 1887 年《博医会报》创刊之时，本土精英人士颜永京、吴虹玉就应文恒理之约为该刊撰稿，在《博医会报》创刊号上，二人分别用中文撰写《中国行医传教会启》和《医道可补传道说》两文，在读者中产生一定影响。据刘远明考察，较早成为博医会会员的是金大廷（1889 年入会）、石美玉（1897 年入会）、康爱德（1897 年入会）、何金英（时间不详，似与石、康二人同期）等 4 位海外医学留学生。1905 年，国内教会医校的毕业生萧智吉、谭以礼、翼懋恩等就被接纳为博医会通讯会

---

① 刘远明：《西医东渐与中国近代医疗体制化》，第 238 页。

员。①1910 年，颜福庆也被博医会接纳为华人正式会员，伍连德也位于名誉会员之列。博医会原则上并不排拒非会员参与其医事活动，从第二届（1905）会员大会开始，一些服务于非宗教团体的外籍医生和华人医师均能以嘉宾身份出席年会。②1915 年中华医学会成立时，已经拥有 500 多名会员的博医会，毫无疑问是医学会所倚重的主要力量。在中华医学会的首届年会上，博医会许多重要人物都应邀出席，例如"湘雅医院创始人胡美、北京协和医校校长柯美克、上海仁济医院笪文包、上海哈佛医学校校长胡恒德、中华基督教青年会毕德辉、杭州广济医院院长梅腾根、汉口吉利生医士"等，他们多数人都成为中华医学会的名誉会员。③

其次，两会之间的良性互动是双方合并的坚实基础。20 世纪初，由海归医学留学生和国内医校毕业生构成的本土西医群体，执业区域主要集中在上海、南京、北京、广州等大城市。受交通和通信条件的限制，群体成员之间缺乏交流与沟通，因此，要成立一个全国性的医学团体实属不易。颜福庆、伍连德等医界精英的欧美留学背景，为本土西医人才与博医会的沟通和互动提供了便利，由于中外医师的天然联系，博医会的年会无形中就成为本土医学人才们交流与沟通的媒介。中国博医会于 1913 年召开第 5 届代表大会期间，伍连德便积极联络与会的华人医师，动议组建本土医学团体事宜，但因应者较少最终作罢。1915 年，借博医会在上海召开第 6 届年会之机，中华医学会酝酿成立。有趣的是，颜福庆、伍连德、俞凤宾等 21 名发起者均是博医会与会代表，颜福庆是博医会正式会员，伍连德是名誉会员。博医会也重申了与刚刚成立的中华医学会加强合作的意向。虽然中华医学会有一些本土优势，但当时各大教会机构掌握着国内最先进的医疗资源，加之两会之间早有千丝万缕的联系，自然形成相互联合、共同发展的愿望。在这一动机的驱使下，博医会和中华医学会

①　刘远明：《从博医会到中华医学会：西医社团本土化探微》，《中国科技史杂志》2013 年第 34
　　卷第 3 期。

②　刘远明：《中华医学会与博医会的合作及合并》，《自然辩证法研究》2012 年第 2 期。

③　俞凤宾：《中华医学会第一次大会记》，《中华医学杂志（上海）》1916 年第 2 卷第 1 期。

于 1917 年联合召开了广州年会，此次联会合并讨论医学问题，"此殆为后此两会合并之先兆"。① 会议得到了地方政府、岭南大学和广州博济医院等的全力支持，且吸引众多外籍医师参会。两会联合达成多项决议，"如呈请政府设立中央医事行政部、切实施行海牙和平会议 1912 年 1 月 23 日所订鸦片条约、严禁吗啡进口等"，② 联会取得圆满成功。会后，中国博医会再度伸出橄榄枝，与中华医学会约定，联合举行下一届北京年会。1920 年，博医会第 8 届年会暨中华医学会第 3 届全国大会在北京同时举行，耐人寻味的是，以留日医学生为主体的中华民国医药学会也应邀派出会员参会。广州和北京两次联合大会的成功运作，高度提升了中华医学会的社会影响和医界知名度，刘远明认为"博医会年会是中华医学会创建的中介与平台"。③ 可以说中华医学会成立之初，没有博医会的倾力帮助以及两个团体之间的良性互动，就不可能有 1932 年两大团体的最终合并。

再次，两会之间的成功合作是最终走向合并的前奏。中华医学会成立之初，一些早期活动也得到了博医会的配合或协助。最显著的成果是建立一个专门组织，1916 年 3 月，由中华医学会、中国博医会和中华基督教青年会全国协会共同组建"中华公共卫生教育联合会"（1922 年改名中华卫生教育会）。该联合会"以博医会胡恒德（Henry S.Houghton）、中华医学会刁信德为正、副会长，青年会毕德辉（W.W.Peter）和中华医学会胡宣明分任正、副干事。联合会设置了学校卫生部、儿童卫生部、社区卫生部和中文文献发行部等部门"。④ 联合会的主要活动"是进行公共卫生教育、举办卫生展览，报纸宣传、卫生演讲等公共卫生宣传。其编辑出版的《卫生季刊》，对我国公共卫生知识的普及，产生了积极作用"。⑤

---

① 转引自范铁权：《近代科学社团与中国的公共卫生事业》，第 242 页。

② 转引自范铁权：《近代科学社团与中国的公共卫生事业》，第 242 页。

③ 刘远明：《中华医学会与博医会的合作及合并》，《自然辩证法研究》2012 年第 2 期。

④ 陶飞亚、王皓：《近代医学共同体的嬗变：从博医会到中华医学会》，《历史研究》2014 年第 5 期。

⑤ 刘远明：《中华医学会与博医会的合作及合并》，《自然辩证法研究》2012 年第 2 期。

两会之间的另一项重要合作是成立了医学（科学）名词审查会。约从1890 年开始，博医会就着手开展审查与统一医学名词的工作，且收效显著。①中华医学会成立后十分重视这项工作。俞凤宾指出："吾中华医学会对医学名词之翻译，应具如何观念，急需筹划，不能作壁上观也。"②他认为："西方医生无论多么的博学，在翻译上仍有很大的困难，在许多方面都只能依赖助手（多为非医学人士），但这些人在这种工作上并不具备应有的高标准。因此，新成立的中华医学会无论如何应当在这方面尽一切努力来分担这项工作。"③1916年 4 月，江苏省教育会主导的名词茶话会在沪上召开，"参加这次会议的团体有博医会、中华医学会、中华民国医药学会和北洋政府教育部。"④会议除了讨论相关医学名词和术语外，还决定成立"医学名词审查会"，并于次年8 月获得教育部批准。陶飞亚认为："医学术语的标准化及宣传，对近代医学在中国的发展举足轻重，两会合作在这些方面出色地发挥了科学共同体的作用。"⑤1916 年 2 月，在江苏省教育会的促成下，成立了由中国博医会、中华医学会、中华民国医药学会和江苏省教育会等联合组成的"医学名词审查委员会"。1918 年，改称为"科学名词委员会"，该委员会吸引了许多科学社团和院校的参与，名噪一时，成为中国近代科学界的一桩盛事。

（二）中华医学会与博医会的合并

考察中华医学会的创建过程不难发现，医学会在很大程度上是从博医会脱胎而来。如在制度设置上，中华医学会皆"仿照博医会及西洋各学会之成

---

① 参见张大庆：《早期医学名词的统一工作：博医会的努力和影响》，《中华医史杂志》1994 年第 1 期。

② 俞凤宾：《医学名词意见书》，《中华医学杂志》1916 年第 2 卷第 1 期。

③ 俞凤宾：《医学名词意见书》，《中华医学杂志》1916 年第 2 卷第 1 期。

④ 陶飞亚、王皓：《近代医学共同体的嬗变：从博医会到中华医学会》，《历史研究》2014 年第 5 期。

⑤ 陶飞亚、王皓：《近代医学共同体的嬗变：从博医会到中华医学会》，《历史研究》2014 年第 5 期。

例"，① 学会的宣言书也如此写道："本会成立伊始，一切布置均未完备，所望中外宿彦维持之处实多"，"吾国今日得有西医，皆诸教会输入之力也，既仰其先导之功，复得为他山之错。苟能得热心公益富裕经验之各教会通力合作，则前途一切疑难问题当不难迎刃而解。"② 甚至于"中华医学会在财务的透明和公开方面完全以博医会为榜样"。③

另一方面，由于两会关系亲近渊源很深，中华医学会的成立得到了博医会的全力支持和欣然接纳。中华医学会一成立，博医会便在第一时间表示祝贺，熟稔的人脉为双方的合作建立了良好基础，这也是同期的中华民国医药学会等其他本土团体所不能及的优势。中华医学会成立之初，力量比较薄弱，经常得到博医会的帮助和协作。④ 中华医学会在 1922 年至 1930 年之间召开的历次代表大会，均有博医会的重要成员成为与会嘉宾。刘远明认为："多年的相互合作与互动，不仅增进了两会会员之间的友谊，而且使他们对中国医学发展面临的问题和出路达成了一系列基本共识，这为两会的最终合并奠定了良好基础。"⑤ 正是两会在诸多领域的携手合作，最终导致了 1932 年中国博医会并入中华医学会的标志性事件。

1927 年南京国民政府成立，国家医学事业的发展迎来了契机。日益崛起的本土西医队伍，逐渐成为国家政府构建现代医学蓝图所倚重的对象。1928 年，政府成立中央卫生部，同年底成立的中央卫生委员会，在委员会 17 人大名单中，中华医学会的骨干人物如颜福庆、伍连德等占绝大多数，且多人前后

---

① 《民国八年之职员》，《中华医学杂志》1919 年第 1 期。

② 《中华医学会宣言书》，《中华医学杂志（上海）》1915 年第 1 期。

③ 陶飞亚、王皓：《近代医学共同体的嬗变：从博医会到中华医学会》，《历史研究》2014 年第 5 期。

④ 例如医学会成立之后，其会刊《中华医学杂志》以中英文并行刊发，但其英文稿源相对短缺，往往需要伍连德、俞凤宾等亲自撰稿救急。为此，博医会会员经常伸出援手，提供不少优质稿件。最值得一提的是，在医学会成立后很长一段时间内，颜福庆、伍连德、俞凤宾、刁信德、刘瑞恒等骨干人物并未脱离博医会，而是依然参与该会的一些事务，甚至在其中担任要职。

⑤ 刘远明：《中华医学会与博医会的合作及合并》，《自然辩证法研究》2012 年第 2 期。

在中央卫生部门担当要职。至此，中华医学会牢牢确立了民国西医界的霸主地位。形成如此格局的重要原因是，"南京国民政府希望获得欧美列强的支持，而中华医学会的欧美特征及其与教会医疗机构尤其是博医会的良好关系，无疑使它在与中华民国医药学会等其他本土医学社团的博弈中占了上风。"①

从博医会自身发展及其领导教会医学事业的过程来看，亦渐有力不从心之感。他们已经意识到在华医疗卫生事业的顺利推进，必须走向与中国政府和华人社团合作的道路，"中国现代医学转型的历史重任，毕竟不是医学传教士所能胜任，它需要与国家权力建立联系并获得支持，医学传教士在这方面难以超越'外人'的身份限制。这只能由理解中西方两种文化、同时具有民族责任感的中国医生来担当。""直至有足够数量的中国医生能承继我们所开拓的事业，当这一天来临，我们将会高兴地把任务移交给中国同行。"②在1929年2月的博医会年会上，会员们讨论了博医会的前景和未来，代会长胡惠德坚持认为，博医会"会员必须以中国人为主，而且学会的管理也必须转交到中国人手中，因为无可否认，中国医学的未来在中国人手中"。③刘远明认为，顺应时势是"博医会欣然接纳中华医学会，并主动与其进行全面合作的内在原因"。无疑，"随着本土医学力量的不断增强，包括博医会在内的外国医学机构迟早会退出中国医学的舞台，问题只是退出的时机与方式而已。"④从时势走向来看，与本土医学团体的合并无疑是一个明智之举。

1929年2月，博医会在上海年会期间正式回应了中华医学会发起的两会合并倡议。会议执行主席胡惠德（Dr.Arthur Woo）郑重表态："不可否认，中国医学的未来在中国人手中，博医会的会员也将以中国医生为主，并由中国人

① 刘远明：《从博医会到中华医学会：西医社团本土化探微》，《中国科技史杂志》2013年第34卷第3期。

② 陶飞亚、王皓：《近代医学共同体的嬗变：从博医会到中华医学会》，《历史研究》2014年第5期。

③ 陶飞亚、王皓：《近代医学共同体的嬗变：从博医会到中华医学会》，《历史研究》2014年第5期。

④ 刘远明：《中华医学会与博医会的合作及合并》，《自然辩证法研究》2012年第2期。

来管理，中文将最终成为中国医学的正式用语。"① 并表示博医会将认真考量和落实两会合并的相关事宜，事实上，上海年会之前两会就已对医学会刊的合并形成共识。

1932 年初，博医会与中华医学会的合并进入操作阶段。在"2、3 月间，两会分别以通信投票的方式征求各自会员对合并的意见"。其中，"博医会完全赞成合并者 254 票，2 票赞成合并但不赞成易名，1 票主张合并问题应延至代表大会时讨论；中华医学会赞成合并者占压倒性多数。"② 1932 年 4 月 15 日，两会之间根据事先达成的协议，由颜福庆主持召开两会执行委员会联席会议，会上，朱恒璧、马雅各分别代表中华医学会和博医会，报告了本会对于合并事宜的意见，双方一致拥护两会合并。合并后的中文名称为中华医学会 (Chinese Medical Association)，其中文期刊仍沿用《中华医学杂志》之名，③ 学会总部设在上海。同年 9 月，两会合并后的第一届大会在上海举行，牛惠生当选会长，马理司 (H.H.Morris)、胡惠德任副会长，两会原有 1500 多名会员均为新的中华医学会会员。

两会成功合并，无疑是中华医学会及近代中国医学团体发展史上的一个转折点，它"标志着中华医学会经短短 17 年的发展，已取代中国博医会成为中国医学界名至实归的领导者"。④ 1932 年底，牛惠生在中华医学会大会演讲中回顾两会合并以来的成就："欲使集中力量团结一气，本会首先牺牲成见，与在中国有 46 年历史之博医会，力谋携手。……于是会员数目激增至 1500 余人，其中数百人为欧美日各国之医师，是则本会对于国际观念完全打破，开中国医学界之新纪元，合并以后，新执委皆能和衷共济，力谋发展。"⑤ 两会成功合并，标志着西方教会组织主导中国西医界的历史终结，中华医学会已完全取代

① 王吉民、伍连德：《中国医史》，第 771 页。
② 转引自刘远明：《中华医学会与博医会的合作及合并》，《自然辩证法研究》2012 年第 2 期。
③ 陶飞亚认为，不能简单视为博医会并入了中华医学会，因为新的学会名称和期刊的英文名称均被重新命名，体现出双方的妥协性而非吞并性。
④ 刘远明：《西医东渐与中国近代医疗体制化》，第 240 页。
⑤ 牛惠生：《中华医学会大会演词》，《医药评论》1932 年第 95—96 期。

中国博医会，预示着中国人全面掌控西医事业的开始，中华医学会从此成为近代中国医学界实至名归的领导者。

两会合并之后，组织规模不断壮大，会员人数逐年增多，医学事业日益昌盛。至 1939 年，中华医学会会员总数为 2886 人，其中普通会员为 2172 人，至 1940 年，会员总数达 3276 人，普通会员为 2297 人，1941 年 4 月会员总数为 3345 人，普通会员为 2303 人，1941 年 5 月会员总数为 3376 人，其中普通会员为 2326 人。[1] 到 1941 年底，中华医学会会员"总数达到了 3451 人，其中永久会员有 926 人，普通会员有 2351 人，会侣 76 人"。[2] 诚如金宝善会长所言："本会之成立，已历廿五年，会员现达三千余人，遍布各地，屹然为国内医学学术之唯一集团。"[3] 显然，在会员结构中，普通会员的人数占据绝对优势，普通会员数的不断扩大，客观反映了中华医学会在全国范围的影响力在日益增强。

中华医学会和博医会合并后，不仅在会员数量上日益增长，而且社会影响力也得到大幅提升。事实表明，近代西方医学要在中国确立主导地位，绝不能仅仅依靠教会医疗组织的力量单兵独斗，唯有与本土西医人才合作，形成中外西医群体联合的格局，实现西医自身的本色化，才能在异国他乡免遭政治与文化的双重冲突。中华医学会与博医会的成功合并，是西医在中国本土化的一个重要标志。

1941 年 4 月 24 日，作者青萍在《申报》刊文，客观勾勒出了中国博医会和中华医学会的渊源及贡献："距今五十年前，西洋来华传道的教会机关里的医师，组织了一个'博医会'，由外人主持全中国的医学事宜，如促进医学教育，改良医学设施，灌输卫生知识等等，替吾国奠下了新医的基石。……当时从外国学成归国的医界先进，认为中国的医学事业由外国人主持，他们的精力和功绩，固然值得感佩，但究非妥善办法，国人应有自己的医学团体，中国的医学事业，应由中国人来主持，于是便组织了中国医学会，到现在已有将近三十年

---

① 参见艾明江硕士学位论文：《中华医学会与近代西医群体研究（1915—1945）》（2007），第 42 页。

② 《中华医学会三十年十二月份会务报告》，《中华医学杂志》1942 年第 28 卷第 2 期。

③ 《为本会成立廿五周年纪念敬告医学界同仁书》，《中华医学杂志》1940 年第 26 卷第 1 期。

的历史了。自从中国医学会成立后，外人组织的博医会即形解散，外国医学家仍极力赞助中国医学会的长成。到现在已有三千会员，其中有六百个外国会员。这是全国的医学学术机关，在政府极力赞助之下，对于吾国医学事业贡献良多。"[①]

第三节　西医本土化过程中的群体状况分析

近代中国的西医群体及人员队伍的构建是在一个复杂的时代背景和社会环境下完成的，具有独特的中国印记。其来源复杂，出身各异，中西交错，良莠不齐，品流芜杂，总体态势上表现为人才匮乏，医疗水平落后。尽管如此，西医群体的产生不可遏制，已然成为近代中国一支不可忽略的社会力量，并逐步成长为一种新兴的社会职业群体。[②]近代中国的西医群体主要由几个群体构成：一是指早期来华的外籍医师[③]；"二是出身于国内外医校的中国医师；三是由在医院实习、看护等医务人员转化而成的西医生；四是由各种初识西医、略通常识的江湖医生。"[④]后两种人员多半未获得医师资格，因此，近代的西医群体实际上是由中外西医人士共同构成的职业群体。

一、西医群体发展的典型特征

（一）成分复杂品流不一

近代以降，西医群体作为一股新兴的社会力量，与传统中医一道，参与维

---

① 青萍：《医学的故事》，《申报》1941 年 4 月 24 日，第 10 版。

② 尹倩在《民国时期的医师群体研究（1912—1937）——以上海为讨论中心》一书中对西医的产生和发展中西医的特点有过深入探讨，值得关注，详见第 41—44 页。

③ 亦称医疗传教士，这是中国境内最早的西医。

④ 尹倩：《民国时期的医师群体研究（1912—1937）——以上海为讨论中心》，第 42 页。

护全社会的生命与健康，推动社会发展。但是，西医群体的人员构成复杂，来源不一，医疗能力参差不齐。社会上充斥着众多没有到当地卫生行政部门登记甚或根本没有从业资格的西医人士（亦可称为西医中的民间游医），大家各行其是，西医界呈现出一片混乱的局面，这也是整个西医队伍在当时最为显著的群体特征。

早期入华的外籍医师，多半为教会医生，他们一边传教一边施医开药，渐以治病为主，具有慈善色彩。之后，为谋生营利而来的外籍医师逐渐增多，他们居集于国内各大城市开业行医，留守在内地的教会医院的多半是纯粹的医疗传教士。相较于中国传统医学，这些外籍医师的医术和技艺普遍高超而精湛，因而受到国人的认同与接纳，然而就个体而言，他们的诊疗水平也千差万别，因人而异。时人郭培青将在华外籍医师分列了五种类型，分别是"以传教为目的者、以捞利为目的者、以研究为目的者、以谋生为目的者、以服役为目的者"。①

（一）以传教为目的者。以传教为目的之外籍医师，其本身必为基督徒无疑，此辈人员颇能忍苦耐劳，且富有慈爱之观念，彼等多散处我国内地，以教会医院为根据地，各大都市则较少见。

（二）以捞利为目的者。此辈医师，凡麇集于我国各大都市，利用国人拜外心理，联络各洋行买办，作彼等之介绍人，诊金奇昂，架子十足，终日营营逐逐，进出于各名人富贾之门，既无慈惠之观念，更乏廉耻之行为，凡足以达捞获金钱之目的者，即使欺骗奸诈，莫不可为，故此辈辄系私人开业，鲜有在医院服务者，与我国江湖医生，无甚差别。

（三）以研究为目的者。外籍医生在我国，恒有以研究东方病之目的而来华者，此辈医师，或在医院服务，或系私人开业，学问经验多有相当根底。抵华之后，常侧于名医之列，彼辈既以研究学问为目的，故对普通病症，置诸不问。遇有疑难或罕见之病患，每不惜通宵达旦，潜心研究，以病人为研究材

① 郭培青：《在华外籍医师之质的分析》，《申报》1934年4月9日，第15版。

料，对患者作研究工具，但此辈外籍医师，在华人数较少，都市内地，皆有彼等之足迹。

（四）以谋生为目的者。以谋生为目的之外籍医师，近年来由各国来华者日渐增多，是辈董师，多乏相当之资格，或系外国医院护士，或系医学教授助手，在国内既无人信仰，同时又乏噉饭之余地，因而不得不东渡中华，借开业为谋生手段，其性质初与以捞利为目的者无甚轩轾，亦即外籍江湖医师之一种。

（五）以服役为目的者。在华外籍医师，其能以服役为目的者，甚属少见，但亦不能武断其为绝无，各医学校教授，间有此辈医师之存在，然为数极少，观此则可知在华外籍医师之内幕，愿我国人切实打破拜外之心理，而知有所警惕乃可。

显然，外籍医师也是良莠不齐，鱼龙混杂，他们虽不乏业务精通，医德高尚者，但并非全部都完美神圣，其带入中国的不全是先进的医学技术，少数人更是以吸金谋利为目的，业务水平一般，带有不纯的行医动机和负面影响。汪企张将其分为"含有政治性质之人物""含有宗教性质之人物""公职而兼营私业之人物""经济侵略之人物""解决生活就食海外之任务""政治关系亡命海外之人物"。[1] 而宋国宾认为："来华外籍医生与来华之外国药品，不必皆江湖也，而江湖者实居其半。"[2] 无疑，良莠不齐的外籍医师"更加重了中国西医界的混乱程度"。[3]

中国早期的本土西医群体主要由教会医院、医学院校和留学教育培养的，因为受教育程度的差距，水平及能力各异。相较而论，从海外归来且获得学位的医科毕业生，学养识见较为高明，临床经验更为丰富。事实上，多数海外留学生并未真正完成学业并获得学位，短期速成式培养及肆业者大有人在。

以留日医科学生为例，在清末数百名留学日本的医学生中，"至 1911 年毕

---

[1] 汪企张：《外籍医师概论》，《医药评论》1934 年第 116 期。

[2] 宋国宾：《舶来之江湖医药》，《申报》1934 年 3 月 12 日，第 13 版。

[3] 尹倩：《民国时期的医师群体研究（1912—1937）——以上海为讨论中心》，第 43 页。

业的仅有 51 名"。① 民国以后，由于各国医学院校对学位获取条件的要求更加严格，因此，只有留学生中的佼佼者才能获得医学学士、博士学位。这批西医人才回国以后，犹如凤毛麟角，多半涉足政界进入上流社会，部分人员进入医学校从事教学与研究工作，而真正置身一线在医院从事医疗活动或自行执业行医者并不多见。此种现象在西医人才紧缺的民国早期尤为明显，至南京国民政府时期才有所改观。在社会上，西医界也有鱼龙混杂的特征。一些在海外没有取得学位甚至没有毕业的医学生归国以后为了生存，纷纷冠以"留美医生""德医""留英医师"的名头独立行医，招摇过市，混迹于医界，其医术水平不得而知。

至于国内各医校培养的医学生，更是参差不齐，程度迥异。教会医学校的办学条件和培养质量都明显优于华人医校，但由于教会医校之间派系纷争，体系独立，培养方案及教学规程自成一体。仅以学制为例，各医校的教程不一，"七年、六年、五年、四年毕业者不等，虽然教育部于 1934 年明确规定医学院为六年毕业，医专校为四年毕业，但实际上并没有多大约束力"。② 又如入学程度上的要求，不同医校之间迥然各异："就国立省立各医校论，入学资格皆为高中毕业生。不过中山、同济两校，皆须通晓德语。至于私立各校，则参差不齐，协和须大学三年级以上程度，上海女子、齐鲁、华西、圣约翰、辽宁、夏葛则须大学二年级程度，其余皆高中毕业程度，更有数校限制很宽，仅高中毕业同等学力即可入学，如浙江医专、同德、哈尔滨医专及川至等是。"③ 入学门槛不同，学生程度不一，毕业之后的水平差异显而易见。但不可否认的是，经过不同程度的培养，这些医学生在学识经验和医疗水准上都得到了不同程度的提高，正是这些人员的加入和补充，壮大了民国时期西医阵营，当时西医界

---

① ［日］实藤惠秀：《中国人留学日本史》，谭汝谦译，生活·读书·新知三联书店 1983 年版，第 113 页。

② 江晦鸣：《一年来之中国医药卫生》（一），《申报》1935 年 1 月 7 日。

③ 李涛：《民国二十一年度医学教育》，《中华医学杂志（上海）》1933 年第 19 卷第 5 期。"川至"即 1931 年成立的山西川至医学专科学校。

的骨干分子和精英人物皆出于其中，是"影响中国西医发展方向的最重要力量"①。

相较于中医群体，西医队伍虽然人数有限，但发展速度较快，平均职业年龄不大，但受教育程度及医疗水平普遍较高。如"1928年上海登记西医师有367人，只有20人未登记毕业学校，其余都毕业于国内外医科大学或医专；医生31人，大多出身各医院及医院所办医校，平均年龄只有37岁"②。石云子依据当时西医界的学历和经验，将社会上通行的西医分为三级，即"上级医包括医学博士、医学士或有外国学位的；中级医包括教会医学校的毕业生、医学专门学校的毕业生、同上程度学校的毕业生；下级医包括内务教育部试验及格的、本职履历、开业很久的、开业医师的子弟、限地开业的"。③ 如此评价未必中肯，但也多少透露出当时真实的医界现状。虽品级不同，但共拥"西医"名号，但职业操守及诊疗水平相去甚远。

尹倩注意到，"除以上两类以外（指国内外医校毕业的西医——引者），中国社会上存在的西医群体，是受过一定的医学培训但无医师资格的人员，如护士、医学实习生、开业医师弟子、药店学徒等，或者是偶然剽学到一些西医知识皮毛而冒充西医的'江湖游医'"。④ 他们来源庞杂，技艺拙陋。庞京周对此不无感慨："这混沌医界要占到上海医界的1/2以上"，他们中多数"仅能识几种常见西药，会注射一二皮下针，凭着一点经验，应付一下常见的皮肤病和小外科就已十分勉强，其他复杂的病症则多以蒙混为主"。⑤ 一些人仅在医院待过一段时日，出来后便在社会上招摇撞骗，行医谋生，就连曾在医院中提过皮包的工役之类也以西医自称。此类人员不仅医术拙劣，而且职业道德低下，肆意坑蒙拐骗，祸害民众。他们的恶劣行为，不仅加重了病人额外的负担和痛

---

① 尹倩：《民国时期的医师群体研究（1912—1937）——以上海为讨论中心》，第43—44页。

② 根据上海特别市卫生局编纂的《第一次登记西医、助产、中医名录》（1928）整理。转引自尹倩：《民国时期的医师群体研究（1912—1937）——以上海为讨论中心》。

③ 石云子编著：《现代医师开业术》，新医书局1949年版，第17—18页。

④ 尹倩：《民国时期的医师群体研究（1912—1937）——以上海为讨论中心》，第44页。

⑤ 尹倩：《民国时期的医师群体研究（1912—1937）——以上海为讨论中心》，第44页。

苦，损害了西医队伍，扰乱了医疗市场，而且败坏了民众对西医的印象。普通民众对这一乱象嗤之以鼻，痛诋丑诋，正规医师也对此忧心忡忡。虽然各界一直呼声四起，要求整顿和规范医疗市场，且政府也曾试图加以管制，但一个弱势的中央政府很难有所作为，终民国之世，这一乱象一直贯穿始终。

（二）分布不均格局失衡 ①

近代以来，由于西方对华殖民入侵的轨迹在地域上表现为由南而北，由沿海到内地，由城市到农村的特点，加之中国社会政治、经济发展的不平衡性，中国人在接受西医以及西医本土化的过程中也表现出一定的时空差异，即表现为由沿海沿江的通商口岸城市发端，进而不断向城市周边地区辐射的趋势。受此影响，西医在中国的传播路向也大致相同。西医群体在中国虽然散居各地，但在分布上极不平衡，这是西医分布格局上的最大特点。民国时期，西医在全国各地及各大城市中的实际分布情况，有多种版本的统计，其中1935年由朱席儒、赖斗岩两位医师统计的数字最有权威性，也是各类医学史研究中被广为征引的依据。

表2—9　中国各省医师之分布

（人）

省份	医师							人口（内政部计）	每一医师对应人口数	每百万人中医师数
	本国医师				外籍医师	总数	占比（%）			
	本国医校毕业	外国医校毕业	总数	占比（%）						
江苏	1344	367	1711	36.9	299	2010	37.3	34125857	16978	59.0
广东	463	87	550	11.9	56	606	11.2	31433200	51870	19.3
河北	245	72	317	6.8	70	387	7.2	31232131	80703	12.4
浙江	290	44	334	7.2	16	350	6.5	20642701	58979	17.0
辽宁	313	21	334	7.2	18	352	6.5	15233123	43276	23.1
山东	162	12	174	3.7	70	244	4.5	30336001	124328	8.0

---

① 参见郝先中：《近代中医废存之争研究》，华东师范大学2005年博士学位论文，第二章。

省份	医师							人口 （内政部计）	每一医师对 应人口数	每百万 人中医 师数
	本国医师				外籍 医师	总数	占比 （%）			
	本国医 校毕业	外国医 校毕业	总数	占比 （%）						
江西	53	27	80	1.7	5	85	1.6	18108437	213040	4.7
四川	26	15	41	0.9	30	71	1.3	54010410	760710	1.3
安徽	51	0	51	1.1	12	63	1.2	21715396	344689	2.9
湖南	24	8	32	0.7	24	56	1.0	31501212	562522	1.8
吉林	46	7	53	1.1	3	56	1.0	6102489	108972	9.2
黑龙江	50	4	54	1.2	0	54	1.0	3724738	68977	14.5
山西	15	9	24	0.5	16	40	0.8	12228155	305704	3.3
河南	18	3	21	0.4	24	45	0.8	29090180	646448	1.5
广西	6	2	8	0.2	5	13	0.3	8741293	672407	1.5
其他	29	24	53	1.2	23	76	1.4	57180637	752377	1.3
不明	501	36	537	11.6	0	437	10.0			
总计	3843	795	4638	100	752	5390	100	441849148	81976	12.2

资料来源：朱席儒、赖斗岩：《吾国新医人才分布概观》，《中华医学杂志》1935年第21卷第2期。

表2—10 中国各城市医师之分布

（人）

城市	医师							人口 （邮政局 估计）	每一医师对 应人口数	每百万人 中医师数
	本国医师				外籍 医师	总数	占比 （%）			
	本国医 校毕业	外国医 校毕业	总数	占比 （%）						
上海	710	208	918	19.8	264	1182	22.0	3558111	3010	3322
南京	220	48	268	5.8	7	275	5.1	902941	3283	3046
沈阳	198	13	211	4.6	5	216	4.0	889647	4119	2428
北平	151	69	220	4.7	32	252	4.8	1220832	4845	2064
哈尔滨	39	1	40	0.9		40	7	216833	5421	1845
厦门	29	29	58	1.3	5	63	1.2	473058	7509	1332
杭州	100	29	129	2.8	7	136	2.5	1136060	8353	1197
青岛	35	6	41	9	29	70	1.3	592800	8469	1181

续表

省份	医师							人口 (内政部计)	每一医师对 应人口数	每百万人 中医师数
	本国医师				外籍 医师	总数	占比 (%)			
	本国医 校毕业	外国医 校毕业	总数	占比 (%)						
香港	64	10	74	1.6	10	84	1.6	900812	10453	982
苏州	45	28	73	1.6	4	77	1.4	865800	11244	889
汕头	33	10	43	0.9	11	44	1.0	647652	11944	834
天津	40	22	62	1.3	21	83	1.5	1250539	15067	664
武汉	51	25	76	1.6	28	104	1.9	1948274	18773	534
宁波	34	1	35	0.8	4	39	0.7	1041455	26704	374
福州	12	13	25	0.5	14	39	0.7	1508630	38683	259
长沙	10	1	11	0.2	6	17	0.3	1243044	73120	137
其他	1259	227	1486	32.0	266	1752	32.5	419633310	239517	41
不明	501	36	537	11.6		537	10.0			
总计	3843	795	4638	100	752	5390	100	441849148	81976	122

资料来源：朱席儒、赖斗岩：《吾国新医人才分布概观》，《中华医学杂志》1935年第21卷第2期。

以下两个柱状图的统计，总体反映了各省每百万人口中的西医人数，以及各大城市中，每百万人口中的西医人数。

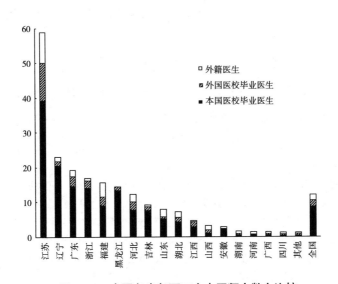

图2—2 中国各省每百万人中医师人数之比较

资料来源：朱席儒、赖斗岩：《吾国新医人才分布概观》，《中华医学杂志》1935年第21卷第2期。

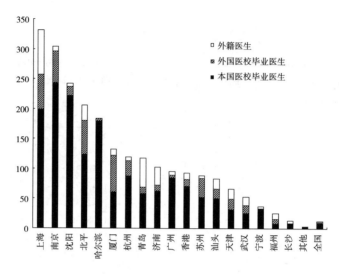

图 2—3 中国各城市每百万人中医师人数之比较

资料来源：朱席儒、赖斗岩：《吾国新医人才分布概观》，《中华医学杂志》1935年第21卷第2期。

客观地说，以上统计并非全国西医群体总数的准确数字，但以朱席儒、赖斗岩的身份地位以及依据的文献看，其统计大体反映了当时中国西医界的基本貌相，具有较高的史料价值。① 据此，我们可以约略概述民国时期西医资源在地域分布上具有诸多特征：

首先，医师籍贯分布上，中国籍的西医群体在数量上有较大优势。5390个医师中，属于本国籍者"计4638人，占87%，属于外国籍者，计752人，占13%，其中国内医学院校毕业者3843人，达83%，留学海外归国者795人，

---

① 朱席儒、赖斗岩系国立上海医学院公共卫生科医师。两人主要依据卫生署报告及南京卫生署出版的《全国登记医师目录（1929—1932）》、上海中华医学会出版的《中国医界指南（1932—1934）》、上海工部局出版的《上海公共租界开业医师注册名录（1934）》、上海中华医学会出版的《中华基督教教会医院报告（1934）》、日本同仁会出版的《留日东亚医药学生名簿》、上海东南医学院出版的《在华日本医师调查》等六种名册详细统计，除牙医、药剂师、兽医外，共查得正式医师5390人。另外，在从业医师中持观望态度不愿注册或未加入医学会者大有人在，这种情形在内地尤多，实在无从调查。因此，现实中存在的医师远大于这个数字。参见朱席儒、赖斗岩：《吾国新医人才分布之概观》，《中华医学杂志》1935年2月第21卷第2期。

占 17%"。① 这一数据从另一个侧面反映了民国以来西医教育事业的持续发展，本国西医队伍不断扩大。由此表明，教会医疗的人数和影响在逐渐递减，中国自身培育和构建的西医群体在不断壮大，西医人员的本土化趋势日益彰显。在本土医师的来源地上，"也以浙江、广东、江苏三省为最多，共有 1641 人，占比 62.5%，而福建、山东、湖北等地也有一定比例。相反，来自甘肃、黑龙江的各 1 人，而青海、宁夏、新疆、西藏没有 1 人。"② 大多数华人医师都来自医学教育发达的沿海地区，内地的医师数量自然很少。其余各省，医师数参差不一，多依当地的贫富程度及交通状况而定，表现在广西、四川等偏远地区尤为明显。

其次，在西医群体的地域分布上，各省市之间也呈不均衡之势，江苏（含上海）与广东两省最多，几乎占据半壁江山。其中以江苏省"计 2010 人，占全数 37.3%；次为广东，计 606 人，占 11.2%；其余各省分布如下：河北 387 人，占 7.2%；浙江 350 人，占 6.5%；辽宁 352 人，占 6.5%；山东 244 人，占 4.5%；湖北 192 人，占 3.6%；福建 153 人，占 2.8%；广西 85 人，占 1.6%；四川 71 人，占 1.3%；安徽 63 人，占 1.2%；湖南 56 人，占 1.0%；其他各省共 284 人，占 5.3%；省份不明者 537 人，占 10%"。③ 这种分布格局表明，西医群体的分布与地区的经济状况、地理位置、交通条件密切相关。此外，医师人员的分布还与地方人口的多寡相关联，百万居民中，江苏有 59 位医师（即 1/16978），而就全国平均而言，每百万人口中，仅有 12 人左右（即 1/81976）。

再次，城市与乡村之间差别显著，医师大多集中在中心城市，以上海为最。上海是全国最大的商业巨埠，也是中国最富庶的国际大都市，这里经济发达，租界众多，外国人云集，华洋杂处，西医院林立，医师数居全国之首。"考全国医师 5390 人中，在此间开业或供职机关者达 1182 人，占全数 22%。以全市 350 余万人口计之，每 3010 居民中，有医师 1 人；每百万居民中，有

---

① 郝先中：《近代中医存废之争研究》，华东师范大学 2005 年博士学位论文，第 60 页。

② 郝先中：《近代中医存废之争研究》，华东师范大学 2005 年博士学位论文，第 60 页。

③ 朱席儒、赖斗岩：《吾国新医人才分布之概观》，《中华医学杂志》1935 年第 21 卷第 2 期。

医师 332 人。比率之高，为吾国各大城之冠，即比之欧美，亦相差无几。"①南京临时国民政府成立以后，南京西医队伍人数日益壮大，"除中医外，有新医275 人"。而"广州与外人通商最早，为吾国新医人才的策源地，其进步之速，非内地所能及，在粤垣从业的医师计 984 人，每 905 个居民中即有医师 1 人（以广州市人口 90 万计算）"。②

此外，在极少数发达地区，甚或出现医院和医师供过于求的饱和趋势。例如广州，1934 年，美籍教会医师奥德（Oldt）曾宣称："广东一省，多数新医人才均集中于城市，每有过剩之患。"③同年，《大公报》亦披露了这一现状：广州"医院和医师虽多，但不过一部分人能受其利罢了。在社会上较有声誉的医师整天都是忙着，入息当然随着增加，还有许多医师，内中有很多是学历和经验都很丰富的，只能于百忙中仅求一饱，为着诊金和药费的昂贵，有很多人虽有病，也得不到诊治，就是很恶劣很浮浅的诊治也得不着"。④

耐人寻味的是，就在广州周边的一些地方，却呈现出另一种景象：一些医师对于"穷乡僻壤，则皆裹足不前"。⑤导致西医群体失去兴趣、裹足不前的原因很简单，就是偏远地区的经济落后和交通梗阻。医学家陈志潜坦言："现代医学院校的毕业生不愿去贫困的乡村谋生，政府委派的医生不愿去农村工作，因此农民生了病得不到正规治疗。病人要步行 2—3 英里去乡村卫生所看病，这表明在我国广大农村中缺医少药。虽然我们在城市中有成千上万的医生，但在北方农村有 40% 的农民没有任何医疗设施。西方医学输入中国已近一个世纪，只有城市才有西医。"⑥范守渊也针砭了这一弊端："上层（经济上或学术上的）医师宁肯空闲的等着上层有产者的病家，做小（少——引者）数财富者的侍医而不肯抽暇为大众诊疗。中层或下层（当然也是经济上或学术上的）

---

① 朱席儒、赖斗岩：《吾国新医人才分布之概观》，《中华医学杂志》1935 年第 21 卷第 2 期。
② 朱席儒、赖斗岩：《吾国新医人才分布之概观》，《中华医学杂志》1935 年第 21 卷第 2 期。
③ 朱席儒、赖斗岩：《吾国新医人才分布之概观》，《中华医学杂志》1935 年第 21 卷第 2 期。
④ 丰译：《广东的新医》，《大公报》1934 年 8 月 21 日。
⑤ 朱席儒、赖斗岩：《吾国新医人才分布之概观》，《中华医学杂志》1935 年第 21 卷第 2 期。
⑥ 陈志潜：《中国农村的医学——我的回忆》，第 59 页。

医师宁愿空闲的集中在都市里，不肯往急需医疗的农村内地去服务，这实在是一个极矛盾而极痛苦的病态。"①

综上所述，整个民国时期，西医人员（新医）在我国的分布无论在地域上抑或在人数上，都呈现出不平衡状态，交通发达的开放地区以及中心城市西医众多，而偏远内地和农村地区，西医人迹寥落。导致这种不平衡现象的主要原因是，沿海沿江地区较早地接受了西方教会医学的渗透，得风气之先，早期来华医疗传教士也频繁地活跃在这些地区。而且，后来兴起的国内医学院校又主要分布在上海、广州、北京等中心城市，这些因素都直接导致了西医群体的聚集。

二、西医群体之间的派系纷争 ②

近代以来，传入中国的西医团体众多，体制纷繁，内容庞杂，且涉及诸多国家。西医在本土化过程中，西医群体之间出现过基于门户之见的派系激烈纷争，其中最大对立是来自英美派系和德日派系之间的角力，他们"互争长短，不相容洽"③，双方呈旗鼓相当之势。所谓英美派西医群体，是指由早期英美教会医院、医学校以及北京协和医学校等毕业的中国医学生组成，而德日派西医的阵营，主要是指从日本留学归来或从日本在华所办医学校毕业的医学生队伍。除此以外，西医界"尚有一些小的派系如法比派（法国、比利时），他们无论在规模还是在地位上都无法与英美派或德日派相提并论，故一般医史著述中往往略而不论"。④ 西医体制的国别差异及其纷争不仅反映了医学领域的殖民利益的争夺，也为国家卫生决策者们如何应对和整合各种外来医学模式提出

---

① 范守渊：《医师的社会任务》，《医事汇刊》1933 年第 15 期。

② 郝先中：《同道之间：民国时期西医本土化进程中的派系纷争》，《皖西学院学报》2015 年第 6 期。

③ 李廷安：《中外医学史概论》，上海书店据商务印书馆 1947 年版影印，第 49 页。

④ 郝先中：《近代中医废存之争研究》，华东师范大学 2005 年博士学位论文，第 56 页。

了难题。是走"英美模式"或是"日德模式"？一度成为近代国家卫生建制中的两难。

（一）德日与英美两大西医派系的形成

近代中国英美派西医和德日派西医的形成，实际上是由于在西医教育过程中不同的培养渠道所造成的。英美派西医的形成源于西方医学传教士，鸦片战争以后，传教士们利用行医和办学为手段，将西医这一近代科技逐渐传播到中国，教会医院随即应运而生，遍及各地。"教会医院主要是英美系统的，在十九世纪末期已达八十余所之多。"[1]随着教会医院增多，对医学人才的需求日益迫切。传教士医生最初以收徒的方式，传授一些简易的医学知识，以培养助手为目的。马礼逊、伯驾等人都有过培训华人做医务助手的经历。1866年，嘉约翰设立的"博济医学校"，是中国近代第一个教会医学校，尽管规模极其有限，首批学生只有12名男生。从1875年起，教会医学校急剧发展，"到1896年，医学传教士已在39个地方进行医学教育，共培养268名男、女西医生。"[2]据权威统计，"1915年，美英教会医学校有23处，护士学校36处，1900—1915年间先后成立教会医学院校有323所。"[3]特别是"进入20世纪以后，在华主要教会大学都先后设置医学院，多数教会医院都附设护士学校，培养出了一大批西医和护士，中国早期大部分西医人才都出自教会医学院校"。[4]

教会医学校对中国西医教育的影响不言而喻，留美医学生的贡献更是不可抹杀，在留日热潮的促动下，美国政府亦不甘落后，1908年，决定将庚子赔款的一半数额作为中国派遣留学生之用。于是，在1911年前后出现了留美高潮。其中医学是留学的热门专业之一，例如，"1918年留美学生1124人中包

---

① 金宝善：《旧中国的西医派别与卫生事业的演变》，载《文史资料选辑》（第一辑），文史资料出版社1985年版，第127页。

② The China Medical Missionary Journal, Vol.XI, No.2, 1897. p.91.

③ 马伯英等：《中外医学文化交流史——中外医学跨文化传通》，第414页。

④ 张注洪：《中美文化关系的历史轨迹》，南开大学出版社2001年版，第17页。

括牙科、看护、公共卫生、卫生公程、医学各科的人数共 72 人，占 6.4%，在 74 个科目中仅次于学习普通文艺的人数。"①

表 2—11　留美学生与留美医学生人数各时期对照表

时段（年）	留美学生人数	留美医学生人数	留美学生的平均数（人／年）	留美医学生的平均数（人／年）
1881—1911	569	8	18.9	0.26
1912—1927	4450	43	296.6	2.86
1928—1937	2284	57	253.7	6.33
1938—1945	2000	42	285.7	6.0
1946—1949	4132	107	1377.3	35.6

资料来源：周棉主编：《中国留学生大辞典》，南京大学出版社 1999 年版，第 591 页。

另外，美国洛克菲勒基金会在 1918 年接管北京协和医学院后，每年都要在中国各地招收一定数量的医师入院进修各科，并选送一批中国医师赴美留学；协和医学院培养的学生接受着美国式的医学教育，毕业后不论从事医疗实践，还是担任卫生官员，抑或成为医学教员，都会再培养一批批英美派的医学生。1935 年的统计表明，全国医学院校的教员 964 人中曾经留学美国的有 142 人，留学英国的有 87 人，协和医学院毕业的又有 70 人，仅这三项，在医学校中英美派的人数就多达 299 人，占全部教员数的 31%。② 可以说"英美教会医学校加上留学英美学医归国的毕业生再加上协和医学院毕业的学生，他们共同形成了英美派西医"。③

反观德日医学派系的形成，最早发端于日本明治维新。维新初期，日本政府即把德川时代的医学所改为大学东校。1871 年，日本聘请两位德国内科专家缪尔聊氏及何甫景氏为东校教头，这是"西方内科医术正式进入日本之肇

---

① 李喜所：《中国留学史论稿》，中华书局 2007 年版，第 320—321 页。

② 武文忠：《我国医药学院校之初步统计》，载《医育周年纪念刊》，1936 年印行，第 72 页。

③ 夏媛媛：《民国时期西医教育的建构研究(1912——1937)》，科学出版社 2014 年版。第 86 页。

始"①。此后，日本的医学教育及培养渠道主要师承德国医学，除了聘任德籍教师外，还派遣留学生赴德国深造。1885年，"东京大学成立后，其医学部教授几乎都是德国人。"② 可见日本的近代医学发展与德国渊源极深。1903年，张百熙在《奏次第兴办学堂折》中也有类似的旁证："考东西洋各国学堂，于医学最为专重，而德国尤号精致，日本医学多取资于德。"所以"欲入医科预备则必补习德文"。③

日本从明治维新之后，西洋学术发展很快，尤其是医学上的成就吸引着中国青年。加之两国一衣带水，文字相通，在当时，到日本留学比到西洋生活费用便宜得多。日本因此"成为中国学习西方医学的主要中介之一，甚至超过欧美国家"。④ 据牛亚华统计，1911年前的留日医学生，"有姓名可考者163人"，且"只限所在学校或年代确切者，实际人数要多得多"。⑤20世纪初，虽然德日医学对华影响不及欧美医学模式那么深远，但大批留日医学生直接促成了中国近代医学群体的形成，也为德日派系抗衡英美派系预备了强大的阵容。

在近代，中国留学生直接奔赴德国学医的并不多，德派医生主要毕业于德国人所创办的同济大学医学院、私立同德医学院等医校。这些医学生毕业以后，有的成为政府卫生官员，有的创办医校从事医学教育，有的开设医院开业行医。

在国内，1906年袁世凯开设的北洋陆军军医学堂（后改为陆军军医学校）以及后期各省所办的几个军医学校、军医训练所及军医训练班等，教员几乎是清一色的日派西医，加上日本人在北京、济南、汉口等地所设的医院和医学堂，也培养出不少中国西医，构成了日派西医的主干。这些西医学校所采用的学制和教科书等都来自日本，而"日本的医学校在明治维新以后几十年间完全

---

① 马伯英等：《中外医学文化交流史——中外医学跨文化传通》，文汇出版社1993年版，第445页。

② 马伯英等：《中外医学文化交流史——中外医学跨文化传通》，文汇出版社1993年版，第445页。

③ 马伯英等：《中外医学文化交流史——中外医学跨文化传通》，文汇出版社1993年版，第445页。

④ 马伯英等：《中外医学文化交流史——中外医学跨文化传通》，文汇出版社1993年版，第445页。

⑤ 牛亚华：《清末留日医学生及其对中国近代医学事业的贡献》，《中国科技史料》2003年第3期。

采用德国的医学教育制度，崇拜德国的医学科学，并以德文为教学用语"。因此，"我国留日学医者回国后与在德国医学校学医者比较接近，而形成所谓德日派西医的根本原因。"①

客观地说，近代以来西方各国的医学在学科理论和技术运作上都是大体一致的，但具体到每个国家，就会形成各自的医学教育制度、卫生医疗体系和风俗人情。金宝善先生亲眼目睹了西医的派别之争，并分析过形成原因："中国留学者受了英美德日法等国家不同的医学教育，并受了各该国生活习惯的影响，而腐败无能的旧中国政府没有建立起适合于中国社会的统一的医学教育制度和卫生组织系统并将他们纳入轨道，他们于是各自成群，各自援引，各自创办了不同制度的学校和不同规模的医疗卫生机构而形成了各种派别。"②

（二）西医派系的分化对立与矛盾论争

在西医本土化的进程中，各专业团体及医学派系之间一直存在着分化与融合的两种旋律。由于教育背景、学识观点、集团利益的不同，西医界早已存在的派别林立的局面仍在延续，医师之间"产生分化乃至对立屡见不鲜，西医群体的崛起又使得医师内部的关系显得更加凌乱复杂"。③宋国宾对此描述道："同一新医，而有着若干的派别，同一性质，而有着若干不相统属的团体，背道而驰的在互相倾轧着。"④

在民国初，英美医派与德日医派在组织与团体建设、权力分享、话语权归属、医学教育体系诸方面纷争不断，呈势均力敌之势。

1. 医学组织独立与权力机关任职

英美派西医的影响主要是通过其权威组织中华医学会来实现的。而1886年由在华医学传教士草创的中国博医会被公认为中国医学社团的肇始。1915

---

① 　金宝善：《旧中国的西医派别与卫生事业的演变》，载《文史资料选辑》（第一辑），第127页。
② 　金宝善：《旧中国的西医派别与卫生事业的演变》，载《文史资料选辑》（第一辑），第129页。
③ 　尹倩：《分化与融合——论民国医师团体的发展特点》，《甘肃社会科学》2008年第2期。
④ 　宋国宾：《理想中之中国医团》，《医事公论》1934年第16期。

年，伍连德等人发起创立中华医学会，该团体从博医会分化而来。这是由中国人自己发起组织的、持续时间最长的全国性西医学术团体，因其"创始人及其成员多为留学英美或英美教会在我国办的医校毕业生"[①]，必然具有强烈的英美派系倾向。举凡抗战前的历届会长，无一不是来自英美的留学生，这十位会长是"颜福庆（1915—1916）、伍连德（1916—1920）、俞凤宾（1920—1922）、刁信德（1922—1924）、牛惠霖（1924—1926）、刘瑞恒（1926—1928）、林可胜（1928—1930）、牛惠生（1930—1932）、林宗杨（1933—1935）、朱恒璧（1935—1937）"。[②]1915年11月，该学会主办的《中华医学杂志》在上海创刊，采用中英文并列排版。

留日医学生的早期组织要溯源到1906年"中国医药学会"，这是千叶医专的中国留学生发起创立的。此后，"中国国民卫生会""东京留日中华药学会"等类似的组织应运而生。在留日学生创办的诸多学会中，成立于1909年的中国药学会和1915年的中华民国医药学会的规模和影响最大，尤其是后者长期与中华医学会呈分庭抗礼之势。中华民国医药学会主要成员多为归国留日医学生。"该会与中华医学会之间长期存在着一些矛盾和隔阂，虽然表面上许多著名的会员是同时加入两会的。加入该会的还有北洋、陆军医学堂毕业的学生，该会的入会资格相对而言比中华医会要宽，故早期会员比中华医会多。"[③]其总会设在北京，全国各大城市均设有分会，1916年8月召开第一次常会，推举汤尔和为会长，《中华民国医药学会会报》是学会的权威专业期刊。

南京国民政府卫生行政机构的核心人物几乎都为两大医学团体的主要成员。英美医派早期稍占上风，德日医派则后来居上，彼此之间利益均沾，双方平分秋色，以下两表可窥一斑。

---

① 赵洪钧：《近代中西医论争史》，第108页。

② 赵洪钧：《近代中西医论争史》，第109页。

③ 赵洪钧：《近代中西医论争史》，第110页。

表2—12　清末民初英美医学留学生归国后担任卫生行政工作一览表

姓名	籍贯	教育背景	归国后任职情况
伍连德	广东台汕	1896年留学于英国剑桥大学，1905年毕业，获博士学位。	曾任陆军医学堂副监督、东北防疫处处长、中央防疫处处长、海关检疫总处处长等职。
褚民谊	浙江吴兴	早年赴法国留学，入史太堡医科大学。	1926年出任东征军总部军医处长，后任国民党候补中央执委、行政院秘书长等职。
颜福庆	福建厦门	1903年赴美留学，1909年获耶鲁大学医学博士学位。	回国后担任湘雅医学院教务长、校长，中央大学医学院院长，中华医学会长等职。
牛惠生	江苏上海	早年留美，1914年获哈佛大学医学博士学位。	1927年任国民政府军事委员会军医监委委员。
刘瑞恒	天津	1919年底留学美国哈佛大学，获医学博士学位。	1928年任南京政府卫生部副部长，1930年裁卫生部设卫生署，担任署长。

资料来源：本表格转引自郝先中《近代中医废存之争》，华东师范大学2005年博士学位论文，第56页。

表2—13　清末民初留日医学生归国后担任卫生行政工作一览

姓名	籍贯	教育背景	归国后曾担任职别
侯希民	江苏无锡	千叶医专医科（1901—1905）	历任哈尔滨防疫总局主任、绥远防疫总局会办、天津和北京卫生局长。
汪企张	江苏上海	大阪高等医科学校（1904—1911）	上海公立医院院长、上海医师公会书记。
陈方之	浙江鄞县	仙台一高（1907—1912）东京帝大医科（1917年毕业）	国民军总司令部军医处长、国民政府内政部卫生司司长。
余云岫	浙江镇海	大阪高等医校医科（1908—1916）	全国医师联合会主席、内政部卫生专门委员等职。
汤尔和	浙江钱塘	金泽医专科（1905—1910）	北京医学专门学校校长、教育总长、内务总长、财政总长。
方石珊	福建侯官	千叶医专医科（1906—1911）	中央防疫处处长、北京公共卫生事务所所长。
王焕文	江西东乡	东京医大药科（1907年在读）	内务部卫生试验所所长。
伍晟	江苏阳湖	东京药校（1907年在读）	内务部卫生司司长。
金宝善	浙江绍兴	千叶医专医科（1911年入学）	中央防疫处处长、国民政府卫生署署长、中华医药学会会长。

资料来源：本表根据牛亚华《清末留日医学生及其对中国近代医学事业的贡献》整理。

双方在国家卫生行政方面的竞争，多半交织在争夺卫生行政职务和施加给政府的影响力上。在北洋军阀时期，"中华民国医药学会成为政府在医政方面的主要咨询机构，该会的创始人汤尔和同时也成为炙手可热的政要"。①1927年南京国民政府成立以后，中华医学会对国家卫生决策机构的影响力逐渐增强，除了首任卫生部部长薛笃弼非医界人士外，此后长期执掌的卫生部（署）的刘瑞恒、颜福庆等人均为中华医学会的会长。"虽然德日系的侯希民、陈方之、方石珊等人仍在卫生行政部门担任重要职务，但多是技术性强的职务，对卫生决策的影响力已经远不如英美系了。"②20世纪30年代以后，中央卫生行政权基本上为英美医派所把持。

2.针锋相对的论争与攻讦

两个医派在各自势力扩张的过程中，既公开摩擦，也暗战不休，乃至相互攻击，火药味十足。导致这一争斗升级的导火索就是《中华医学杂志》刊发的一篇题为《中国的医药教育》的文章，文中对日派西医率先发难："民国初年所办之医学校，如陆军军医学校及北京，江苏，浙江，直隶等医专学校，皆以毕业日本之人充当校长及教员。此毕业生留学时，日本医学尚未发达；而日本学校当局对于中国留学生，又向取放任主义；是以多数皆学无专长。回国后，仅一普通医学士，并无所谓专门。当时因人才缺乏，故荣任教授，主讲大学。当讲书时，仅以自己之讲义，向学生背诵。'讲'之一字，已谈不到；其不称职，可想而知，民十以后，各医校事实发生风潮，虽然由于学风不良，但教员的尸位，也是一个主因。现此派教员在我国公私立医校仍占极大势力，归其主办之医学校，仍有七八校之多。据 Faber 氏报告及《上海医药界之现状》所载，此辈主办之医学校，教员及设备，皆极不良，应加改革。但若辈势力，根深蒂固，改革实不易言！"③

该文以考证的口吻，影射了一些留日医学生不学无术、日系医校教员根底

① 夏媛媛：《民国初期西医教育的建构研究》，科学出版社2014年版，第96页。

② 尹倩：《分化与融合——论民国医师团体的发展特点》，《甘肃社会科学》2008年第2期。

③ 《中国的医药教育》，《中华医学杂志（上海）》1933年第19卷第2期。

不牢、设备简陋等现象，言语间不免也充满轻侮之意。此文一出，自然遭致日派西医的强烈反感和猛烈回击，日派西医在其滩头阵地《医事公论》上连续刊发了《最近医界中的批评与谩骂》《中华民国医药学会为什么不像人家的发展》等多篇反击和批评的文章，告诫对方"不应毫无根据，血口喷人地作泼妇骂街"，① 指责中华医学会"以帝国主义者为父母国"，讽刺他们是英美帝国主义的走狗②。署名"志芳"的作者更是谴责中华医学会"和卫生官署发生了共通性"，"左右中国的卫生行政"，③ 在他看来，卫生署已然成为中华医学会的工具。

而两派的冲突并不仅仅表现在言语攻讦上，在行动上也往往针锋相对。如在各派主持的医院或机关招聘人员时，"必问曰：尔属何派出身，同派则收，异派则拒。……或虽勉强收容异派之人，而待遇显分轩轾。"④ 表现在职业公会方面，不同的派系出身，仍然决定着其团体的归属，"仅在上海地区医师的职业团体便依据出身不同分裂为上海医师公会和中华西医公会两个分歧颇大的团体。"⑤ 中华西医公会"遥遥与上海医师公会对峙，并且当时似乎颇不以医师公会为然"，⑥ 双方互不买账，西医公会对于医师公会所设立的入会门槛"极为不满，认为其故作姿态"⑦，而上海医师公会也视对方为杂医，言辞间不免有些鄙薄之意，自然也会招致一些中华西医公会会员的敌视和抵触。

3. 医学教育体系中话语权的争夺

英美医派和德日医派在中国近代医学教育上的争夺一直没有停息。这些奔赴不同语系国家接受医学教育的留学生，归国后又以各自国家的语系来培养自己的中国学生。在创办医学院校上，英美教会组织占得先机，根据 1915 年统

① 喋喋：《最近医界中的批评与谩骂》，《医事公论》1933 年第 1 期。
② 显祖：《中华民国医药学会为什么不像人家的发展》，《医事公论》1933 年第 1 期。
③ 志芳：《卫生署与中华医学会硬要分家的质疑》，《医事公论》1934 年第 13 期。
④ 快庆：《对于本届医师大会之期望》，《社会医药》1934 年第 2 卷第 1 期。
⑤ 尹倩：《分化和融合：论民国医师团体的发展特点》，《甘肃社会科学》2008 年第 2 期。
⑥ 庞京周：《上海市近十年来医药鸟瞰》（连载），《申报》1933 年 6 月 26 日，第 13 版。
⑦ 尹倩：《分化和融合：论民国医师团体的发展特点》，《甘肃社会科学》2008 年第 2 期。

计，"英美在华教会医学校有 23 处，护士学校 36 处"。[1] 其中"民国元年至北伐成功国民政府奠都南京止，计时十六年，医学院校亦相继设置，计有北平协和、上海女子、圣约翰、同德、光华、东南、南通、湘雅、辽宁等医学院，中山、北平、河南、齐鲁、震旦等大学之医学院，及江西、河北、浙江之省立医专，共计十七所"。[2] 协和医院一度成为美国式医学教育的大本营，每年不仅有学生毕业，还要选送中国医生赴美深造，而且还要接受各地医师来进修。这些留美归来的医生回国以后，均在中央和地方卫生部门担任要职，又进一步推广了美式医学教育。

面对英美医派的咄咄逼人之势，德日派自然不会甘拜下风，民国之初，他们利用北京政府奉行仿效日本明治维新的方针，"在北京、浙江、江苏、湖北、河北等地兴办七所医学校，皆聘用日本人或日本留学生充当教员，所用教本多译自日本。"[3] 这样，德日医派的西医教育与英美医学校形成了对峙与并存的局面，一些德日医学校如同德医学院、上海德文医学校、满洲医科大学等都享有时誉，20 世纪二三十年代上海的牙医几乎是清一色的留日医学生。

对于医学校的课程制定，也一直是德日派与英美派角逐的重点。最为典型的是，1935 年 6 月，民国政府教育部制定颁发了《大学医学院及医科暂行课目表》和《医学专科学校暂行课目表》。这一课目表由英美派为代表的"医学院及医学专科学校课程标准草案审查委员会"主持制定，不免引起了德日医派的质疑。首先，对于委员会人员组成的质疑，德日派代表李赋京等认为："这种少数力量不平均的委员集合成的委员会，试问能代表中国全国吗？而由这少数的委员所造成的草案，试问能适合于全国的各学校吗？"[4] 其次，对于课目表

---

① 李涛：《中国卫生的进展》，《中华新医学报》1951 年第 2 期。

② 金宝善：《民国以来卫生事业发展简史》，《医史杂志》1948 年第 2 卷第 1—2 期。

③ 郝先中：《近代中医废存之争研究》，华东师范大学 2005 年博士学位论文，第 54—55 页。

④ 李赋京：《对于南京医学教育委员会所拟医学课程大纲之意见》，《医事汇刊》1935 年第 7 卷第 2 期。

制定所参照的对象，他们认为："这次由该会拟就的医学院课程大纲是参考北平私立协和医学院的课程大纲作的。关于抄写协和的课程的确有价值我并不反对，不过仔细考虑一下，他并不是十分完善的课程。"[1] 再次，对于第一、第二外国语的课程设置，他们认为"该委员会是想用着这种巧妙的手段，拥护中国纯用英文学医的学校，而压迫纯用其他外国文学医的学校"。并责问："该会将用何法子可以安慰用其他外国语学医的学校，而使他们在中国也能得到他们做中国国民应享的权利。"最后，他们还认为："美国的医学教育还是很幼稚的时期，我们盲目的中国，若要拿医学理论和教育不甚高明的美国作标准，必使中国的医学陷入十八层地狱之下。"[2]

在医学教育中，教学语言的运用也是五花八门，难以统一。在当时的医学校中，就有国语、英语、日语、德语等授课语言（见表2—4），少数地方还使用方言教学，"英美在华所办的学校用英语教授，德人所办的学校用德语教授，日人所办的学校用日语教授，连中国人自办的学校甚至也用英语直接教授，而不讲中国话"。[3] 使用外国语的情况，"以英美系统的西医为最突出，他们不但在学校、医院用英语，甚至日常生活也惯用英语。在公开的学术团体活动多用英语作报告。"[4] 由于国家没有统一的语言文字法规，各派"以不同的语系来教育自己的学生，英美系和德日系医师间颇有界隙与角力，因而无法形成有规范力的专业共识"[5]，同时也造成中国西医界内英美派与日德派对峙及竞争的事实。因此朱恒璧指出，"医学教育语文之不统一，实为推进教学效能之一大障碍"。[6]

---

[1] 李赋京:《对于南京医学教育委员会所拟医学课程大纲之意见》,《医事汇刊》1935 年第 7 卷第 2 期。

[2] 李赋京:《对于南京医学教育委员会所拟医学课程大纲之意见》,《医事汇刊》1935 年第 7 卷第 2 期。

[3] 金宝善:《旧中国的西医派别与卫生事业的演变》,载《文史资料选辑》(第一辑),第 130 页。

[4] 金宝善:《旧中国的西医派别与卫生事业的演变》,载《文史资料选辑》(第一辑),第 130 页。

[5] 雷祥麟:《负责人的医生和有信仰的病人》,《新史学》2003 年第 14 卷第 1 期。

[6] 朱恒璧:《中国医学教育应用语文之我见》,《中华医学杂志（上海）》1931 年第 17 卷第 5 期。

表 2—14 国内主要医学院校的教授语言

同济大学	德语	南通学院	中德语
北平大学医学院	国语	湘雅医学院	中英语
上海医学院	中英文	协和医学院	英语
江西医学专科学校	中日语	同德医学院	国语
河南大学医学院	中德语	华西协和大学	中英语
河北医学院	中德日拉丁	广东光华医学院	国语
山东医学专科学校	国语	山西川至医学专科学校	国语
广州夏葛医学院	中英语	东南医学院	中德日拉丁
齐鲁大学医学院	国语	圣约翰大学医学院	英语
私立震旦大学医学院	中法语	满洲医科大学	日语
辽宁医科专门学校	中英语	哈尔滨医学专门学校	国语
上海女子医学院	英语		

资料来源：李涛：《民国二十一年医学教育》，《中华医学杂志》1933 年第 19 卷第 5 期。

（三）消弭对立与走向融合的努力

西医派系纷争一直伴随着民国始终，一方面，这种内耗阻碍了各类医学团体的交流与合作，消耗人力物力，掣肘国家医政方针的落实，使各种医学政令的制订和实施也因而更加的混乱，而且不利于西方近代医学在中国的传播与发展，给近代中国的医疗卫生事业带来了不良影响。另一方面，西医派系之间的斗争也没有走到你死我活的地步，同在国家卫生体制之下，"西医派系及团体之间也存在着千丝万缕的联系，团结和合作也是民国西医界中的重要旋律。[①]

派别之争被一些业界有识之士视为中国医学发展的耻辱，他们早已认识到问题的严重性并深感忧虑，牛惠生指出："中国医事团体骈枝机关不一，以整个医界四分五裂，对内对外胥感困难。凡关于医界事件发生，社会无从咨询，政府又不能衡鉴。甚至同一会员隶属两个医会，而此两个医会其主张又极端矛盾者，此种现象有识者早引为深忧。"[②]1915 年中华医学会成立伊始，发布《中

---

① 尹倩：《分化与融合——论民国医师团体的发展特点》，《甘肃社会科学》2008 年第 2 期。
② 牛惠生：《中华医学会大会演词》，《医药评论》1932 年第 95、96 期。

华医学会宣言书》，阐明了"巩固医家交谊，尊重医德医权，普及医学卫生，联络华洋医界"①的宗旨，成为日后学会活动的准则。伍连德等人一直谋求在西医界内组成一个统一的专业团体，提出"欲整顿医药卫生，当先汇集全国医界团体，使其团结一致，始克有成，遂有统一医权之决议，吾国经政府允许之医会只有中华医学会及中华民国医药学会而已，兹为整顿一般医业起见，不论毕业于医校与否，宜重行严格取缔，宜在各省设立医会，以期发扬医术，且使在整顿期内可得进行无阻之利"的主张，要求"对内部图精神之团结也"②，建议中华医学会与中华民国医药学会及中国博医会合并为"中国医学会"。庞京周乐观地认为两会完全"可以在一个国家里交换意见而得到更妥善的办法呢"。③李涛则主张取消英美派和德日派的说法，而发展中华学派，从而取代所谓的学术门户之分，"须知我中华民国固为完全独立之国家，如欲在世界谋学术上独立，应创立中华学派。"④

　　一些医学机构和刊物也始终不懈地推动着医界的联合与统一，力图探询解决分歧的办法。以《医事公论》杂志为例，该刊由中国医事改进社于1933年创办，在其创刊号中就亮明了自己的一大宗旨："彻底谋中国医事之整理与改进，消除医学派别上之偏见以使医药界同志互助团结，共趋于为国家致用为学术努力之途径。"⑤足见当时医派矛盾之激烈程度已引起了医界人士的高度关切。甚至可以说，中国医事改进社的创办本身也和医派的纷争有很大关联，在"1933—1936年的《医事公论》中就有大约十几篇文章谈及医派纷争"。⑥《医事公论》的创刊号中第一篇文章便是《中国医事改进社创立旨趣书》，立场鲜明地表示了医事改进社创办的主要目的之一就是："谋全国医界的精诚团结，

---

① 《中华医学会例言及附则》，《中华医学杂志》1915年第1卷第1期。

② 伍连德：《医学会亟宜统一论》，《中华医学杂志》1932年第5期。

③ 庞京周：《学会有更大使命》，《中华医学杂志》1934年第20卷第4期。

④ 李涛：《现在我国医界应有之觉悟》，《中华医学杂志（上海）》1930年第16卷第4期。

⑤ 《中国医事改进社章程》，《医事公论》1933年第1期（创刊号）。

⑥ 夏媛媛：《民国初期西医教育的建构研究（1912—1937）》，第95页。

共同谋医事之科学化。"①

其实，两大医派之间的矛盾并非不可调和。他们的争夺多半限于团体自身利益、对国家的卫生行政影响力、医学教育话语权等方面，而在学术观点、办学理念、教学过程与教学方法等方面的论争不多，他们最为关心的是自己所代表的国家或自己所属派别的在华利益。事实上，当时一些著名的医界人物都是同时加入中华医学会和中华民国医药学会的，彼此之间也有一定的合作基础。在对待中医的立场上，西医似乎没有了派别之争，如1925年，当中医阵营争取中医教育进入学系之时，上海医师公会会长余云岫（日德派西医代表性人物）立即呼吁西医界"组织一联合会"，与中医界相对峙，并"以中华医学会，中华民国医药学会，上海医师公会三个团体的名义做一篇《致全国各省教育会书》"，② 联袂整个西医界，壮大反对中医界的阵营。此后，两会的融合趋势日益渐进，1931年以后，中华民国医药学会的"关内成员多转入中华医学会"，"这时德日派和英美派的西医中废止中医论者结合在一起了"。③ 最有说服力的是余云岫在1934年后"主编中华医学杂志五年之久"。④

中国医学要较快地得到发展，医界本身的团结至关重要。1928年1月26日至2月2日，中华医学会第七次大会在北平召开，刘瑞恒在大会致辞中特别强调"关于医学事业，宜联合同志，组织统一机关，以专责成"。而"现有之中华医学会及中华民国医药学会，机关骈枝，宗旨相同，多数医士皆兼任两处会员。两会并存，事实上既无特别利益，行政上复感不便"。大会决议中提到："本会对中华民国医药学会与本会合并问题，深表同情，并愿极力合作……"即由两会选派筹备委员，"共同商酌应办之事"，"本会与中华民国医药学会商酌，共同发行一汉文杂志，名'中国医学杂志'。"⑤ 关于医界建立统一学术组

---

① 《中国医事改进社创立旨趣书》，《医事公论》1933年第1期。
② 赵洪钧：《近代中西医论争史》，第166页。
③ 赵洪钧：《近代中西医论争史》，第110页。
④ 赵洪钧：《近代中西医论争史》，第110页。
⑤ 《本会第七次大会纪略》，《中华医学杂志（上海）》1928年第14卷第1期。

织和团体的想法由此被提上日程。伍连德在《本会之将来》中也提出了类似的期盼："国民政府卫生部前曾切实盼望我国之各种医学团体能联络一致，俾政府得对付单纯之组织，而收统一之效。"① 他在《医学会亟宜统一论》中倡议两大学会应合并为"中国医学会"，以作为中国西医界的总代表。他呼吁博医会内的中国会员应从速加入中国医师自己的社团。

而在中华医学会和中华民国医药学会的合作方面，"中华医学会也显示出积极和包容之态。中华医学会第二届代表大会汤尔和为副会长，中华民国医药会的不少会员同时也是中华医学会会员"。② 1928 年，中华民国医药会会长侯希民亲自带团参加中华医学会第七次大会并致祝词，会议正式涉及合并问题，甚至会后成立一两会合并委员会推进此事，但最终是否实现未见有确切记载，原因自然很复杂③。尽管如此，刘远明认为："虽然中华民国医药会与中华医学会在医学教育、公共卫生、国家医学体制以及对待传统中医等问题上存在分歧，但两会之间的关系总体上还是比较融洽的。"④

---

① 伍连德：《本会之将来》，《中华医学杂志（上海）》1929 年第 15 卷第 16 期。
② 刘远明：《西医东渐与中国近代医疗体制化》，第 238 页。
③ 有撰述称 1932 年两会合并，使中华医学会成为中国近代西医界内规模最大的医学会，此论似嫌根据不足。
④ 刘远明：《西医东渐与中国近代医疗体制化》，第 238 页。

第三章　西医本土化的传播策略与实施途径

19世纪以来，西医通过多种渠道传入中国，一是外国私人医生在通商口岸行医的过程中将西医传入中国；二是通过出洋留学或出使、游历的中国人，把西方医学传输和移植到中国；三是通过自开办西医事业，如医院、医校、公共卫生运动等方式传播医学知识；四是通过翻译西医书籍，建立统一的西医知识体系；五是通过教会医疗事业传播与发展西方医学，其所涉及的领域、规模以及影响范围上均超过前几种渠道。本章就西医本土化过程中西医教育、卫生知识的大众化、公共卫生建设等主要传播途径与策略展开言说路径。

第一节　西医教育成为医学传播主渠道

近代以来，教会医学教育在中国生根、开花、结果，开引进西方医学教育之先河，率先为现代中国医学教育垂范，为中国西医事业培植了大量优质人才，为近代医学教育本土化的实现奠定了基础。而中国人主导的医学教育事业从无到有，薪火相传，发展壮大，成为孕育中国近代医学人才的摇篮。

一、教会医学教育及其发展

（一）西医教育的发端

在近代中国的教会医疗事业中，始终面临着一个根本性难题，就是西医的医疗资源尤其是医务人员严重短缺，始终不能满足华人日益扩张的医疗需求。一些教会诊所和医院不得不雇用一些华人青年，培养他们学会简单的治病和护理技术，为医院做一些辅助性事务。皮尔逊的种痘诊所最早雇用华人助手，他引入的牛痘预防天花术能够在中国迅速传播，正是得力于华人助手梁辉、邱熺等人的帮助。伯驾在创立眼科医局之初，就产生了需要培训助手的动机："如果有几位受过良好教育、急切希望掌握西医药、同时打算全面学习的青年，能经常来医院服务，这对医院的工作效率来说，则是非常有益的。"[①]1936年，伯驾终于得到了一位好助手——年仅 19 岁的关韬。在伯驾的指导下，关韬很快就能"灵巧地进行一些诸如睑内翻、翼状胬肉切除的小手术"。[②] 伯驾盛赞关韬是有天分、很专注且有良好医德的眼科和外科医生。鸦片战争前，伯驾在医局内设有一个医疗班，共三名学生，最大的便是关韬。据伯驾报告，除去实际操作训练，他还用英文给他们讲些基础理论。类似的培训在合信主持的医院也存在过，从 1840 年 4 月起，他在澳门医院培训过两名中国青年，一位叫亚忠（Atsung），一位叫阿瑸（Apun），两人在合信的指导下学习医学基础和神学，并在医院工作。[③]

培养华人青年了解和掌握西医知识和技能，曾被"中国医务传道会"确定为自己的一个工作目标。他们意识到熟谙西医知识的中国青年，将会在传播和扩大西医在华影响的重要性："经过教育的青年将逐渐在整个帝国播散开来，他们不管到哪里，将传播他们所熟悉的系统知识及其优势。"[④] 可见，教会医师

---

① *Chinese Repository*, vol.V.p.659.

② 马伯英、高晞、洪中立：《中外医学文化交流史——中外医学跨文化传通》，第 349 页。

③ *Chinese Repository*, vol.IX.p.32.

④ *Chinese Repository*, vol.VII.p.32.

们希望借助华人青年的医疗实践，传播和扩展西医，以寻找一条帮助中国民众尽快信任和接纳西医的途径，确是有些煞费苦心。当越来越多的医疗传教士踏上中国领土的时候，开展系统的西医教育被提上了日程。1863 年 9 月的"《华北每日新闻》刊载一篇社论，阐述了在中国创建西医学校的目的和可行性。提出了'除内科、外科，还要配备其他科目讲授的要求，接着便兴建一个学院'"的设想。①

从 19 世纪 60 年代开始，教会医师开始在医院或诊所里对华人青年进行生徒式传授医学知识和技能，并渐渐委以助手及护理工作。最初只是尝试招收少数助手，培养出来的华人助手相当有限，但他们却是中国境内最早的华人西医，为本土西医群体最终登上历史舞台做了先导，他们因此被誉为"近代医学的继承者"②。1866 年，嘉约翰创立的博济医校，是近代中国第一所西医学校。其学生主要是教会及医局的学生，也有开业的中医生，该校学习年限三年，嘉约翰医师亲自教授了早期的 8 名学生。因为人数有限，办学条件差，此时的博济医校还不能算是一所真正意义上的医学校，只能认定它尚处于以师带徒向近代医校过渡的阶段。这一时期的西医教育的重要特点是：以招收生徒为主要形式，以临床教学为根本方式。

毫无疑问，早期的博济医校还保留着传统的以师带徒的教学模式（台湾的打狗医院也是如此），这种模式一般称作医院教学。至 19 世纪 80 年代，教会医师们日益感到在华教会医学活动无法满足中国民众巨大的医疗需求，迫切需要培训一批华人青年真正掌握西医科学，以培养规模化的西医队伍，借以承担教会医师的医疗事务。他们认为，仅仅让华人青年到医院做学徒当助手，接受技术性的训练是远远不够的，理想的方式应该送他们去欧美国家接受正规医学教育，黄宽、金韵梅、何金英、石美玉等人都是在教会组织的资助下留学英美，学成归来，成为晚清时期的医学精英。

---

① 转引自马伯英等：《中外医学文化交流史——中外医学跨文化传通》，第 355 页。

② 艾明江：《中华医学会与近代西医群体研究——以〈中华医学杂志〉为中心的考察》，第 19 页。

1879 年，博济医院正式成立博济眼科，定名为"南华医学校"，该校被视为近代中国第一所教会医学校，这是近代西医教育从师徒制向学院制过渡的标志性事件，由此开辟了中国近代西医教育的先河。博济医学堂不断发展，从 1879 年开始招收女生，成为近代中国培训女医生及男女同校之先声，至 1899 年，该校共毕业学生 100 人，肄业者 50 人左右。[①]1901 年，博济医院成立正规医校，建设独立校舍，命名为"南华医学堂"，至 1911 年停办。从博济医校到南华医学堂历时 45 年间，先后培养学生 120 多人，毕业生主要分布在华南各地，一部分在其他省内，小部分移居国外，为医药卫生和医学教育服务。1887 年 8 月，香港爱丽思纪念医院（Alice Memoriat Hospital）开设香港西医书院，这是当时另一所具有代表意义的医学校，也是香港大学医学院的前身，孙中山先生就是该校的第一届毕业生。

早期教会医院或诊所皆有以师带徒的现象。1897 年，美国传教医师尼尔（James Bord Neal）[②]做的一次调查（共发出 160 份咨询单，返回 60 份）显示："当时 60 所教会医院中有 39 所兼收生徒，其中 5 所超过 10 人，余者多为 2 至 6 人，平均每所医院有 4 人，已毕业的学生约 300 名左右，肄业生 250—300 名。"[③]何小莲认为这种初级的西医学教育，"不仅是中国西医教育之先声，也成为中国西学科技教育的先导。"[④]

表 3—1　1897 年尼尔调查表

地点	医生	受训医生总数	受教会雇佣数	私人开业数	受训男医生（人）	受训女医生（人）	总计	受训年限
广州	嘉约翰	79	？	？	18	6	103	3 或 4
天津	豪斯顿	—			26		26	—
苏州	帕克	9	5	3	10	6	25	5

①　顾长声：《从马礼逊到司徒雷登》，上海人民出版社 1985 年版，第 184 页。

②　亦译为"聂会东"。

③　马伯英等：《中外医学文化交流史——中外医学跨文化传通》，第 367—368 页。

④　何小莲：《西医东渐与文化调适》，第 200—201 页。

地点	医生	受训医生总数	受教会雇佣数	私人开业数	受训男医生（人）	受训女医生（人）	总计	受训年限
杭州	梅因	12	7	5	8	3	23	5
香港	汤姆森	7	—	7	12	—	19	5
福州	华特尼	14	2	10	3	—	17	5
青州府	沃特逊	16	8	6	0	0	16	—
福州	马斯特	6	2	4	—	9	15	6
沈阳	克里斯蒂	9	2	7	6	—	15	4
济南府	尼尔	10	3	7	5	—	13	4
北京	柯蒂斯	4	2	2	9	—	13	4
保定府	阿特伯里	13	—	13	0	0	10	4
福州	戈达德	4	0	0	—	6	9	6
南京	司徒雷登	4	1	2	5	—	9	5
常州	发梅	3	—	3	6	—	8	5
重庆	麦克拉蒂	3	—	5	—	8	5	3
小溪	奥特	4	—	4	4	—	8	5
金华	巴沙特	2	1	1	4	—	6	5
角石	斯科特	3	3	—	3	—	6	4
赵州府	康斯利得	—	—	—	4	—	4	5
永春	克罗斯	—	—	—	4	—	4	5
平度	兰德尔	—	—	—	3	1	4	4
锦州	布兰德	1	—	1	2	1	4	4
成都	基尔本	—	—	—	3	—	3	4
其他（共15处）		65	22	41	21	1	87	—
总计		268	61	115	161	33	462	—

资料来源：马伯英等根据 Chinese Medical Missionary Journal，1897：89 统计，转引自马伯英：《中外医学文化交流史——中外医学跨文化传通》，第367—368页。另外参见陈明斋：《我国新医学之进展及其现况》，《东方杂志》1935年第32卷第22号。

（二）教会医学教育的本土化发展

到19世纪后期，来华医疗传教士日益增多，提倡西医教育者踊跃兴办教会医校，成一时之风气。1890 年博医会年会上，30 多名与会者热议医学教育事宜，会议推举高似兰主持此事，嘉约翰（J.G.Kerr）发表医学教育大纲，提出了医学教育的三个取向："（一）为一般民众造就才干学识俱全的中国医生；（二）造就教会医院内的医生；（三）造就医学校教员。"[①] 在医疗传教士的积极推动下，西医教育已成必然之势。19 世纪最后 20 年，基督教差会在上海、南京、苏州、杭州、北京、天津、济南等地相继建立了一批西医教育机构，旨在培养教会医院和诊所急需的医学人才。较为著名的如表 3—2 所示：

表 3—2　19 世纪末 20 世纪初的教会医学校

建立年份	院校名称	地点	归属
1866	博济医学校	广州	美国公理会
1883	苏州医院医学校	苏州	美国美以美会
1884	广济医学校	杭州	美国安立甘会
1887	西医书院	香港	英国伦敦会
1889	斯密斯纪念医院附属医学院	南京	Beebe RC
1890	济南医学校	济南	—
1891	苏州女子医学校	苏州	美国监理会
1896	圣约翰大学医科	上海	美国圣公会
1899	广州女子医学校	广州	美国长老会

资料来源：陈邦贤：《中国医学史》，第 222—223 页。

20 世纪初，鉴于教会医疗事业快速发展对医务人员的需求，教会组织认为"现时最紧迫的需要之一"，就是培养"受过良好训练的中国护士和助手"，而"医学教育是医药传教士目前最为重要的工作"。[②] 在各方推动下，教会医学教育达到全盛。一些著名教会医校如苏州医院医学校（1883）、杭州广济医校（1884）、南京史密斯纪念医院医学校（1889）、上海圣约翰大学医科（1896）、广州女子医学校（1899）、夏葛女子医学校（1901）、上海大同医学校（1903）、

① 陈明斋：《我国新医学之进展及其现况》，《东方杂志》1935 年第 32 卷第 22 号。
② *China Missions Year Book*, 1910, pp.211、227, 转引自田涛：《清末民初在华基督教医疗卫生事业及其专业化》。

北京协和医学堂（1906）、华东协和医学校（1910）等相继创办，教会西医教育工作初具规模。民国初年，各大差会又陆续兴建了一批医学专门学校，如1914年成立的华西协和大学医科、1914年在长沙建立的湘雅医学专门学校等。据统计，到1915年，"中国当时共有23个医学教会学校，在校学生男238名，女67名，护校36所，学生272名。到1929年，各校医学毕业生计3816名。"①从《中华归主》对1915年、1916年、1917年、1920年教会医学教育概况的统计，可以大致了解当时的医学人才培养概貌。

表3—3　1915—1920年的教会医疗教育事业

年份	医学校（所）	男学生（人）	女学生（人）	护士学校（所）	学生（人）
1915	23	238	67	38	272
1916	14	311	68	51	165
1917	21	389	63	65	715
1920	10	223	32	58	342

资料来源：《中华归主》（下册），第1201页。其中，1920年的统计数字不包括5所具有协和性质的医学院校和8所开设医学院或医科的教会大学。5所协和性质的学校分别是广州协和医学院、福州协和医学院、奉天医科大学、北京协和医学院和圣约翰医科学校。参见田涛：《清末民初在华基督教医疗卫生事业及其专业化》，《近代史研究》1995年第5期。

除了医学院外，护士教育同样受到教会组织的重视，1888年，美国人安娜·约翰逊在福州创立了中国近代医学史上第一所护士学校，此后，一些教会医院也先后创立自己的护士学校。

中国的教会医学院校初具规模，朝正规化和体系化方向迈进之际，美国洛克菲勒基金会适时介入，对中国西医教育事业起到了雪中送炭和推波助澜的作用。1913年创立的美国洛克菲勒基金会，秉持"在全世界造福人类"的宗旨，把医学、公共卫生和农业作为重点资助项目。中国作为基金会的重点投资对象，1914年在中国成立"中华医学基金会"（China Medical Board，简称CMB，有中文翻译为"洛氏驻华社""中国医学委员会"等），开始了以

———————

① 转引自何小莲：《西医东渐与文化调适》，第237页。

医学为中心的对华工作。中华医学基金会成立后的一次重大举措就是购买和改组华北协和医学院，1916 年选址动工建立新校区，1921 年学校举行落成典礼，定名"北京协和医学院"。洛克菲勒基金会决定以美国霍普金斯大学医学院为范本，把协和医学院建成"可与欧美最优的医学校相媲美的高水平的医学教育"机构，[①] 北京协和医学院"是洛氏基金会在海外各项目中单项拨款数目最大、时间延续最长的项目"。据统计，"自 1916 年至 1947 年的 32 年间，用于创建、维持和发展这所'远东独一无二'的医科大学的拨款总数达 44652490 美元。"[②] 除协和医学院外，基金会还资助了齐鲁大学医学院、湘雅医学专门学校、圣约翰大学医科及中国博医会、中华医学会等组织。

教会医学院校不可避免地具有一些殖民色彩，其学制体系、教材选用均引自欧美德日诸国，多数院校享受治外法权和其他各种特权，因此被称为"外国文化租界"。但是教会医校和西医教育体系的传入，将近代以来先进的医学理论、医疗技术及医学教育的思想和方法移植到中国，不仅加速了中国西医本土人才的培养，也为中国近代医学教育体制的确立产生了强大的促进和推动作用。

以北京协和医学院、湖南湘雅医学院、上海圣约翰大学医学院、山东齐鲁大学医学院为代表的一些著名教会医校，在相当长的时期里，培养了一批西医人才，他们都是当时中国西医界的骨干人物，为中国的西医事业作出了开拓性贡献。以最负盛名的协和医学院为例，1921 年至 1933 年 11 年间"共有 908 名医师、护士和其他高级技术人员到协和进修，191 名校外医师到协和医院做住院医师，平均每人 18 个月。1935—1936 这一年，共有 175 名进修生。到 1936 年，协和共毕业 166 名医师和 86 名护士"。[③] 另一所著名医校上海圣约翰大学医学院，就是培养医界精英的重镇，其著名人物有 1903 年毕业的颜福庆、

---

① 夏媛媛：《民国初期西医教育的建构研究（1912—1937）》，第 48 页。
② 刘远明：《西医东渐与中国近代医疗体制化》，第 139 页。
③ 胡传揆：《北京协和医学校的创办概况》，《中国科技史料》1983 年第 3 期。

刁信德、牛惠生、李清茂、谢元甫、胡宣明、陈宗贤等。

1919 年以后，教会医学教育方面发生一些变化，受师资、经费以及合作办学政策的影响，医学院校的数量趋于减少，在 1921 年统计的 24 所医学院校中，"教会单独举办的有 8 所，它们是齐鲁大学医学院、华西协合大学医牙学院、圣约翰大学医学院、福州协和医学院、北京协和女子医学院、广济医专、奉天医专、夏葛医科大学。加上合办性质的湘雅医学院共有 9 所"。此外还有"诸如东吴大学、雅礼大学、华中大学等教会大学举办有医学预科教育"。[①] 宏观而论，1920 年代的教会医学教育（尤其是高等教育）已经达到了较高的水准。1922 年，中国基督教教育调查委员会也不得不承认："由吾人之调查全体上观之，医学教育实为中国之基督教教育系统中最发达的一部分。"[②]

伴随教会医学教育的迅速发展，参与医学和护士教育的华人日益增多，他们的作用和地位也逐步加强，而外国人在教会医学教育中的作用则日益消减，这是教会医学教育向本土化演变的重要标志。与此同时，许多训练有素的华人精英开始创办医学院，积极争取自立、自养、自传，而日益兴起的非基督教运动和收回教育权运动，把矛头直接指向了教会医学教育，有的学校外籍教师不断减少，医学院校中的中国职员的作用日益凸显。马雅各早在 1927 年就指出："目前各差会医院所亟需的，是有良好训练和功效的华医士，此类医士，无论数目多寡，只能在中国的医药学校内栽培出来，所以第一件最要紧的事"[③] 就是大力提倡医学教育。1928 年以后，教会组织基于这种考量，对医学教育更加重视，医学院校的发展也出现了新的特征，其最大的变化就是本土化趋向明显。表 3—4 反映的是 1929 年几所教会医校的恢复情况：

① 李传斌：《条约特权下的医疗事业——基督教在华医疗事业研究（1835—1937）》，第 83 页。
② 中国基督教教育调查会编：《中国基督教教育事业》，商务印书馆 1922 年印行，第 164 页。
③ 《中华基督教会年鉴》第 10 期，"四、教会事工状况"，1928 年印行，第 6 页。

表3—4　1929年教会医学院校统计表

学校名称	中国教师	外国教师	全职者	兼职者	学生数	毕业生数	男女同校	教学语言
夏葛医学院	20	14	25	9	67	187	否	中文
圣约翰大学医学院	14	11	5	20	37	99	否	英文
辽宁医专	17	12	27	2	95	164	是	中文
齐鲁大学医学院	16	16	32	0	88（药学13人）	241（药学11人）	是	中文
华西协合大学医学院	12	27	28	11	医科33 牙科14	医科33 牙科14	是	中英文
上海女子医学院	16	14	12	18	30	30	部分	英文

资料来源：转引自李传斌：《条约特权下的医疗事业——基督教在华医疗事业研究（1835—1937）》，第93页，略作改动。

从表中数据可以约略看到几个新特点：一、中国籍教师在数量上开始超越外籍教师，占据优势地位，除了华西协合大学医学院外籍教师占多数外，其他5所院校中华人教师人数均超过或持平于外国籍教师；二、将近一半以上医学院校实行男女同校，反映了其顺应时代潮流，开明开放的办学思想；三、多数医校使用或部分使用中文教学，反映了西医教育对中国社会和文化的主动适应。这些特点表明，教会医学教育事业的本土化进展加速。

（三）教会医学教育主导权的转换

在近代兴办医学教育的过程中始终充满着爱国主义色彩，因为医学教育的国有化和本土化是医学精英一直努力的方向。他们认为："过去和现在的中国的医学教育，大半受着外人的支配，纵然外人所不能干涉的，但一般主持医育的人，他们的头脑，多少是受着外人的麻醉。五十年来中国医育的问题，可以说都是被动的，异化的，而不是自动的，同化的。说得明显点，中国的医育，简直就是外国的医育。分析地说，不是英美的典型，就是法国的窠臼，也可以说是德日的模样。"① 不少医校使用国外教材和病例，用外语作为教学语言。宋国宾认为，"欲建设中国本位之新医学，必先从事于广收中国病症之材料，以科学之方法，记录其症状，观察其症结，远溯其病因，研究其疗法，以为编订中华病症全书之预备，同时将现在通行之各科译本，重加审核，以中国病为主体，以中国语教授之，他如学术讨论之语言文字，亦以中文为主。如是则本位主义明而不致反主为客矣！"② 宋氏督促政府收回教育权，"是以教育权一日不收回，新医学之中国本位建设即一日不能实现。"③ 唯有如此，中国才能真正确立自主的西医教育和学术话语权。

民国时期教会医校、国人自办的医校并立，各成体系，各校规模和课程不尽相同。为此民国政府出台了一系列的医事规定以统一标准，教会医校首当其冲。对教会医校进行注册和立案，实现其本土化过渡。政府明确要求教会学校立案，其目的是把教会医学教育纳入国家统一的教育体系之中。1924 年提出的"收回教育权"口号，矛头直接对准教会医校，教会医校在华合法性受到质疑。1925 年 11 月，北洋政府颁布《外人捐资设立学校认可办法》，要求凡外国人所办学校一律向政府立案，南京国民政府也在 1929 年颁布《私立学校规程》，规定："一、要求教会医校改组校董会，华人董事须占 2/3，主席或董事长不得由外国人担任；二、校长必须由中国人担任，如遇特殊情况，得另聘外国人为顾问；三、宗教科目一律不得作为学校的必修科，课内不得做宗教宣传，不得强迫学生参加宗教仪式。"④ 该法令规定以 1931 年 8 月 31 日为最后立案期限，否则一律加以取缔，后延期至次年 6 月 30 日。此规一出，"全国各地的教会医学院纷纷注册立案，标志着教会医校走向本土化的开启。教会大学中第一个立案注册的是金陵大学，此后，沪江、燕京、东吴、岭南等教会大学纷

---

① 志功辑：《最难解决的几个问题》，《社会医药》1935 年第 2 卷 4 期。

② 宋国宾：《中国本位之医药建设》，《医药评论》1936 年第 134 期。

③ 宋国宾：《中国本位之医药建设》，《医药评论》1936 年第 134 期。

④ 刘燏元、曾少俊：《民国法规集刊》，第十三集，上海民智书局 1933 年印行，第 386 页。

纷向政府立案，各校校长也均改为中国人担任。"①至1947年，所有在华的国外医学院校均完成立案注册，一场旷日持久的收回教育权运动就此宣告完成，不能否定的是，在这一过程中，政府表现出持之以恒的决心，作出了坚持不懈的努力。

二、西医教育的本土发展

在教会医学教育的不断启发和刺激之下，晚清中国的本土医学教育之路终于开拓，中国人日益感受到兴办西医学校的迫切需要，从政府到民间，从组织到个人，积极兴办一些医学堂和医学校，并在近代中国医学人才的培养和医学事业的发展中泽被后世。中国人自办的西医教育有官办和私人创办之分。

（一）官办医学教育

一般认为，近代中国官办的西式医学堂始自同文馆。1865 年，北京同文馆设立科学系，包含医学科学讲座的内容，由英国医师德贞任生理学教习，这是我国有据可考的设置西医课程之滥觞。②至 19 世纪 80 年代，系统、正规的医学教育逐渐取代了医学讲座，19 世纪 80 年代中期，这种医学教育以德贞翻译的《全体通考》（*Human Anatomy*）和《全体功用》（*Physology*）作为教科书，以北京教会医院为实习场所。同文馆的医学教育持续近 30 年，培养的人才多半参政做官，"几乎未培养出职业医生"，③或医学教师。1903 年，同文馆并入京师大学堂。

创办于 1898 年的京师大学堂，原计划分 10 科，医学为第 10 科，但最终没有实施。1903 年京师大学堂添设医学实业馆，才有医学教育的内容，招生

① 夏媛媛:《民国时期医学院校的规范化过程》,《医学与哲学》2013 年第 1 期。
② 高晞认为，同文馆的一些医学教学活动，只能称之为医学讲座，不足以被视为新医学教育的开端。参见高晞:《京师同文馆的医学讲座》,《中国科技史料》1990 年第 4 期。
③ 高晞:《京师同文馆的医学讲座》,《中国科技史料》1990 年第 4 期。

数十人，讲授中西医学。其时京师大学堂分为 8 科，医学为第 4 科，细分为医学和药学 2 门。1905 年改称"京师专门医学堂"，沿袭日本大学的学制，1906年医学学制延长至 5 年。1907 年大学堂停办，在校学生全部派送日本学习。

真正由政府出资兴办的第一所正规医学堂，当属李鸿章在天津设立的"天津医学馆"。这是一所旨在培养海陆军外科医生的学校，该校的设立，起源于伦敦教会医师马根济的建议。1880 年，在李鸿章的赞助和促成下，马根济在天津开设了一所小型医院，取名"总督医院"。马根济建议对召回的若干名留美学生进行医学培训，以便分派海军充任医官，这个建议得到李鸿章的首肯。1881 年 12 月 15 日，天津医学馆正式成立，学制三年，第一批招生 8 人，由马根济和英美驻天津的海军外科医生共同任教。1894 年 6 月，李鸿章拟《医院创立学堂折》奏请设立医学堂。因将医学馆正式改为"北洋医学堂"，由林联辉任校长，改学制 4 年，不分科，教员包括中外医生，以英国人居多，以英文医书为课本。该学堂最终因为 1900 年义和团运动爆发而关闭。

1902 年，接任李鸿章的直隶总督袁世凯恢复医学堂，改称"北洋军医学堂"，这是中国近代第一所军医学堂。学制 4 年。同年 10 月，学堂首次招收学生，教员多为日本人，教材采用日文医书，1906 年被陆军军医司接管，易名"陆军军医学堂"，是中国最早的陆军军医学校。当时官办军医学校还有 1906年在广州设立的"随军医学堂"，1909 年在广东设立的"陆军医学堂"和"海军医学堂"等。此外，1908 年张之洞创办的"湖北医学堂"、1909 年广东光华医学专门学校、1911 年浙江省成立的医学堂等都具有官办性质。[1] 这一时期，官办医院及医学教育，"实际上都是洋务运动直接或间接的成果，从当时洋务派的心态出发，中国政府举办医学教育先从军医开始实在情理之中。"[2]

1911 年辛亥革命成功，推翻了封建帝制，建立中华民国。国家政权为北洋军阀、南京国民政府所掌握，在医学教育方面，历届政府也做出了一番努

---

① 参见李经纬：《中外医学交流史》，第 304—305 页。
② 何小莲：《西医东渐与文化调适》，第 222 页。

力。1912 年 10 月，南京临时政府颁布"壬子学制"，规定了医学教育的学制及课程；1922 年北洋政府颁布"壬戌学制"，规定医科学制为 5 年；1924 年颁布《国立大学条例》，规定大学修业及选科制；1929 年教育部和卫生部会同组织医学教育委员会以及助产、护士等专业教育委员会，分别制定了各专业之学制和课程，对医学教育规定了修业年限和必修科目等，从而使中国医学教育纳入了正规化的教育体系。民国初期，中国自主创办的医学院校迅速增加。有代表性的公立学校见表 3—5：

表 3—5　民国时期（1912—1936 年）公立医学院校

成立时间	校名	地点
1912	国立北京医学专门学校	北京
1912	浙江省立医药专门学校	杭州
1912	江苏医学专门学校	苏州
1916	直隶医学专门学校	保定
1921	江西公立医学专门学校	南昌
1926	国立中山大学医学院	广州
1927	国立同济大学医学院	上海
1928	河南省立中山大学医科	开封
1931	河北省立医学院	保定
1932	上海医学院	上海
1935	南京中央大学医学院	南京
1936	南京国立药学专科学校	南京

资料来源：此表根据邓铁涛、程之范主编《中国医学通史》（近代卷），李经纬主编《中外医学交流史》等书目整理而成。

此外，河南、吉林、山东、云南、江苏、广西、陕西、福建等省都成立了省立医学院。[1] 在众多公立医校中，"国立北京医学专门学校"是中国第一所依靠自己力量开设的传授西医的国立医学校。1912 年 9 月，留日医学生汤尔和应召入京，筹划创办医学校事宜，经过积极筹备和运作，教育部以价银 1 万

---

[1]　参见李经纬：《中外医学交流史》，湖南教育出版社 1998 年版，第 304—305 页。

两从施医总局购买原医学馆馆舍，划拨给国立北京医学专门学校使用，10月26日，教育部颁发校章，29日正式启用，命名"国立北京医学专门学校"，汤尔和任校长。它的创办，标志着中国近代医学教育进入了一个新的阶段。该校在以后的办学岁月中，培养了大量的优秀毕业生，分布在全国各地，为促进近代医疗卫生事业的发展贡献良多。

（二）私立医学院校教育

早在洋务运动时期，容闳、张之洞等人就曾萌发教育救国的思想。1871年，容闳就提出"教育救国"的思想，他也是教育救国的积极倡导者和实践者。"教育救国论"的核心理念就是通过兴办教育，改变民愚民弱现象，实现社会进步，教育被视为国家强弱兴衰的指针和救亡图存的要律。维新运动中，以"救亡图存"为己任的仁人志士深知要挽救国家于危亡，必须改革和发展教育。无疑，这一思想背景，是近代仁人志士兴办医学教育的精神源泉。一些爱国人士和实业家则成为私立教育的先驱。

当教会医学教育在中国行使话语权，并高调展现其教育成就之时，中国人深切感受到自己创办西医学校的迫切需要，中国民间更有了兴办西医校的尝试。最早的私立医校是1908年在广州成立的广东"光华医学堂"，由郑豪博士担任校长。由于医校的民办性质，学校所需的教学与设备经费皆需自筹，教学工作主要由"光华医社"的创办人和支持者中的医学骨干担任。1908年3月1日，被誉为中国第一所"民办自教"的西医学堂——"光华医学堂"正式开学，首批学生59人，"其中有以陈恒为代表的二、三年级医学插班生17人。他们原是外国教会医学堂的学生，为支持光华医社在维护民族尊严上的爱国之举，他们毅然转学，转读'光华医学堂'。"①"光华医学堂"的教学，完全按照西医教学模式进行，学制4年，所不同的是教员由中国人担纲，教材采用中文课本授课，课本由热心人士翻译。"光华医学堂"还开男女同校之先风，令时人耳目

---

① 陈小卡、王斌编著：《中国近代西医缘起与中山大学医科起源》，第134页。

一新。"光华医学堂"的办学意义在于，它"打破了外国教会在中国统霸西医教育的格局，标志着中国人从此踏足西医高等医学教育领域。在中国医学史上掀开了中国人版西医教育的新一页"。①

"光华医学堂"创建不久，国内相继出现了一些有实业家和开明人士筹建的私立医学校。例如：1909 年由广东知名人士潘佩如、钟宰荃、李煜堂等 40 余人捐募资金筹建的"私立广东公医医科专门学校"；1912 年由著名实业家张謇创建的"南通医学专门学校"；1912 年，由慈溪人韩清泉创建成立"浙江公立医学专门学校"；1915 年创办的"私立北京协和医学院"；1918 年由黄胜白、沈克非等人在上海创办的"私立同德医学专门学校"；1919 年在辽阳创办的"私立辽阳医学校"；1920 年留日学生顾南群创办的"私立南洋医学堂"；1921 年在川至创办的"山西医学专门学校"；1922 年在沈阳创建的"奉天同善堂医学校"；1926 年郭琦元等在上海创办的"私立东南医科大学"；1926 年由伍连德博士创建的"哈尔滨医学专门学校"；1926 年由爱国人士张锡琪等 11 名校董集资创办的"东南医学院"（安徽医科大学前身）。②

私立医学校的纷纷创立，体现了中国人日益觉醒的自主意识和爱国情怀。在动荡不安的民国时期，国家和政府对其投入极其有限，私立办学困难重重，不少医校办学经费主要依赖学生学费、医院收入、校方筹募资金，经费收入不固定，常有亏空。有些医校教舍狭窄，师资队伍缺乏，实习医院不敷学生之用，实验设备简陋，这些因素不可避免地造成一些私立医校培养质量不高等不尽如人意之处。

近代以来中国出现了一批自主创办的医学院校，一方面得益于历届政府对国家医学教育的发展有所规划，为国家医学教育走向标准化、规模化发展的新路提供了政策保障。另一方面，一批早期医学留学生学成归来，秉持教育救国、科学救国的信念，积极进取，竭力谋划国家医学发展。这段时间里，无论

---

① 陈小卡、王斌编著：《中国近代西医缘起与中山大学医科起源》，第 138 页。
② 参见邓铁涛、程之范主编：《中国医学通史》（近代卷），第 488 页。

是国立、省立还是私立医学校都有惊人发展，也培养了大批具有现代医学知识和技术的本土医学人才，虽然这些学校在资金支持、师资队伍、设施保障等方面都无法与教会医校相提并论，但凭借国人坚毅的办学态度和奉献精神，自主办学的势头和成果保持着良好的升势。截至1934年，"吾国现有医校，共为三十一所"，其中"国立四、省立六、私立八、教会及外人设立十一、军医二"。① 随着医学教育的发展，国内医学人才也迅速壮大起来。1937年，医学教育委员会对国内21所自主办学的医学院校毕业生进行调查，"共有5358人，其中以东南医学院最多，692人。"② 从统计数字来看，不仅东南发达地区出现大批的西医毕业生，一些偏远落后地区如宁夏、青海、新疆、贵州等也出现了少数西医毕业生。

国人自办的私立医学校的历史贡献不可否认。医学教育事关民众健康和生命保障，私立医学院校中良莠不齐的现象也毋庸讳言。同济大学校长翁之龙曾经列举一些私立医校存在的诸多弊端："一、滥收学生；二、毕业考试太宽；三、专任教授太少；四、设备太少（器械设备、医院设备、图书馆设备）；五、外国语程度太低；六、课目编配不整齐；七、无确定之基金。"③ 南京国民政府也希望通过相关法规，使私立医校的设立标准走向正轨。

早在1912年11月，北洋政府教育部颁发《医学专门学校规程》，对医学校的学制与课程作出规定，制订必修课程48门，但多数医校都无法完全开设。直到1933年，即使"上海私立同德医学院"这样的名校，也只能开出33门课程，仍未达到要求。1929年国民政府颁布《私立学校规程》，明确规定私立学校的开办经费："（一）大学，开办费暂定为至少50万元，经常费每年暂定为至少30万元。（二）专门学校，开办费暂定为10万—30万元，经常费每年定为5万—15万元。"④ 同样以同德医学院为例，1933年经费数仅有35809元，

---

① 江晦鸣：《一年来之中国医药卫生》（一），《申报》1935年1月7日，第15版。

② 《我国医学院校最近概况》，《中华医学杂志（上海）》1937年第23卷第8期。

③ 翁之龙：《私立医学校之立案问题》，《民众医报》1931年第12期。

④ 《上海市高等学校调查表》（二十二年度），上海市档案馆，卷宗号Q249-1-18，0053。

甚至没有达到最低标准。①

1933 年 3 月，教育部再次发出警告："凡未立案之私立大学、学院及专科学校应分别限期遵令呈请立案，不遵令如期呈请者，勒令停办，有希图违抗者，由教育部令省市教育行政机关封闭。"对已立案者"教育部随时派员视察"，对办理优良者"得有中央或省市教育行政机关褒奖或给补助费"。② 截至 1938 年，仍有部分私立医校未完成立案手续。对此，教育部又颁发严厉训令："盖私立学校之立案，在教育行政机关，为划一公私立学校程度及便于监督起见，固不得视为具文，不加督促。即就学校本身而言，欲得与公立学校同等之地位与待遇，更不应意存观望，长此迁延。"将对"限满仍不呈请立案者"，则"饬令停止招生或勒令停闭"。③ 同时，在办理立案过程中，教育部对各私立医校的经费预算、专业设置、办学设备等作了底线要求，不少学校经过几年的努力，最终达到要求，完成了注册。

民国时期，中国西医教育的发展通过收回教会医学校的教育权，创建公立医学院校，整顿和规范私立医学校等三大举措，逐步完成了国内医学院校的本土化进程，并逐渐完成了教学标准的统一，并基本走向了正轨，为我国近代医学人才的培养和日后中国西医事业的发展奠定了坚实的基础。

（三）女子医学教育④

在中国，人们向来秉持"男女授受不亲"的落后观念，在这种特殊而保守的文化环境里，有许多女性宁死"不就男医"，尤其是妇产科，使得很多男医在诊疗中不便接触女性的肌体而延误治病。事实上，许多女性根本就拒绝接受内诊，相关手术就更不用说了。因此，要解决庞大的女性疾病群体的诊所问题，就必须有相应的女性医生。"一位女医生对于中国妇女来说是极为重要的，

---

① 夏媛媛：《民国时期医学院校的规范化过程》，《医学与哲学》2013 年第 34 卷第 1A 期。

② 《教育部改进高等教育计划》，《湖北教育厅公报》1930 年第 1 卷第 4 期。

③ 《教育部训令》，载《教育部公报》第 3 卷第 31 期，南京印刷公司 1931 年印。

④ 郝先中：《近代中国女西医群体的产生及职业形象塑造》，《自然辩证法通讯》2018 年第 7 期。

因为她们不会允许一个男性来诊治她们。"① 因此，要解决庞大的女性疾病群体的诊疗问题，就必须有相应的女性医生。训练女医生为女性患者治疗已经刻不容缓，最迅速有效的途径就是通过女子医校来规模性地培养，在女医人才极度匮乏的境况下，一些传教女医师开始考虑培养中国女医生和护士。"由于中国妇女不愿意让男医生进行检查，从此，中国首次向妇女开放了这一职业。"②

西医入华之前，国内女子鲜有机会接触和学习西医，最早的女子医学教育发生在广州，且得益于教会医师的帮助。1879 年，中国第一所教会西医学校——南华医校首次招收女生，标志着本土女子医学教育的肇始。1884 年，美国女传教医师、医学博士玛丽·富尔顿（Mary Fulton）来到广州，结识了博济医院的赖玛西（Mary West Niles）医师。她后来回忆道："由于赖医生是当时广东省内唯一的女医生，我热切的希望能够见到她，她友好地邀请我到博济医院参与一些重要的手术。"③ 面对中国男女病人不分、合治一院的尴尬情形，富尔顿深感女性治病之艰难，她"目击女子习医者仍甚少，于是在 1899 年决心设一女子医学校，名广东女子医学堂"，④ 这是中国最早的女子医学校。1902 年广州人士捐建葛莱妇孺医院，作为广东女子医学堂学生实习之用。同年，"美国印地安省夏葛氏，亦捐巨款为之建筑新校舍，是为广东女子医学堂改为夏葛女子医学院之由。"⑤ 该校学制初为四年，后改为七年，教员多为外国人充任，除富尔顿外，嘉约翰、博格斯等人也参与其中。1907 年，学校首批 7 名学生毕业，毕业典礼甚为隆重，两广总督和美国领事馆要员均应邀参加。此后，夏葛女子医学院声望日隆，渐成医界翘楚，在该校"头 25 年中，报告有 177 名毕业生，其中 27 名服务于教会医院，13 人在政府医院，80 人个体行医"。⑥

① 嘉惠霖、琼斯：《博济医院百年》（1835—1935），广东人民出版社 2009 年版，第 151 页。
② [美] 杰西·格·卢茨：《中国教会大学史（1850—1950）》，浙江教育出版社 1987 年版，第143 页。
③ 嘉惠霖、琼斯：《博济医院百年》（1835—1935），第 151 页。
④ 陶善敏：《中国女子医学教育》，《中华医学杂志》1933 年第 19 卷第 6 期。
⑤ 陶善敏：《中国女子医学教育》，《中华医学杂志》1933 年第 19 卷第 6 期。
⑥ Brown, G.Thompson. *Earthen Vessel and Transcendent Power: American Presbyterians in China,*

至 1936 年，夏葛女子医学院与博济医院合并时，"共培养医学生 31 届，计 246 名毕业生，遍及海内外"。[①]

除广州以外，其他城市中由教会组织发起的女子医学教育也开始兴起。1883 年 11 月，美国教会医师兰华德（W.R.Lambuth）与柏乐文（W.H.Park）创建苏州博习医院。柏乐文还与妇孺医院的斐医生联合设立医学班，尝试招收女生，该校"当时男女兼收，同室授课，但男女分坐，分道进出"[②]。1909 年首届毕业生 26 名中，其中有 4 位女生毕业。1891 年美国监理会在苏州开设苏州女子医学校，1894 年成立苏州医学校。[③]

进入 20 世纪，由中国人主导的女子医学教育初现成效。1905 年，李平书与张竹君联手，创办上海女子中西医学院，招收女学员，"课徒三百余人"，"造就女医，为各省倡。"[④]该校后改为上海女医学校，招收 14 岁至 23 岁健康女子，延请名师教学，[⑤]"专重女科，使女子之病，皆有女医诊治，通悃而达病情。"[⑥]同时期类似的学校还有北京女医学堂（1904）、北洋女医学堂（1906）、杭州产科女医学堂（1906）等。据《妇女杂志》1919 年记载，"合计中国境内现有女医博士近 170 人，其中约有百人毕业于上海官立医校，约有 50 人毕业于广州医院，约有 20 人则毕业于北京及苏州规模较小之医校。"[⑦]1920 年初，《中华归主》记载："教会学校有女教师 3069 名，女医生共有 55 名，毕业护士共有 459 名，肄业护士 1707 名。"[⑧]在女子医学教育的后续发展中，除上海女子医学院和夏葛女子医学院的办学较为独立而持久外，其他女校历经变迁，有的被合

1837-1952. Maryknoll, New York: Orbis Books, 1997. p. 228.

①　何小莲：《西医东渐与文化调适》，第 229 页。

②　夏东民等：《博习医院（苏州）始末》，《中华医史杂志》1997 年第 27 卷第 2 期。

③　邓铁涛、程之范主编：《中国医学通史》（近代卷），第 483 页。

④　施杞主编：《上海历代名医方技集成》，学林出版社 1994 年版，第 123 页。

⑤　朱有献：《中国近代学制史料（第三辑下）》，第 294 页。

⑥　何小莲：《西医东渐与文化调适》，第 229—230 页。

⑦　《中国之女医生》，《妇女杂志（上海）》1919 年第 5 卷第 7 号。

⑧　《中华归主——中国基督教事业统计（1901—1920 年）》（下），第 891 页。

并，有的与其他医校联合办学。

逮至 20 世纪 30 年代初，我国女子医学教育已初见规模。国民政府面临国家积弱的医疗卫生现状，开始意识到医疗护理及妇婴卫生的重要性，又积极发展医疗护理及助产教育，创办了一批医护院校，维护广大妇婴的生命健康。

据陶善敏 1933 年统计，"我国共有医学校 28 所，其中 2 校，专收女生，2 校专收男生。其余 24 校，则男女兼收。此 28 校散置 10 省，计上海一市，独得 7 校。"[1]1932 年，在"全国 3655 医学生中，女生占 619，为 17%，已有国内外医校毕业者在 560 以上"。[2] 同年，许世瑾对全国登记医师年龄及性别的统计表明，华人男医师平均年龄为 36.7 岁，女医师平均年龄为 33.4 岁。而在每一年增加的本土医师总数中，女性医师增加值占有重要比重，三年间女医师人数增至 273 人，约占总数 10.44%。兹列表举示：

表 3—6 全国登记医师性别及年龄统计（1929—1932 年）

年龄	男	女	统计	占比（%）
20—29	603	119	722	24.74
30—39	1396	101	1497	51.29
40—49	532	44	576	19.73
50—59	102	7	109	3.73
60 岁以上	13	2	15	0.51
共计	2616	273	2919	100.00

资料来源：许世瑾：《全国登记医师统计》，《中华医学杂志》1933 年第 19 卷第 5 期。

纵观近代中国女子医学教育的历程，从负笈海外学成归来、教会医院的早期生徒到女子医校的规模培养，中国开启了女性迈向医学事业的新纪元，教会医学的破冰之举为中国培育了最早的一批女医师，而中国人主导的女医教育直接助推了女西医群体的产生。

---

[1] 陶善敏：《中国女子医学教育》，《中华医学杂志》1933 年第 19 卷第 6 期。

[2] 陶善敏：《中国女子医学教育》，《中华医学杂志》1933 年第 19 卷第 6 期。

护士作为最适合女性的职业，系有"克里米亚天使"之称的南丁格尔创立的。在中国传统医学史上，护理的职业地位一直是卑微低下的，因此，医学教育中的护士教育与培养一直被忽视。19世纪末20世纪初，在日益兴起的女子医学教育中，护士的培养也逐渐受到了重视，且占据了一席之地。虽然一些教会医学院开办护士学校，但是培养的护士数量十分有限，据有统计："到1919年，全国的护士总人数不超过150人，甚至某些医院根本就没有护士，病人纯粹由他们的亲戚或仆人来照顾。"[1]

近代中国最早的护士培训滥觞于1882年的同仁医院，即传教士文恒理在院中试办护士培训学校。而真正的护士培训的标志性事件是1884年新教护士麦基奇尼来沪，在位于上海西门的妇孺医院，她开始正规地训练一批中国妇女，耐人寻味的是，此时上海这样的现代都市尚无一名正式护士。[2]

19世纪末，苏州、福州等地零星开办了一些护士培训班，但真正普遍地培训护理助产人员始于20世纪初。1909年，上海仁济医馆开风气之先，始建培训机构，以临床带教形式培养护士，1914年，正式创办上海仁济护士学校，1905年在北京由教会创办了协和护士训练学校，同年，"美以美会在武昌也开办了一所护校。1907年在苏州、广州，1908年在南京，1911年在福州均开办了护士学校。1906年杭州设产科女学堂。至1915年仅英美教会所办护士学校就有36所。"[3]《中华归主》对1915年、1916年、1917年、1920年护士学校的统计表明，1915年38所，1916年51所，1917年65所，1920年58所。[4]

由于新式医疗事业的蓬勃发展，护士和助产士的作用日益彰显，政府对也颇为重视，1929年2月，教育部和卫生部会同组织成立医学教育委员会，负责制定医学、助产、护士学校的课程、厘定学制、订立课程标准等。1934年，

---

[1] *Chinese Recorder*, vol. 49.4, Roger S. Greene, "Medical Need of the China", p.229.

[2] 何小莲：《西医东渐与文化调适》，第232页。

[3] 李志平、傅维康：《中国护理专业早期发展史中若干问题的探讨》，《中华医史杂志》1989年第4期。

[4] 《中华归主——中国基督教事业统计（1901—1920）》下册，第1201页。

由教育部和内务部共同筹设护士教育委员会，旨在以国家行政权力来推动护士教育，规定了该委员会的具体职责："一、拟定护士教育计划；二、审定护士学校课程及设备标准；三、建议与护士教育有关之一切兴革事项；四、审查护士学校立案事项；五、协助办理护士会考事项。"①1932年，中国第一所国立护士学校"国立中央护士学校"创办。此后，各地护士学校纷纷建立，据卫生署1934年调查，各地护士学校"共有172处"，"护士训练班共有35处，护士培训班共有35处，护士学校经中华护士会登记者，计有162处。"②1929年1月23日，卫生部和教育部设立助产教育委员会，同年，第一助产学校在北平成立，以推动助产士教育的进行。据卫生署调查，至1935年，全国计有15省市陆续办起助产学校，其中"省立的有10所，国立医学院附设的1所，公立医院附设的1所，私立的52所"。③

三、近代医学留学生

王奇生认为，留学生"是中国近代化进程中的先导，是中西文化交融的主要载体，是学贯中西、兼容世界文明的一代新型知识群体"。④在近代医学教育及西医人才的培养方式上，海外留学是扩充本土西医人才队伍的一个重要途径。1857年，黄宽作为中国首位留学英国的医学生，在获得爱丁堡大学的医学博士学位后回国，先后效力于博济医院和华南医学校，成为名噪一时的医学家。洋务运动时期，清廷陆续向欧美及日本派遣官费留学生，其中习医者居多，尤其是留日学生。至20世纪初期，学成归来的医学留学生壮大了本土西医阵营。据牛亚华考证，在清末留日学生中，就有200多人学医。"1911年前，

---

① 《护士教育委员会章程》，《医事汇刊》1935年第7卷第1期。
② 陈邦贤：《中国医学史》，第319页。
③ 陈邦贤：《中国医学史》，第321页。
④ 王奇生：《中国留学生的历史轨迹（1872—1949）》，湖北教育出版社1992年版，第1页。

有姓名可考者163人，实际人数要多得多。"① 除此之外，一些教会医院及其宗主国还陆续遣派和吸收华人留学生，例如洛克菲勒基金会每年都要选送学生赴美留学，这些海外医学留学生学成归国，活跃在民国医界，共同服务于国家的医学事业，为改变中国落后的医学面貌发挥积极作用。近年来有关医学留学生的研究成果颇引人注目。② 在近代留学教育中，最具代表性的是留美医学生和留日医学生，两者各有特色，但殊途同归，都为中国本土西医人才的培养书写了精彩的篇章。

（一）留日医学生

明治维新期间，明治政府以欧美为师，实现全盘西化和现代化改革运动，标志着日本近代化的开端。这一成功极大地刺激了清廷的统治层，并由此决定效法日本以图自强。而派遣留学生东渡日本成为一条可取的捷径，因此，清末民初出现了留日热潮，据统计，"自1896年至1937年抗战爆发止，中国人留学日本者总数不下于5万人。"③ 这5万留学生中，学习西医者大有人在。

在医学领域，中日两国医学交流历史久远，也有派遣留学生的历史可考。但在甲午战争前，仅是日本单方面派遣学生来华学习医学。明治维新将西方医学成功地移植到日本，在国人看来，假道日本学习和吸收西方医学，无疑是一种重要而便捷的途径。清朝末年，一批中国学生东渡扶桑学习西医学，他们被视为中国历史上第一批留日医学生。

中国学生东渡日本学习西医学始于20世纪初，据牛亚华考证，"1902年的调查显示在日本的272名留学生中，已有3名学习医学者。"④ 这3名学生属

---

① 牛亚华：《清末留日医学生及其对中国近代医学事业的贡献》，《中国科技史料》2003年第3期。

② 有关近代医学留学教育，参见杨红星：《留美医学生与近代中国公共卫生事业》，苏州大学2006年硕士学位论文；牛亚华：《清末留日医学生及其对中国医学事业的贡献》，《中国科技史料》2003年第24卷第3期；王奇生：《中国留学生的历史轨迹》。

③ 李经纬主编：《中外医学交流史》，第274页。

④ 牛亚华：《清末留日医学生及其对中国医学事业的贡献》，《中国科技史料》2003年第24卷第3期。

于最早的一批习医者。明治维新以后，日本在医学上的成就吸引了中国青年，鲁迅意识到"日本维新大半发端于西方医学"①，他1902年赴日留学就选择了医学。中国学生就学的日本医科学校有：冈山医科大学、千叶医科大学、金泽医科大学、大阪医科大学、爱知医科大学、京都府医科大学、熊本医科大学、定金女子医学专门学校、仙台医学专门学校等。1905—1907年，中国学生留学日本进入高峰期，"其中千叶医专由于与学部签订招收中国学生办法，人数最多"。②据"中国医药学会"在1907年底的调查显示，中国"在日本医药科的留学生有95人"。③统计显示，"从1905年至1939年34年间，仅从日本23所高等医学校毕业的中国留学生达414人，约占同期留日毕业生总数的3.5%，此数尚不包括在综合性大学医药科系学习的留学生以及中途转学、辍学者，留日学生的实际数字当远远超过此数。"④

这些医学生在日本留学期间，接受了系统的日式西医教育和专业技术训练。他们学成归国以后，有的在医院和诊所从事临床医疗，有的积极投身医药研究事业，在国内医学领域卓有建树，自成一家，其中不少人成为享誉业界的专家学者，甚至蜚声世界医坛。例如著名医学教育家、解剖学家张鋆是1911年东京慈惠医科大学的毕业生，著名生药学家、本草学家赵橘黄是东京医药专门学校1910届毕业生（后入东京帝国大学药科深造），杰出的公共卫生学家金宝善是1919年东京帝大医学系的毕业生，著名生理学家侯宗濂、眼科专家张锡琪分别毕业于京都大学和千叶医专医学部，病理学家汤述祖1928年毕业于名古屋医科大学，后来又入东京帝国大学病理部读研究生，等等。⑤

① 鲁迅：《呐喊自序》，《鲁迅全集》，第20卷。转引自李经纬主编：《中外医学交流史》，第274页。
② 牛亚华：《清末留日医学生及其对中国医学事业的贡献》，《中国科技史料》2003年第24卷第3期。
③ 牛亚华：《清末留日医学生及其对中国医学事业的贡献》，《中国科技史料》2003年第24卷第3期。
④ 廖果：《近代中国人留日学医事略述评》，中华医学会医史学会第八届全国学术会议论文，1990年，苏州。
⑤ 参见李经纬主编：《中外医学交流史》，第275页。

清末民初的留日医学生学成归国之后，在推动中国传统医学格局向现代医学模式的转变中发挥了极其重要的作用。他们"在医药卫生知识的普及传播、医学教育、医药卫生政策、公共卫生事业及医学学术研究等方面都作出了巨大贡献"。[①] 对于归国留日医学生的功绩，马伯英等人的评价较为中肯："归国的留学生群体在 20 世纪初承担起传播医学的职责，成为中西医学跨文化传通的中介，他们活跃在教育界、医院、研究所；组织学会，出版刊物，翻译人西医著作；在官办的医疗机构施展影响，与欧美体系的西医流派分庭抗礼，各领风骚。"[②]

（二）留美医学生

在清末民初的留学热潮中，前往美国的留学生是其中的一个重要分支。1847 年，容闳、黄胜、黄宽 3 人开启了华人留学美国的大门，从该年算起至1949 年的 100 多年中，留美学生数有 2 万余人。梅贻琦等曾"对 1850 年到1953 年在美国大学（学院）入学的中国留学生进行调查，总计为 2063 人"。[③]中国近代留学教育的发端之时，也标志着留美医学教育的起步之日。在晚清50 余年（1847—1911）的时空里，留美医学生人数很少，"有史可稽的留美医学生有黄宽、金雅妹、何金英、康爱德、石美玉、李树芬、颜福庆、牛惠生、吴宪等九人。"[④]

在如火如荼的赴日留学运动的刺激下，1908 年美国政府正式启动庚款留学事项，开启中国青年留美学习的肇端，借以资助中国的文化教育，此举为官派医学留学生赴美学习打通了方便之门。1912 年至 1927 年的北洋政府时期是庚款留美运动的黄金时期，赴美留美学生人数达到峰值（见表 3—7），"其中

---

① 牛亚华：《清末留日医学生及其对中国医学事业的贡献》，《中国科技史料》2003 年第 24 卷第 3 期。

② 马伯英等：《中外医学文化交流史——中外医学跨文化传通》，第 449 页。

③ 参见王奇生：《中国留学生的历史轨迹》，第 44 页。

④ 黄宽早年赴美主要是学习医学基础知识，后在英国爱丁堡大学获得医学博士学位。参见杨红星：《留美医学生与近代中国公共卫生事业》，苏州大学 2006 年硕士学位论文，第 12 页。

就包括孙克基、陈翠贞、陈克恢、关颂韬、王淑贞、胡径甫、沈克非、孟继懋、张锡钧、高士其十位医学留学生。"①

中华医学会是医学生留美的重要推动者，学会成立以后，积极倡导派遣学生出国学习医学，在1922年第四届年会上学会通过议案："南洋兄弟烟草公司，近来每年派遣学生往美学习农工商三科，足证关怀后进。今大战以后，美国医学较他国医学进步尤速，公议商请该公司每年于农工商三科外，添派医学生，至少每年三名，往美游学。"②会后，刁信德会长负责起草信稿，与南洋兄弟公司函商，遗憾的是没有取得实质性进展。1924年5月，中华医学会继续促成派遣医学留学生赴美学习，俞凤宾在《以庚款一小部分遣派医学生之商榷》中列举五个方面理由："一、'科学的医学'之需要；二、医科程度与学费关系；三、国内正当医家之缺乏；四、美国医学在世界上之位置；五、遗送与补助。"③详细阐述了派遣医学留学生的重要性和可行性。

进入南京国民政府时期，中国留学教育有了进一步发展。一个新的特点是，自费留学生人数不断增加，开始超过公费留学生，主要原因是公费生名额有限，且竞争激烈，相反申请自费留学相对方便简易，"且不受名额限制，只要具备应有的财力和学识条件即可获批成行。"④1938—1945年，我国进入全面抗战时期，留学教育受到战争影响步入挫折期，人数有所回落，留美医学生42人，年均5.3人。全面抗战胜利后留学教育迅速恢复，"战后四年留美的实际人数应当超过4000人"，⑤这一时期也"成为中国百年留美史的顶峰"。⑥

---

①　参见杨红星：《留美医学生与近代中国公共卫生事业》，苏州大学2006年硕士学位论文，第14页。

②　《派遣留美医学生之请愿》，《中华医学杂志（上海）》1922年第8卷第1期。

③　俞凤宾：《以庚款一小部分遣派医学生之商榷》，《中华医学杂志》1924年第10卷第6期。

④　杨红星：《留美医学生与近代中国公共卫生事业》，苏州大学2006年硕士学位论文，第15页。

⑤　周棉主编：《留学生与中国的社会发展》第一卷，中国矿业大学出版社1997年版，第12页。

⑥　王奇生：《中国留学生的历史轨迹》，第32页。

表3—7 留美学生与留美医学生人数各时期对照表

时段（年）	留美学生人数	留美医学生人数	留美学生的平均数（人／年）	留美医学生的平均数（人／年）
1881—1911	569	8	18.4	0.26
1912—1927	4450	43	278.1	2.7
1928—1937	2284	57	228.4	5.7
1938—1945	2000	42	250.0	5.3
1946—1949	4132	107	103.3	26.8

资料来源：转引自杨红星：《留美医学生与近代中国公共卫生事业》，第18页。

综上而论，除了抗战时期，清末以来中国留美医学生的人数一直呈现上升趋势。这说明随着国家近代化运动的深入，国民健康问题日益受到重视，对医学人才的需求也日益紧迫。另一方面，也说明众多的归国留学生为国家的医疗卫生事业贡献着力量。留美医学生回国后，"他们在各个医疗卫生机构担任重要职务，对于当时的医疗卫生事业有一定的影响，其中有相当一部分人对我国的医学科学、医疗卫生与医学事业作出了卓越的贡献。"[1] 毫无疑问，归国留学生已然成为近代西医精英群体的主力，国家医疗卫生事业的中坚力量和骨干。

（三）女子医学留学生[2]

女子留学是女子医学教育中的新生事物，但受传统观念的束缚，它的初兴一直不被社会民众所接受。在医疗传教士的推动下，中国输送了最早的一批医学女留学生金韵梅、何金英、石美玉和康爱德。她们"不仅是迄今为止人们所知道的中国最早的留学生，而且也是中国最早受过西方正规医学训练的女医生"[3]。她们的留学经历引领近代女子留学运动的风气之先。

---

[1] 朱潮：《中外医学教育史》，第74页。

[2] 郝先中：《近代中国女西医群体的产生及职业形象塑造》，《自然辩证法通讯》2008年第7期。

[3] 齐文颖主编：《美国史探研》，中国社会科学出版社2001年版，第447页。

表 3—8　早期留美女医学生及其贡献

姓名	生卒年月	籍贯	留学时间、院校	医学成就与贡献
金韵梅	1864—1934	浙江宁波	1869 由美国长老会传教士带到美国，1881 年纽约女子医学院。	1885 年获医学博士学位，1887 年在美国《医学杂志》发表《显微镜照相机能的研究》，1888 年学成回国，先后在厦门、广州、成都等地行医，1907 年出任天津北洋女医院院长，后在天津创立中国最早的护士学校。
何金英	1865—1929	福建福州	1884 年赴美，在美以美会大学毕业以后，考入费城女子医学院。	1895 年回福州，曾同时主持福州两家教会医学的工作。由于医术高明，声誉鹊起，致医院求医者人满为患。除此之外，她还负责培训了很多优秀的女医生。1898 年曾代表中国出席伦敦国际妇女会议。
石美玉	1873—1954	湖北黄梅	1892 年随传教士赴美，1896 年毕业于密歇根大学医学院。	1900 年归国，在九江创办但福医院及护士学校，1915 年，与伍连德、颜誉庆等人筹组中华医学会，一度任副会长。1920 年自九江来上海创办伯特利医院（上海市第九人民医院前身）。
康爱德（亦称康成，Ida Kahn）	1873—1931	江西九江	1892 年与石美玉同时赴美，1896 年毕业于密歇根大学医学院。	1896 年回国，先后在九江、南昌从医。在南昌设立妇孺医院，1899 年她曾作为中国代表出席过世界妇女协会代表大会。梁启超曾撰文《记江西康女士》加以褒扬。

资料来源：笔者依据何小莲：《西医东渐与文化调适》（第199—200页）及相关资料整理。

　　1905 年（光绪三十一年），湖南省正式向日本派遣 20 名女留学生，"这是中国首次公费选派女子留学"，"1907 年，威斯里安女子学院还接收了三名来自江苏的官费女生，是中国女子官费留学美国之始"。[①] 纵观近代中国留学教育的历程，不论是公费留学还是自费学习，女留学生所占比例一直处在劣势，这是近代留学运动的总体规律。杨红星对近代留美女医学生进行过详细梳理，计得"留美女医学生 47 人，占留美医学生总数的 16.7%，比例偏小；而且所学专业主要集中于妇幼保健、卫生护理方面。其中护理专业 10 人，妇产科 9 人，儿科 5 人，加起来总共 24 人，扣除专业不详者 6 人，占总数的 51.1%，

① 　王奇生：《中国留学生的历史轨迹》，第327—328页。

所占比重非小"。①

　　表3—7所列四位女留学生是晚清最早接受美国正规医学教育的女医生，归国之后均成为医界名流。整体而言，女性习医者留学美国的占多数，在已知43位医学生中，有34人留美，占79%（不详者除外），究其原因，除庚款留美及国民政府的导向等因素外，美国先进的医学科技和医学教育都是重要考量因素。

　　不可否认，女子医学生的留学教育是近代中国整个留学运动的一个组成部分。"中国近代习医、从医的女留学生虽然在留学生总体中所占比例不大，但确实为中国近代公共卫生事业特别是妇幼保健、卫生护理方面作出了不可磨灭的贡献。"② 这是一则20世纪初关于康爱德的报道："女士以医学专门，自回江省以来，活人性命不少。"③ 显然，早期女医学留学生归国以后，在各自的医务实践中发挥了积极的引领和示范作用，她们或接管医院、或开办医院、诊所、护校，殚精竭虑，亲力亲为，为中国医疗卫生事业作出了贡献。

第二节　卫生知识大众化的多元传播

　　医疗传教士及国内医学精英们对于现代医疗卫生知识的传播居功至伟，在传播路径和策略上也是百花齐放。以医学期刊及相关出版单位为阵地，以多姿多彩的传播媒介为载体，以医学学术研究为平台，构建了多渠道、多路径的传播格局，共同推动西医科学在近代中国的传播与发展，并逐渐向本土化方向演进。

---

① 杨红星：《留美医学生与近代中国公共卫生事业》，苏州大学2006年硕士学位论文，第20页。

② 杨红星、池子华：《女留学生与近代中国公共卫生事业》，参见李喜所：《近代留学生与中外文化》，南开大学出版社2005年版，第40页。

③ 《康女士之神技》，《警钟日报》1904年12月22日。

一、学术体系的传播路径

（一）医学期刊

医药期刊是传播医药科学知识、传输医药科技信息的主要载体和传播平台。鸦片战争以后，随着来华医疗传教士日益增多，西医知识体系在中国不断传播，至 19 世纪末，开始出现西医医药期刊。1871 年上海海关医务官贾米森（Jamineson RA.）创办的英文期刊《海关医报》（*Customs Medical Reports*），被视为在华发行的医药期刊的始祖。而 1885 年（光绪十一年）由嘉约翰主编、广州博济医院出版的《西医新报》，被公认为是最早在国内由医学机构出版的具有现代意义的西医药期刊，该刊历时 2 年，仅出刊 8 期。1886 年广州博济医院助理医师尹模主编《医学报》（月刊），被认为是国人自办的最早刊物，仅出刊 2 期。这些期刊虽然办刊较早，但规模和影响有限。

1887 年中国博医会成立之际，创办了会刊《博医会报》（*Chinese Medical Missionany Journal*），英文版季刊，1905 年改为双月刊，1923 年改月刊发行，并与《中华医学杂志》英文部分合并。该刊由在华传教医师、外籍医生以及居于海外的医生、学者撰稿，刊载的内容包括介绍与探讨在华从事西医活动的方法和经验。《博医会报》是"一本报道西医学在华发展情况，世界医学最新发展动态的学术性杂志，一本权威的医学杂志，它不仅向在华的西医师提供了各种诊治经验、疾病材料和研究方法，而且是沟通全国西医和医院交流的桥梁"。① 著名医史学家王吉民曾在《博医会报》上撰文介绍中国医学发展史，这是国人用英文撰写中国医学史的最早记录。作为西医传播和交流的媒介，推动了西医在华的传播与发展，《博医会报》也向外籍医师乃至世界医学界介绍和推介中国医院文化，"作为一本学术性的权威刊物，它在国际医学界享有相当高的地位。"②

① 马伯英等：《中外医学文化交流史——中外医学跨文化传通》（1993），第 460 页。
② 马伯英等：《中外医学文化交流史——中外医学跨文化传通》（1993），第 460 页。

在民国之前，国内出现了一些较有影响的西医刊物，如 1907 年留日学生在日本创刊的《医药学》、金泽医专留学生创建的《卫生世界》，1908 年在上海出版的卫生常识刊物《卫生白话报》、汪惕予编辑的中西兼载的《医学世界》、广州梁慎余主编的《医学卫生报》，1910 年顾秋实在上海创办的《上海医报》、中西医学研究会出版的《中西医学报》，同年，梁培基、陈恒、潘达微创办的《光华医事卫生杂志》，主要介绍一般医药知识。①

与此同时，由在华传教士主编的一些介绍自然科学的中文期刊，如 1872 年创办的《中西见闻录》、1874 年创办的《教会新报》（后改为名《万国公报》）、1876 年创办的《格致汇编》等也设有医学专栏，登载一些西医知识和卫生常识。例如玛高温就在《格致汇编》上撰文呼吁中国应种植金鸡纳树用以防治疟疾：“中国较之上海之热地尚多，可栽种。已托德税务司于各关码头地方早已试种，已在福州、广东、浙江皆已茂盛，尚希各官员同志济世者能办此事，所费不多，于世大有裨益，可不为哉。”② 在维新人士和留日学生创办的介绍西学的刊物中，也辟有医学栏目，如 1897 年温州瑞安利济医院院长陈虹主编的《利济学堂报》、1897 年上海新学会创办的《新学报》、1905 年留日学生出版的革命派刊物《醒狮》及科学理论刊物《学海》等，也都设立医学栏目，介绍医药卫生知识。③ 例如《万国公报》“先后刊登了近 260 篇与医学相关的文章或报道，其中专业医学类文章 80 多篇，信息类报导 170 多篇，这些文章主要介绍西方的生理学、病理学、临床诊断和治疗等方面的知识，也涉及止血术、输血法、痧病预防、溺水救治等方面的内容”④。所刊文章数目之多，足以说明《万国公报》对于医药卫生事业的重视。

从民国建元到 1937 年全面抗战开始，是国内西医刊物迅速发展的黄金时

---

① 参见邓铁涛、程之范主编：《中国医学通史》（近代卷），第 510 页。

② 玛高温：《有益之树易地迁栽》，《格致汇编》1876 年第 1 卷（春），第 11 页。

③ 参见张大庆：《中国近代疾病社会史（1912—1937）》，第 135 页。

④ 王红霞：《晚清华人了解西医的窗口——〈万国公报〉》，《中国科技史料》2006 年第 27 卷第 3 期。

期。在辛亥革命、新文化运动革命热浪冲击下，西化思潮涌动，西学日益勃兴，西医学适逢其会蓬勃发展，各类医学刊物（包括中医刊物）也应运而生。民国时期的医学刊物"数量之多、品种之繁、发行范围之广皆达到了历史上的空前水平"。① 这些医学刊物心系民众苍生之疾苦，以普及科学医学为己任，即便最著名的学术性期刊《中华医学杂志》也不例外。其首任总编辑伍连德博士撰文强调：本杂志"凡有重要问题互相翻译，所得旧知不虞隔阂……本杂志则惟就通常浅近文字，务使稍具普通学识者即可一目了然……四年来各省痨病瘟疫蔓延不绝，均由防范无方，今假杂志针砭而警告之，自可辅助警官俾知施行而设备……同业藉以交换知识，互相观摩，共跻民国于健康。"②

1935 年，宋大仁、沈警凡曾对 1885 年以来全国医药期刊进行详细调查，"共计发行之中西医药期刊 315 种，其中西医之发行之期刊 178 种，占总数 57%弱，中医之发行之期刊 137 种，占总数 43%强"③。且"西医所发行之医药期刊，较中医所发行者为多，发行之年月，亦较中医期刊为早"。④ 数据表明，西医期刊不仅在数量上略占优势，在持久性和发行量上也远甚于中医期刊，而且在办刊质量上远远超过中医。其中最"有代表性的是丁福保创办的《医学世界》《中西医学报》、中华医学会 1915 年创办的《中华医学杂志》、余云岫 1929 年创办的《社会医报》"等。⑤

从 178 种西医药期刊的地域分布来看，"在江苏发行的有 92 种，浙江 23 种，福建 2 种，广东 19 种，湖南 1 种，江西 2 种，陕西 1 种，山东 2 种，河北 27 种，

① 俞慎初：《中国医学简史》，第 401 页。

② 伍连德：《医学杂志之关系》，《中华医学杂志》1919 年第 5 卷第 4 期。

③ 宋大仁、沈警凡：《全国医药期刊调查记》，《中西医药》1935 年第 1 卷第 3 期。在西医药期刊的统计上，邓铁涛、程之范主编：《中国医学通史》（近代卷）提供的数字是 1912 年至 1937 年出版的西医期刊为 237 种。笔者认为，这 237 种期刊应该包括中国共产党领导下的红色区域的期刊数。

④ 宋大仁、沈警凡：《全国医药期刊调查记》，《中西医药》1935 年第 1 卷第 3 期。

⑤ 郝先中：《民初西医学术权威在中国的渗透与凸显》，《医学与哲学（人文社会医学版）》2007 年第 28 卷第 6 期。

辽宁4种，吉林3种，其余省份皆无西医药期刊之发行"。[①] 统计显示，民国以降，全国多数省份都有卫生宣传的期刊，侧面反映了国家医学的进步。但不容忽视的是，医药期刊的地域分布不均，表明了国家医疗卫生事业发展的不平衡。而多数期刊持续时间不长，可能由于抗战爆发引发的社会动荡使期刊出版发行受到了干扰，有些刊物是因为资金、人员、稿源或质量不高等因素的影响被迫停办。

在各类医药期刊刊载的文章丰富多彩，"从专业知识到卫生常识，从医院事宜到医学书籍，从医学技术到医疗器具，方方面面，都有涉及，这对于当时对西医还不甚了解的大多数中国人来说，无疑起到了媒介的作用。"[②] 从这些有关医药卫生的文章中，可以间接直观感受到当时西医知识在中国的传播氛围，从史料学的角度来看，大量的医药类文章中留存了很多有价值的学术信息，为我们探讨那个时代的医学事业提供了第一手素材。

（二）医学著作（译、著）[③]

早期传教士编译的医学著作和出版医药学期刊一样，是西医在中国传播并最终走向本土化的重要途径。早期的医学书籍多半由医疗传教士编译，关于译述西医书籍的最早记载，当推明代万历年间传教士邓玉函（Jean Terrenz）于1620年译述的《人身概说》（二卷本），1630年，邓玉函与龙华民意（Nicolaus Longobardi）、罗雅各（Giacomo Rho）三人合译《人身图说》。19世纪初，斯坦顿（Stannton GT.）将英国医生皮尔逊所著《种痘奇法》一书译成中文，皮尔逊的学生邱熺对该书加以诠释改名为《引痘略》，"此书是痘症专著最早的中

---

① 宋大仁、沈警凡:《全国医药期刊调查记》,《中西医药》1935年第1卷第3期，第286页。

② 王红霞:《晚清华人了解西医的窗口——〈万国公报〉》,《中国科技史料》2006年第27卷第3期。

③ 学术界有关西医著作在华出版发行的研究，详见于李传斌《近代来华新教医学传教士的西医译著》(《中华文化论坛》2005年第1期)、张仲民《晚清出版的生理卫生书籍及其读者》(《史林》2008年第4期)、马伯英等《中外医学文化交流史——中外医学跨文化传通》(1993)等。

文译本"。① 于"1817年刊刻行世，斯盖新医学流传中国之始，亦即中国新医学文献之起点"。②

近代传教士的西医编译始于伦敦会医师合信，他于1851年起在广州编译的《全体新论》（原名为《解剖学和生理学大纲》）一书，是医疗传教士向中国介绍的第一本比较系统的西医教科书，被誉为"为中国西医学书籍之鼻祖"。③ 他的医书系列《全体新论》《西医略论》《内科新说》《博物新编》《妇婴新说》《内科新说》为近代西医著作在华传播之最有影响者。④ 另一位卓有贡献的医疗传教士当数美国人嘉约翰，他在1859年至1886年几十年间编译了《西医略说》《体用十章》《西医内科全书》《内科阐微》《内科全书》《病症名目》等20余种医著。关于传教士编译医学著作的初衷，合信在1858年道出的想法颇具有代表性："为了培养中国医生和传播相关的一般知识"，⑤"庶几补医学之未备"。⑥ 另外，编译教材也是出于医学教育的需要，为了克服语言障碍，起初教会医学教育的教材只能通过传教士翻译或著述，随着西医教育在中国的深入发展，编译和著述教材成为必需的工作，正因为如此，教会医师在编译和著述医学著作方面贡献良多。

从1851年合信编译出版《全体新论》开始，至1937年抗战全面爆发，医疗传教士一直不断地坚持西医著作的译、著。以1905年中华博医会编译委员会成立为标志，教会医师在1937年之前医学译、著可分前后两个阶段。

1905年以前的编译工作。合信开辟传教士编译医书的先河，之后众多医疗传教士如嘉约翰、师维善等纷纷响应。这一时期西医译著数量较多，大体包括九大类40余本："1.医学词汇类，2.解剖学、生理学类，3.西医学类，4.外

---

① 朱潮主编：《中外医学教育史》，第74页。

② 鲁德馨、张锡五：《新医来华后之医学文献》，《中华医学杂志（上海）》1936年第22卷第11期。

③ 陈明斋：《我国新医学之进展及其现况》，《东方杂志》1935年第32卷第22号。

④ 张大庆：《中国近代疾病社会史（1912—1937）》，第61页。

⑤ H.Balme. "The History of Western Medical Education in China", *The China Medical Journal*, Vol. XL., No. 8, 1926. p. 701.

⑥ 合信：《全体新论·序》，《全体新论》，《海山仙馆丛书》，咸丰元年刊本。

科类，5.内科类，6.五官科类，7.妇科、儿科类，8.西药、医方、药方类，9.关于卫生、救护等类。"①李传斌总结出1905年以前的西医译著有如下特点："一、就译、著所处地点而言，主要集中在沿海的上海、广州、杭州、北京等地，而广州博济医院的成绩最为突出；二、就译、著者而言，他们毕竟是医学传教士中的少数，他们的译、著一般都离不开中国人的参与和支持；三、就涉及领域而言，以上译、著虽涉及医学的诸多领域，但主要集中在比较实用的外科以及与之有关的解剖、生理学，其次为内科、医药方等；四、就著作内容而言，上述著作大多是当时西方医学最新著作的翻译或编译，可以说医学传教士将当时西方最新的科学传入了中国。不过，这些译著也存在不少问题。"②尽管如此，对于医疗传教士的早期西医译著，梁启超为代表的精英人物还是给予了充分肯定："西人教会所译者，医学类为多，由教士多业医也。"③徐维则甚至宣称："教会之书多医家言"。④

《齐鲁医刊》主编鲁德馨认为："新医学编译事业之有团体组织而作有系统的进行者，则始于中国博医会。"⑤1905年开始，中华博医会成立了专门的编译委员会，统筹翻译及出版工作，标志着医学界的西医译著及其出版发行进入了一个统一运营与管理的新时期。1909年8月，成立不久的中华护士会专门负责护士教育的教材编订。1910年，博医会又将编译委员会与名词委员会合并，由高似兰（P.B.Cousland）任主编干事。此后，医学译、著工作分别置于中华博医会和护士会的统一规划和协调之下。在新的运营管理模式下，教会医师的后期编译取得骄人成绩。据统计，"从1910年到1913年，中华博医会已出版

---

①　李传斌：《条约特权下的医疗事业——基督教在华医疗事业研究（1835—1937)》，第202—203页。

②　李传斌：《条约特权下的医疗事业——基督教在华医疗事业研究（1835—1937)》，第204—205页。

③　梁启超：《西学书目表·序例》，《西学书目表》，时务报馆代印，第1页。

④　徐维则：《东西学书录·例目》，《东西学书录》，1899年石印本。

⑤　鲁德馨、张锡五：《新医来华后之医学文献》，《中华医学杂志》，1936年第22卷第11期。

西医书籍 22 种，共 38200 册。"①"截至 1932 年与中华医学会合并之时，翻译出版的医药书籍约有 60 余种，并为当时的医学院校所采用。"②1936 年，鲁德馨博士联手张锡五，对 1905 年以后博医会出版的主要医学译著进行统计，计有：医学字典类 2 种；基础医学类 11 种；药物与治疗学类 8 种；诊断学类 7 种；各科用书 19 种；卫生学类 2 种；法理及伦理类 2 种；救护及通俗用书 4 种。③鲁、张二位的统计是不完全的，因为"本篇只举学术机关及团体或个人之有系统的编译医学书籍者述之，其他私人或书局出版之小册，流传不广或作通俗用者，因限于篇幅，概不列入"。④

此外，一些教会医院和教会医校也纷纷编译医学著作。博医会和中华医学会合并后，从 1932 年到 1949 年，中华医学会出版发行的西医书籍"多被当时医学院校采用为教本，总计有近 70 种"。⑤

对于 1905 年前后两个阶段的西医译著，李传斌认为，无论在质还是在量上，后期都超过了前期，并出现了新的特点："一、后期译、著涉及面远远超过前期，并注意内容更新；二、后期译、著走上组织化、系统化的道路，但是个人在译书中仍然起着重要作用；三、与前期相比，后期的译、著所处环境与地位有所变化，1905 年以前，医学传教士在医学译著方面可谓一枝独秀，进入 20 世纪以后，国人接受西医教育的人日益增多，他们在西医译著方面崭露头角；最后，中华博医会出版委员会从事的医学译著与日本同仁会的医书翻译明显不同。"⑥

华人知识精英在西医著作译著方面也有杰出代表，其中尹端模、赵元益、

---

① Publication Committee, Editorial Secretary's Report, *The China Medical Journal*, Vol.XXVII. No. 2, 1913, p.85.

② 史全生主编：《中华民国文化史》（上），第 424 页。

③ 鲁德馨、张锡五：《新医来华后之医学文献》，《中华医学杂志》1936 年第 22 卷第 11 期。

④ 鲁德馨、张锡五：《新医来华后之医学文献》，《中华医学杂志》1936 年第 22 卷第 11 期。

⑤ 邓铁涛、程之范主编：《中国医学通史》（近代卷），第 504 页。

⑥ 李传斌：《条约特权下的医疗事业——基督教在华医疗事业研究（1835—1937）》，第 209—210 页。

丁福保 3 人应为佼佼者。尹端模作为博济医院助理医师，"受合信、嘉约翰二氏之感动，亦努力译述医学书，截至 1894 年为止，共译成《体质穷源》一卷，《医理略述》二卷，《病理提要》二卷，《儿科提要》二卷及《胎产举要》二卷，计五种。"①晚清著名翻译家赵元益（1840—1902）是西医书籍翻译的翘楚人物。赵氏于 1897 年在上海创建译书公会，从 1887 年至 1901 年间，赵元益与傅兰雅（John Fryer）等人合作，译述的医学书籍有：《西药大成》（1887）、《西药大成中西名目表》（1887）、《法律医学》（1889）、《保全生命论》（1901）、《水师保生法》（1901）、《济急法》《儒门医学》《医学总论》《眼科书》《西医洗冤录》《内科理法》等 18 种之多。赵氏把西方近代医药知识比较系统地介绍到我国来，这是近代国人系统译述西医书籍之始。②

20 世纪初，留日医学生中出现了翻译介绍日文医书的高潮。凭借一己之力，转译和发行日文西医书籍，"就其数量之多、所涉范围之广，当推无锡丁福保（1874—1952）。"③早年肄业于南箐书院和东吴大学的丁福保，曾师从赵元益。1903 年，丁氏应聘赴京任京师大学堂译学馆算学、生理卫生学教习。1909 年起又应端方、盛宣怀之委派，赴日本考察现代医学并搜集书籍。丁福保通过精心考察认识到，要吸取新医学的精华，假道日本较之欧美更为便捷，遂致力于医书的迻译，通过日文转译西医书籍。1910 年，丁福保在上海自设"上海医书局"，印行出版他所编译的医学书籍，"至 1914 年由丁氏编译的医书共 68 种，以及他自 的医书 10 多种，总计 80 余种，合编成《丁氏医学丛书》"。④

《丁氏医学丛书》囊括了西医基础医学和临床各科，内容丰富多彩，富有较高的使用价值。其中收录"有《新撰解剖学讲义》（4 册）、《组织学总论》《新撰病理学讲义》（3 册）、《病理学一夕谈》《诊断学大成》（2 册）、《诊断学实地

---

① 鲁德馨、张锡五：《新医来华后之医学文献》，《中华医学杂志（上海）》1936 年第 22 卷第 11 期。

② 邓铁涛、程之范主编：《中国医学通史》（近代卷），第 503—506 页。

③ 朱潮主编：《中外医学教育史》，第 76 页。

④ 邓铁涛、程之范主编：《中国医学通史》（近代卷），第 505 页。

练习法》《初等诊断学教科书》《汉译临床医典》《新万国药方》（2 册）、《增订药物学纲要》（2 册）、《药物学大成》（2 册）、《民众新医学丛书》《医学指南》《医学纲要》《德国医学丛书》《人体寄生虫编》《病原细菌学》（2 册）、《近世内科全书》（2 册）、《内科学纲要》《新撰急性传染病讲义》《倍氏神经系病学马氏精神病学合编》《外科一夕谈》《皮肤病学》《德国式自然健康法》《实验卫生学讲本》《衰老之原因及其预防》等"①。

回顾西医文献的在中国的传播过程不难发现，早期的编译多以自发性，追求实用为特点"其时编译多为各个之独立行动，并无组织与计划，可谓犹在萌芽时代"。②教会医师在诊疗之余暇，与一、二位中国学者合作，口述笔录，科目的选择多为各自擅长的学科，故推介的书籍科目有限，虽然书目数量不少但重复较多，且科学化、标准化程度不高。随着时间的推移，实用标准逐渐因西医学在华发展的需要走向标准化，特别是 1929 年教育部医学教育委员会成立，以及 1932 年政府设立编译馆之后，编译医书之团体组织渐次成立，医书编译工作走向统一运营与管理。"政府注重医药事业，提倡用中文教学，与学术团体合作，组织编审委员会，延聘专家，从事编著各种医学图书，并审定译名，可谓已入政府机构与学术团体共同努力医药事业之时期矣。"③西医文献的规模性编译出版，标志着西医传播及其本土化进入了新阶段，西医学的学术体系已经被整体性地移植到中国。

二、大众传播媒介的传播效应与途径

西医在华传播的途径和方式多姿多彩，除了医学期刊、著作之外，诸如报纸、广播、宣传画、电影、展览等多种形式的大众传播媒介都是生动活泼、行之有效的传播渠道。

---

① 邓铁涛、程之范主编：《中国医学通史》（近代卷），第 77 页。
② 鲁德馨、张锡五：《新医来华后之医学文献》，《中华医学杂志（上海）》1936 年第 22 卷第 11 期。
③ 鲁德馨、张锡五：《新医来华后之医学文献》，《中华医学杂志（上海）》1936 年第 22 卷第 11 期。

（一）报纸的传播效应

相较于医学期刊，新闻报纸更具有商业色彩，而且一般报纸都缺乏深刻的专业知识，但报纸的特点是出版时间快，周期短，发行量大，读者面宽，更有利于传播知识和消息。创刊于 1861 年 11 月 19 日的《上海新报》，是外国人出面主办的也是国内最早定期出版的中文报纸，它"既区别于传教性质的报刊，又区别于专业的汉学研究刊物，堪称上海最早的大众媒介的代表"。[1] 该报还刊载一些医疗卫生方面的文章：如"《当街小解宜受责》（新式第 346 号）、《缠足论》（新式第 355 号）、《重女命以清娼源》（新式第 364 号）"等。[2] 该报"有大量西医、西药知识的介绍和报道。如登载教会医院医治病人、免费为婴儿施种牛痘的信息，为推广西医，有的外国人还提议设立医学馆，招收华人专门教习西医"。[3]《上海新报》一直以涉及领域宽、信息量多和发行量大而著称，直到 1872 年近代最具盛名的商业报纸《申报》的问世，《上海新报》方才偃旗息鼓。

《申报》是由英商美查伙同伍华特、普莱亚等人创办的以营利为目的的报纸，是中国现代报业开端的标志，也是晚清以来影响最大的报纸。早在 1895 年，《申报》就刊文批评传统医学"无论贤否，至三年之久，师必以一牌相赠，俾自行道"[4] 的师傅授徒方式。呼吁仿效泰西之法，振兴国家医学事业："欲今人医学之精，须设立医院。欲学者，须入院肆业，不论年数，必俟学成，考取给凭，始得行道。"[5] 这样的宣传攻势，无疑为天津、北京等地相继设立医学馆、医学堂等新式教育机构营造了良好的舆论氛围。

值得一提的是，《点石斋画报》（1884—1898）作为《申报》的副刊，是晚清时期传播极广的时事画报，传播新知是该报的重要宗旨，其中介绍西医知识的内容很多，"作者通过一幅幅雅俗共赏的'图像'模拟了当时的医疗场景。"[6]

---

① 王樊逸：《上海新报在华传播的三个阶段及其特点》，《国际新闻界》2008 年第 2 期。

② 王樊逸：《上海新报在华传播的三个阶段及其特点》，《国际新闻界》2008 年第 2 期。

③ 潘荣华：《中国近代报刊传播西医研究》，安徽大学 2010 年博士学位论文，第 54 页。

④ 《论本报纪庸医被控事》，《申报》1895 年 9 月 12 日，第 1 版。

⑤ 《论本报纪庸医被控事》，《申报》1895 年 9 月 12 日，第 1 版。

⑥ 王苹、邓绍根：《〈点石斋画报〉记载的中国近代剖腹产手术》，《中华医史杂志》2004 年第 2 期。

例如剖腹产手术,《点石斋画报》有两篇报道,分别是 1892 年 8 月 27 日"竹九"（第 309 号）中的《剖腹出儿》和 1896 年 1 月 10 日"文二"（第 434 号）中的《剖割怪胎》。[①] 据考证,"这是我国近代最早的剖腹产手术和连体婴儿生产和分离手术的图文报道。"[②]

此外,一系颇有声名的新闻报纸也纷纷设立医学副刊,在促进西医知识的传播和普及、防病常识的介绍方面作用突出。1919 年,上海《时报》开始随报分送《医学周刊》,是为国内报纸最早的医学副刊。继《时报》创设《时报·医学周刊》之后,《申报》也专门开辟《常识》栏目,每日登载医药论文 2—3 篇;其他如"1922 年 6 月,杭州的《全浙公报》发行《卫生周刊》;1925 年 11 月,上海的《时事新报》发行《生命与健康》;1926 年 8 月,《世界日报》发行《医学周刊》等"[③]。后来"《大公报》《新中华报》《上海晨报》《世界日报》《时事新报》《中央日报》《浙江商报》《山东日报》、上海《新闻报》《中国日报》、河南《民国日报》《北平晨报》等相继开设了定期出版的医学专栏。"据潘荣华统计,"定期出版的西医药类卫生副刊约 333 种,可谓异彩纷呈。"[④]

在众多的医学副刊中,沪上报纸的数量最多,仅以发行较多的《申报》《新闻夜报》和《大美晚报》为例,列表举示如下:

表 3—9　上海部分报纸卫生副刊列表

正刊名称	序号	副刊名称	起讫时间	主编者
申报	1	申报医药周刊	1932.12—1937.8	申报馆
	2	医药专刊	1936.1—1937.8	
	3	卫生周刊	1932.11—12	卫生周刊社
	4	新医与新药	1939.1—1948.6	上海市医师公会
	5	卫生医刊	1935.7—12	袁一民
	6	卫生与医药	1946.6—1947.2	上海医学院上医社

---

① 尊闻阁编:《剖腹出儿》,《点石斋画报二集·竹九》,广东人民出版社 1983 年影印本。

② 潘荣华:《中国近代报刊传播西医研究》,安徽大学 2010 年博士学位论文,第 58 页。

③ 潘荣华:《中国近代报刊传播西医研究》,安徽大学 2010 年博士学位论文,第 249 页。

④ 潘荣华:《中国近代报刊传播西医研究》,安徽大学 2010 年博士学位论文,第 249 页。

正刊名称	序号	副刊名称	起讫时间	主编者
申报	7	康乐特刊	1935.8—10	钝根
	8	康健	1936.6	
	9	康乐医刊	1947.11—1948.4	
	10	现代医药刊	1935.8—1936.6	周笑涵
	11	医学特刊	1935.10	罗敏修
	12	肺病特刊	1935.10—1936.1	沈兆荃
	13	医学讲座	1935.10—1936.8	
	14	康健之路	1936.2—12	新医学编辑社
	15	青春生活	1936.4—5	
	16	时代医药刊	1936.6—12	周笑涵
	17	新家庭与卫生	1936.8—12	沈兆荃
	18	健的医学	1938.11	健的医学社
	19	新医专刊	1938.11—1939.1	詹念曾、戴德
	20	齿牙卫生周刊	1934.10	
新闻夜报	1	医药周刊	1934.8—1936.12	汪企张
	2	齿牙卫生周刊	1934.10	
	3	花柳科常识	1935.3—1936.2	杨良宏
	4	新闻医报	1935.4.30	
	5	产科常识	1935.2—11	沈兆荃
	6	肺病医刊	1935.3—	沈兆荃
	7	气喘病专刊	1935.3—4	唐斐礼
	8	医药顾问	1935.7—11	周文卿
	9	人生医药	1936.4—5	杨良宏
	10	肺病周刊	1936.9—11	沈兆荃
	11	保健周刊	1936.7—12	李蒿生
	12	医药通问专刊	1936.5—	江晦鸣
	13	康健医刊	1936.2—5	余伯符
	14	康健	1936.6	
	15	神经衰弱特刊	1935.12	
	16	神经衰弱专刊	1935.12.15	
	17	拒毒	1936.7	
	18	肺病周刊	1939.9—11	

正刊名称	序号	副刊名称	起讫时间	主编者
新闻夜报	19	健康周刊	1938.5	
	20	康健之路	1939.4	
大美晚报	1	齿牙医科周刊	1935.7—8	周启范
	2	新医药刊	1935.7—8	沈兆荃
	3	齿科周刊	1935.8—11	徐少明
	4	医药周刊	1935.11—1936.5	医药周刊出版者
	5	医话	1935.12—1937.8	江晦鸣·东南医院
	6	淋病周刊	1936.2—5	周文卿
	7	美面医学	1936.6—12	刘丁
	8	产科常识	1935.6—7	沈兆荃
	9	性病研究特刊	1935.6—7	上海医药研究社
	10	肺病顾问	1935.10—11	沈兆荃
	11	肺病讲座	1935.11	沈兆荃
	12	大沪医刊	1936.5—10	大沪医刊编辑社
	13	卫生周刊	1936.8	医药周刊出版社
	14	儿宝周刊	1938.8—1939.1	簌佩
	15	大众生活	1938.7—12	沈兆荃
	16	新医专刊	1938.12—1940.5	詹念曾
	17	医学界	1938.12—1940.5	
	18	美容周刊	1935.6	
	19	华光中医周刊	1936.12—1937.3	丁仲英
	20	青春生活	1935.11	青年卫生协进社
	21	青春生活	1936.3	沈兆荃

资料来源：本表转引自潘荣华：《中国近代报刊传播西医研究》，第250页。

表3—9所列各报副刊显示，西医传播的内容日益丰富，传播对象亦逐渐由精英阶层惠及普通民众，卫生副刊以简明通俗、生动活泼为特点，普及医药卫生知识，深为社会民众所接受、所喜爱。

（二）形式多元的传播途径

在医药卫生知识的传播中，除了医学著作、医学报刊等主流媒介以外，还有多种形式的传播途径，成为医学与卫生知识宣传的新媒体和工具。如印发宣传手册、招贴画、卫生展览、卫生电影及幻灯、电台播音等等。

书面宣传材料。由于"社会卫生教育实施对象，大都为失学之成人，品类至不齐一，施教极感困难，非具有专门技术，运行特殊方法，难收实效"。[1]因此大众喜闻乐见、浅显易懂的方式和内容是组织者乐于采用的宣传方式，据统计，"面向大众的卫生传播85%是采用书面材料形式，包括散发宣传手册与宣传单、张贴卫生图画及图片展览等"，"卫生宣传手册一般在10页左右，售价为每册6分钱。"[2]卫生宣传单或招贴画的特点是主题鲜明，形式生动，让人一目了然，而且价格低廉，便于购买。1920年，中华卫生教育协进会散发的卫生宣传材料有："(1) 印刷品——书籍、会刊和传单；(2) 图画——宣传画、图表、幻灯片、电影；(3) 模型和展览——婴儿福利、防盲、结核病、性病、眼病、中国生命的锁链、霍乱的预防、苍蝇、蚊子、老鼠、社区卫生的资产与负债、儿童生命的保护、强国与弱国的死亡率、民族健康的基础、住屋、人体、个人努力与集体努力的比较、幼年期和老年期、中国与其他各国人口的比较。"[3]这些材料的一部分，例如幻灯和图表，附有中英文演讲稿本。其中，散发的印刷品包括："会刊26种5963册；传单5种133356张；宣传画2种5763张；图表4种8154张。""卖出的幻灯片5种5套计167片，零片88片；租出的幻灯片16种放映42次；租出的电影片27种放映139次。"[4]

卫生展览应是为民众喜闻乐见的宣传形式之一。1924年2月5日至12日，中华医学会第五届大会期间，在南京东南大学举办了医药卫生展览，陈列了20多家相关单位的展览品，包括特效药品、用具、药材、书籍等。有文字记载："凡展览品的最引人注目者，观者最多，伫立甚久。""台之上更有兀然突立的建设，动人心目的图画陈列其上，这三大部的陈列品旁，均有题目印于板上，以醒眉目，所陈彩图，色各不同，尤觉鲜艳可观，更用纸条，上粘于图画，下接于说明，有一条垂眼的模型，旁写'用模型以免说

---

[1] 高维：《卫生教育浅说》，《中华医学杂志》1934年第20卷第3期。

[2] 张大庆：《中国近代疾病社会史（1912—1937）》，第141页。

[3] 《中华归主》（下），第979页。

[4] 《中华归主》（下），第979—980页。

明'。"① 又如 1935 年 10 月 5 日，中国防痨协会在上海四川路青年会举办了一场声势浩大的防痨展览会，展出有关痨病的各项统计、标语、图表、漫画、模型等 100 余件，"应有尽有，是日到会参观者不下于五六百人。"②

幻灯片是一种为民众喜闻乐见的传播渠道。时人把幻灯片称作"土电影"，认为"幻灯片也是很引人注意的宣传方法，因为它不像看电影能活动，所以功效不及电影来得大，可是成本比电影小得很"。福建省"卫生处在本年度之内，拟制学校卫生、妇婴卫生、卫生习惯、环境卫生、防疫和公共卫生等幻灯片广为宣传，在本省语言隔阂，每隔数百里即有一特别的方言，利用幻灯片来宣传是很适当的"。③

卫生电影的放映是一种引人入胜的宣传形式。电影的直观性和娱乐性都比较强，为大众喜闻乐见。民国时期最早的卫生教科电影是 1920 年商务印书馆摄制的《驱灭蚊蝇》，在上海首播，收效良好。④ 民国时期，各医学社团经常利用电影来宣传医药知识，例如 1931 年 5 月 17 日，中华麻风救济会在上海放映古岭救癞之工作影片，"凡诊所、医院、田园、商店、工场，病人住房等之设备，麻风人练习体操，童子军，经商，务农等之工作，以及古岭全景邻近村庄均一一映出，尤以大枫子树及医生注射之大枫子油于麻风人身上疤斑处之景象最为观众所注意焉。"⑤ 中国防痨协会也将电影宣传作为其传播防痨知识的重要策略，"曾在多个场合放映《痨病自叙》《吐痰之害》《再生花》等影片，以使民众了解痨病之常识。"⑥ 政府部门也很重视电影宣传在医学知识传播中的作用，1933 年，在中国教育电影协会的邀请下，卫生署开始筹备编辑家庭卫生教育剧本，片名定为《新生机》，内容包括家庭卫生、个人卫生等，交由上海

① 《南京的卫生展览》，《卫生》1924 年第 1 卷第 1 期。

② 《会务消息》，《防痨》1935 年第 1 卷第 11 期。

③ 福建省卫生志编撰委员会编：《福建省卫生志》1989 年版，第 238 页。

④ 上海卫生志编撰委员会编：《上海卫生志》，第 238 页。

⑤ 《魏德博士演讲菲列宾救癞工作》，《麻风季刊》1931 年第 5 卷第 2 期。

⑥ 范铁权：《近代科学社团与中国的公共卫生事业》，第 180 页。

联华公司拍摄完成。①

卫生演讲活动，形式简单，少受场地设备限制，是卫生教育者的喜欢采用的一种宣传方式。名医毛减（字子震）指出："演讲的好处实在很大，欲改造习惯，促进文明，演讲便是一种利器，这是世人所公认的。况在我国教育没有普及，民智这等闭塞，什么是卫生？国民多半不能了解。"在他看来，通过演讲可以"直接增进个人卫生的知识，间接促进公共卫生的进步"。他建议"各处演讲所需增加通俗卫生演讲的次数"，演讲者必"换以富有卫生知识的人去干，那就事半功倍了"。② 故而，名人的演讲更具影响力。

1920 年，中华医学会第 3 届代表大会期间，举办了三次卫生演讲会，这也成为以后每届大会的惯例。1924 年 2 月 10 的卫生演讲会上，著名医史专家王吉民作"杭州公共卫生之经验"、胡宣明作"中国学校卫生之问题"的演讲报告，到会听众 100 余人，盛况空前，反响很大。1936 年 11、12 月间，中华医学会上海支会在池浜路 41 号会所接连举办系列有关结核病的中文演讲，详见表 3—10：

表 3—10　肺结核病中文演讲日程

日期	讲题	主讲者
11 月 3 日	肺结核之细菌学	汤飞凡医师
11 月 10 日	肺结核之病理学及诊断分类	刘德启医师
11 月 17 日	肺结核之物理诊断	吴兴业医师
11 月 24 日	肺结核之 X 光诊断	钱慕韩医师
12 月 1 日	肺结核之人工气胸术	钱慕韩医师
12 月 8 日	肺结核之外科治疗法	董秉奇医师

资料来源：《本会上海支会举行肺结核病演讲》，《中华医学杂志》1937 年第 23 卷第 1 期。

中国卫生会成立不久，专门制定了《中国卫生会演讲会简则》，并于 1922 年 7、8 月间安排系列卫生讲座，地点暂借昆山东吴第二中学大礼堂，且会员或者非会员均可前往听讲。演演讲人均为医界精英人物，如俞凤宾、石美玉、

①　《卫生事业消息汇至》，《中华医学杂志》1934 年第 20 卷第 5 期。

②　毛子震：《医界的将来》，《通俗医事月刊》1920 年第 5 期。

胡宣明、毕德辉、刁信德、司徒博等人。具体日程如表 3—11：

表 3—11 中国卫生会 1922 年卫生演讲安排

时间	题目	演讲人
7 月 20 日	个人卫生	俞凤宾
7 月 21 日	学校卫生	俞凤宾
7 月 24 日	关于卫生之法律	石美玉
7 月 25 日	疾病之传染及其防御法	胡宣明
7 月 26 日	指导参观关于卫生之模型及标本	毕德辉
7 月 27 日	上海工部局卫生局之组织及其任务	窦维斯或其代表
7 月 28 日	疾病之传染及其防御法（续）	胡宣明
7 月 31 日	疾病之传染及其防御法（再续）	胡宣明
8 月 1 日	寄生物之研究	刁信德
8 月 2 日	增进健康之秘诀	卢炜昌
8 月 3 日	欧美各国之卫生行政	毕德辉
8 月 4 日	欧美各国之卫生行政（续）	毕德辉
8 月 7 日	花柳病之流毒	张近枢
8 月 8 日	肺痨之传染及其防御法	秦山森
8 月 9 日	幼童的口腔卫生	司徒博
8 月 10	成人的口腔卫生	司徒博
8 月 11 日	目疾之传染及其防御法	张道中
8 月 14 日	平民卫生	韩镜湖
8 月 15 日	公共卫生	胡宣明

资料来源：范铁权：《近代科学社团与中国的公共卫生事业》，第 172—173 页。

卫生演讲是一种别具一格的卫生知识传输方式，在各地都深受欢迎。从当时的媒体报道即可产生深刻感受，其中有关"防痨"知识的演讲最引人瞩目。如 1931 年 5 月 17 日，著名麻风病专家魏德博士在上海青年会殉道堂作有关菲律宾救癞的公开演讲时，"听讲者约 600 余人"[①]；1932 年 4 月 4 日，董序五、张恩铨等 4 人在保定莲池书院讲演儿童卫生问题，"听众数千人，对此项讲演极表欢迎。"[②] 其中有关"防痨"知识的演讲者引人注目，1934 年 6 月 20

---

① 《魏德博士演讲菲列宾救癞工作》，《麻风季刊》1931 年第 5 卷第 2 期。

② 《琐闻》，《壬申医学》1933 年第 2 卷第 1 期。

日，中国防痨协会委派张君俊到沪西公社演讲"防痨"，"听众约三四百人，颇为踊跃。"[1] 同日，协会又敦请邓青山医师"前赴浦东劳工新村青年会演讲'防痨'，听众亦多。"[2]《申报》对1936年的防痨演讲进行了专门报道："又去年冬继续敦请专家演讲，并派员前往各大中学宣传民族之精神，为防痨之方法。去年统计，讲演达五十次，每次听众，约一百至千二百人，足见各方对于痨病问题注意之一斑也。"[3] 类似于这样的报道，在一些主流媒介中屡见不鲜。据统计，1933年至1935年间，防痨协会在上海"有组织有规模地对各学校个团体进行防痨演讲达40次，听众达25000余人。通过广播电台演讲共20次"。[4]

另外，广播演讲，散发卫生传单、精美卫生读物，举办卫生征文比赛，举办儿童健康营，在刊物上开辟"读者园地""戏剧化"的表演等，都是卫生教育者常用的方式，不一一赘述。

三、西医传播过程中的医学研究

(一) 教会医师的早期研究

早期来华医疗传教士多半肩负双重职责：一边藉医传教，一边施医开药。随着医学传播工作的拓展，少数教会医师认为，探索医学未知领域也应该是医师的应尽职责。事实上，在一些早期来华的教会医师中，已经有人结合医学实践着手进行单个的医学研究。他们总结在华行医经历与心得，收集概括行医过程中遇到的疾病特征与诊疗方法，也有少数教会医师跟着中国医生习得一些中医疗法及中草药的用法，运用在他们的医疗实践中，这就积累了他们在华期间最原始的医学研究成果。早期教会医师的这些学术探索，逐渐取得了教会组织的支持和认同，其研究成果也成为他们在教会组织中赢得声望的重要条件。

---

① 《本会在上海市第十三届卫生运动大会之工作报告》，《防痨》1934年第1卷创刊号。

② 《本会在上海市第十三届卫生运动大会之工作报告》，《防痨》1934年第1卷创刊号。

③ 张君俊：《本会成立经过及一年来之工作回顾》，《申报》1935年4月6日，第13版。

④ 彭善民：《公共卫生与上海都市文明（1898—1949）》，第190页。

1886 年，中国博医会成立之初，就把促进西医科学的发展写进了协会的章程之中。① 虽然博医会数度修改章程，但始终保留了这一初衷。

作为博医会的当家刊物，《博医会报》一直都是在华医疗传教士的学术家园，他们的研究成果多数发表在《博医会报》和另一个著名期刊《热带医学杂志》上。《博医会报》一直成为"在华医学传教士、外籍医生进行临床经验与学术研究交流的平台"。所刊发的"一系列有关中国传染病、流行病的研究论文，极具学术价值与原创性"。② 不过从总体上来看，19 世纪之前的医学研究表明，医疗传教士们的医学研究带有一定的偶然性，研究方向亦比较分散，内容的深度也很有限。据统计，从 1887 年至 1900 年，"这 14 年里《博医会报》上发表的研究性文章共 136 篇，其作者共 57 人，平均每人的文章数量仅 2.4 篇；发表文章在 10 篇以上的作者仅 2 人，每人 11 篇，发表文章数量在 5—9 篇的作者也只有 4 人，这说明来华传教士医生的医学研究的偶然性，长时间坚持研究的人非常稀少。"③ 此外，就研究内容而言，"关于麻风病的文章 5 篇，关于伤寒和其他发热性疾病的文章 7 篇，关于脑部手术及治疗的文章 5 篇，关于泌尿系统疾病的文章 7 篇，关于肿瘤的文章 7 篇，关于骨头和关节疾病的文章 8 篇，此外还有 7 篇文章研究中草药，这些相对集中的研究仅占所有研究性文章的 34%。"④ 同一个作者对于同一主题的研究也很少有重复，说明其研究兴趣分散，对某一种疾病研究的专注度和持续性不高。

耐人寻味的是，一些来华医师对中医中药表现出强烈兴趣和研究冲动。其缘由可以追溯其来华之前，以"施医开药"为特点的教会慈善事业，使得很多传教士最早希望借助于中医中药的功用。马礼逊医师和李文斯顿最具代表性，

---

① CMMA. "Constitution and By—laws of the Medical Missionary Association of China". *China Medical Missionary Journal*, 1887, 1（1）: 32-34.

② 刘远明：《西医东渐与中国近代医疗体制化》，第 232 页。

③ 史如松、张大庆：《从医疗到研究：传教士医生的再转向——以博医会研究委员会为中心》，《自然科学史研究》2010 年第 29 卷第 4 期。

④ 史如松、张大庆：《从医疗到研究：传教士医生的再转向——以博医会研究委员会为中心》，《自然科学史研究》2010 年第 29 卷第 4 期。

他们的初衷在于"了解中国药材是否可以对现今西方所掌握的医学手段有所补充"①。因此对中医要表现出浓烈的好奇心和探索欲求,李文斯顿坦言:"我在澳门居住已有 12 年,有机会接触和观察一些重要的病例……他们使用中草药治病的效果究竟如何,尚有待于继续调查。"② 马礼逊也认为:"有必要调查中国的医药系统,去诊所对中草药的疗效作长期仔细的研究,以便对中国医药学作出正确的评估,并对中医的技术给予准确的解释。"③ 甚至于马礼逊在病逝之前,还去看过中国医生。

教会医师对中医的研究和利用,表明他们在一定程度上对中医的认同感,在客观上也有利于东西方医学交流,此类现象还不时出现在他们的医学著作中。例如,19 世纪 50 年代,合信就把中医中药写到了他的《西医略论》中;④ 洪士提反在《万国药方》的"后刻本增收中国药品多至数十种";⑤ 而嘉约翰的《内科阐微》"所言颇能参合中西以立论";⑥ 斯密斯在 1871 年发表的《中国药科品物略释》大部分内容都译自《本草纲目》。以上举示,均能表明医疗传教士对中医中药有所研究和借鉴。

在 1907 年前后,杰弗里斯和马雅各医师着手编撰《中国的疾病》一书,基于对中国的疾病分布和流行状况的深入了解,也吸纳了研究委员会成员的相关成果。该著"首先研究了中国的疾病地理学,根据气候特点和搜集的疾病资料情况,将中国的疾病统计分布分为 7 个区域,统计了各区域的疾病流行状况,并对疾病进行分类。他们详细研究了这些具体疾病的分布、病因、临床特征、类别、死亡率、诊断、治疗方法等。他们采用大量图片和地图来辅助说

---

① 何小莲:《西医东渐与文化调适》,第 152 页。

② [英] 马礼逊夫人编,顾长声译:《马礼逊回忆录》,第 160 页。

③ [英] 马礼逊夫人编,顾长声译:《马礼逊回忆录》,第 159 页。

④ 方行、汤志钧整理:《王韬日记》,中华书局 1987 年版,第 111—112 页。

⑤ 朱大文:《万国政治艺学全书·艺学丛考》(卷 100),《医学丛考》,上海鸿文书局 1901 年版,第 3 页。

⑥ 朱大文:《万国政治艺学全书·艺学丛考》(卷 100),《医学丛考》,上海鸿文书局 1901 年版,第 1 页。

明，以便于这些疾病更易为读者所理解"。①《中国的疾病》一书是有关近代中国各种疾病的综合性研究，是一项非常出色的医学成果。该书的出版表明，在华传教士医师完全可以在中国取得医学研究上的成就。刘远明认为，该著出版表明了"西医在中国确立之初，就被纳入世界医学发展的行列，也使教会医院成为集临床治疗、医学教育、医学研究于一体的医学活动中心"。②

1907年，博医会在上海召开代表大会，马雅各医师以"博医会在推动科学的进步上实现它的目标了吗"为主题作大会发言，他竭力呼吁医疗传教士关注医学研究，提出了一些可能的研究领域如对热带病的调查研究，并建议成立一个专门机构负责指导协调。会上，中国博医会成立研究委员会，负责组织和推动医学研究工作，该会为中国博医会的下属委员会，奉行博医会"推进医学科学进步"的建会宗旨，直接向博医会负责。此举改变了过去单打独斗的局面，使西医研究的成果呈飞跃之势发展，有数据可证："1907年研究委员会成立后，博医会成员的研究成果较以前有明显增长。在博医会代表大会上宣读的研究性论文数量和种类的增加。1905年大会上医学研究的文章有8篇，1907年为10篇，1910年增至16篇，1913年仍为16篇，在1920年的代表大会上，由会员提交的研究性论文有70篇，为此大会设立4个分会场来分别讨论医学各领域的相关研究。"③ 或许可以说，是来华医疗传教士掀起了中国的近代医学研究的浪潮。

（二）以医院为场域的医学研究

西医医院引进中国以后，其最重要的职能就是治病救人。随着医院制度的发展，一些按照科学概念建立的正规医院，已不再是单纯的医疗场所，同时肩负起科学研究的责任，医学研究也成为近代医院发展的一个重要方向，并日益

---

① 史如松、张大庆：《从医疗到研究：传教士医生的再转向——以博医会研究委员会为中心》，《自然科学史研究》2010年第29卷第4期。

② 刘远明：《西医东渐与中国近代医疗体制化》，第129—130页。

③ 史如松、张大庆：《从医疗到研究：传教士医生的再转向——以博医会研究委员会为中心》，《自然科学史研究》2010年第29卷第4期。

成为临床医学研究的实验室。当时，许多外籍医生和国内医科大学的毕业生，都把医院视为他们了解和研究中国疾病现状和实习的场所。他们在中国医院里收集病例，从事临床研究，对中国的社会生活、风俗习惯，民众的健康和疾病的分布、流行状况进行调查，并依据科学方法对国内流行性疾病进行定性定量研究，取得一些重要成果，并将这些刊载在世界医学界的权威杂志上，向国际医学界展示在中国的医学研究成果。例如早在1842年，雒魏林就在爱尔兰医学杂志上发表了《论中国的产科学》一文，10年以后，合信发表了重要论文《麻风病在中国和东方》，合信还对香港地区暴发的周期性热病和痢疾进行了研究，特别是对痢疾在东西方国家的发病状况进行了比较研究，提出了独到的见解，认为，痢疾对欧洲人常常有致命的危险，而对华人的致命性相对较小，原因是中国人有节制的生活习惯和较为清淡的饮食习惯。①

在医学研究方面，英国人曼松（Patrick Manson，1844—1922）是最具代表性的人物。1866年，曼松应中国海关总税务司赫德（Robert Hart）之聘，前往台湾就任打狗海关医务官，1871年被调往厦门海关医务所服务。在厦门，曼松通过美国领事馆肯伯的斡旋，得到一块土地，和米勒医生一起建立一所教会医院，称为"厦门社区医院"（Community Hospital）。此后，曼松在厦门从医22年，在给病人诊疗之余，曼松仔细观察厦门地区的气候和当地人的生活习惯，研究了厦门的疾病分类和死亡原因，指出厦门地区最为流行的疾病是痨病和肺炎，死亡率最高的是天花，其次为疟疾、霍乱及麻风。②

曼松是一位著名的寄生虫学专家，1874年，在归国结婚之际，他在英国博物馆中收集有关乳糜尿和象皮肿的资料，发现后者的病因是一种在显微镜下才能看见的微生物名叫"血丝虫"，为此他撰写了《阴囊淋巴肿、象皮肿及乳糜尿纪要》，提出阴囊象皮肿是一种寄生虫病。回到中国后，曼松继续进行这个课题的研究，1879年撰写了《关于人血丝虫和厦门丝虫病的进一步考察》

---

① 参见何小莲：《西医东渐与文化调适》，第149页。
② 参见马伯英等：《中外医学文化交流史——中外医学跨文化传通》，第407页。

一文，"他报告厦门地区的人口受这种寄生虫感染的程度为八分之一，并对病患者的年龄、性别、职业作统计，分析疾病的病理特征是频繁发热，伴有普遍的皮下水肿，这些得到了热带病学最高权威的认可。"[①]1894 年曼松在英国权威的《英国医学杂志》上发表了《疟血中的新月形体及抽鞭毛体的性质与意义》一文，提出了"蚊—疟学说"，认为疟原虫借吸血的昆虫完成它们的传种过程。1897 年，在前期研究的基础上，曼松在英国出版了享誉学界的《热带病》一书，从此被誉为"热带病学之父"。厦门是曼松开始医学研究的发端之地，他在这里掀开了医学研究的第一页，也为近代中国的西医传染病学、流行病学的研究奠定了基础。

此外，教会医师在医院的治疗实践中，刻苦钻研，探索出一些有效的诊疗方法，如马雅各在长期医学观察和实例研究的基础上撰写《实用麻风学》一书，指出"教会医院在近代中国麻风病的研究和防治上作出了重大贡献"。[②]

（三）民国时期的西医研究机构

近代中国西医研究机构的产生与发展，以 1911 年辛亥革命为节点可分为清末时期的初步发端和民国时期的蓬勃发展。在辛亥之前，国内出现过一些零星的西医研究机构，据《中国医学通史》记载，"1884 年，上海设立卫生实验室，从事霍乱病研究"，[③]可视为近代中国医学研究机构之嚆矢。在清末设立的西医研究机构还有："1892 年，香港设立天花疫苗的研究所；1905 年，香港设立细菌学研究所；1908 年，唐山设立传染病隔离医院和实验室；1909 年，成都设立法兰西细菌学研究所。"[④]医史资料对这些早期机构的记载甚少，其人员组成、基本设备及研究成果均无从考察。

进入民国以后，在近代教育与科学研究思潮的冲击下，政府及机构开始关注医学教育与研究工作。1910 年的东北鼠疫所造成的巨大伤害，充分暴露晚

---

① 参见马伯英等：《中外医学文化交流史——中外医学跨文化传通》，第 407 页。
② 李传斌：《条约特权下的医疗事业——基督教在华医疗事业研究（1835—1937）》，第 307 页。
③ 邓铁涛、程之范：《中国医学通史》（近代卷），第 345 页。
④ 邓铁涛、程之范：《中国医学通史》（近代卷），第 345 页。

清政府对疫病防控的认识不足，预防迟缓，控制不力，以及缺乏防疫体系的保障等弊端。在这样的背景下，1919 年 3 月，北洋政府正式成立中央防疫处，由刘道仁担任处长。作为第一个由政府设立的国家防疫机构，中央防疫处的成立在中国卫生史上无疑具有重大意义。"设立中央防疫处，旨在研究预防疾病的措施，从事对各种传染病的细菌学研究，制造各种血清和疫苗……以不负其保全国人性命之职责。"[1] 中央防疫处的设立目标是预防和控制传染病的流行，其主要职责是对全国传染病的泛滥作调查研究，宣传防疫知识和诊疗防控，以及生产供应各种生物药品，至 1922 年，防疫处"所能生产的生物制品还只有抗脑膜炎血清、抗链球菌血清、白喉抗毒素、霍乱疫苗、伤寒疫苗、牛痘疫苗等 15 种，到 1934 年，已能生产各种治疗和防疫用血清、疫苗和诊断材料 48 种"。[2] 例如面对在中国流行甚广、死亡率极高的天花，中央防疫处每年生产大量的牛痘疫苗，面对痘苗失效问题，"防疫处经过研究，将原来的酸性溶液改成弱碱性溶液，延长了保存时间。这一改进使牛痘苗的生产效率大大提高，有效地遏制了天花流行。"[3]

1927 年南京国民政府成立以后，国内学术研究之风兴起，政府也积极推动，先后设立中央研究院、北平研究院等国立学术机构。在政府颁布的《增订教育行政大纲》中规定，大学得设置研究院，独立学院得设置研究所。旨在"研究高深学问，养成专门人才"，"并供给教员研究便利"，[4] 惟设置者须具备如下条件："（一）除大学本科经费外，有确定充足之经费，专供研究之用；（二）图书仪器、建筑等设备堪供研究工作之需；（三）师资优越。"[5] 研究院分文、理、法、教育、农工商、医各研究所。很多学校顺势而为，先后设立医学方面的研究机构。一些在华外籍医学工作者也纷纷建立一些医学研究机构，如巴斯德研究院、

---

① 《中央防疫处组织章程》，中国第二历史档案馆藏档案。转引自奚霞：《民国时期的国家防疫机构——中央防疫处》，《民国档案》2003 年第 4 期。

② 奚霞：《民国时期的国家防疫机构——中央防疫处》，《民国档案》2003 年第 4 期。

③ 奚霞：《民国时期的国家防疫机构——中央防疫处》，《民国档案》2003 年第 4 期。

④ 常守之编著：《增订教育行政大纲》，上海中华书局 1930 年印行，第 95 页。

⑤ 常守之编著：《增订教育行政大纲》，上海中华书局 1930 年印行，第 108 页。

雷氏德研究所。① 表 3—12 列举民国时期一些著名的国立、私立医学研究机构：

表 3—12　民国时期著名国立、私立研究机构

性质	机构名称	成立时间	主要职责及重要成就
公立	中央防疫处	1919	主要职责是从事对传染病的细菌学研究和进行各种生物制品的生产。至 1934 年共发表各类论文 41 篇，生产的生物制品 48 种。1942 年，第一次成功分离出青霉素菌种，并试产青霉素。
	国立中央研究院	1928	是国民政府时期中国最高学术研究机关。1948 年迁上海，设立数学、物理、化学、医学、药物学等 23 个研究所。其中医学研究所的研究工作分为 6 各部分：生物生理学、生物化学、生物形态学、药物化学及治疗学、免疫学、心理医学。1949 年，部分机构和人员迁往台湾，其余的人被中国科学院接收。
	热带病研究所	1928	由国民政府教育部在杭州设立。这是我国早期重要的热带病学专门研究机构。其研究组织分为病理学、细菌学、寄生动物学、医化学、药化学、动物学等部。由汤尔和担任所长。1935 年成立了热带病学会。
	国立北平研究院	1929	成立于北京，前后共设物理、化学、生理学、药物学等 8 个研究所。1936 年因日军侵华撤离北平。最有成就的是生理学研究所和药物研究所。后者主要以理化方法对天然药物进行有效成分分析、提取及药理作用鉴定，并以药物的有效成分制成制剂。
	中央卫生设施实验处	1932	为全国最高卫生技术机关，主要任务是创设各项卫生事业的实验与研究机关，设立实验区和训练卫生专门人才。1933 年，改称"卫生实验处"。
	湖南省卫生实验处	1934	1941 年 1 月，正式改组成立湖南省卫生处（处址设于耒阳），隶属省政府。该处内设机构时有变更，先后设有秘书、会计、技术、统计室及第一、二、三科等。
私立	巴斯德研究院	1923	在拉斯瑞（Lassoarn）医师的指导下，1923 年成立于天津法租界内巴斯德路。主要从事狂犬病防治及细菌学、血清学的研究工作。
	雷氏德医学研究所	1929	1929 年雷氏德信托会在上海创立雷氏德医学研究所。主要成员有厄尔、麦克斯维尔等。1932 年，雷氏德医学研究所实验室大厦建成，设有生理学部，由伊博恩领导从事生理学、营养学、病理学、中药学研究。
	自然科学研究所	1931	日本人在上海岳阳路设立。这是国内最早的综合性多学科现代科研机构。研究领域涉及物理、化学、生物、地质、病理、细菌、卫生和生药等学科内设医学研究部。其研究成果不可避免地为日本侵略者服务。

资料来源：本表根据邓铁涛、程之范《中国医学通史》（第 346—348 页）等相关资料整理而成。

---

① 邓铁涛、程之范：《中国医学通史》（近代卷），第 346 页。

近代中国的医学研究不仅是一些研究机构的工作内容，也是医学院校的一项基本职能。一些医学院校在培养医学人才的过程中，也纷纷设立研究与研究机构，从事医学研究，其研究成果一边服务于教学，一边应用于医疗实践。以表3—13举示：

表3—13　医学院校中的医学教学与研究机构

机构名称	成立时间	重要成就
国立中央大学医学院	1927.6	先后设立解剖、生理、生化、药理、病理、细菌学、寄生虫学、公共卫生、法医等学科科室及研究所。知名学者有蔡翘、郑集、俞焕文、周金黄、白施恩等。
国立同济大学医学院	1930	院内设病理、药理、细菌、生理、生化、解剖等基础学科，每科内均设专科研究馆，1940年迁入四川南溪县，设立细菌研究所。
国立北平大学医学院	1938.5	医学院在解剖学、细菌学、生物化学、病理学等领域的研究独树一帜。成果多发表在《国立北平大学医学院论文集》上。著名人物有鲍鉴清、马文昭、周颂声、侯宗濂、徐开、严智钟、林宗扬、陶善敏等人。
国立台湾大学医学院	1936	1928年，日本在台湾建立台北帝国大学。1936年正式成立台北帝国大学医学部。1945年国民政府接收台北帝国大学，在原址设立国立台湾大学，医学院内设解剖、生理、生化、病理、细菌、寄生虫、药理、卫生学、法医等基础医学研究室和热带病研究室。
国立河南大学医学院	1942	1942年国民政府改省立河南大学为"国立河南大学"。该校医学院设有解剖学馆、生理学馆、药理学馆、细菌学馆。较为著名的研究成果有郝象吾的基因遗传学研究，鲁裴然的病理学研究。
国立沈阳医学院	1945	其前身创始于1911年的南满医学堂，1922年改为满洲医科大学。1945年改为国立沈阳医学院，有各类基础医学及临床医科分科，并设有解剖、生理、外科、放射线等8个研究所。
国立贵阳医学院	1937	1937年7月开始筹建，1944年正式成立。设有生物科、解剖科、病理科、药理科等。
北平协和医学院	1921	其前身是1906年伦敦会建立的协和医学堂，后为洛克菲勒基金会收购，重新建校。1929年改为北京协和医学院，1942年关闭。职员多半为英美专家，研究条件首屈一指，设解剖系、生理学系、生物化学系、药理学系、细菌学系、寄生物学系，各个系的研究工作成就非凡，拥有一批享誉海内外的医学研究专家。

资料来源：邓铁涛、程之范：《中国医学通史》（近代卷），第348—350页。

以上列表举示，民国时期国内医学研究机构和研究工作已成燎原之势，虽然在偌大的中国，这些机构的数量和规模是微不足道的，但是这些机构在客观上为推动国家医学科学的发展作出了贡献，一些医师的职业倾向开始由医疗活动转向学术研究，着眼于对医学科学未知世界的探索。他们不仅是坐诊开药的看病医生，也是医学研究的专家学者。

第三节　近代中国公共卫生事业概观

进入民国以后，随着近代医学事业的快速发展，中国人对公共卫生重要性的认识日益提高。从大的方向上看，公共卫生的近代化关系国家民族命运，社会稳定发展，民众身心健康。实现这一宏伟目标，一方面需要培养民众的公共卫生知识和良好习惯，另一方面又要依托国家力量的强制管理，更离不开医学团体和有识之士的推波助澜。而形式生动活泼、内容丰富多彩的各种公共卫生运动，是宣传和普及卫生知识最直接有效的方式，对于培育国民的公共卫生意识，提高国民健康水平和民众素质都大有裨益。

一、近代公共卫生体系及其建立

（一）"公共卫生"释义

"公共卫生"是一个相当宽泛的概念。① 它在不同的国家和社会、同一国

---

① 有关"卫生""公共卫生"及"公共卫生史"的研究，论者诸多。民国时期年间就有不少相关论述，如陈邦贤：《中国医学史》（1920）；王吉民、伍连德：《中国医史》（1932）；马允清：《中国卫生制度变迁史》（1934，马氏被认为卫生制度史研究第一人，见该书序言）；李涛：《医学史纲》（1940）等。新中国成立以后学界又陆续涌现一些论著，如范行准：《中国预防医学思想史》（1953）；赵洪钧：《近代中西医论争史》（1989）；陈海峰：《中国卫生保健史》（1993）；邓铁涛：《中国防疫史》（2006）等。近年来又如彭善民：《公共卫生与上海都市

家和社会的不同时期，其内涵和形式都有所不同。百度词条的定义是"公共卫生是关系到一国或一个地区人民大众健康的公共事业。公共卫生的具体内容包括对重大疾病尤其是传染病的预防、监控和医治；对食品、药品、公共环境卫生的监督管制，以及相关的卫生宣传、健康教育、免疫接种等。"目前学界的一般性理解是："通过有组织的活动以保护和增进人群健康的科学与技术，它涵盖预防疾病、促进健康、提高生命质量等所有与公共健康有关的内容，具体涉及公共卫生环境、公共食品卫生、公共饮水卫生、传染病防治诸方面。"①散见于各类著述中的概念界定，多有异曲同工之处。

公共卫生是一个近代概念，早期国内医学精英们有关公共卫生的言说，在近代报刊上俯拾即是，在理解和认识上也争议较多，且有扞格抵牾之处。早在1910年，偶奴著《公共卫生事业之要旨》一文，在谈论流行病的预防时，较早地探讨了"公共卫生"的概念，他说："依近年之经历，施以卫生上相当之预防法，亦可阻遏其发生也，盖以此卫生方法，乃社会公共之事业，非一家一己之卫生，必以社会公众之团力，而切实施行，乃克收其效果。"②国内医学界有代表性的，是俞凤宾、胡定安、宋国宾、陈志潜、吴朝仁、姚永正等人的意见，他们习惯于将卫生分为"个人卫生"和"公共卫生"，并对公共卫生的含义展开过热烈讨论。

毕汝刚认为，个人卫生"在促进和保持个人之健康，以个人为主"，公共卫生"在维护全体人民之健康，以群众为主"。③陈志潜给出的定义是："公共卫生是以大众健康为对象，因社会团体的力量而增进人类幸福，促进医学进步

文明（1898—1949）》（2007）；余新忠：《晚清"卫生"概念演变探略》（2008）；杜志章：《论晚清民国时期"卫生"涵义的演变》（2008）；范铁权：《近代科学社团与中国的公共卫生事业》（2013）；王彦锁、张淑先：《公共卫生概念新思考》（2004）等。诸多论者多半从医学史的视角展开研究，重点放在公共卫生问题上，有利于推动近代公共卫生史研究的深入发展。本书不再过多赘述公共卫生的概念问题。

① 范铁权：《近代科学社团与中国的公共卫生事业》，第1页。
② 偶奴：《公共卫生事业之要旨》，《安亭旅沪同乡报》1910年第2期。
③ 毕汝刚：《公共卫生学》，商务印书馆1946年版，第1页。

的研究与设施。"① 他总结出公共卫生的几个特征是："一、大众健康；二、团体力量；三、人类幸福；四、研究与设施。"② 吴朝仁认为，"公共卫生是籍有组织的政治及社会的力量，运用各种科学及医学的知识与方法来推进民众健康，减低死亡，延长人民的寿命，预防及治疗疾病的公共事业。"③ 姚永正在《公共卫生的意义》一文中提出："所谓公共卫生者，就是应用这种科学及医学，一来提高人民健康，二来提高人民能率，三来实行疾病之预防，这三种就是公共卫生的一部分意义。"④ 对于"公共卫生"类似的理解和认识，在民国时期的知识精英中不胜枚举。

今天看来，近代关于"公共卫生"的具体释义，是否准确与科学已无实际意义，而公共卫生事业的兴起，尤其是带来近代国家医疗卫生事业的发展才是最该关注的研究取向。

进入民国以后，一些医学精英竭力宣扬国家公共卫生建设的重要性，积极推动公共卫生事业的发展。早在1915年，具有医学及公共卫生学双重博士学位的俞凤宾就宣称："今日泰西各国，已进于防病时代矣。"诸如"广种牛痘，劝导夏令卫生，设置沙漏自来水，制造防疫苗浆，发明抗毒血清，检查肉类，检查牛乳，禁港查疫，改良课堂桌椅"等，"莫不赖卫生行政之设施，故公众卫生，实为防病之关键，而亦进化之枢纽也。"因此，"夫欲卫国力，卫民力者，须先求人群之卫生，欲求人群之卫生者，须自公共卫生入手也。"⑤ 胡定安认为传染病"以其危害人民生命之迅速及其蔓延之猖獗故也，卫生行政之要点即在预防传染病，公众卫生上一切设施，均以预防民众传染疾病为原则"。⑥ "假使公共卫生上必要的设施不完全，有了剧烈传染病蔓延，就可使社会不能安宁，

---

① 陈志潜：《公共卫生是什么》，《学思》1942年第2卷第8期。

② 陈志潜：《公共卫生是什么》，《学思》1942年第2卷第8期。

③ 吴朝仁：《公共卫生的意义》，载吴骥伯等编：《卫生广播演讲集》，北平市卫生局第一卫生区事务所1937年版，第1页。

④ 姚永正：《公共卫生的意义》，《医药评论》1929年第12卷第3期。

⑤ 俞凤宾：《论公众卫生之必要及其范围》，《东方杂志》1915年第12卷第3号。

⑥ 胡定安：《中国卫生行政设施计划》，商务印书馆1928年版，第33页。

人民的生活当然也要受到极大的影响。"①1931年，钟惠澜撰文从"防疫、人道主义、民族主义、经济关系、社会化之医学"几方面分析中国近代公共卫生产生的缘由。指出"公共卫生发达之动机，由于防疫"，"近年来，鼠疫仍不时出没中国各地，令人不寒而栗，此外如天花、霍乱、赤痢、斑疹、伤寒等疫病，亦无岁不盛行，无时不杀人。人非木石，孰不喜生恶死，既为万物之灵，应知防微杜渐，未雨绸缪，此公共卫生之宜发展者一也。"②

由此可见，现代公共卫生发端于对传染病的预防。此外，一些医学精英还从"公共卫生建设关系到强国强种""公共卫生建设是社会经济商务一个组成部分""公共卫生建设直接关系到国家地位和声誉"等视角反复论证公共卫生事业的重要性。③

（二）卫生防疫制度的建立

西方医学在华传播过程中，有力地推动了我国近代公共卫生事业的发展。近代以来，国人之所以被蔑称为"东亚病夫"，除了国家动荡，国势衰落，百姓羸弱之外，生活环境恶劣、不良的卫生习惯等都是重要原因。面对如此境况，医疗传教士们不得不承认："中国的卫生问题不是一个孤立的、与其它事物不相联系的问题。疾病、贫穷和愚昧是相伴随的。"④早在19世纪末期，医疗传教士们开始关注中国的公共卫生事业，他们倡其先声，呼吁中国改善公共卫生。如费尔顿传教士道出了他们的初衷："个人卫生和公共卫生在整个传道的事工上极占重要的地位。耶稣在世布道时已极重视此种工作，即今日西差会的事工亦莫不以医药的工作为重要。故今日各地的教会应当注重卫生工作，使人的生活丰满，寿命延长，并且得有'更丰盛的生命'。"⑤

---

① 胡定安：《胡定安医事言论集》，中国医事改进社1935年印行，第58页。
② 钟惠澜：《论中国急宜发展公共卫生》，《医学周刊集》1929年第2卷，第283页。
③ 参见张泰山：《民国时期国人对公共卫生建设的认识》，《安徽史学》2008年第5期。
④ 《中华归主》下册，第980页。
⑤ 费尔顿：《基督教与远东乡村建设》，上海广学会1939年版，第303页。

传教士多方呼吁国人注意公共卫生问题，他们认为开展各种卫生公益活动，是树立卫生意识和养成良好生活习惯的关键所在。因此，他们广泛印发关于预防流行性疾病的普及性读物，不断敦促中国政府采取措施，积极改善落后的公共卫生局面。医疗传教士还积极投身卫生实践之中，他们曾在中国多次参与大规模的流行病和传染病的调查。如东北鼠疫期间，"中华基督教博医会派出传教医师，与北京协和医科大学学生以及沈阳等地的传教医师一起参加控制和扑灭东北鼠疫的工作。"①

在推动公共卫生建设方面，国内一些开明人士也功不可没。早在 1890 年，郑观应就在《中外卫生要旨》中介绍"近时伦敦内各处开沟泻水、放出污秽之物，用各种保身之法，每年一千内死者二十人"的情况。他对这样描述西方城市垃圾处理的情状："今泰西各国皆设工部局……以水车洒尘埃，以木车收垃圾，街道洁净迥异寻常，非若中国各府州县，道路任其倾圮，污秽人其堆积。"②留日医学生杨焕周列举"1872 年法国创设保健卫生会议"，"德国自 1880 年创设病院及消毒所"，"奥国建立隔离病院"，"匈牙利提倡卫生行政"，"比利时贫民病院"，"意大利之夜间急病施疗所"等新型卫生建制典范，以及在防控传染病方面的医学成就，进而强调我国应"萧规曹随，极力效仿"。③ 呼吁对西方卫生防疫机制的效仿和引进。伍连德在《论中国当筹防病之方实行卫生之法》一文中提出"各地方设立卫生局，中央宜设卫生总机关"，④ 进而通过政府立法，建立传染病报告、出生和死亡报告制度。

一种制度的确立最终还要依赖政府来完成。不可否认，晚清政府在尝试建立新型的疾病预防机制，如颁布卫生法规，建立防疫机构，开展卫生运动等方面有过实质性的努力。晚清公共卫生制度发端于东北鼠疫防治，1911 年，由于东北鼠疫防控的巨大成功，万国防疫会议在奉天（今沈阳）圆满召开，这次

---

① 何小莲：《论中国公共卫生事业近代化之滥觞》，《学术月刊》2003 年第 2 期。
② 郑观应：《郑观应集》（上册），上海人民出版社 1982 年版，第 660 页。
③ 杨焕章：《为请设立医学以重卫生事上巡按使禀》，《中西医药报》1915 年第 5 卷第 9 期。
④ 伍连德：《论中国当筹防病之方实行卫生之法》，《东方杂志》1915 年第 12 卷第 2 号。

会议是在中国召开的第一次国际学术大会，具有划时代意义。万国防疫会议期间达成的一个重要结果就是，与会中外专家建议清政府建立"北满防疫处"作为永久性防疫机构，以防止瘟疫重来。1911 年 5 月，伍连德博士与哈尔滨海关监督汉斯·华特森共商创办北满防疫机构事宜，此后伍连德赴京向清廷呈报该机构规划方案并获得支持，该年 7、8 月间，开始筹建防疫医院。1912 年 10 月，"北满防疫处"正式成立，总部设在哈尔滨的滨江医院。北满防疫处是当时世界上为数不多的防疫机构之一，也是"中国卫生体制近代化过程中的一个重要的标志性事件"。①

事实上，在北满防疫处成立之前，1905 年清政府开始在巡警部警保司下设卫生科。这是中国第一个政府机关内公共卫生专管机构，1906 年民政部下设卫生司，"分保健、检疫、方术三科"，其中，检疫科掌管的事务包括传染病预防、地方病预防、舟车检疫、国际防疫、种痘、疫苗及血清、禁烟等。②1912 年成立的广东省卫生处，是国内最早专司卫生防疫的地方性机构，从该处处长李树芬的工作报告中可以看出，传染病的防控是该处最重要的工作。其报告要点为："(1) 八种传染病的报告；(2) 传染病污染地区的消毒与清洁；(3) 死鼠的收集与检验；(4) 预防鼠疫；(5) 预防天花；(6) 隔离麻风病人；(7) 死亡登记。"③此外，北京、天津、福州、青岛、杭州等地也相继建立了卫生防疫机构和隔离病院。

从 1911 年到 1930 年，历经 20 年艰苦努力，我国基本建成了一定规模的有效的卫生防疫体系。从 1911 年的北满防疫处到 1919 年 3 月建成的中央防疫处，皆"为预防和控制我国传染病流行而设，主要职责是从事传染病的细菌学研究和进行各种生物制品的生产"。④1930 年 7 月，在上海成立了全国港口检疫管理处，并公布中国第一个《海港检疫章程》，开启了全国港口检疫事业的

---

① 张大庆：《中国近代疾病社会史（1912—1937）》，第 84 页。

② 方石珊编：《中国卫生行政沿革》，《中华医学杂志（上海）》1928 年第 14 卷第 5 期。

③ 张大庆：《中国近代疾病社会史（1912—1937）》，第 85 页。

④ 张大庆：《中国近代疾病社会史（1912—1937）》，第 96 页。

新时代。1932年9月，国民政府成立全国最高卫生技术机构"中央卫生设施实验处"，次年改名为卫生实验处。地方卫生防疫事务一般由地方卫生处负责，除少数较发达的大中城市外，多省市均未设立独立的卫生防疫机构。较为有名的地方性管理机构有1912年成立的广东省卫生处，1920年设立的广州卫生处，1922年创立的苏州公共卫生联合会，1926年8月成立的上海市卫生科等。[1]这些地方卫生机构所办理的防疫事务，多偏重于种痘及霍乱、伤寒等疾病的预防接种工作。

总之，民国时期从中央到地方，相继设立了一些防疫机构，组织和领导国家卫生防疫计划，"一些大中城市纷纷设立了传染病院和隔离病院，创建卫生实验处、热带病研究所等科研机构，成立了公共卫生委员会、公共卫生教育联合会"等机构，它们的设立"意味着预防医学在中国建制化的完成，同时也标志着我国卫生保健体制从古代向近代的转变"。[2]

（三）公共卫生组织

近代公共卫生建设中，由于政局动荡，政府的作用受到限制，大众卫生宣传和教育的任务多半由卫生团体承担。在民初，一些教会组织或民间的社会团体在大众卫生知识传播中的作用值得圈点。其中较为有名的有中华卫生教育联合会、中国防痨协会、中国麻风协会、中国卫生教育社、中国红十字会、北平结核病学社等，以下列举其四。

1.中华卫生教育联合会

近代公共卫生教育起源于基督教差会。提倡卫生教育是基督教差会的重要活动之一，为了推进这项工作，中国博医会"采取的第一个步骤是1910年在汉口建立一个中心机构"，并"指定了一个由三名会员组成的委员会来准备关于预防疾病的传单和短论，本来计划通过医院和药房广泛散发这些印刷品，

---

[1] 参见邓铁涛、程之范主编：《中国医学通史》（近代卷），473—474页。

[2] 张大庆：《中国近代疾病社会史（1912—1937）》，第96页。

可以大有助于教育人民，使他们了解这些折磨他们的疾病，但是在不到一年的时间内，该委员会的两名委员不幸去世，直到 1915 年博医会没有再作什么工作，同时一些医生个人在地方上尽力准备了若干内容很好的传单并加以散发"。①1912 年，中华基督教青年会邀请了一位医药宣教师，"专门从事这项工作，在一些城市里举办了几次卫生演讲。"②

来华医疗传教士竭力呼吁中国政府和官员，建议改善落后的公共卫生状况。为了推动这一工作的开展，1915 年，"中华基督教博医会成立了公共卫生委员会，并着手在上海、长沙、南京、北京等城市举办卫生讲座和健康展览，制做幻灯片，在日历上印刷预防结核病的知识，并为报纸撰文介绍疾病的预防知识。"③同年，中华基督教青年会发起一个全国性的社教运动，旨在唤起民众参与社会改良的热情。青年会干事毕德辉医师亲自主持这一主题活动，他精心"设计各种视听教材和宣传资料，详细分析了不同的卫生习惯会招致不同的疾病产生"。这次活动"规模很大，影响不小，天津的学生在一年中共散发约 10 万份有关公共卫生的传单，在许多城市里陆续举办的公共卫生展览会，吸引了成千上万的观众"。④在济南，"传教士曾与当地博物馆及医学院合作，建立公共卫生宣传区，参观人群达 450 万人以上。他们用各式各样的表格、模型及实例说明，向公众展示出在中国疾病蔓延的原因，用确切可信的统计数字，来说明预防传染病的重要意义。"⑤

1916 年，博医会青年会邀请中华医学会等医学组织，联合组成"中华公共卫生教育联合会"。该会"下设总务组、编辑组、婴儿卫生组、学校卫生组、社会卫生组、牙齿卫生组"。而"中华卫生教育会是我国最早提倡公共卫生的机构，主要活动是进行公共卫生教育、举办卫生展览、报纸宣传、卫生演讲等

---

① 参见《中华归主》（下），第 977—980 页。

② 参见《中华归主》（下），第 977—980 页。

③ 田涛：《清末民初在华基督教医疗卫生事业及其专业化》，《近代史研究》1995 年第 5 期。

④ 转引自陈建民：《近代基督教在华医疗事业》，《宗教学研究》2000 年第 2 期。

⑤ Harold Balme. *China and Modern Medicine: A Study in Medical Missionary Development*. 1921. p.176.

公共卫生宣传"。①1920 年，经各方同意改称"卫生教育协进会"。卫生教育协进会"为中国提供的最大服务就是预备印刷品以供医生、教师、宣教师、商人以及任何关心促进深入了解现有卫生问题及其解决办法的人们使用。"②该协会"利用散发印刷品和图片、放映幻灯、举办展览等形式，在一批城市进行公共卫生宣传，产生了较大影响"，田涛认为，"教会的公共卫生教育工作在中国是开创之举"。③

2. 中国防痨协会

肺结核旧称痨病，近代以来，肺结核的发病率和死亡率在中国一直高居各类疾病之首。因此，医学界对肺结核的防治向来十分重视。早在 1916 年，中华医学会第一届大会就讨论并通过了"中华医学会有鉴于痨病及花柳病之蔓延公决禀请各省巡按使设法阻止"的倡议。④1932 年，卢永春等人发起北平结核病学社，启动了防痨知识的宣传。1933 年初，上海市卫生局发起了一个专门讨论结核病问题的会议，建议创办全国抗痨联合会，并成立由布美、伍连德、李廷安等人组成的筹备委员会，经过周密准备，于该年 3 月制定出成立全国防痨会意见书。1933 年 10 月 21 日，由上海市长吴铁城"联络中外各界领袖暨医界巨子共同发起"，"假霞飞路市府招待处举行成立大会，到会者有孔祥熙、王晓籁、刘鸿生、王亭、郭顺、虞洽卿、许世英、牛惠生、布美等共 250余人。……公推吴铁城为名誉会长，牛惠生为理事长。"⑤防痨协会以"健康民众体魄，预防痨病发生"为宗旨。

抗战胜利以后，一些地方性防痨协会在大中城市开始陆续成立。"到 1947年，已有上海、苏州、重庆、青岛、芜湖、宁波、平津（北平与天津）、长沙、

---

① 张大庆：《中国近代疾病社会史（1912—1937）》，第 130—131 页。
② 《中华归主》（下），第 979 页。有关教会医师主导的公共卫生知识宣传活动，已在本章第二节重点介绍。
③ 田涛：《清末民初在华基督教医疗卫生事业及其专业化》，《近代史研究》1995 年第 5 期。
④ 俞凤宾：《中华医学会第一次大会记》，《中华医学杂志》1916 年第 2 卷第 1 期。
⑤ 《本会成立经过》，《防痨》1934 年创刊号。

昆明、广州、成都等成立了防痨协会。"①1948年1月，在上海召开的各地防痨协会代表大会，改组了中国防痨协会，周诒春、吴国桢分别担任正、副名誉会长，颜福庆出任理事长，协会下设财务、标准、出版、研究、新年防痨章义卖等五个分委员会，设计出中国防痨标志，创办《防痨通讯》，积极协助和推动各地抗痨防痨工作。

　　3.中国麻风救济会

　　麻风病是一种流行广泛的疾病。② 近代中国是麻风病的重灾区，被认为"是透过移民将麻风传播至全世界的危险种族"。③ 其范围之广、人数之多皆触目惊心。邬志坚在1927年做出判断："世界上患麻疯者为数约200万，据调查所得，其散居我国各地者，有100万之多。"④ 而"麦士威（James Maxwell）在1933年认为中国有300万麻风病人，占世界总数的1/3。同时中国过半的农村人口是生活在重感地区。1937年，岭南大学的卡德布里（W.Cadbury）医生则估计中国有100万至150万麻风病人，他的估计是基于大英帝国麻风救济会的一份报告"。⑤

　　近代中国拥有约占全球三分之一的麻风病人，而麻风防治能力却远远落后于其他国家，历届政府甚至对此束手无策。1925年，"美国麻风病救济会总干事谭纳（Danner）来到中国，在上海、福州、南京等处作大规模之演讲，于是麻风问题，顿时引起社会的注意。"⑥1926年1月15日，"基督教全国青年会协会会长邝富灼博士在航海青年会邀集上海各界领袖人物20余人，讨论中国能否组织一相似的机关，帮助万国麻风救济会，促进救济事业，俾吾国百万疯人

---

① 张大庆：《中国近代疾病社会史（1912—1937）》，第133页。
② 梁其姿有关麻风病概念及其演变历史以及麻风隔离与近代中国的研究具有权威性的成就。
　　参见梁其姿：《面对疾病——传统中国社会的医疗观念与组织》，第252—307页。
③ 梁其姿：《麻风隔离与近代中国》，《历史研究》2003年第5期。
④ 邬志坚：《中国的麻风问题与本会今后之计划》，《麻疯季刊》1927年第1卷第2期。
⑤ 梁其姿：《麻风隔离与近代中国》，《历史研究》2003年第5期。
⑥ 柏年：《社言：本会创立的经过》，《麻风季刊》1927年第1卷第1期（创刊号）。

早脱苦海。"① 该会提出的首个议案就是"推举九个委员，从长考虑，本会应当附属于美国麻风救济会，为分会之一，或是独立的中国麻风救济会。九委员为邝富灼博士（主席）、李元信（书记）、程联（会计）、刁信德博士、石美玉医生、牛惠生夫人、王志仁、朱少屏、朱博泉"。② 在 1 月 18 日的第一次委员会上全体通过定名为"中华麻风救济会"。

中华麻风救济会甫一成立，就给自己拟订了八项事工："（一）给麻风病人以医药上的帮助；（二）指示病人以最好的医疗地方；（三）作文字上的宣传，使群众明白麻疯的危害和铲除的必要；（四）提倡最新式最灵验的麻疯疗治法；（五）分发安癫药和其他药品；（六）补助经费不充裕的麻疯院；（七）冀得政府同情与合作，制定法律，禁止麻风病人和常人杂居；（八）宣传福音以提高麻疯人的精神生活。"③ 具体来说，中华麻风救济会实际开展了如下工作："1.创办官方刊物《麻风季刊》；2.召开会议，进行学术交流；3.举办展览，普及麻风知识；4.利用报刊、无线电广播、公共演讲、学生论文比赛、全国麻风大会等多种媒介开展宣介活动；5.将工作重点转移到建设麻风病院、完成铲除麻风的'五年计划'等行动上来，在组织捐赠、施送药物、援助病人、援建病院等方面做了大量工作。"④

4. 中国卫生会

1922 年 11 月 28 日，中华卫生教育会在昆山花园 4 号聂云台本宅召开董事会。会间，"胡宣明君主席先略述集会宗旨，继演说组织中国卫生会之必要及其进行方法。复由范、聂二君相继演说，末由到会人士公举筹备员六人，当选者为聂云台、郭秉文、俞凤宾、邝富灼、朱胡彬夏、胡宣明。"⑤12 月 1 日晚在聂家召开第一次筹备会，宣布中国卫生会成立，不久发布《中国卫生会宣

---

① 柏年：《社言：本会创立的经过》，《麻风季刊》1927 年第 1 卷第 1 期（创刊号）。
② 柏年：《社言：本会创立的经过》，《麻风季刊》1927 年第 1 卷第 1 期（创刊号）。
③ 柏年：《社言：本会创立的经过》，《麻风季刊》1927 年第 1 卷第 1 期（创刊号）。
④ 范铁权：《近代科学社团与中国的公共卫生事业》，第 100—101 页。
⑤ 《中国卫生会之发起》，《绍兴医药学报星期增刊》1922 年第 102 期。

言书》，宣称："同人等鉴于根本救国之道，不外乎此，是以组织斯会，意在联络全国人士，共同肩此重大责任。其尤要者，是为聘请专门学士，讨论具体办法，以及预备卫生用品，训练卫生人才，实行卫生计划，推广卫生学识。"① 中国卫生会"以提倡卫生事业，增进全国国民之健康"为宗旨，凡是赞成学会之宗旨者均可入会。名誉会员不限于国籍。《中国卫生会大概草案》规定："学会设会长一人，副会长四人、会计一人，概由会员选举之，任期一载，再选得连任，干事一人，由董事会延聘之，任期无定期。"②

在中国卫生会的发展规划上，拟定为五个方面："（一）设立卫生博物院；（二）建立卫生实验区；（三）成立卫生调查部；（四）组建防疫队；（五）组织学校卫生团。"③1923年，中国卫生会召开征求大会，宣布分上海、北京、天津等22区征求会员和资金支持，以15万元为征求目标，仅上海方面就成立了8支征求队。为了唤起民众对公共卫生事业的关注，中国卫生会发起了卫生运动游行会，游行日期暂定3天（6月2、3、5日），分为南市、闸北、公共租界、法租界4区。④

二、卫生调查与防疫培训

（一）卫生调查

近代卫生调查工作发始于医疗传教士。1919年，巴慕德博士给中国所有的教会医院寄发了一份有关医院效率各方面的问题调查表。⑤ 当时开诊的医院中，有80%都作了答复。这一调查不仅包括医院的医生、护士、费用、设备、专科、膳食等，还涉及了卫生防疫问题，例如对医院的防蚊蝇设备、洗澡和洗

---

① 《中国卫生会宣言书》，《广济医报》1922年第7卷第1期。

② 《中国卫生会大纲草案》，《申报》1922年1月15日。

③ 引自范铁权：《近代科学社团与中国的公共卫生事业》，第94—95页。

④ 《中国卫生会大游行期》，《申报》1922年5月27日。

⑤ 巴慕德（Harold Balme）时任山东齐鲁大学医学院院长、皇家外科学会委员、公共卫生学博士。

衣设备、厕所、消毒等等。① 调查报告显示，在防蚊蝇设备的装配上，教会医院中"有隔离设备的医院共 69 个，占全部医院的 42%。没有隔离设备的医院共 96 个，占全部医院的 58%"。又如在 161 所医院中，"97 所（占 60%）有足够的洗衣设备，其余 64 所（占 40%）还不能全部洗自己医院的被服。"而在卫生消毒方面，"做好准备消毒褥垫的医院 62 所，占 38%，没有准备消毒褥垫的医院 93 所，占 56%。"② 这些数字较为真实地显示了当时较为先进的教会医院在卫生处置方面的境况。

国内医学团体和个人也十分重视医学与卫生调查，早在 1918 年，陈万里便对北京玉皇庙附近京师疯人院进行实地调查，在此基础上写成《参观京师疯人院追记》一文，详述了"京师疯人院的历史演变、地址搬迁、男疯人院和女疯人院的各自状况，特别指出疯人院简陋的条件和落后的管理和治疗方法"，其调查目的在于"把实情追记出来，供留心精神病学的诸位以及从事于卫生行政当局的参考"。③ 以期实现疯人院环境的最终改善。1919 年成立的艾西学会就以"调查国内外关于医学之事项"为既定会务。作为国内最有影响的医学组织中华医学会也十分重视对全国医疗卫生状况的调查，《中华医学杂志》屡次登载有关卫生调查和研究的报告，仅在 1932 年第 20 卷上就发表了多篇卫生专论，如朱炎《汤山卫生实验区调查报告》（第 6 期）、蓝乾蔚《武昌卫生调查》（第 7 期）、褚应章《杭州市卫生调查报告》（第 8 期）、苏子卿《厦门市卫生调查》（第 10 期）等多篇调查报告，为政府和民间开展公共卫生运动提供重要依据和决策参照。

更大规模的卫生调查发生在 20 世纪 30 年代。1932 年 10 月，中华医学会在沪上召开常务会议，会议任命李廷安为中国乡村卫生调查委员会主席，全权负责全国乡村卫生的调查工作。医学会成员对乡村卫生调查高度重视，认为此举很有价值，"盖不仅能保障占全国人口 85% 之乡村军民之身体健康，并足以

---

① 《中华归主——中国基督教事业统计（1901—1920）》（下），第 966 页。

② 《中华归主——中国基督教事业统计（1901—1920）》（下），第 966 页。

③ 陈万里：《参观京师疯人院追记》，《通俗医事月刊》1919 年第 3 期。

影响于若辈之经济生活也"。[1] 调查委员会经过近两年的艰苦工作，取得了详尽的调查成果，1934 年 9 月，李廷安发表了权威的《中国乡村卫生调查报告》，真实反映了中国农村的卫生状况。调查报告分两个部分，第一部分为"中国乡村卫生调查纲要"，包括"调查之目的、调查之进行、调查之整理、结论"。第二部分为"中国乡村卫生机关调查概况"，包括"河北宛平县清河卫生试验区、河北定县实验乡村卫生、北平市西山乡村卫生"等 17 个乡村卫生机关的概况。[2]

此次调查时，全国只有河北省、北平市、山东省、安徽省、江苏省、上海市、浙江省、广东省设有乡村卫生机构。李廷安总结当时中国乡村卫生状况有六个特点："一、设立未普遍也。中国乡村卫生机关寥若晨星，总计全国十七处，江苏居其六，上海居其三；二、组织不一律也。乡村卫生机关之组织，各自为政，颇不一律；三、为时犹不多也。中国卫生开办最早者，厥推吴淞、高桥、定县，系在十八年（1929 年——引者）间，距今亦仅五年耳；四、人员殊缺乏也。中国乡村卫生工作人员，实感缺乏，定县最多，不过 50 人，江湾次之，25 人，清河最少，3 人；总计全国，医师 34 人，护士 42 人，助产生 18 人，药剂师 9 人，卫生稽查 4 人，其他人员 80 人，共仅 187 人，宜其不能负重致远矣！五、经费益竭蹶也。全国总计乃约 140336 元，其不将惨惨欲瘁乎！六、工作相似。各地工作虽稍有差别，要皆以治疗、防疫为主。"[3]1933 年，中华医学会还制定了"中华医学会医院调查表"，对全国医院的状况进行调查，调查项目涉及"组织、建筑、设备、职员、经济、记录及统计、科学研究、将来计划"等 8 目 97 项。[4] 此次调查旨在"从调查入手"，再"订标准"，以改变"我国医院漫无标准"的现状。[5]

---

[1]　李廷安：《中国乡村卫生调查报告》，《中华医学杂志（上海）》1934 年第 20 卷第 9 期。

[2]　李廷安：《中国乡村卫生调查报告》，《中华医学杂志（上海）》1934 年第 20 卷第 9 期。

[3]　李廷安：《中国乡村卫生调查报告》，《中华医学杂志（上海）》1934 年第 20 卷第 9 期。

[4]　《本会调查全国医务状况之实施》，《中华医学杂志（上海）》1934 年第 20 卷第 1 期。

[5]　《本会调查全国医务状况之实施》，《中华医学杂志（上海）》1934 年第 20 卷第 1 期。

另一个较有影响的卫生组织中国麻风救济会，也十分重视卫生调查工作，1926 年 5 月 14 日，该会总干事邬志坚等人南下闽粤，实地考察麻风病，"由沪起航，足迹所至之处，为汕头、广州、香港、厦门、福州等地"，历时两个多月，"七月十六日旋沪"。①沿途亲眼目睹了很多麻风病患者，感叹"我国麻疯蔓延之广甲于全球，此乃不可掩之事实，当我南游闽粤时，目睹染此恶疾者奚止数千人，其动人怜悯，余生得未曾见，或沉疴不起，幽锢终身。或辗转道途，流为乞丐。人间地狱，实于此见之。"②此次考察归来，邬志坚向救济会提出六点建议：（一）"中华麻风救济会当供给药油，作实际上之援助"；（二）"中华麻风救济会当从速发行书报，作强有力之文字宣传"；（三）"委派干事赴各地实地调查，为铲除中国麻风最有效验之办法"；（四）派遣董事或职员到经验较为丰富的菲律宾、火奴鲁鲁、印度、日本等国，"考求专学新法，冀获他山之助"；（五）"吾人应当发行一种刊物命名《麻疯季刊》，以作本会之宣传机关"；（六）"筹集款项，在上海近段设置麻风院一所，使附近麻风病人得有相当治疗与待遇。"③这些建议日后多半得到了落实。邬志坚等长途调查的步伐没有停止，1928 年 4 月他又到湖北、江西两省考察，途经武汉、孝感、九江、南昌等地，取得不少收获。1929 年 12 月 2 日邬志再次"坚束装启行，于次年 3 月 3 日始返春申"。其足迹再次踏上"福州、延平、兴化、厦门、石码、漳州、香港、广州、澳门"等地，实地考察麻风情形，"就见闻所及，对于麻疯工作，得益良多。"④

此外，中央卫生实验处还在全国范围内开展疾病调查，并"成立了清浦黑热病研究队、杭州防治血吸虫病队、绍兴肺吸虫调查队、萧山姜片虫工作队、衢县防治血吸虫病队、南京市生命统计联合办事处、句容县生命统计实验区

---

① 邬志坚：《闽粤游记》，《麻疯季刊》1927 年第 1 卷第 1 号。
② 邬志坚：《中国的麻风问题与本会今后之计画》，《麻疯季刊》1927 年第 1 卷第 2 期第 1 页。标题中的"画"疑为笔误，应为"计划"。
③ 邬志坚：《闽粤游记》，《麻疯季刊》1927 年第 1 卷第 1 号。
④ 邬志坚：《华南及菲列宾游记》，《麻疯季刊》1930 年第 4 卷第 2 期。

等"。① 虽然这些团队的调查工作是尝试性的，涉及范围也有限，但在当时的卫生背景下为了解中国的疾病尤其是疫病的分布、疾病的成因及防控积累了基础资料。

（二）卫生防疫培训

有关民国时期卫生人员的培训问题，笔者在前文曾对兰安生主导的第一卫生事务所及陈志潜主导的定县实验的描述中有所论述。事实上，就官方层面而言，中央卫生署及其下设部门卫生实验处也做过一定的努力，从 1932 年起，举办过多种培训活动以期满足国家公共卫生建设需要。这些训练班可分为五类："公共卫生医师训练班、卫生工程师训练班、陆军卫生队训练班、卫生稽查训练班、公共卫生护士训练班。"这些培训的目标分为"甲种"和"乙种"，"甲种目标为受训人员能够满足国内各省的需要，他们的任务是除了能在各地发展公共卫生事业外，还需要训练'乙种'的工作人员；乙种受训人员包括公共卫生医务人员、卫生工程师、护士以及卫生稽查人员。"② 此外，基层县区的卫生机关还要负责乡村卫生人员的培训，这种自上而下的梯度培训方式，旨在达到覆盖全国各地的目标。

较有起色的是由卫生署和卫生实验处联合举办的"稽查训练班"。两大机关先后于 1932 年 10 月、1933 年 6 月、1934 年 1 月"开办卫生稽查训练班三次，训练期各为 5 个月，计造就通晓环境卫生普通技术之稽查人员第一届 12 人，第二届 14 人，第三届 34 人"。③ 三届训练班的课目大致相同，第一届主要课目包括"测绘、画图、地图读法、印图、比例尺用法、熏烟消毒、水之物理鉴定法、检查公共厕所、细菌及公共卫生"等 66 门课程，第二、三届在此基础上增加了"砖工、粉墙工、各项实习、脚踏车练习"等课目。④

---

① 张大庆：《中国近代疾病社会史（1912—1937）》，第 108 页。
② 张大庆：《中国近代疾病社会史（1912—1937）》，第 94 页。
③ 《卫生署卫生实验处卫生稽查训练班之课目》，《中华医学杂志》1934 年第 20 卷第 12 期。
④ 《卫生署卫生实验处卫生稽查训练班之课目》，《中华医学杂志》1934 年第 20 卷第 12 期。

1933 年春，中华医学会在上海成功开办了医师研习所，又于该年暑期开办公共卫生班，"其内容不重讲解，而重实习，以期合于实用"，其课目包括："一、公共卫生之重要及其范围；二、医学及公共卫生发达史；三、传染病之管理；四、生命统计；五、护士及儿童保护；六、学校及工业卫生；七、公共卫生行政。"① 教员队伍中有伍连德、李廷安、李宣果等卫生领域专家。

1934 年起，为了培训公共卫生护士，协助推进卫生事业，卫生署和中央卫生实验处联合开办了"公共卫生护士训练班"，参加培训的学员均为"正式护士学校毕业，由各个医事卫生机关保送，或考试录取为限，名额定 30，修业期限为半年，培训班开课的日期为半年，前四个月为普通公共卫生课目，后两个月为特别医事卫生实习，实习范围为学校卫生、乡村卫生、市政卫生、工厂卫生诸项。"② 表 3—14 为 1933—1937 年卫生署公共卫生行政人员训练所各省保送受训学员人数统计。

表 3—14　卫生署公共卫生行政人员训练所各省保送受训学员人数（1933—1937）

	公共卫生医师	妇婴卫生医师	热带病学医师	公共卫生护士	卫生稽查	助产士	学校卫生人员	检验技卫生
广东	9	4	1	6				
江苏	6		1	30	5	3	3	
湖南	10	1	1	29	4			
福建	56	1		32	13			1
浙江	4		1	15	3	4		
河北	3			6	1	1		
山西	1	1		2				
安徽	1			9				1
陕西	5			1	8		3	
河南	6	1		5	1		25	
广西	1				6			
贵州	3							

---

① 《中华医学会开办公共卫生班》，《同仁医学》1933 年第 6 卷第 7 期，第 92 页。

② 《开办公共卫生护士训练班》，《中华医学杂志（上海）》1934 年第 20 卷第 2 期。

续表

	公共卫生医师	妇婴卫生医师	热带病学医师	公共卫生护士	卫生稽查	助产士	学校卫生人员	检验技卫生
江西	29		1	5	9	3		1
山东	4			2	7			
四川	1			5				
甘肃								1
云南			1			3		
湖北				7	1			
宁夏					3			
上海市	1	1		3	11	1		
汉口市						1		1
天津市	1			1	3			1
南京市	*118	1	7	14	96	1	1	1
北平市					9			
总计	259	10	13	172	180	17	32	7

资料来源：金宝善、许世瑾：《各省市现有公共卫生设施之概况》，《中华医学杂志（上海）》1937 年第 23 卷第 11 期。

* 包括卫生实验处、中央医院及南京市立医院保送者在内。

由表 3—14 可见，虽然接受培训的人员主要集中在上海、南京等大城市以及江苏、福建等发达地区，但是统计显示 24 省市均有受训人员，而且由于这些公共卫生行政人员的存在，在客观上"为当时各省市公共卫生的执法质量与监督质量提供了一定的保障，显示了当局对公共卫生执法人员的重视以及所作出的努力"。①

为了加强公共卫生建设，培养全国卫生专门人才，中央卫生实验处还专设各种培训学校，这些学校和培训班的学员修业期满以后，被分派各地从事公共卫生事业，他们"创办卫生机构，承担起预防接种、新法接生、食品卫生监督等方面的工作。为减少流行病、降低新生儿破伤风和产褥热的发病率、预防肠

---

① 张大庆：《中国近代疾病社会史（1912—1937）》，第 95 页。

道传染病等当时最常见的危害人们健康的疾病发挥了积极作用"。①

表 3—15　中央卫生设施实验处举办的卫生人员培训学校和训练班

学校或训练班	时间	地点	备注
第一助产学校	1929	北平	分高级班（师资）、助产士研究班（进修）、护士助产培训班、助产士训练班四种
住院医师培训班	1930	南京	训练国内医科毕业医师的临床经验、修业 2 年
中央助产学校	1932	南京	修业 2 年
中央护士学校	1932	南京	培养普通护士和公共卫生护士
卫生稽查训练班	1932	南京	修业 6 个月
学校卫生训练班	1932	南京	修业 1 个月
公共卫生医师讲习班	1933	南京	修业 6 个月
公共卫生护士训练班	1934	南京	修业 6 个月

资料来源：此表转引自张大庆：《中国近代疾病社会史（1912—1937）》，第 108 页。

　　民国时期，一些卫生机构还进行了一些医学科目的专项培训，如针对"旧式产婆，因不知生理自然胚胎之状况及卫生为何物，于是孕妇惊于生理产生情形，往往无形变成病症"的现状，② 北平市卫生局自 1928 年始"在卫生示范区开办了接生婆讲习所，前后共计10班，正式训练及格者共 150 名"。又于"1930年 4 月正式成立了保婴事务所，管辖范围基本上是内城各区"。③

三、多姿多彩的卫生运动

（一）灭鼠

　　鼠疫是一种人兽共患病，野鼠和野生啮齿类动物是主要传染源，是一种烈性传染病。清人师道南在《鼠死行》中写道："东死鼠，西死鼠，人见死鼠如

---

① 张大庆：《中国近代疾病社会史（1912—1937）》，第 108—109 页。
② 《保婴事业之沿革与平市保婴事务所之产生及其计划》，《第一助产学校年刊》（第一卷），1930 年。转引自杨念群《再造"病人"》，第 145 页。
③ 杨念群：《再造"病人"》，第 145 页。

见虎，鼠死不几日，人死如圻堵。昼死人，莫问数，日色惨淡愁云护。"①由此可见鼠害之烈。中国近代防疫运动始于 1911 年的东北鼠疫，此疫 1910 年暴发于东北，蔓延至华北一带，造成 6 万多人的死亡，引发东三省社会动荡。1910年 12 月，伍连德博士奉命率领陆军医学院的学生抵达哈尔滨，展开大规模的防疫工作。在伍连德的正确指导下，动员了大批传教士医师和医学辅助人员，将学校、剧院和浴池改建成隔离站，将庙宇、旅社改建为隔离病院和鼠疫医院收治病人，同时采取强制措施，加强铁路检疫，限制人员流动，防治疫情扩散，对已经感染的家庭隔离与消毒。在严格有效的防控措施下，一个月以后疫情开始减缓，至 1911 年 3 月初，疫情得到控制。

东北鼠疫以后，各地开始重视鼠疫防治工作。各种关于鼠疫知识宣传和防控措施的文章屡屡见诸报刊。②例如丁福保创办的《中西医学报》自 1910 年开始，连续登载有关鼠疫的文章，包括丁福保《鼠疫一夕谈》（1910 年第 8 期）、李祥麟《鼠疫》（1910 年第 8 期）、蒋履曾《瞥死脱 peot 即黑死病即鼠疫》（1911年第 11 期）、张彭年《百斯笃之预防法及疗法》（1915 年第 5 卷第 9 期）等，其中《鼠疫一夕谈》一文详细介绍了鼠疫的"译名（百斯笃,pest）、历史、症候、诊断、豫（今写作'预'。下同）后、疗法、豫防法"③等。其外，《东方杂志》《医学周刊》等刊物，尤其是《中华医学杂志》也刊登了大量的有关鼠疫防治的文章，如党人笔述的《鼠疫一夕话》（《东方杂志》1918 年第 15 卷第 2 期)，《中华医学杂志》上刊登的《海拉尔鼠疫之真相》（第 6 卷第 4 期）、《山陕发生鼠疫》（第 18 卷第 1 期）、《湖北卫生防疫之工作报告》（第 18 卷第 1 期）、伍连德《中国之鼠疫病史》（第 22 卷第 11 期）等多篇文章。

民国以降，一些医学团体和医学精英不仅对鼠疫防治的知识进行宣传与散播，还组织了多次大规模的灭鼠防治运动。如 1912 年广东省卫生处成立不久，

---

① 钱仓水等编著：《子鼠精灵》，中国时代经济出版社 2003 年版，第 193 页。

② 笔者在华东师范大学图书馆电子资源库中检索民国时期的期刊中与"鼠疫"相关的文章多达 1226 篇。

③ 丁福保：《鼠疫一夕谈》，《中西医学报》1910 年第 8 期。

就着手"收集和检验死鼠，开展预防鼠疫宣传工作"。[1]1926年，上海地区发现鼠疫感染的老鼠以后，立刻组织了大规模的灭鼠运动。[2]1933年，为了防治鼠疫的暴发，卫生促进会在厦门开展了声势浩大的灭鼠运动，为"鼓励民众捕鼠起见，用收买之法，每鼠给价洋五分，总计捕杀的约数万头"。[3]有关民国时期的灭鼠运动，曹树基、李玉尚两人有专门研究。[4]就政府层面的鼠疫防控来看，李玉尚认为："就全国而言，民国政府在1937年以前并未建立起从国立、省立医院到县级卫生院和乡（镇）卫生分所的医院设施网，因而从基层角度来看，1937年以前的民国政府和清代一样，对鼠疫的控制是无力的。"[5]直到1937年全面抗战开始，"各地县级卫生院纷纷建立，地方传染病汇报、控制和治疗等工作便由其负责，防治鼠疫也成为其一项重要职责。"[6]

（二）防痨

痨病在西医学上称为"结核病"，由于结核杆菌感染而发生，痨病种类较多，其中以肺痨的传播最为剧烈，死亡率很高。尽管在近代中国因痨病致死的人数无从统计，但是一些权威机构的调查和报告也足以说明痨病在近代中国的严重程度，例如中华续行委办会调查特委会在1919年上海公共卫生报告书中写道："结核病是唯一最大致死的原因，在9646起死亡中占1063起，约为11%。"另一份关于香港的报告中说："中国人因肺结核而死的人数占社区中死亡总数的10.9%。"[7]1929年，平教会对定县实验区内5255家所得各种疾

---

[1] 邓铁涛、程之范：《中国医学通史》（近代卷），第473页。

[2] 参见张大庆：《中国近代疾病社会史（1912—1937）》，第146页。

[3] 苏子卿：《厦门市卫生调查》，《中华医学杂志》1934年第20卷第10期。

[4] 详见曹树基、李玉尚：《鼠疫：战争与和平——中国的环境与社会变迁（1230—1960年）》，山东画报出版社2006年版。

[5] 李玉尚：《近代中国的鼠疫应对机制——以云南、广东和福建为例》，《历史研究》2002年第1期。

[6] 李玉尚：《近代中国的鼠疫应对机制——以云南、广东和福建为例》，《历史研究》2002年第1期。

[7] 《中华归主：中国基督教事业统计（1901—1920）》（下），第982页。

病及死亡人数进行调查发现，肺痨得病者 67 人，死亡 61 人，其死亡率占各类疾病死亡总数的 20.6%，排在第一，并列排在第二的是抽风 16.89%、肠胃症 16.89%。[①] 在 1930 年至 1932 年对定县的再次调查中显示，"肺痨的死亡率为每 10 万人中有 376.2 人，仅次于抽风，居其余疾病死亡率的首位。"[②] 总之，民国时期因痨病致死的情况十分严重。1936 年 3 月 23 日，《申报》发表《各国痨病死亡统计》一文："世界各国因痨病致死者为数甚多，而我国竟占首位，尤以五大都市之死亡率，更是惊人。世界各国患痨而死者，计纽西兰 736 人，坎拿大 7675 人，英国 41103 人，美国 99579 人，荷兰 7263 人，德国 83000 人，法国 66824 人，意国 65000 人，日本 120917 人，中国 1244000 人。"且"我国肺痨病死亡率以都市占多数，各地农村较少。五市（南京、上海、汉口、天津、杭州）痨病死亡人数，约占全国 10% 以上"。[③]

预防痨病是公共卫生事业的一部分，对增进高国民健康意义重大，得到无数仁人志士尤其是上海医界精英们的高度重视。由于肺痨的产生在很大程度上与市民不健康的饮食卫生习惯有关，因此，中国防痨协会成立以后，首要工作就是开展对社会民众的卫生教育活动，特别注重防痨教育。1934 年 11 月，中国防痨协会创办了《防痨》杂志，牛惠生、李廷安、陆费伯鸿、刘启德等人担任编辑。从第 2 卷第 1 期开始改名《防痨月刊》，成为协会宣传与普及防痨知识的重要平台。

防痨协会的活动主要集中在上海地区，至 1937 年全面抗战爆发，会务暂时终止，1948 年中国防痨协会重组，解放后由上海迁往北京。防痨协会成立以后，所开展的活动都与痨病防治有关："1.举办防痨演讲和展览；2.开展劝止吐痰运动；3.举办夏令儿童健康营；4.发行《防痨》杂志；5.参加上海卫生运

---

① 李景汉编：《定县社会概况调查》，载《民国丛书》第 4 编，上海书店 1992 年影印件，第 284 页。

② 陈志潜：《定县保健制度之实验》（1933 年），载黄明豪主编：《民国时期健康教育文集》，江苏人民出版社 2008 年版，第 327 页。

③ 《各国痨病死亡统计》，《申报》1936 年 3 月 23 日，第 10 版。

动大会；6.举办防痨征文活动。"① 其中协会于 1935 年 6 月 22 日至 28 日举行的"劝止吐痰运动周"颇有影响，此次活动以"劝止随地吐痰，预防痨病传播"为宗旨，"宣传办法：甲、日期 6 月 22 日至 28 日；乙、宣传大会，6 月 25 日，下午 1 时起假民众教育馆举行，其节目有劝止吐痰歌，展览防痨图画，专家演讲，及音乐等；丙、各级学校演讲会，请医学专家及防痨协会职员，在本市 50 个学校内轮流举行劝止吐痰讲演；丁、各工厂演讲会；戊、张贴标语及图画，并接洽电车、公共汽车、各戏院、游艺场等张贴之；己、分发传单，请公安局派遣警士分发劝止吐痰传单；庚、定 6 月 25 日出版专号。"② 此次活动产生了良好的社会影响，此后，防痨协会坚持每年举办劝止随地吐痰运动，一直坚持到 1937 年全面抗战开始之前。

此外，在痨病诊疗方面，防痨协会也做了大量的工作，如协会分别于 1934 年、1935 年、1936 年在上海建立三处痨病诊疗所。三个诊所的工作主要包括：一、"诊疗与处置。各诊疗所皆备有 X 光器械，对于诊断方法，务求详尽。"二、"检查与病人接触者及其家属。凡有可疑者，务必搜罗殆尽，而加以检查。"三、"家庭访视。各诊疗所皆聘有公共卫生护士专任家庭访视工作，务使病家明了现代卫生之知识。"四、"统计工作。关于痨病，统计尤为重要，根据统计之指示，吾人可以决定方针，应付某种特殊环境。"③ 防痨协会以减轻民众负担为宏旨，以慈善救济为使命，惠及广大痨病患者，为广大患者提供医治痨病的机会，以遏制痨病蔓延。统计显示，自 1934 年 6 月至 1936 年 9 月，防痨协会第一诊所之"初诊者总数 1864 人，复诊者 5163 人，X 光透视 739 人次，X 光摄片 52 人次，家庭访视 142 人次"。④ 此外，1935 年 3 月，协会还对 5 岁至 16 岁的儿童"举办结核菌素反应测验，共计儿童 385 名"，其结果是 5 岁以

---

① 杨祥银、徐建伟：《防痨救国：中国防痨协会的成立及早期活动（1933—1937）》，《江汉论坛》2013 年第 9 期。

② 《防痨协会举办劝止吐痰运动周》，《申报》1936 年 6 月 15 日，第 11 版。

③ 刘德启：《本会诊疗所之任务》，《防痨杂志》1936 年第 2 卷第 3 期。

④ 《三年来之中国防痨协会》，《卫生月刊》1936 年第 6 卷第 12 期。

下阳性反应的占 33.3%，6—10 岁为 54.4%，11—15 岁为 78.35%，16 岁以上为 80%，① 这一检测结果说明儿童群体受结核菌感染的数量随年龄增长也逐年增加，这或许与少儿的生活圈日益扩大有关。

（三）禁娼与扑灭花柳

"花柳病"是对性病的俗称，其"影响于社会者，危害尤大，真有如洪水猛兽之不可向迩者"，被称为"最可恐怖的传染病，犹或过之，减灭国力，败坏人种。考其用事，直是吞噬人类之恶魔"。② 民国时期花柳病流行与迅速发展的娼妓行业关系极大，赖斗岩一针见血地指出："娼妓为传染花柳病之媒介，丧身败家之起源，其影响康健，贻害社会，诚非浅鲜。"盖因"从前吾国政府，对于公娼营业，不加严禁，反在各城市中，设立花捐局，以收赋税。不啻承认卖淫为正当事业，卒至娼妓制度，盛行全国，良可慨也"。③

《北平娼妓调查》显示，注册 2725 名妓女中，20% 是患病的。在民国十八年六月至十一月受检 29050 名妓女中，有病者达 12495 名，其中梅毒有 922 人，占总患病人数的 7.2%，下疳 294 人，占 2.3%，淋病 9855 人，占 82.8%。④ 上海解放初期收容了五批娼妓加以改造，在对五批共 3650 人的性病检查中，患性病者 1788 人，约占 49%，其中第一批收容检查了 515 人，其中有 459 人患性病，占比高达 88.3%。⑤ 民国时期的各大城市尤其是上海，性病极为流行，严重危害民众健康，《申报》在 1931 年 8 月 28 日一天，就刊登了八家医院治疗性病的广告。⑥ 时人林崇武感叹道："娼妓之害，匪特为病之场，其于民族

---

① 《三年来之中国防痨协会》，《卫生月刊》1936 年第 6 卷第 12 期。

② 《中国妇女问题讨论集》第 6 册，《民国丛书》第 1 编第 18 册，上海书店出版社 1989 年版，第 90 页。

③ 赖斗岩：《娼妓与梅毒》，《中华医学杂志》1932 年第 18 卷第 4 期。

④ 王书奴：《中国娼妓史》，上海三联书店 1988 年版，第 349—350 页。

⑤ 杨洁曾等：《上海娼妓改造史话》，上海三联书店 1988 年版，第 733 页。

⑥ 当日《申报》"花柳专科"的医院广告是：1.护江医院之白浊梅毒彻底疗法（诊例一元）；2.江适存电疗医院，电浊；3.上海卫生局免试医师，花柳专科，青春医院门诊（一元二角）；4.永

之强弱，关系尤重。盖民族之强，赖乎优秀分子之多。据遗传定义，莠不能为苗。"[1]故而，娼妓实乃人类健康之大敌，要尊重和发展公共卫生事业就必须废娼，"娼妓实花柳病之母也"，若任其泛滥，必将"减灭国力，败坏人种"。[2]

花柳病与妓女有密切关系，因此禁娼运动是扑灭花柳最直接的渠道。禁娼运动得到了医界精英和社会有识之士的支持，五四新文化运动以来，在知识界和妇女界废娼运动的推动下，中央及部分地方政府也曾做过废娼的努力。禁娼运动始发于首都南京，国民政府甫一成立，曾在南京市内禁娼。在何民魂任市长期间，"决议用缴械办法，驱逐南京城内外的三千妓女，未实行何即去职。"1928年刘纪文继任市长后，"南京特别市政府限令公安局两个月内废止公娼，市内娼妓闻讯两周内离宁者达十分之三。9月1日废娼开始，1.停止收花捐；2.各妓女从速自行改业；3.驱逐出境；4.善后措施为扩大救济院及平民工厂。"[3]南京施行严厉的禁娼措施在周边省份"引起强烈反响，江苏、浙江、安徽等省的大小城市纷纷仿效"。[4]天津《大公报》有报道："苏州亦禁娼，中下等已全禁，留上等数家限日内停闲。"[5]事实上，政府意在作出表率，以期逐步在全国范围内废除娼妓制度。随后，南京国民政府也确曾向全国下达过废止娼妓以及设法救济娼妓的命令。[6]

然而，废娼运动并非一帆风顺。在1929—1933年的资本主义国家经济大

安医院，花柳；5.淋浊医院，优待白浊医务二元；6.华侨医院，花柳科、电疗科；7.京都天德堂，专治花柳毒门；8.汪洋医院，花柳专科。参见《申报》1931年8月28日，第20版。

[1] 转引自张超：《民国娼妓问题研究》，武汉大学2005年博士学位论文，第70页。

[2] 《中国妇女问题讨论集》第6册，《民国丛书》第1编第18册，上海书店出版社1989年版，第90—91页。

[3] 张超：《民国娼妓问题研究》，武汉大学2005年博士学位论文，第74页。

[4] 张超：《民国娼妓问题研究》，武汉大学2005年博士学位论文，第74页。

[5] 无标题，《大公报》1928年12月19日。

[6] 如1930年9月，国民政府内政部公布《首都警察厅查禁私娼办法》，对私娼和鸨母的初犯、再犯给予收容、拘留等处罚。1930年12月，首都警察厅公布《取缔歌女办法》，规定歌女办理登记手续，全市有370名歌女领取了执照。参见张超：《民国娼妓问题研究》，武汉大学2005年博士学位论文，第75页。

萧条的冲击下，中国经济也受到严重影响，一些工商团体呼吁当局恢复"繁荣都市媒介物"的公娼制度。政府也顺水推舟地认为公娼制的实行可以控制社会上性病传播和私娼泛滥，从而恢复城市的经济繁荣局面。1933 年，江苏省主席陈果夫以"禁娼不利于市面繁荣"为由下令解禁废娼条令。1936 年 4 月，苏州、无锡、宁波、天津等地也都恢复了公娼制度。虽然民国时期禁娼运动没有完成初衷，但娼害祸国殃民的思想意识为日后新中国的妓女改造运动奠定了思想基础。

（四）禁烟毒运动

19 世纪以来尤其是鸦片战争以后，伴随鸦片贸易的合法化，鸦片烟在中国泛滥成灾，鸦片吸食者遍布中国，其流毒之广、危害之烈为国人所痛恶，为医界所揪心，从林则徐禁烟开始，近代禁烟运动此伏彼起且呈愈演愈烈之势。

近代以来，中国有过三次大规模的禁烟运动，第一次是道光年间的林则徐禁烟，震惊中外，名垂青史，虽然给鸦片贸易以沉重打击，但以失败告终。第二次禁烟运动发生在光绪、宣统年间，这是晚清政府在灭亡前夕的一次重要社会运动，年轻的光绪皇帝在社会舆论和国际道义的推动下，发起了禁烟运动，一些在华医疗传教士也加入禁烟队伍，在禁止鸦片和医治毒患中发挥了积极的主导作用，[1] 这次禁烟运动一直延续到宣统年间。此次禁烟虽不像林则徐禁烟运动那样轰轰烈烈，但持续性较好且取得了不少成效，"运动期间关闭了数以万计的烟馆，大批'烟民'戒了烟毒。京师戒毒者有 2.1 万人，山东 8.5 万人，河北 10 万人，陕西 56 万人，湖北 11.7 万人，浙江 22.1 万人。其他省份戒毒者也不在少数。"[2] 尽管如此，此次禁烟运动也未能取得一劳永逸地禁绝鸦片之

---

[1]　其实早年来华的医疗传教士如雒魏林、合信、玛高温、戴德生、德贞、李提摩太等人都竭力宣传戒烟，甚至直接为鸦片患者治疗。参见何小莲：《西医东渐与文化调适》，第 175—177 页。

[2]　方骏：《中国近代的禁烟运动》，《陕西师范大学学报（哲学社会科学版）》2002 年第 31 卷第 3 期。

效。毕竟鸦片烟在中国的泛滥程度太深太广，而清政府在对烟毒的态度上奉行"寓禁于征"的怀柔政策，在客观上削弱了禁烟毒运动的力度。此外，一个弱势的晚清政府始终难以强力推行鸦片禁令，更是其中的关键因素，以至于非但不能巩固禁烟成果，反倒是蔓延下来泛滥于民国时代。

第三次大规模禁烟运动发生在民国时期，1912年元月，孙中山任临时大总统时就曾明令查禁鸦片，虽然临时政府未能将禁烟事宜提上议事日程，但在民国初年，禁烟运动被再次掀起。袁世凯北洋政府建立不久，同样意识到烟毒的危害，并强行颁布了一批禁烟令。[①]其中1912年10月颁布的《重申鸦片禁令》明确规定："吸食者立即戒除，贩卖者分别停歇，种植者若不将烟田改种他物一律治罪，官员故纵者也要受到惩治。"[②]1914年3月，政府成立禁烟督察处，隶属于内务府警政司，负责督察全国的禁烟事宜。不久，政府又对禁吸、禁运、禁种鸦片等具体事宜做了安排，尤其是对禁种颁布专条加。1914年5月5日颁布了《禁种罂粟条例》共11条规定，其中包括"各省栽种罂粟，不问已未禁绝，自本条例施行日起，不得再行栽种"；"县知事于所辖境内栽种罂粟时，应即速强制铲除，并处罚栽种人以应得之罪"；"县知事查禁不力，致辖境内发现罂粟者，应由该管长官呈请付高等文官惩戒委员会惩戒之"。条例要求各地民政长官按禁种情形，"按月造册酌报内务总长。"[③]此外，各省也设立了相应的禁烟机构。北洋政府的禁毒初见成效，以至于"1916年，英国公使派特员到各省检查，确认中国已完全禁种罂粟。因此，英国政府决定到1917年底，英印输华鸦片全部停止"。[④]

然而，袁世凯死后，中国迅速陷入分崩离析的割据局面。从1918年开始，

---

① 这些禁令包括《通告禁止鸦片文》《参议院提议实行禁烟法案》《重申鸦片禁令》《吗啡治罪条例》《警察戒烟处章程》《关于禁烟奖惩条例》《禁种罂粟条例》等。

② 方骏：《中国近代的禁烟运动》，《陕西师范大学学报（哲学社会科学版）》2002年第31卷第3期。

③ 陈光明：《中国卫生法规史料选编（1912—1949）》，第783—784页。

④ 方骏：《中国近代的禁烟运动》，《陕西师范大学学报（哲学社会科学版）》2002年第31卷第3期。

各路军阀竞相以鸦片为重要财源，贩卖鸦片和征收烟税双管齐下，鸦片生产与吸食又沉渣泛起。虽然政府无力，在民间，重新燃起烟毒之祸还是引起了一些开明人士和医疗传教士的高度关注。1918 年 2 月，为阻止鸦片复活，部分中外人士在北京筹备组织"禁烟委员会"，成立"中华万国禁烟会"（又称"万国拒土会"），英国人韩济京出任总干事。1923 年"中华全国基督教协进会拒毒委员会"成立，1924 年又成立"中华国民拒毒会"。这些由开明人士自发组织的禁毒团体成立伊始就立即展开行动，呼吁和督促中央和地方政府实行禁烟。但由于军阀林立，政局动荡，政治腐败，贿赂公行，官商勾结，禁烟之事如纸上谈兵，无法推行，收效甚微。

南京临时国民政府成立以后，迫于国内外强大的舆论压力，加之国内政治、经济局面好转，政府对待烟毒的态度也趋于强硬，于 1928 年 8 月成立了禁烟委员会。自 1928 年 9 月 17 日颁布《禁烟法》开始，在八年之内先后颁布了《禁烟法实施条例》等 28 个禁烟禁毒法规和条例。[1]11 月 1 日，在南京召开第一次全国禁烟会议，会议通过了 44 个禁烟决议案。1929 年 5 月，政府规定，每年 6 月 3 日为"禁烟纪念日"，蒋介石亲任禁烟总监，督办全国禁烟事宜。1935 年，南京政府又出台了史上最为严厉的"二年禁毒，六年禁烟"计划，禁烟计划明令各省各地实行烟民登记，按烟民的年龄分五期勒戒，规定："在此六年间，彻底肃清，如期禁绝。所颁布实施办法，则以二年为期，至二十五年内，如尚有未经投戒私自吸用，须处以五年以上有期徒刑。自二十六年起，凡有吸用烈性毒品及施打吗啡针者，一律处以死刑或无期徒刑。"[2]各界对此严厉的禁烟措施深表欢迎。截至 1940 年底，经过六年多的努力，国民政府的"二年禁毒、六年禁烟"计划成效显著："从 1935 年到 1940 年，全国缉获毒案数量共有 19150 件。6 年中共缉获吗啡 994.289 公斤，海洛因 1205.858 公斤，毒丸 15809.242 公斤，可待因、高根、含毒药剂及制毒原料等共计 4701.598 公斤。

---

① 参见陈光明：《中国卫生法规史料选编（1912—1949）》，第 14—15 页。

② 厉绥之：《民族复兴声中之中国烟毒问题》，《医事公论》1935 年第 2 卷第 24 期。

一些罪大恶极的烟毒人犯或被判处有期徒刑，或被执行枪决。国内盛种鸦片省份如云、贵、川、陕等省的公开种植一律禁止，军队护运现象也不存在了。"①

南京政府还出台了一系列卫生法规法令，对麻醉药品严加管理，设立戒烟医院，收治烟毒患者。由于政府和医界的努力，轰轰烈烈的大规模禁烟运动取得显著成效。以表现最佳的江苏省为例，"光说在烟民自动登记期内，上海市烟民登记的人总计人数已有 8557 人。戒绝烟瘾者 821 人，江阴全县烟民共计2350 余人，戒绝烟瘾者 900 人。据南京市立戒烟医院的报告，（南）京市在半年内共计戒断烟瘾者的人数有 5629 人。"② 客观而言，这场大规模、长时间的禁烟毒运动成效显著，不仅有助于改变近代国家的历史形象，而且助推了不良社会习俗的适度改变。

（五）种痘运动

在医学上对"天花"（small pox）的一般定义是，天花是"由天花病毒感染人引起的一种烈性传染病。天花是最古老也是死亡率最高的传染病之一，传染性强，病情重，没有患过天花或没有接种过天花疫苗的人，均能被感染，主要表现为严重的病毒血症，染病后死亡率高"。③ 人类数百年医疗实践证明，对天花最有效而又最简便的预防手段就是接种牛痘。

近代中国的种痘始于传教士医师，有关近代中国牛痘接种的研究成果十分丰硕，此处不再赘述。④ 如今，为医史学界熟知的史实是，1805 年英国人皮尔逊最早把牛痘术带入中国，而最早传播牛痘法的中国人是南海的郑宗谦和邱熺。此法早先在两广地区、福建和湖南等地传播。廖育群考察认为，牛痘法"从嘉庆十年至民国的一百多年中却未能全面推广，虽在一些省份和长江中下

---

① 齐磊：《中国禁毒的历史述评》，《兰州商学院学报》2005 年第 2 期。
② 顾保罗：《禁烟声中之戒烟谈》，《社会医药报》1935 年第 1 期。
③ 权威医学科普传播网络平台：https://baike.baidu.com/item/% E5% A4% A9% E8% 8A% B1/38233？ fr=aladdin。
④ 有关近代中国种痘的研究，廖育群（1988）、马伯英（1993）、张箭（2002）、余新忠（2003）、张嘉凤（2007）、张泰山（2008）、梁其姿（2008）等都有过深入研究。

游有所传播，但其影响也有限"。① 牛痘法早先在两广地区、福建和湖南等地传播。尽管如此，马伯英评价认为："牛痘术是西方近代医学进入中国的第一步，而且是非常坚实的一步。"②

晚清以来，社会上的种痘都采取自由接种的方式，不具有强制性，致使天花蔓延之势难以控制，而强制性接种是实现灭绝天花的必由之路。进入民国以后，中华医学会、岭南医林一谔社等国内医学团体积极投入强制种痘运动。早在 1923 年，上海中华卫生教育会的高镜明就强烈建议实行强制接种："惟有全国学校，先行强逼种痘。自今秋始，全国小学及中学学生，均须一律种牛苗，以后每 3—5 年，复种 1 次，此后遇天花流行时预种。诚能全国一致，则至少五百万优秀学子，终身可免天花之侵袭已。"③1925 年 12 月，中华医学会举行了全国种痘运动，"得到了上海扶轮社、克劳广告公司、英美烟公司石印部及红十字会、基督教育会、基督教协进会等机关协力相助，分送各处。"④1925 年，安徽芜湖地区天花流行，该市举行了多次会议，宣传接种牛痘，在当地医生和护士的努力下，一周之内就接种了 5000 人次的牛痘。⑤

民国时期，两广地区的种痘最具代表性，广州更是城市种痘的典范。卫生当局为了展示新政府独立处理卫生行政的决心和能力，一改清代以来一直由民间自由进行的牛痘接种办法，将其纳入政府统管，并自 1926 年 3 月起采取大规模、常规化的种痘运动，强制性地为民众接种，提倡官民联合，共同推进运动深入，旨在在最终消灭天花。1926 年 3 月 5 日至 11 日（不含星期天），广州卫生局组织了全市第一届种痘运动，在有关医院、医学院校及教会组织的协助下，共设立 56 个接种站点，首次运动收到预期效果，共有 26892 人接受了种痘。1927 年 2 月 10 日至 3 月 2 日，第二届种痘运动如期举行，接种人数上

---

① 廖育群：《牛痘法在近代中国的传播》，《中国科技史料》1988 年第 9 卷第 2 期。
② 马伯英等：《中外医学文化交流史——中外医学跨文化传通》，第 323 页。
③ 高镜明：《对于全国学校卫生事业之希望》，《卫生年鉴》，广州市卫生局 1924 年印行，第 2 页。
④ 《中华医学会提用庚款举办公众卫生之议决案》，《卫生》1926 年第 3 卷第 1 期。
⑤ 转引自张大庆：《中国近代疾病社会史（1912—1937）》，第 146 页。

升到 51624 人。自 1928 年春季起，卫生当局扩大种痘次数和规模，分别于每年春冬两季组织常规种痘运动，截至 1936 年初，广州一共举办了 19 届种痘运动。其中第 12 届参加者最多，达 13 万余人。从自由接种到强制接种，种痘运动"开启了整个城市预防天花的梦想"。种痘对预防天花、降低死亡率卓有成效，如 1931 年，在广州发现的 349 例天花患者中，仅死亡 2 例。广州的种痘运动取得了民众信任之后，逐渐实现普及化。①20 世纪 30 年代，广州市卫生局开始在河南岛（海珠）设立第六卫生区属，进行试点改造，种痘范围由城市向农村拓展。

民国时期最成功的牛痘种植莫过于定县实验。定县是民国乡村建设的典范，也是近代以来乡村卫生建设的杰作。种痘是平教会在定县的一项重要工作，但并非一帆风顺，遇到很多困难，主要是对农民进行教育，以改变其固有观念，每次遇到抵触或不合作的农民，种痘员们总是耐心地讲述种痘的意义，打消其疑惑。定县的布种牛痘始于 1930 年，采取免费施种等有效策略，规划为三个不同时期："第一年为尝试期，为无组织的全县推广；第二期研究时期，调查农民的天花免疫性与研究区单位普及种痘；第三期为自区单位扩大到县为单位的普及种痘。"②此番策略果然有效，农民慢慢认识到种痘的益处，种痘工作迅速扩展，表 3—16 是定县逐年种痘情况统计：

表 3—16 定县历年种痘情况

年份	1930	1931	1932	1933	1934	1935	1936
区域	研究区	研究区	研究区	研究区	全县	全县	全县
种痘人数	2630	3216	4914	13939	31785	37746	47168
妇女被种人数	531	971	1863	5575	10377	12564	17365
初种人数	0	0	1018	3124	9148	11378	14648

资料来源：俞焕文《定县种痘七年经过》，《民间（北平）》1936 年第 3 卷第 15 期，第 6 页。

---

① 参见李计筹：《民国时期广州的种痘事业》，《南京中医药大学学报（社会科学版）》2014 年 6 月第 15 卷第 2 期。

② 俞焕文：《定县种痘七年经过》，《民间（北平）》1936 年第 3 卷第 15 期。

此表反映三个问题，第一，接受种痘的人数逐年增加，由最初的 2630 人到 1936 年的 47168 人；第二，初次种痘的比例逐年增加，由前两年人数为零，到 1936 年 14648 人，约占同年接种人数的三分之一，与定县每年新生儿数基本持平；第三，妇女接种人数逐年增加，由 1930 年的 531 人到 1936 年的 17365 人，在人数上出现巨大飞跃，也说明定县的种痘工作卓有成就。[①]

正因为定县种痘工作的巨大成效，所以对人民百姓威胁最大的天花流行在该县得到了有效控制。自 1933 年起，研究区内 61 个村的天花基本绝迹，全县天花患者大大减少。以 1934 年为证，当年全国天花肆虐，大量人口死亡，但在定县死亡人数很少。亲历种痘工作的俞焕文在《定县种痘七年经过》中有如此描述："现在如遇到农村中六个月以上的婴儿，询其父母，什九均答：'已经种痘。'种痘工作的普及可见一斑，无怪定县天花已称绝迹。"[②]

以上举示的是最具代表性的城市和农村地区的种痘工作，不足以反映整个国家的防疫概貌。在幅员辽阔、积贫积弱的旧中国，对天花的控制和种痘是极为有限的，消灭天花的使命只能交给了 1949 年以后的新中国来完成。

民国时期，在民众中大张旗鼓地开展各种卫生运动，是宣传和普及卫生知识比较有效的方式，其形式生动活泼，内容真实有效，对于提高民众卫生意识，了解公共卫生的重要性大有裨益，它不仅提高了国民的健康水平，也在潜移默化中提升了国民素质，更在一定的程度上为其他公共卫生工作的开展在一定程度上铺平了道路。

---

① 参见郑大华：《民国乡村建设运动》，社会科学文献出版社 2000 年版，第 235 页。

② 俞焕文：《定县种痘七年经过》，《民间（北平）》1936 年第 3 卷第 15 期。

第四章　西医本土化中的文化冲撞与交汇互渗

中西医学是在不同历史条件下形成与发展的两个医疗体系，体现了东西方两种不同文化的本质特征。医学作为文化的一个组成部分，始终受到整个文化体系的制约。西医学作为一种舶来品，在华传播过程中必然与本土医学、中国文化、中国社会发生摩擦乃至冲突。今天看来，中西医学的碰撞就是中西文化冲突的一个组成部分，两者之间的交汇与撞击，"不只是表面上两种医学体系的竞争，实质上是背后两种文化、两种思维方式、两种哲学观念的论争。"[①] 在当下文化全球化日益加速的时代背景下，对中西医异质文化的冲突与融合进行思考，十分有助于我们认识和厘清传统文化与现代化的关系，为探索中西医结合和现代医学的发展提供一些有益的启示。

第一节　西方医学文化的传入

医学与文化有不解之缘，熊月之先生在讨论医学与文化的关系时，有过一段精辟的论述："西医最得西方古典科学重具体、讲实证的精神，中医最得中

---

① 　张蔚丰主编：《中西医文化的撞击》，南京出版社 2013 年版，第 249 页。

国传统文化重整体、讲联系的神韵，如果在各种学科中，举出最能体现中西文化特征的一种，我以为医学最为合适。"①随着西方殖民运动与基督教在中国的发展，西医作为一种文化因素在华广泛传播，西医以其极强的穿透力对中国传统的医疗观、文化观乃至文化习俗都产生了极大的冲击。

一、当中医遇上西医 ②

（一）西方近代医学文化的兴起

西方近代医学的发展经历过漫长的历史变迁，从代表古希腊医学成就的希波克拉底医学体系，到古罗马时期盖仑医学体系的辉煌，西方医学迈入了以实验分析和还原论为主的方法论体系，标志着古希腊罗马医学发展的高峰。此后，随着西方古代文明的衰落，中世纪时代的到来，基督教会开始垄断医学与医疗大权，开启了中世纪西方医学的时代，在狂热的宗教氛围中，世俗医学受到了严重的压制和干扰，一度导致医学的停滞与倒退。尽管如此，世俗医学从未间断地流传于民间，保持着古代经验医学的传承，进而构成文艺复兴时期医学复兴的基础。

西方古代医学在经历中世纪漫长的"黑暗时期"以后，终于迎来了 15 世纪开始的"宗教改革"和"文艺复兴"。宗教改革否定教会特权和等级制度，追求理性解放，文艺复兴则是借鉴古希腊罗马时代的学术文化，来构建以"人文主义"为要义的资产阶级新思想和新文化。人文主义以人为思考和研究的中心，大大推动了科学技术的发展。资产阶级为了发展生产需要科学技术的进步，人类从此开始摆脱中世纪经院哲学的桎梏，对自然界进行系统的实验与观察，以代替以往纯粹的思辨性推理，这样，包括医学在内的近代科学就此蓬勃兴起。

---

① 　熊月之：《西学东渐与晚清社会》，上海人民出版社 1994 年版，第 710 页。
② 　本书引用区结成的说法。参见区结成：《当中医遇上西医》，生活·读书·新知三联书店 2005 年版。

14 世纪末 15 世纪初，世俗医学逐渐摆脱教会的束缚，标志性的事件是意大利的滨海城市萨勒诺建立了一所世俗的医学校"萨勒诺医学校"，在这所学校里，出现了尸体解剖实验，标志着近代医学的兴起。1543 年，维塞里发表《人体之结构》，开创了近代人体解剖学的新纪元，从而助推西方医学走上了近代科学化的道路。差不多同一时代，医学化学的开创者巴拉塞尔萨斯提出人体是一个化学过程，并把炼金术引向制药化学，将西方医药引向了重化学合成药而轻草药的倾向，从而把西医学带入了与中医学全然不同的学术道路。17 世纪，西医确立了血液循环学说，科学仪器被用于临床，近代组织学、微生物学、胚胎学和病理学相继问世。18 世纪病理学获得巨大的进展，莫干尼建立的器官病理学引出了"病灶"的概念，组织学原理被法国的比沙植入到生物学和病理学，促成"组织病理学"的出现，因此 18 世纪被称为病理学的奠基时代。

19 世纪，欧洲发达国家在生产和技术方面的巨大进步，推动了产业革命的浪潮，尤其是第二次技术革命的出现，催生了 19 世纪自然科学的三大发现：能量守恒定律、细胞的发现和细胞学说、达尔文进化论。自然科学中的新理论和新技术进一步促进了医学的发展。整个 19 世纪，生理学、病理学、微生物学、卫生学等方面均取得巨大的发展。与此同时，临床医学也呈突飞猛进之势，继 1761 年奥恩布路盖发明叩诊法后，听诊法、体温计、检眼镜、血压计、喉镜、膀胱镜、气管镜、内窥镜等开始应用于临床，1895 年 11 月，伦琴发现 X 射线，大大助益于临床诊疗，而麻醉术和消毒防腐术的问世与应用，使西医外科学实现了巨大进展。人类进入 20 世纪以后，伴随着物理学革命的重大突破，放射性元素、核医学、电子技术、医院制度被广泛应用于医学领域，高度提升了西医的诊疗技术、临床医学和管理水平。

医学是一种社会文化现象，自古以来，东西方民族长期形成了自己特定的文化类型。西医属于西方文化体系中一门极具实用性的学科，具有独特的医学体系和文化特征。余谋昌认为："从发生学上讲，西医来源于古希腊哲学，它在探索宇宙奥秘时着眼于物质元素的质的规定性和量的规定性，强调基于还原论的分析思维，即理性和逻辑思维，至今已在应用现代科学技术的基础上发展为以人体解剖学为基础框架的完整的医学体系。"[1]毫无疑问，是古希腊学术孕育了西方医学，古希腊所在的爱琴海地区，地理条件优越，自古航海发达，与古埃及、古巴比伦等文明邦域交流频繁，加之战争导致的民族迁徙与杂居，使多民族的文化处于经常性的交融和替代之中。特殊的地理位置，在客观上形成了西方医学特有的开放性特征，西医善于创新，容易接纳不同学科的技术成果，这些特征铸就了西方近代医学迅速发展的重要原因。

在西方传统文化中，"天人对立"的自然观，主张把人与自然对立起来，为了人的利益，可以征服自然和主宰自然，因此，"征服自然"在西方人那里是一个极具典型的思想命题。伴随西方近代科学的勃兴，科学家们热衷于通过科学研究，来探究自然现象背后的奥秘，"自然"成为西方人思维的范畴，"征服自然"成为科学研究的终极追求。西方医学正是在"天人对立"的自然观基础上产生与发展的，它把人类和自然视为上帝的杰作，是相互平等的，而不是把人类机械地看作自然的有机构成，人类和自然被视为彼此独立存在的实体。于是，人们对自己的身体产生了兴趣，把身体看作一个机械化的东西，通过解剖来研究，起源于文艺复兴时期的现代医学正是建立在现代解剖学的基础发展起来的。西医在方法论上得出了这样的启示，即在科学研究中可以割裂局部与整体、人与自然的关系，把个体研究对象从整体的复杂关系中抽取出来，进行分门别类的研究，专注于事物具体细节的分析考察，这种研究方法对科学发展具有极其深远的意义。

（二）中西医的文化差异

中医属于中国传统文化的一个重要范畴。[2] 传统中医理论起源于中国古代

---

[1] 余谋昌：《西医和中医：两种哲学和两种医学文化》，《郑州轻工业学院学报（社会科学版）》2012 年第 13 卷第 3 期。

[2] 有关中医文化及中西医文化差异的研究，学术界成果丰硕，例如李经纬等《中国古代文化与医学》(1990)、邱鸿钟《医学与人类文化》(1993)、马伯英等《中外医学文化交流史》(1993)、马伯英《中国医学文化史》(1994)、何小莲《西医东渐与文化调适》(2006)、余谋昌《西医和中医两种哲学和两种医学文化》(2012)、张慰丰主编《哲学与文化的撞击》(2013)、

文化，具有鲜明的人文医学特征。海陆双构的地理疆域阻隔了中国与西方文明古国的相互通连，使得中国传统文化及其各种学术思想既独立完整、一脉相承，又相对闭锁、缺乏创新。中国文化自古以来尊崇自然伟力，强调"天人合一"的医学观，注重人与自然的协调统一，人要顺从自然而不可违逆，"天人合一"思想"从宏观角度来整体认识、控制人体，蕴含着朴素的系统思想萌芽，对中医理论体系范式的奠定和早期中医学的发展起到过积极作用"。① 此外，中国传统文化中主张知行合一，注重行为实践、崇尚求实精神和实用主义等价值取向，在中医学的发展过程中亦有充分体现，中医理论的灵魂和源头活水正是中国古代哲学思想的精髓。张宗明认为："中医学无论是在理论、方法，还是在价值、观念层面上，均受到传统文化的影响，留下了文化母体深刻的印记。"②

阴阳理论是中医最基本的理论基础，调解身体的阴阳平衡构成了中医最主要的功能，阴阳平衡理论恰恰起源于中国文化的《易经》。《易经》认为：天为阳地为阴，天为动地为静，天为时间，地为空间，天地交合而生万物。从《易经》的视角来看，世间的万事万物都是阴阳的结合体，世人亦是如此，所以在中医看来，人体内的阴阳平衡一旦打破就会生病，中医的功能就是重新找回这种平衡状态。

从学科体系上看，中医和西医属于两种不同的医学体系，从哲学缘起上看，又"分属两种属于不同的哲学体系，表现出两种不同的文化形态"，两者分别"根植于东西方之两种哲学两种文化，遵循不同的思维方式和不同的认识路线，走的是不同的医治疾病的道路，造就了两种不同的医学体系和医学文化"。③ 有关中西医的文化差异，余谋昌先生有过一段精辟的论说："西医和中

张宗明《论中医学的文化内涵及其价值》（1998）等。本节不再对中医学的文化内涵作重复论述。

① 张宗明：《论中医学的文化内涵及其价值》，《南京中医药大学学报》1998年第14卷第2期。

② 张宗明：《论中医学的文化内涵及其价值》，《南京中医药大学学报》1998年第14卷第2期。

③ 余谋昌：《西医和中医：两种哲学和两种医学文化》，《郑州轻工业学院学报（社会科学版）》2012年第13卷第3期。

医根源于不同的哲学体系和思维方式，形成了两种不同的医学文化。西医以还原论分析思维为特点，而中医以整体性意象思维为特征；西医旨在治'人的病'，而中医旨在治'病的人'；西医药善于'治标'而具有单一性和精确性，中医药追求'治本'而具有多样性与模糊性；西医药学对药与非药界定清晰，中医药学对药与非药辨证施用；西医重在'治已病'，中医推崇'治未病'。西方现代医学是一种'生物医学模式'，它立足机械还原论而把人当作机器，忽视人的整体性，随着资本侵入该领域，西方的医药已成为资本增殖的手段。对待西医，应该用'生物——社会——心理——环境'相统一的医学模式来超越'生物医学模式'，并强调'医者仁心'的伦理道德。中医中药是一种辨证施治的医学模式，它以'天人合一'为哲学基础，以望闻问切为诊疗方法，从整体上把握人的生命机制，在辨明阴阳的基础上看病施药。"①

（三）中西医文化的交集

明清之际，西医入华之初，医疗传教士形单影只，西医在中国传播范围极其有限，且影响甚微，对本土医学未产生实质性影响。一些文化精英如方以智（1611—1671）、金声（1589—1645）、王宏翰（1648—1700）等人皆以包容与平和的心态对待西医学。在方以智的《物理小识》、王宏翰的《医学原始》等著作中，不仅引述了西医的古代理论和近代学说，认识到中西医学的根本差异，而且尝试采西医之精华汇通中医，提出中西医学术"会通"的主张。总体而言，这一时期西方医学在中国影响不大，盖因西医体系与思想文化与传统中医扞格不入，难以为民众所接受。因而作为西方文化一部分的西医学，尚未对中国的传统文化产生较大冲击。

鸦片战争以后，尤其是洋务运动引进西学的背景下，由于殖民扩张和藉医传教的合力推动，西医在华传播规模和范围日益扩大，随着西医临床实践在中

---

① 余谋昌：《西医和中医：两种哲学和两种医学文化》，《郑州轻工业学院学报（社会科学版）》2012年第13卷第3期。

国的普遍应用，以及西医理论著述的系统翻译，中西医学的交流与接触日益频繁起来。以唐容川、徐光启、罗定昌、朱沛文、陈定泰、唐宗海等为代表的汇通医家开始对中西医学的长短异同进行分析比较，逐渐形成早期的中西医汇通思想，出现一些代表性的汇通医著，如唐容川的《中西汇通医经精义》、罗定昌的《中西医粹》、朱沛文的《华洋脏腑图像约纂》、唐宗海的《中西汇通医书五种》、刘廷祯的《中西骨骼辨正》《中西骨骼图说》等。[①] 马伯英认为他们的共同特点"都是以中汇西，申论中医经典诸说，以西医所述新知识为补证，鲜有加以反对者；坚守中医气化阵地，以为西学行迹解剖质测之类有可取，但不足以为指斥中医经典之根据"[②]。这些汇通派医家"由于对中医理论、疗法、效果均有较深的了解和丰富的临床经验，普遍采取'衷中'的立场去参照西学、研究西学。而对于中西医学体系的长短、优劣及差异没有能够充分的认识，这是历史的局限"。[③]

纵观 20 世纪之前的医学史，中西医之间虽有差异与分歧，但并无交锋与冲突，基本处于和平共处的态势之中。一方面因为，早期的西洋医学就方法论而言，四体液（四行）之类与阴阳五行仍属同一大系；就其知识性而言，虽然脑说或解剖学可弥补中医之不足，但不足以动摇中医的根基，所以，汇通思想自然畅行无阻，即便有些论争也是限于观点上的差异。[④] 另一方面，初来乍到的西医对于中医也无攻击之意，更无批评中医之辞。然而，中西医异质文化之间矛盾的端倪终将不可避免地暴露出来。

从文化传播学的视角考量，异质文化之间的反差，必然会有抵牾之处。作为一种异质医学文化，来华西医必然要和中国本土传统医学文化发生冲撞、交汇乃至冲突。客观而言，逮至 19 世纪末和 20 世纪初，西医在方法论上完成新的转变，原子论（还原论）使西医成为实验医学，分析性实验孕育了新的成

---

① 参见赵洪钧：《近代中西医论争史》，第 77—82 页。

② 马伯英等：《中外医学文化交流史——中外医学跨文化传通》，第 523 页。

③ 参见郝先中：《近代中医废存之争研究》，华东师范大学 2005 年博士学位论文，第 36 页。

④ 马伯英等：《中外医学文化交流史——中外医学跨文化传通》，第 524 页。

果，新发明、新疗法应运而生，使得西医在学术地位上已经超越了中医。① 中西医之间的这种现实反差，使中国传统医学真正面临异质医学文化的巨大压力。在主观上，中西医的差距对当时上层社会和文化精英均产生了强烈刺激，1895 年，甲午惨败又引发了中华民族空前的危机意识和文化失落感，效法西方、全盘西化的社会思潮激流涌动，在这样的思想背景下，中西医学理论体系的差别，渐渐被理解为先进与落后、科学与迷信之别，两者的碰撞与冲突已在所难免。在中外合力的推进下，晚期中国社会各阶层完成了对西洋医学的社会认同。②

从中西医学撞击的背景来看，20 世纪初，帝制废除，民国定鼎，国内各种西方文化思潮、主义学说纷至沓来，中西两大文化系统在华夏大地交汇、撞击和融合，从而引发了各种文化观念的激烈嬗变，五四新文化运动正是中西文化交融的产物。中西医双方作为中西异质文化的样本之一，卷入了"五四"新旧思潮的激烈交锋之中。正是在这样的思想背景下，民主与科学的浪潮把西方文化卷入了中国传统文化的土壤中，西医作为西方文化的一种，"已不仅从学术文化角度浸润着中华民族的肌体，而且从社会组织、体制建构等方面全盘整体移植入华。"③ 到民国时期，西医学在中国医界已是举足轻重，西医体制在华落地生根，西医队伍业已基本形成，中西医学术地位开始转换。④ 西医的咄咄逼人之势，让一些中医人士痛感中医危机四起，起而反击以图自保，这种倾向反映在医学界的矛盾和冲突之中，为民国时期大规模中西医论争埋下了伏笔。

（四）中西医论争蜂起

民国建元，西化之风日甚，中医的厄运如期降临。1912 年，北洋政府在

---

①　参见郝先中：《20 世纪初中西医学术地位的演变》，《自然辩证法通讯》2008 年第 5 期。

②　参见郝先中：《晚清中国对西洋医学的社会认同》，《学术月刊》2005 年第 5 期。

③　马伯英等：《中外医学文化交流史——中外医学跨文化传通》，第 533 页。

④　本书在第一章第一节中对中西医学术地位的转换做过全面探讨。

颁布新学制和学校条例中，就以中西医"致难兼采"为由，抛出著名的"教育系统漏列中医案"，企图把中医挡在学校教育的门外，而使西医学校成为专宠。此案一出，引起轩然大波，中西医论争的序幕自此拉开。① 而近代废除中医思想的始作俑者是归国留日医学生余云岫。② 自1916年起，余云岫陆续发表长达两万五千字的《灵素商兑》，率先对中医发难，他矛头直指《内经》的阴阳学说，认为"灵素之渊源，实在巫祝"，属占星术和"不科学的玄学"，指责中医"无明确之实验，无巩固之证据"。③ 余云岫认为中医毫无价值，甚至是"杀人的祸首"，必须"坚决消灭中医"，"如不消灭中医，不但妨碍民族的繁息，民生的改良"，而且会影响中国国际地位的"迁善"。④ 余云岫对待中医的态度是废止中医思想的典型代表。

西化派废除中医的企图一直没有停息，由于西医在当时无论在规模和技术上都不具有将中医排斥和消灭的底气，余云岫们深知，近代西医的文化权威一定需要在国家力量的配合下才能逐渐确立，他们希图借助国家政治权力将中医从制度层面釜底抽薪般地排除出去，以收一劳永逸之效，1929年，中西医交锋的高潮终于来临，当年2月23日至26日，在第一届中央卫生委员会会议上，通过了余云岫提出的《废止旧医以扫除医事卫生之障碍案》，由于参加会议的18个人均是西医出身，因此废止中医案获得一致通过。余云岫们的目标"定在消蚀中医根本之上，一者任其老死，自然消亡；二者不准办学，使后

① 有关中西医论争的早期研究，代表性的成果有赵洪钧：《近代中西医论争史》(1989)、张鸣：《旧医，还是中医？——七十年前的废止中医风波》(2002)、邓文初：《"失语"的中医》(2004)、左玉河：《学理讨论，还是生存抗争——1929年中医存废之争评析》(2004)、郝先中：《近代中医废存之争研究》(2005) 等。
② 据考察，最早主张废除中医的是俞樾，他于1879年发表《废医论》。论者认为俞樾废中医思想更多出于家人的数度病故愤而迁怒中医，而非出于中西医的差别及文化原因。参见盛蓝：《俞樾与医药》，《医古文知识》1995年第1期；刘泽生：《俞樾废止中医思想根源探索》，《中华医史杂志》2001年第3期；郝先中：《俞樾废止中医思想及其根源探析》，《中华医史杂志》2004年第3期。
③ 余云岫：《灵素商兑》，《同德医药学》1923年第6卷第4期。
④ 余云岫：《医学革命论》二集，上海社会医报馆1933年印行，第186页。

继无人，直接打击中医改革图存、适应新潮流的愿望"。① 他们打算在 50 年内逐渐消灭中医。废止中医案消息不胫而走，举国岐黄为之震怒，中医药界奋起反击，引爆了近代史医学史上空前绝后的抗争风潮。"3 月 17 日，全国医药团体代表大会在上海总商会大礼堂召开，来自全国 17 个省市、242 个团体、281 名代表聚集沪上，成立全国医药团体总联合会。"② 会议通过三项决议：一、"定 3 月 17 日为中医中药团结斗争的纪念日"；二、"成立全国医药团体总联合会"；三、"组织赴京请愿团。根据大会决议，推举谢利恒、蒋文芳、陈存仁、隋翰英、张梅庵组成晋京请愿团。"③ 请愿团在南京期间，得到了国民党政要谭延闿、于右任、林森、戴季陶、叶楚伧、李石曾、薛笃弼等人先后接见。3 月 24 日下午，代表们得到了国民政府主席蒋介石的短暂接见。④

在全国各界的强力反弹和愤怒声讨下，南京政府不得不做出让步，最终取消"废止中医案"以息事宁人。从表面上看，南京政府最终撤销了"废止中医案"，中医药界取得了暂时的胜利，但在实际上，"中医药的生存危机并没有彻底消除，不仅西医阵营及政府轻视、歧视、排挤、打击中医的政策没有改弦更张，政府及西医界对中医的打压也是势头不减，而且中医界谋求 10 多年的将中医纳入学校课程体系的努力一直夙愿未偿，中医药界依然面临着严峻的生存危机。"⑤

① 马伯英等：《中外医学文化交流史——中外医学跨文化传通》，第 549 页。

② 新成立的全国医药团体总联合会十分活跃，其人力、物力、财力雄厚，动辄通电全国，有较强的号召力，是中医药界与政府周旋与斗争的先锋组织，因此令南京政府不安和忌恨，曾勒令该会修改会名及章程，实为取缔制造舆论，1931 年 3 月，国民党中央执委会常务委员会以该会不符合法律为由强令解散。

③ 陈存仁：《银元时代生活史》，第 127—134 页。

④ 关于蒋介石到底有没有接见请愿代表的问题，有不同的说法：一说蒋介石根本没有接见代表，亦未就废止中医一事表过态（赵洪钧持这一看法）。但据当事人陈存仁回忆，蒋介石在 24 日下午对请愿团有过五分钟的短暂接见，并表态说："你们的事，我都知道了，我对中医中药绝对拥护，你们放心好了。"（参见陈存仁：《银元时代生活史》，第 134 页）。笔者以为，作为请愿代表之一的陈存仁对于是否受到蒋介石这样大人物的接见，应该会记忆犹新吧。

⑤ 郝先中：《近代中医废存之争研究》，第 141 页。

民国时期中西医论争是通过多种方式进行的，除了中医有组织的大规模抗争、民众零星的抗议以及统治层内部、医学界内部的明争暗斗之外，中西医两派之间的文字论战，也是一种重要而又尖锐的斗争方式，在屡次论战中，余云岫始终处于风口浪尖，成为西医的扛鼎人物。中西医之间学术问题的论争，以恽铁樵和余云岫之间的论战最有代表性。1916 年余云岫发表诋毁《内经》和中医理论的《灵素商兑》以后，立即招来中医界的反击，但真正有分量的回击来自于恽铁樵。1922 年恽铁樵相继完成《群经见智录》《伤寒论研究》的著述，他在《群经见智录》中提出了"关于《内经》基本理论的创见，对构成中医学基础的阴阳五行、六气等做出较令人信服的解释"。① 此外，杨则民、陆渊雷、秦伯未等中医学家，也对《灵素商兑》的论点提出了不同的见解和有力驳斥。

1925 年，中西医之间展开一场有关中医能否加入学系的辩驳。余云岫为代表的西医界率先发难，上书教育部，坚决抵制中医加入学系，以免中医教育合法化。余云岫先后发表了《旧医学校系统案驳议》等文。抨击中医之"所号为理论者，阴阳五行、六气、十二经脉而已"，"若根据历史可以立学，则星卜之学校更宜倡导于前矣。""旧医之论，幼稚缪戾如此，何理之足云，至于实验，更属无有。"② 总之，余云岫认为中医一无是处，根本不能列入学校教育体系。余氏的言论引起了中医界的强烈反驳，名医秦伯未在《斥余云岫医校系统驳议》中愤然写道："吾中医界虽不因彼一言而消灭，国人亦不因彼一言而失其信仰，彼剖击中医药之要点，集中于阴阳五行十二经之说，夫阴阳者何，对待之名词，而有相反相用之作用。"③ 此后，杨百城、陆士谔等纷纷参战，中西医双方分别以《医界春秋》《中华医学杂志》等期刊为阵地，唇枪舌剑，互相诋毁，势不两立。这次有关中医加入学系的论争，关涉中医生存与发展的前途和命运，论争的实质无疑"已经超出中西优劣的单纯的学术分歧，上升到对中

---

① 文庠：《试从中西医论争看近代知识界的价值取向》，《南京中医药大学学报》2005 年第 6 卷第 3 期。

② 余云岫：《旧医学校系统案驳议》，《医界春秋》1926 年 5 月 26 日创刊号。

③ 秦伯未：《斥余云岫医校系统驳议案》，《三三医报》1925 年第 3 卷第 12 期。

医教育权取舍的政治斗争了"。①

1929 年中医界发起举国大抗争的同时，以余云岫、汪企张为代表的西医界和以陆渊雷、陆士谔等人为代表的中医界展开一场火药味十足的论战，这次论战被认为是中西医文字攻讦中激烈程度的最高峰，甚至由学术论争而动了意气，余云岫等人被骂为几个"奴隶派的西医"。陆渊雷被视为中医界的翘楚人物，1928 年他发表著名的《西医界之奴隶派》，对余云岫等废止中医派口诛笔伐："现在有少数的西医飞扬跋扈，不可一世，好像把中医一口气吞得下的样子。他们的学说是从日本来的，日本的学说又是从西洋学来的。论起辈分来西洋好比是祖父，日本好比是父亲，这些少数的西医不过是孙子罢了。人们的人格重财轻义的很多。贪图人家的遗产，谓他人父，做人家的义子义孙，原算不得稀罕。不过既得了他人的遗产，反而把亲生父母的遗产拼命破坏，那就不免丧心病狂了。如今这些少数西医拼命地要消灭中医。他们自己本是中国人，所用的武器又是中国文字，所要消灭的又是中国医学。在日本一方面呢，收着了这些孝顺义子总算是眼力不错，可是这些义子，昊天罔极地孝顺他义祖义父，不佞倒要予先替他们议定个谥法，叫做奴隶派的西医。"②

面对陆渊雷等人的无情责骂，余云岫等当然不甘示弱，就在陆文发表后不足三个月，在南京中央卫生会议上，余云岫反戈一击，愤然提出了"废止中医案"。余云岫在《医学革命论》、汪企张在《想和旧医赌一赌》等文中，更多地利用西医的学术优势反唇相讥，切中中医之弊。③ 双方针锋相对，大有不可调和之势，从 1928 年起，陆士谔以《金刚钻报》为阵地连篇累牍地发表医学评论，同西医派持续论战。一直到 1931 年，陆士谔还在《金刚钻报》上与余云岫等刀光剑影地交锋数月，各自发表数万文字，论战"已近于攻击，双方均以为大胜收兵"。④ 发生在上海的这场中西医论争，甚至发展到非西即中，不允许有

---

①　郝先中：《1929 年上海医界围绕中医存废问题的论战》，《中医文献杂志》2006 年第 6 期。

②　陆渊雷：《西医界之奴隶派》，《医界春秋》1928 年第 3 期。

③　参见郝先中：《1929 年上海医界围绕中医存废问题的论战》，《中医文献杂志》2006 年第 6 期。

④　赵洪钧：《近代中西医论争史》，第 99 页。

中间派存在的局面。

从表面上看，这场中西医之间的碰撞和论争是两大医学体系的冲突，实质上是隐伏在事件背后的是中西医文化之间的激烈交锋，是中国文化近代化运动在医学领域的反映。在这场论争和角逐中，双方都力图维护自身的优势地位，希图利用法权力量抵御和排斥对方，当他们发现谁也吃不掉谁时，为了自身的生存需要，在彼此对峙中相互取长补短，尤其是中医，不得不开始在抵御和共存中自我反思，取西医之长来奋起自救。今天，当我们心平气和地来反思这场中西医论争时，我们也许对当事者们的偏激言辞见怪不怪了，因为"它不过是体现了一定历史条件下知识分子对中西文化的不同认识，也反映了不同知识分子在民族文化深层结构上的诸多差异"。[①] 如果以论争者的自身立场来妄加评说医学发展史上某个人的政治取向或者个人品质，似有孤陋浅薄之嫌。

二、西方医学的文化穿透

(一)"华尊夷卑"文化观受到挑战

古代中国是世界文明的重要发源地之一，华夏文明在相当长的时间里一直处于领先地位，对周边国家和地区都产生了广泛的影响，成为人类文明史上的丰碑。而周边各族各国的慕化归顺和对中国的效法学习，慢慢助长了中国人的孤傲心态，积淀为一种强烈的文化优越感和自我中心主义，最终导致华夷观念的产生。孔子认为，华夏是先进文明的代表，夷狄是野蛮和落后的化身，用优越的华夏文化改造低劣的夷狄文化，代表着文化的整合与发展趋势，如此就有了排斥夷狄文化的华夏中心主义的色彩。[②] 孟子也有类似的认同，他甚至断言：

---

① 文庠：《试从中西医论争看近代知识界的价值取向》，《南京中医药大学学报》2005 年第 6 卷第 3 期。

② 最早具有代表性的言论宜为《左传·成公四年》季文子引《史佚之志》的说法："非我族类，其心必异。"(前 587 年) 孔子实际上已有变化，在他看来，夷夏不仅是种族概念，更是文化概念，夷夏也可以互相转化。

"吾闻用夏变夷者，未闻变于夷者。"① 近代思想界流行的"以夏变夷"的文化原则，正是这一华夷观念的真实反映。

另一方面，儒家文化中追求天下一体的社会理想。"四海之内皆兄弟"，② 体现了儒家文化中不分族类、天下大同的"文化主义"理想。孔子说："故远人不服，则修文德以来之，既来之，则安之"，③ 体现了儒家对待外来文化的另一种态度，孔子主张通过道德教化来凝聚不同的文明与文化，在相互理解的基础上进行交流，而不是将自己的观念强加给对方，这种思想体现了儒家文化的包容性特质。显然，孔子在"夷夏之辨"和对待异质文化上貌似矛盾的态度，"对后世的中国文化、民族思想的发展产生了双重的影响"，"夷夏之防"与"华夷一家"的两种观念"因此在中国文明史上彼此对立，互为消长，华夷文化交流就是在这两者的背反二律中不断演化"。④

受华夏文化中心论的长期影响，"以夏变夷"的文化原则一直支配着中国人的对外观念，"中央大国"的心态使中国人习惯以世界的中心自居，一方面盲目地视周边的异族为"化外之地"，执拗于"同化异族的大汉族文化沙文主义"，一方面"以种族优劣论文明差异，形成排拒异质文化的排外主义"。⑤ 在"华夏文明至上"的固有观念支配下，中国人习惯以重伦理、轻技艺的标准评判外来文化，把西方先进技术视为"奇技淫巧"。中国人的这种文化优越主义和对外观念长期浸润和积淀在国民心理的深处，难以改变，成为跨文化交流与传通的心理障碍。

在对待西医文化的态度上，中国人的态度与观念也经历了与文化认同相类

---

① 朱熹：《四书集注·孟子·滕文公上》，岳麓书社 1985 年版，第 323 页。

② 朱熹：《四书集注·论语·颜渊》，岳麓书社 1985 年版，第 165 页。

③ 朱熹：《四书集注·论语·季氏》，岳麓书社 1985 年版，第 205 页。

④ 任旭彬：《论"夷夏之辨"的二重性：中国传统文化的生态分析》，《广西教育学院学报》2005 年第 5 期。

⑤ 任旭彬：《论"夷夏之辨"的二重性：中国传统文化的生态分析》，《广西教育学院学报》2005 年第 5 期。

似的历程，① 西医入华之初，满脑子华夏优越观的中国人尤其是上层社会和知识分子，常常把将西医的诊疗活动与邪恶或荒诞不稽联系在一起，对西医充满疑虑。余云岫分析指出："新医学之流入吾国也，以西人教会为先导，碧眼紫髯，其形状，国人所未见也；旁行斜上，其文字，国人所未曾读也；祈祷洗授，其举动，国人所未曾习也；称道耶稣，其所崇信之教主，国人所未曾闻也；故其对于教育，已抱疑忌畏恶之心。加以医治病人，动用刀针，乃目为杀人之凶魇矣。"② 清人俞正燮甚至认为中国人与西洋人的内脏结构是不同的，他在《书人身图说后》中写道："中土人肝生左，肺生右，肝系在心系左，彼土心系在肝系左"，他错误地认为："藏府不同，故立教不同，其人好传教，欲中土人学之，不知中国人自有藏府经络。其能信天主教者，必中国藏府不全之人。"③ 这些认识上的偏差正是文化优越感作祟的表现，在这种文化偏见的心理支配下，中国人往往将西医外科手术、标本制作、尸体解剖等医事行为与某些教会医师的邪恶行为相联系。

（二）治病与攻心：华人文化优越感的迷失

传教士医师凭借高超的医术和无可争辩的疗效，逐渐改变了华人固有的文化优越感以及对西医的误解。以伯驾为例，一大批病人在眼科医局得到了伯驾的亲手诊疗获得痊愈，人们对西医的疑惧迅速消失，上门就诊者比肩接踵，伯驾正是"凭着他在外科上的技巧，不久就为他的医局赢得了朋友"，④ 他在华人的心目中赢得了很高的尊重和信赖，并"作为一个美国人而为人所知"。⑤ 其

---

① 有关中国人对待西医态度的转变过程，学界已有诸多关注。如熊月之《西学东渐与晚清社会》(1994)、马伯英等《中外医学文化交流史——中外医学跨文化传通》(1993)、郝先中《晚清中国对西洋医学的社会认同》(2005) 等有过详细研究。

② 江绍原：《中国人对西洋医药和医药学的反应》，《贡献》1928 年第 2 卷第 4 期。

③ 俞正燮：《癸巳类稿》，商务印书馆 1957 年版，第 546—547 页。

④ George H.Danton, *The Culture Contacts of the United States and China, The Earliest Sino-American Culture Contact* 1784—1844, New York: 1931, p.45.

⑤ George H.Danton, *The Culture Contacts of the United States and China, The Earliest Sino-Ameri-*

他的医疗传教士也有类似的经历，"他们的医务工作，不单表现在形式上，而且深入到患者的家中，医生治疗并安抚他们的心灵，诊治他们的身体，耐心倾听患者反复诉说的重重心事，因病痛带来的苦恼和忧郁，用同情的语言抚慰、鼓舞患者。陌生人立即觉得医生是个朋友，是可以信任、倾诉的，从而获得慰藉。"①

最早前往教会医院和诊所应诊的病人是底层社会民众。因为他们处于社会文化的边缘，较少受儒家礼仪规范制约，贫寒的社会境况使他们难以享受优质医疗资源，他们并不具有优越的文化心态，只是追求西医的实用和效验。然而有些意外的是，一些位居统治阶层的官绅也开始主动向医疗传教士求诊，充分表明整个华人群体在文化优越感上的改变。因为处于社会文化核心地位的官绅阶级是中国文化中心主义的化身，他们对中国文化依存度最大，对外来文化的排斥力最强，然而在排拒异质文化的同时，他们却较早地认识到了西医的长处并轻易接受了西医的诊疗。

在清朝历代统治者中，康熙对西洋医学的倚重和垂青最具代表性。康熙曾患严重疟疾，在几无生还可能的危急关头被传教士洪若翰、刘应用金鸡纳霜治愈。此后西医西药在康熙面前格外得宠，据《中国医史》记载："康熙好了不久，威风凛凛地带着一大批随从从宫廷骑马出城，并且破例允许人们在街上观看……陪同出游的有四位神父：洪若翰、张诚、白晋、刘应。"②林则徐在广州期间就和伯驾交往甚密，成为伯驾的病人，伯驾还"专门为林则徐立了一张病历书，编号为 6565"③，林则徐对伯驾的信任早已成为一段历史佳话。在北京，教会医师德贞成为最耀眼的医学明星，他与上层社会的交往密切，他最得意的医案莫过于根除了荣禄腰部的瘿瘤。1877 年春，德贞先后两次对荣禄的

　　can Culture Contact 1784—1844, New York: 1931, p.45.

①　Sir. A Ljungesedt, *A Brief Account of an Ophthalmic Instituton, By a Philanthropist. Canton.*1834. *Chinese Repository*, vol, II. p.270.

②　Wang & Wu, *History of Chinese Medicine,* 1932:132.

③　顾长声：《从马礼逊到司徒雷登——来华新教传教士评传》，第 80 页。

沉疴进行手术切割，不久"患处日见起色，疮口之见收缩，七十日而平复，大愈"。荣禄大赞其"术技精深绝妙，竟克臻此"。① 另外，德贞曾"担任曾纪泽的私人医生，两人经常长谈至深夜。同时，他与大学士沈桂芬、崇厚的友谊也可为圈点"。② 高晞认为："德贞一系列成功的医疗活动在中国官方对西医知识的接受及以后的认可的过程中是至关重要的"③，德贞高超的医术终于打动了清廷，1871 年，被聘为同文馆第一任生理学教习，开始了长达 23 年的任教生涯。他在同文馆所开设的生理学讲座被认为"是中国官方正式接受西医知识的开端"④，这一举措"意味着中国官方开始接纳迥异于中国传统思想的人体观念"。⑤ 在天津，教会医师马根济治愈李鸿章夫人的顽疾，直接促成了李鸿章聘用马根济，于 1881 年建成了中国第一所官办医学校"北洋医学堂"。1898 年 8 月，光绪接受维新派创办"京师大学堂"的主张，并下谕："医学一门，关系至重。亟应另设医学堂，考求中西医理，归大学堂兼辖，以期医学精进。"⑥ 不独光绪及清廷大员如此，慈禧太后对西医西药也有相当的好感，科克伦医师曾深入宫闱闾替慈禧和李莲英治病，并博得两人的信任和襄助，1904 年，科克伦得到了清廷允许创建北京合众大医院（北京协和医学堂的前身），"共用银六万二千六百六十两，由华人所捐者二万二千四百七十七两七钱，内有一万两系中国皇太后所赐者。"⑦其余由那桐、赵尔巽两大臣所劝捐者。

纵观 19 世纪后半期，清廷的大小官绅放下儒者的尊态与医学传教士交往，逐渐欣赏和接纳西医及其背后的西方文化，有人甚至放下架子向传教士学习西医。这表明，在医疗传教士及西医面前，向来秉持"华尊夷卑"观念的官绅们，

---

① ［英］德贞：《全体通考》，光绪丙戌孟夏。"荣禄序"，藏中国中医研究院医史文献所。
② 郝先中：《晚清中国对西洋医学的社会认同》，《学术月刊》2005 年第 5 期。
③ 高晞：《西医传入过程中的京师同文馆》，《自然辩证法通讯》1991 年第 2 期。
④ 高晞：《西医传入过程中的京师同文馆》，《自然辩证法通讯》1991 年第 2 期。
⑤ 郝先中：《晚清中国对西洋医学的社会认同》，《学术月刊》2005 年第 5 期。
⑥ 《大清德宗（光绪）皇帝实录》六，台北华文书局 1960 年印行，第 3879 页。
⑦ 《北京合众大医院开院志盛》，《万国公报》1906 年 4 月第 207 期。

在西方医学面前逐渐丧失了文化优越感。[①] 一位医疗传教士不无感慨地说："治病连同其他原因改变了中国人对外国人的总的看法，以及对他们的商品、他们的信息的看法。"[②] 西方医学作为一种外来文化具有强大的冲击力，凭借其先进的医学技术、济世救人和敬业精神，广泛深入地贴近中国社会各阶层，以一种和平方式影响和改变着中国人的对外观念。中国人从西医西药上领略到西方文化的优势，在认知过程中，中国人逐渐改变了固有的文化优越感。

三、健康意识与西医观念的萌生

西方近代医学在中国的传播，不仅潜移默化地改变了中国人固有的民族优越感，对中国人传统的健康意识和卫生观念的演变也助力强劲。中国人"对西医的认识经历了恐惧、畏疑到信任和推崇的变化，西医的实效性成为征服公众的密钥，在与西医的日常接触中慢慢形成了稳定的西医观念，这种观念最终成为西医扎根中国的社会心理基础"。[③]

（一）从疑虑到迎纳：西医魅力何在

教会医学入华之始，一度遭到民众的疑惧和排拒，为了赢得民众信任，不免带有福利印记的施医送药，民众"对西医的信赖是有高度选择性的，起初中国人一直比较相信西医的眼科和外科手术，也就是说，西医最初并不具有压倒性的文化权威"。[④] 据载，19 世纪 70 年代之初，在上海、广州等地的教会医

---

① 客观而言，虽然在统治阶层甚至顶层中有不少人信奉西医，但在庞大的社会阶层尤其是中医阵营中，尚有多数人并不欣然接收西医，对西方文化并不认同，这就是中西医论争的根源，不过这一现象并不影响西方医学文化在中国的传播及上升势头，也不会严重阻碍西医文化优势的日益扩展。

② *The Chinese Recorder,* Vol. IV, 1924, pp.225-226.

③ 郝先中：《近代中医废存之争研究》，华东师范大学 2005 年博士学位论文，第 84 页。

④ 郝先中：《近代中医存废之争研究》，第 79 页。

院中，患病者"实多佩服，惟不敢就医者亦狠（很）多"。[1] 上海的仁济医院、格致书院甚至难以物色合适的华人学习西医。

早期教会医师的形单影只，步履维艰，甚至成为邪恶和恐怖的象征，"眼科医局"在"开业首日就遭遇挫折，竟无人问津，直到第二天，才有一名青光眼患者上门求助"[2]。然而，伯驾高超的医技很快赢得了民心，前来就医的民众与日俱增。他自己在报告中记载："我看到其中有些人提着灯，在凌晨二三点钟就从家里出来，以便及时到达。如果当天收住病人的数目有限，他们将在前一天晚上到来，整夜等候，以便在次日能得到一张挂号票。"[3]《东西洋考每月统记传》曾以"医院"为题，详细介绍了伯驾和他的眼科医局："道光十四年（1834），有医生名谓伯驾。自北亚墨里加国来，自怀慈心，普爱万民，不可视困危而不持不扶也。……病人不远千里而来，得医矣。传说此事者亲眼看医院之士民云集挤拥，老幼男女如曦来。莫说广东各府厅州县之人，就是福建、浙江、江西、江苏、安徽、山西各省居民求医矣。儒农官员，各品人等病来愈去矣。"[4] 显而易见，伯驾已经赢得了中国人的高度信赖和尊重。[5] 但总体上说，至 19 世纪 80 年代，教会医学在华局面才有转机，随着西医在规模和影响上的扩展，越来越多的中国民众开始接受西医。

逮至 19 世纪末，传播媒体上介绍西医西药的越来越多，《点石斋画报》就是典型代表。该报曾以"生动明快的画面记载了西医'仁医济世'的诸多场景"，如"西医治病""著手成春""西医治疝""开膛相验""收肠入腹""剖腹出儿""瞽目复明""痼瘰在抱""妙手割瘤""医疫奇效"等。[6] 其中《妙手割瘤》记载了上海妇孺医院的医生从女病人身上切除巨型肉瘤的全部过程。《西

---

① 《教会新报》（六），第 3083 页。转引自李传斌：《条约特权制度下的医疗事业》，第 242 页。

② 《广州博济医院创立百周年史略》，广州岭南大学 1935 年刊印，第 3 页。

③ W.W.Cadbury and M.H.Jones, *At the Point of a Lancet*, Shanghai, 1935: pp.42-43.

④ 爱汉者等编，黄时鉴整理：《东西洋考每月统记传》，中华书局 1997 年版，第 404—405 页。

⑤ 参见爱汉者等编，黄时鉴整理：《东西洋考每月统记传》，中华书局 1997 年版，第 404—405 页。

⑥ 郝先中、朱德佩：《清末民初中国民众西医观念的演变与发展》，《史学月刊》2010 年第 8 期。

医治病》则报道了"都中施医院之西医某君，初次莅华，未谙言语。而治病给药，必需详询，方知病之原委。有西女某，教中人，亦好善为怀者，愿代某君喉舌之司。两相得而益彰，故赴院病人日以百计，西士女不以烦冗为苦，殊足多矣"。[①] 这两篇纪实性报道，真实记录了西医大夫的神奇医术和良好医德，也折射出民众接纳和提倡西医的开放心态。

　　虽然早期阶段人数较少，西医还是日益深入社会底层，1883 年，蓝华德、柏乐文医师初来苏州时，民众"对于西医毫无认识，盲从反对者甚众"。[②] 到19 世纪末，"中户以上，不乐西医，惟附近村农暨无告之民，始就院治。"然而有惠更生医师"以医泽民，临诊恳挚"，对病人"爱护若家人"，"病者辄霍然而去，欢赞之声，渐彻路衢，求治者日众"，苏州人因此对惠医生"称道不去口"。[③] 到 20 世纪初局面大有改观，信奉西医的苏州人日益增多，人们纷纷到教会医院或诊所投医问诊。一些富家子弟还被送到福音医院自费学习西医。[④] 对西医的态度发生了巨大转变后，民众的西医观念也随之建立，"家中老幼男女，有病辄就院治"[⑤]，再也不像过去那样一遇到疾病就去求神拜佛了。

　　西医在中国的发展速度和影响是惊人的。据统计，"1876 年有 41281 名病人在大约 40 所医院和诊所接受过治疗，30 年以后，据报道每年至少有 200 万病人在 50 所教会医院和诊所接受治疗"。[⑥] 如此连续不断上涨的就医人数，说明西医的实用性和客观疗效相当之高，中国人亲眼目睹西方医学的神奇之后，不得不对西医产生服膺和效仿，对西医持肯定态度。何小莲认为："一种医学体系能否被人们接受，最重要的是其有效性，即工具特点。"[⑦] 而西医正是"既集技术与科学为一体，也集真与善于一身。透过传教医师的行医，人们能够看

①　陈平原选编：《点石斋画报选》，贵州教育出版社 2000 年版，第 226—227 页。

②　《中华监理公会年议会五十周年纪念刊》，1935 年，第 10 期。

③　杨廷栋：《记苏州福音医院》，《东方杂志》1915 年第 12 卷第 6 号。

④　*The Chinese Recorder*, Vol.34, 1903.

⑤　杨廷栋：《记苏州福音医院》，《东方杂志》1915 年第 12 卷第 6 号。

⑥　[美] 费正清主编：《剑桥中国晚清史》（上），中国社会科学出版社 1985 年版，第 634 页。

⑦　何小莲：《西医东渐与文化调适》，第 22 页。

到超越于中医的回春妙手，想象出高超技艺背后的玄思邃理，感受到济世救人的慈悲心怀"。① 西医得到了部分中国民众的普遍好评和欢迎，"这是合治病与攻心为一体的结果，也是西医的威力和魅力所在。"②

（二）华人西医观念的变化

西医初履东土之时，民众对传教士和西医的疑惧和偏见一直没有停息。直至19世纪下半叶，因国内教案迭起，民间尚在流传一些针对教会医院种种诋言。这些发自民间的疑虑"更多地出于他们对教会及其文化背景的抵触与排斥。也可以说，这种自发的疑虑并不一定指向教会医学本身，而是针对与医院相关的教会以及教会背后的列强。"③

教会医师们深刻意识到，唯有和中国老百姓建立友好关系并赢得他们的信任，西医才能在中国大地落地生根，发扬光大。医疗传教士被赋予这样的使命："要鼓励在中国人当中行医，并将赐给我们的科学、病例调查和不断鼓励我们的发明等有益的知识，提供一部分给他们分享。……我们希望，我们的努力将有助于消除偏见和推倒长期以来所持的民族情绪的隔墙，并以此教育中国人，他们所歧视的人们，是有能力和愿意成为他们的恩人的。……利用这样一个代理机构，就可铺平更高的道路，赢得中国人的信任和尊重。"④另外，由于在华医疗传教士的数量有限，为了使西医事业在中国进一步发展，"中华医学传道会"设想在兴办医学教育，以培养更多中国青年学习和掌握西医知识，并通过他们在母国的医学实践，"以寻求一条促使中国百姓能够完全信任和接受西学的途径。"⑤

事实上，清末民初中国民众并没有真正形成西医观念，他们对西医接纳只

---

① 何小莲：《西医东渐与文化调适》，第 292 页。

② 何小莲：《西医东渐与文化调适》，第 292 页。

③ 郝先中：《晚清中国对西洋医学的社会认同》，《学术月刊》2005 年第 5 期。

④ *Chinese Repository,* 1938（5），pp.37-44.

⑤ *Chinese Repository,* Vol Ⅶ, p.32.

是停留在感性上的认知和偏好而已。对西医兴趣的升温与习惯的养成，才是西医观念形成的前提，而西医观的转变，是与西医的广泛传播息息相关的。医疗传教士们深知，要在整个华人社会中培育和形成西医观念，除了直接给民众施医问药外，还要通过办学、翻译医学书籍等渠道，扩大西医学的在华影响，并开拓西医西药的生存空间。

李传斌认为："接受西医并不等于说中国人已完全认识了西医"，传教士凭借在华行医活动，"使中国人从感性上认识了西医，他们的医学翻译和医学教育则使中国人在理性上认识了西医。"中国人"在接受西医治疗、接触西医著作的情况下逐渐认识了西医，进而形成了对西医的正确认识"。① 起初，多数华人对于西医西药的了解缺乏足够的认识，《申报》1877 年载文称，"今则无论富贵贫贱，皆有喜西医之简便与西药之奇异，而就医馆就医者日多一日，日甚一日也。"② 从中道出人们信奉西医的理由。在真正认识和了解西医之前，多数中国人在疾病诊疗上不遵循医学规律，喜欢孤行己见。如"一些中国人在接受西医治疗时根本不遵医嘱，有人经常把所开的药一次吃完，有人在病情好转后就不再继续治疗等"③。这种缺乏西医观念的现象，只能在日后的医学实践中慢慢发生改变。

与普通民众对西医的感性认识相伴随的是，一些知识精英从学理上认识和接受西医。起初，中国人对西医学理上的理解是相当偏颇的。广州人潘仕成是较早从学理上评判西医的社会名流，他认为合信的《全体新论》"其言当有可取"，"书中自创新论，未必无所见。唯与《灵枢》《素问》故相刺谬者，适足以成其为偏隅之学，一家之言耳。"④ 他对西医的解剖学也心存疑问，提出"其论精血由某处达某处，胚胎在何时作何状"等诸多不解，认为对死人的剖视不

---

① 李传斌：《条约特权制度下的医疗事业》，第 245 页。
② 《书上洋同仁医馆光绪三年清单后》，《申报》1877 年 12 月 22 日，第 1 版。
③ 李传斌：《条约特权制度下的医疗事业》，第 247 页。
④ 《全体新论·弁语》，《全体新论》，海山仙馆丛书本。转引自李传斌：《条约特权制度下的医疗事业》，第 246 页。

能真实反映活人的状况，因此只能是"故作龄凝，言之过当者"。① 此外，多数中国人对西医的内外科及西药也存在片面的认识。起初，人们习惯于从表象出发，认为西医擅长于外科，而短拙于内科，甚至对西医外科手术感到奇异和惊讶。此有骆钧之言为证："其治病则有截肢体、割取瘿瘤，剖取膀胱中石子等法，不特为华医所未见，亦华人之所未闻，藉非目睹，其谁信之。"② 很多中国人一开始甚至不敢接受西医的全身麻醉手术。

随着西医事业在中国的深入开展，中国民众对西医的认识逐渐深化，西医观念也日益养成。西方医学先进而独特的医疗技术，逐渐消除了民众的疑虑，改变了传统的就医观念。"泰西医士善治各种奇疾，无不应手奏效者。良以其能探究五脏六腑受病之源，而用以施之于其人也。"③ 长期以来，中医对于眼疾一直束手无策，几乎无计可施。中医"不乏扁卢妙手，因病施药，辄奏奇功。而于目疾独少治法，即市上偶有专医眼科者，亦只能治未瞽之目，而不能治已瞽之目也"。④ 据载，来自福州济世医馆的亚丹医师，为一位双目失明长达九年的白内障患者做割除手术，使其重见光明。消息不胫而走，"于是，该处瞽人闻而求治者，踵趾相接。"⑤ 美容手术是近代医学的产物，即通过外科手术改变容貌，以达到改善容颜之目的。这种貌似有风险的手术甚至也为民众所尝试，有《点石斋画报》记载："荡妇某氏，性极淫"，"昔曾染患恶疮，毒透筋骨，致鼻烂去"，有碍观瞻。"闻西法有能装假鼻者，因出洋蚨四十元，俾令奏手。人巧夺天，果将缺陷弥缝，泯然无迹。不知者，见其隆准俨然，皆目为生成。迄今三载，几于难辨真伪矣。"⑥

西方医学凭借其灵验有效的医技，逐渐赢得中国民众的信任。而追求实用的内在秉性和求生欲望驱使他们在面对疾病时，不再顾虑西医疗法的"怪异"

---

① 引自李传斌：《条约特权制度下的医疗事业》，第 246 页。
② 骆钧：《全体通考·序》，载德贞：《全体通考》，同文馆聚珍版。
③ 《别有肺肠》，《点石斋画报》忠集，广东人民出版社 1983 年影印，第 26 页。
④ 《瞽目复明》，《点石斋画报》匏集，广东人民出版社 1983 年影印，第 5 页。
⑤ 《瞽目复明》，《点石斋画报》匏集，广东人民出版社 1983 年影印，第 5 页。
⑥ 《攫鼻奇闻》，《点石斋画报》忠集，广东人民出版社 1983 年影印，第 32 页。

和手术的"残忍"，甚至医术的国别之分，治病保命才是他们的不二选择。例如对待"难产"一事，中国人向来任其自然，而西医则能借助医生手术救治。有粤垣筑横沙一位孕妇难产，"阅一昼夜，稳婆无能为计，气息奄奄，濒于危矣。或告其夫曰：'是宜求西医治之'，其夫遂驾舟载妇至博济医院"，[①] 经剖腹产后母婴平安。显然，"西医治病，颇著神术"，故"近数年来，华人见其应手奏效，亦多信之"。[②] 当然，这种现象尚且局限在有西医施诊的地域，如上海、广州等沿海发达地区及中心都市。

近代中国民众西医观的演变，经由直观感受到理性认同，由片面浅陋到全面精细的过程。西医凭借医学技术上的优势和救危济困的仁德之心，有效地改变了社会民众择医态度的变化，有病看西医吃西药慢慢成为人们一种现实的选择，这种积极的观念也是西医取信华人、扎根中国的社会心理基础。

（三）以上海为个案的考察

前文所述，西医传播存在很大的地域差异性，不同地域的民众对西医的认识和接纳的程度也有很大的差异性。上海、广东、宁波等沿海地区，人们对西医的了解和信任程度最大，其西医观念和健康意识也最为强烈。

上海开埠较早，中西方交流甚密，开放的上海市民能够较早接触西医学，进而迅速接受西医。因此，上海人的西医观以及对西医的认知程度最为典型，有病看西医吃西药，已然成为习以为常的生活习惯。《申报》的各种医药广告更能反映上海市民对于西医西药的消费取向。民国初年的《申报》每日发行8至24版，周日或节庆都要扩版，几乎每个版面上都有医药广告。戈公振曾对登载在《申报》上的各类广告进行统计分析，发现无论是刊登次数还是面积上，均"以医药一种所占最大"。他感慨道："外人以'东亚病夫'谤我国，诚非诬也。"[③] 从1922年《申报》广告的性质与比例上看，医药广告占商业广告总面积

---

① 《剖腹出儿》，《点石斋画报》竹集，广东人民出版社1983年影印，第71页。

② 《剖腹出儿》，《点石斋画报》竹集，广东人民出版社1983年影印，第71页。

③ 戈公振：《中国报学史》，中国和平出版社2014年版，第217页。

的比例为 34.9%。①

　　黄克武曾以 1912—1926 年为时段，对《申报》医药广告做过权威研究，他把《申报》医药广告分为"事实陈述"和"说服陈述"两类，前者包括医院、医生、药房、药品的基本资料，后者则说明为何读者应该去某间医院看病，或应服用某种药品。《申报》广告主可分为五大类："医院、诊所、药房、制药公司与进口洋行，医院又可分为综合医院和专科医院两类。"其中，"综合医院的广告全为西医医院所刊登，并没有看到中医医院的广告。"②"专科医院规模较小，绝大部分亦为西医，如产科医院、眼科医院、牙科医院、戒烟医院等。"③"诊所的规模较医院为小，通常只有一位医生。"④《申报》医疗广告中诊所广告数量甚多，中西医皆有，但西医医药远远超过中医中药，这与上海的中西医人数形成了强烈反差，据统计，"民国十六年至二十二年上海中医师有 4681 人，西医有 596 人"，⑤"中医人数是西医人数的 8 倍左右，但在广告量上，中医广告大概还不到西医广告的一半。"⑥ 这表明，"在民国初年，较多的西医开始进入中国社会，不少的西医师为了增加知名度，于是在报上大力宣传，希望能籍此而招揽到更多的生意。"⑦ 药品广告中，也是西医占优势，一些西药公司如"美商兜安氏西药公司、英商第威德公司、美国纽约利亚化学制药公司、江逢治制药公司、大生制药公司等"长期在《申报》上做广告，其中美商兜安

---

①　黄克武：《从申报医药广告看民初上海的医疗文化与社会生活（1912—1926)》，《"中央研究院"近代史研究所集刊》，1988 年第 17 期下册，第 143 页。

②　黄克武：《从申报医药广告看民初上海的医疗文化与社会生活（1912—1926)》，《"中央研究院"近代史研究所集刊》，1988 年第 17 期下册，第 145 页。

③　黄克武：《从申报医药广告看民初上海的医疗文化与社会生活，1912—1926》，《"中央研究院"近代史研究所集刊》，1988 年第 17 期下册，第 147 页。

④　黄克武：《从申报医药广告看民初上海的医疗文化与社会生活，1912—1926》，《"中央研究院"近代史研究所集刊》，1988 年第 17 期下册，第 149 页。

⑤　上海市政府秘书处编：《上海市政概要》（第七章"卫生"），1934 年印行，第 6 页。

⑥　黄克武：《从申报医药广告看民初上海的医疗文化与社会生活，1912—1926》，《"中央研究院"近代史研究所集刊》，1988 年第 17 期下册，第 150 页。

⑦　黄克武：《从申报医药广告看民初上海的医疗文化与社会生活，1912—1926》，《"中央研究院"近代史研究所集刊》，1988 年第 17 期下册，第 150 页。

氏西药公司广告量最大，其产品"兜安氏密制保肾丸"长期刊登巨幅广告，"堪称居于民初各类医药广告之冠"。①

由于长期接受医药广告的宣传攻势，加之都市生活的前卫性，上海市民的医药观念和健康意识，最能体现国人社会接受西医西药的新潮。媒体上大量有关疾病成因的探讨，使市民意识中同时融入了中医"阴阳五行论"与西医"病菌论"的观念，中西医理论互相交杂，导致了市民选择医疗方式的中西参合。黄克武把民国初期上海人的医疗观念归为三类："第一种类型相信中医，排斥或不知道西医，这些人生病时会依一些自己熟悉的药方至药店抓药，或购买中药成药，自我治疗无效之后则向中医师求诊。第二种类型相信西医而排斥中医，这些人生病时会先到西药房购买成药，无效的话则至西医诊所或医院看病。第三种类型较复杂，他们并不清楚区别中医与西医，而是普遍地从外界吸收参差不齐的医疗观念，再依不同的病况采取不同的措施。"②从报刊史料来看，"第三种类型的医疗观念在民初上海十分普遍"。③三种医疗观念并存，反映了上海市民追求实效的功利目的，在患者那里，中西医兼用，对双方并无尖锐的对立情绪，

胡俊修透过对《申报》广告的研究，深入考察近代上海社会生活的变迁。他分析认为，上海人十分关注自我健康，对西医西药青睐有加。如1933年《申报月刊》全部12期共登载医药广告81条，各种药品种类齐全，其中"治疗性药品广告就有34条，占总比42%，高居榜首。"在上述34条广告中，其中"止咳润肺类药品5条，治疗性病药5条，退热止痛类药3条，治疗神经衰弱、失眠多梦症药3条，治疗痢疾药3条，胃肠病药3条，治霍乱等瘟疫药3条，心

① 黄克武：《从申报医药广告看民初上海的医疗文化与社会生活，1912—1926》，《"中央研究院"近代史研究所集刊》，1988年第17期下册，第153页。

② 黄克武：《从申报医药广告看民初上海的医疗文化与社会生活（1912—1926)》，《"中央研究院"近代史研究所集刊》，1988年第17期下册，第171—172页。

③ 黄克武：《从申报医药广告看民初上海的医疗文化与社会生活（1912—1926)》，《"中央研究院"近代史研究所集刊》，1988年第17期下册，第172页。

血管疾病药 2 条，眼疾治疗药 2 条，急救药 2 条。"①

民国时期，各种医药广告充斥报端，中西药品竞相兜售，使民众受益，他们通过看医生和服用药品，得以治疗疾病，强健体魄，延续生命。受益于现代医学的福祉和惠泽，更加促成广大民众生命意识的提升。

第二节　中西医学的双向适应

西方医学在华传播过程中，既受到一些民众的认同与信赖，也遭遇了一些抵触与抗拒。西医要让整个中国社会完全接受和信任，就必须主动地、审时度势地适应中国文化，调整行医策略。就中医而言，在面对西医文化的冲击和挑战时，要想自我生存，也必须顺应时势，能动地适应和接受已经变化了的文化环境，实现与西医的双向适应。

一、来自本土文化的反弹

前文多次阐述，西方医学在中国日益受到民众的信赖，可与此同时也遭到了一些无情的抗拒。王晓朝在论述文化传播的双向性时认为："从中国一方来看，传教士遇到了同情者，也遇到了敌人。一批中国儒生士大夫对西教士跨越大洋传来的天学能与自己的传统相合而感到欢欣；而更多的保守知识分子坚决谴责西学，认为这些异端邪说有违中国的社会、政治、道德秩序，是为西方侵略作先驱。"② 这一论断同样适应于西方医学在华传播的早期遭遇。

杨念群认为，"西医进入中国之初，由于采取的外科手术方式尽管有可能

---

① 胡俊修：《近世上海市民社会生活的解读与建构》，华中师范大学 2004 年硕士学位论文，第 15 页。
② 王晓朝：《文化传播的双向性与外来文化的本土化》，《江海学刊》1999 年第 2 期。

治愈中医无法治愈的疾病，却无法让中国人接受其解剖原则指导下的治疗原则，以至于引起种种误解，一度酿成了相当频繁的教案。西医的一些理念也往往和中国的伦理行为相冲突。"① 民国年间，西南联大社会学系学生在昆明进行医学调查，当被问及为什么相信中医时，有人回答："西医讨厌，什么地方都要看。"另一回答更是耐人寻味："西医老说，病是会传染的。如果是个好好的人，哪会碰到那么倒霉的灾星。倘若病是真会传染的话，家里有人病，谁去服侍他。"② 这种现象"反映了民众的空间观念无法与西医中封闭的医院管理概念相互协调"。③

在频繁的教案背后，始终隐含着异质文化的冲突。整个清季乃至民初，"西医与普通民众都处在一种彼此试探性的接触之中，这种试探性的接触影响并调整了彼此关系的维度，"④ 许多教案的发生都是医患关系超越自身张力的体现。随着教会医学在华传播规模的扩张，西医院在"医学殖民"的过程中也遭遇到中国本土文化的强烈抵抗。有学者统计，在344个近代教案样本中，由谣言引发冲突的教案有202起，在这202起教案中，因怀疑教堂迷拐幼孩是用来挖眼剖心做药引，即所谓"采生折割"而引起的教案占到48起，占全部教案的近四分之一，而且这类教案造成的后果在力度上要比其他原因导致的教案更为严重。⑤

龙伟认为，这类因"采生折割"引起的民教冲突，"反映了西医与中国本土文化资源存在着某些相斥的要素。在西方视为'科学'的近代医学，却被中国民众视为'妖术'，观念的差距和彼此的'误读'最终酿成悲剧。"⑥ 历史的真实是，在五四新文化运动倡导"科学"救国之前，真正认同西医的只是部分

---

① 参见杨念群：《再造"病人"》，第194页。

② 车溢湘：《昆明市健康及卫生之调查》，西南联大社会学系毕业论文，1940年5月，第30—31页。此处转引自杨念群：《再造"病人"》，第194页。

③ 参见杨念群：《再造"病人"》，第194页。

④ 龙伟：《民国医事纠纷研究（1927—1949）》，第49页。

⑤ 苏萍：《谣言与近代教案》，上海远东出版社2001年版，第217页。

⑥ 龙伟：《民国医事纠纷研究（1927—1949）》，第51页。

精英和一些受惠于西医的民众，而大多数中国人对西医更多地持猜疑和质问态度。由于中西异质文化巨大差异的深刻背景，西医从一开始就与中国许多传统观念产生碰撞。西医破坏性的外科手术，早期曾让中国民众望而却步，其人体解剖以及保存人体标本用于科学研究的做法，更令中国民众产生恐慌情绪，甚至到 20 世纪 30 年代，仍有部分民众对西医以"机械"加于"人身"的方式忧心不已。在 1929 年爆发的中西医论战中，仍有不少中医以此作为攻击西医的论据，认为西医不适合落户中国。虽然以"科学"相标榜的西医以浩荡之势长驱直入，但根植于中国民众意识中的传统观念却如此根深蒂固，以至于双方在不同的境遇中难免遭遇新的冲突。

在近代中国，除了因对西医的误解导致的教案以外，炽热的"民族主义"浪潮也给教会医学的发展带来重挫。这种冲突的原因已经超越了个人的医事行为和医疗观念，而是"排外"运动对教会医院背后的西方文化背景的迁怒。北伐战争期间，在民族主义热潮的荡涤之下，基督教被视为帝国主义在华殖民统治的帮凶，一些教会医院被斥为帝国主义分子的巢穴，一度遭到攻击和破坏，一些外籍医师也纷纷返回母国。这种民族主义情绪甚至在本土医学团体内部，也充满着中西医对立的火药味。以中华医学会为例，该会与中国博医会合并以后很长一段时间内，具有中西文化、教育背景的会员之间依然存在扞格不谐的纷争，尤其是在"民族主义"话语高涨之时，体现在医学会身上的中西文化冲突就表露无遗。据金宝善回忆："1941 年中华医学会在昆明举行年会时，有一位某医学院的教授登上讲台，照例很自然地用英语作报告。同济大学医学院一位教授站起来气愤地大声说，'中国还没有消亡，为什么在中国人自己的学会上要用外国语来作报告？'"① 可见，即便在西医团体内部，文化的分歧和冲突也是存在的，这种分歧和差异不仅发生在西医各派别之间，也发生在西方文化和民族主义之间，对西方模式的全盘复制，自然会触动一些中国人敏感的民族自尊心。

---

① 金宝善：《旧中国的西医派别与卫生事业的演变》，《文史资料选辑》第 1 辑，第 130 页。

无论是清末民初非理性的民教冲突，还是民国时期非基督教运动中对教会医院的冲击，以及此伏彼起的中西医论争，都可以视为中西医及其背后的一种文化纠葛，形成这种纠纷的原因是，一种外来的医疗制度、医疗文化与中国传统的民族心理、社会文化等因素的交织与冲突。面对如此激烈的本土抵御，西医不得不改变传播策略，并力图对中国社会和文化氛围主动适应。

二、西医在地化的适应与调整

学界有关中国近代性的讨论，主要服膺于费正清的"冲击—回应论"，在这一理论模式的比照下，对中西文化的撞击只能理解为：西方文明、科技、制度主动入华，中国只能被迫做出反应。但是，中西医学的交流似乎有悖此理，它是一个更为复杂的过程，双方的交流不是单向的，而是双向的。西医在华传播和发展并让中国社会接受，就有一个主动地、审时度势的文化适应和调整的过程。[①] 李克特认为："在近代中西文化碰撞、竞争与相互作用这一动态进程中，传教士自身也在不断地转变和调适，以寻求一种更有效的方式。"[②]

（一）教会医学的自我调适

近代中国是一个拥有名义上主权的半殖民地国家，并没有成为真正意义上的殖民地。近代西方医学的传入，是从 19 世纪 30 年代开始，经由欧美基督教医疗传教士在各地创办的医院和诊所而实现的。李尚仁认为："西方医学进入中国的过程和风貌，既具有某些殖民医学的重要特征也有重要的差异，包括缺乏殖民统治的力量来推动公共卫生措施、法规和正式的医疗教育机构。较之于

---

① 张嘉凤、高晞、陶飞亚等学者都曾不同程度地论及西医对中国本土医疗知识体系的认知及其各种适应和调整，标志着有关华人社会对西医西药的推动作用的研究浮出水面，胡成的研究极大地深化了学术界对这一问题的揭橥和理解。

② ［美］小摩里斯·N.李克特：《科学是一种文化过程》，顾昕等译，生活·读书·新知三联书店 1989 年版，第 53 页。

殖民地，来华西方医师必须在更大程度上和中国官方和地方各种民间力量协商与妥协。"① 因此，"西医动摇了以往欧洲中心史观片面强调西方知识进入非西方社会时的无所不在，或无所不能的普遍性。在中国、印度以及许多其他地区，现代西方医学的进入并没有导致传统医学的消亡，后者反而在西方医学挑战下经历种种变革调试而展现出崭新的风貌和强大的活力。"②

不可否认，西方医学借助一定的条约特权在中国拓展，具有殖民性特点，但是其殖民医学的成色不足。不仅表现在殖民统治力的薄弱，还表现在殖民医学的力量不足即人数上的绝对劣势，甚至在技术上除了外科以外也没有多少优势，早期的中西医水平或在伯仲之间，难分高低。③1943 年范行准先生在《明季西洋传入之医学》一书中坦言：明季传入之西洋医学，基本上还是欧洲上古时期之医学，即便是当时欧洲最先进的医学，亦充满中古气息，其治效远不足与中医相比，利玛窦也有类似的看法。④ 逮至 1850 年前后，"西洋医学虽在专业分类、解剖学和外科学方面较华医更为精致和完备，但在其他疾病的治疗方法和手段方面尚没有太多优势。"⑤

西医深刻认识到，要推动现代医学在中国的发展，取得民众的普遍信仰，就必须缩短与民众的距离，在医疗空间与治疗策略上有所改变，使西医走向社会化、平民化，即所谓西医在地化适应。杨念群认为：西方医学进入中国时，不论诊断与医疗的进行方式或是空间安排与医院管理，都必须因应当地文化习

---

① 李尚仁：《帝国与现代医学》，第 2 页。

② 李尚仁：《帝国与现代医学》，第 13 页。

③ 赵洪钧认为，在中国近代医学史上，西医学并不像其他近代科学那样对华具有全面的优势而一帆风顺迅速输入中国。西医学的传入有些例外，就是中医作为一种传统医学，早已具有一定的技术和文化优势，其发达程度是近代自然科学从来没有遇到的。即使抛开世俗的信仰，我们也必须承认中医当时在许多方面的优越性，至少在临床实践上这样说是完全不过分的。不然我们就不能很圆满地解释何以 20 世纪以前西方医学长时期尝试传入中国而收效甚微。参见赵洪钧：《近代中西医论争史》，第 26 页。

④ 参见何小莲：《西医东渐与文化调适》，第 38 页。

⑤ 转引自胡成：《医疗、卫生与世界之中国（1820—1937）》，第 65 页。

俗而折中变通，如此才能赢得当地人的接纳。① 近代中国幅员辽阔，社会经济发展参差不齐，社会风俗千姿百态，"五里不同风，十里不同俗"，对于初来乍到的西洋医生来说，要想顺利地融入地方社会和民众之中，消除华人病家的疑虑，赢得充分信任，就必须顺应民风民情，在地化调整医疗策略，寻求一些能为华人社会所接受和认可的治疗方式。1887 年，数十位医疗传教士聚集上海，议决成立"博医协会"，其"宗旨之一就是要为各地的医疗传教士们讨论如何利用华医药，消除华人顾忌的医疗实践，提供组织化、机构化和专业化的交流平台"②。

在诊疗方式上的改变，是西医传教士较早作出自我调适。医疗传教士们意识到，西方医学之所以一开始不受欢迎，不断遭到华人的怀疑及抵触，一个重要原因就是"西方医院治疗的隐秘性与中国医疗过程的公开性具有很大的不同，西方医生要想得到中国人的充分信任，就必须被迫使西医技术认同于这种公开性的特征，以克服中国病人的陌生感与距离感"。③ 不少医疗传教士也确实在诊疗的公开性方面屡有动作，前文所述"大树底下动手术"就是最著名的一例，教会医师实施这种开放公开的医疗行为，目的是让民众明白西医手术并没有国人想象中的秘密和圈套。类似的例子不一而足，医疗的公开化在相当程度上消除了中国人对医院的陌生感。④

早期来华医师采用的视诊、触诊、叩诊和听诊等诊疗方式，常常"让华人病家对西洋医生们的诊断能力和资质产生不信任感"。⑤1880 年抵达太原的萧斐德说：检查华人病患的脉搏，应被视为一项重要的诊断程序，"大体上要按照当地华人病家的习惯依次对右左手进行检查"。⑥1887 年，在华行医三年多

---

① 杨念群：《"地方感"与西方医疗空间在中国的确立》，《学人》（第 12 辑），浙江文艺出版社 1997 年版。

② 胡成：《医疗、卫生与世界之中国（1820—1937）》，第 69 页。

③ 杨念群：《再造"病人"》，第 69 页。

④ 杨念群：《再造"病人"》，第 70—71 页。

⑤ 胡成：《医疗、卫生与世界之中国（1820—1937）》，第 70 页。

⑥ 胡成：《医疗、卫生与世界之中国（1820—1937）》，第 70 页。

的赖夫斯奈德（Reifsnyder）在《博医会报》上发文，认为如果要让华人病家满意，外国医生最好也像华人大夫那样号脉。① 再至 1890 年 5 月，在博医协会于上海召开的学术研讨会上，澳门行医的汤姆森建议与会者最好按照当地人习惯，诊断时尽可能为病人号脉，说这是为了更好地与病家进行交流，以帮助他们确立治愈疾病的信心。② 到 20 世纪初叶，尽管在华医疗传教士已超过 200人，开办的医疗机构多达 100 多所，每年诊治的病人也达百万以上，但他们并不像在印度等殖民地的同僚那样拥有文化霸权和行政执法权，本土医学依然是华人所信服并受到地方官员认可的一种最被接受的选择。

当年陈志潜等人提出并实验的"社区医学"，就是"西医针对不同社会和文化背景对病患采取不同的治疗对策"。其核心要旨是"力图使西医与地方资源包括民众的'地方感觉'相协调，做到在一个空间中和平共处"③。景军认为："简化西医行医手段，通过依靠现存的社会组织和给这些组织注入新的机制来提高公共卫生制度的有效性的决定，是将西医应用于乡土中国的重要步骤。"④ 这一论断被徐志明在清河乡村试验区的实践所验证，徐志明利用身兼数职（集保长、小学校长、医生于一身）的优势，以及乡绅阶层在乡村社会独特的支配权，"逐渐把西医导入了乡村本土化运作的轨道，同时自己在获得新的经济来源的情况下，不断地使西医技术能够变通地适应乡村社会的人情网络规则，以获取乡民的信任。"⑤ 徐志明还灵活地改变了西医"所奉行的一些规则，如相对封闭的医院管理空间及严格规定的门诊时间"，以适应中国农村普通乡民的生活节奏及空间观念。他采取贴近中医的方式来变更西医的诊疗策略，"如门诊设置的时间不固定，以及范围广大而次数频繁的出诊。因为乡民普遍缺乏准确

---

① Reifsnyder E."Methods of Dispensary Work." *The China Medical Missionary Journal*, June, 1887, Vol.1, No.2, pp.67-69.

② 胡成：《医疗、卫生与世界之中国（1820—1937）》，第 70 页。

③ 杨念群：《再造"病人"》，第 196 页。

④ 景军：《定县实验——社区医学与华北农村（1927—1937）》，载《陈志潜教授学术思想研讨会论文汇编》，第 16 页。此处转引自杨念群：《再造"病人"》，第 196 页。

⑤ 杨念群：《再造"病人"》，第 198 页。

的时间观念，原来徐志明根本没有确定准确的出诊和门诊时间。后来规定上午门诊，下午出诊，但上午应诊时间仍不确定，病人随来随治。"①

在医院制度上，医疗传教士也作出一些适应性改变。在19世纪的中国，教会医院和教堂往往结为一体，是传教士宣教活动的一个组成部分，医院往往是教堂的附属机构，普通百姓在"早期根本无法分清教堂与医院的真实区别，而仅仅一致地把它们视为强行嵌入社区生活的神秘空间"。②而按照现代医学规则建立的教会医院，在管理规则上的与世隔离及治疗过程的隐秘性，无法"满足中国人的地方意识对医治过程的传统体验"（杨念群语），民众也集中表现出对医院委托制的不信任态度和抵触心理。为此，医院方面不得不在管理和设施上做出适宜于华人心态的文化适应。

虽然进入20世纪以后，许多教会医院在设施和管理上做出更为专业化的调整，但教会医院制度在传入中国之初，并没有完全模仿和移植西方医院制度的全部规程，而是为了适应和扎根中国社会而进行了一些调整，如鉴于中国传统社会男女有别、男女授受不亲的固有观念，"有的教会医院分男院部、女院部，后来又有女医院的设立，护士制度在起初也实行男、女护士分别护理男、女病人的制度。"③

为了消解中国人对医院内部的神秘感和恐惧感，一些医院还模仿家庭环境，考虑"在纯粹临床治疗的理性监控之外，设法保留或者模仿出病人原有的家庭环境及人际关系，从而最大限度地消除病人的疏离感"。④雅礼医院的胡美院长在布置诊室时就曾刻意而为，他认真地说："我们决定使房间保持开放状态，以使每个人能自由地进入和到处参观。"⑤于是"在走廊的两侧仅仅布置了四个相邻的工作间，走廊则直接通向街道，以使整个诊所空间能置身于相邻

---

① 马树茂：《一个乡村的医生》，燕京大学学士毕业论文，1939年6月，第61页。转引自杨念群：《再造"病人"》，第198—199页。

② 杨念群：《"地方感"与西方医疗空间在中国的确立》，载《杨念群自选集》，第419页。

③ 李传斌：《条约特权制度下的医疗事业》，第197页。

④ 杨念群：《杨念群自选集》，第432页。

⑤ Edward H.Hume, M.D. *Doctor West: An American Physician's Life in China*. p.42.

的那些小旅店和商店之中，好像和它们没有什么区别"。① 无独有偶，在教会机构的一份报告中有这样的记载："为了克服中国人对医院产生的反感，在健康状况允许的情况下，我们给予住院病人以全部的自由，允许他们出门进城和接受任何拜访。……为了取得更多的信任，每天从一点开始直到持续几个小时，我们都会打开医院的主门和住院病房的门，中国的外诊病人可以直接进来拜访他们的医院同胞并自由交谈。"最后，"甚至到了病人想进就进、想出就出的地步。病人在他们认为最合适的地方睡觉，从事他们想从事的一切活动"。② 杨念群对此有过精辟的总结："事实证明，家庭与亲属关系的引入，使得医院缩短了与传统社区之间的距离，也使得病人的家庭成员有机会了解西医治疗的全过程和异于中医的方法，打破了空间上的神秘感，住院人数也由此而不断增加。"③

（二）学习华语与研究中医

语言是交流和沟通的纽带，熟悉东道国的语言或许是西医取得本土信任的重要一步。西医最初兼有的布道使命驱使他们必须学习汉语，艰涩难懂的各地方言更令教会医师伤透脑筋，语言上的障碍加大了布道和行医的难度。因此，早期的医疗传教士都有过学习汉语的经历，伯驾来华之际与华人的交往所受限制不大，可以自由与华人交流。到19世纪60年代，由于清政府曾一度禁止华人与在广州的洋人交往，这些西洋医生只能先在新加坡学习中文和广东话，此时西洋医生往往先在广州、上海、芝罘（现山东烟台）等地落脚，突击学习几个月的汉语，然后才前往创办医院的地点，继续学习当地方言。④ 合信在《全体新论》的序文中记述了他的学习华语的经历："予来粤多年，施医之暇，时习华文，每见中土医书所载骨肉脏腑经络，多不知其体用，辄为掩卷双

---

① 杨念群：《再造"病人"》，第72—73页。
② 杨念群：《再造"病人"》，第73页。
③ 杨念群：《杨念群自选集》，第433页。
④ 胡成：《医疗、卫生与世界之中国（1820—1937）》，第71页。

惮。"①1883年主持苏州博习医院的柏乐文是一个成功的例证，一次他为一富家女孩看病，这个女孩看见卷发蓝眼的外国人十分害怕，顿时惊恐万状，哭闹不已。不过当听到这位外国医生和她讲同样的苏州方言，说了些安慰性的话后，这位女孩立刻平静下来，很快接受了治疗。同样，1905年抵达长沙的胡美医师，也花了很长时间学会了一口长沙方言。②胡美在为一位患白内障的老年病人进行治疗时，先期也做了不少说服工作，以至于这位老人在治疗之后诚恳地说道："先生的表达很清楚，知道不少我们本地的方言，我已把你当作湖南人了。"就此，胡美兴奋地写道："这位中国老人的话给了我巨大的鼓舞，我没有白费我的中文老师的时间。"③

西医的在地化"适应"还表现在对中国传统医学的关注和了解。④早期来华的教会医师清楚地意识到，西医入华以后不可避免地遭遇中国传统医学，此后会和中医学共同存在并构成二元制医疗格局，要想与中医并存共处，就必须认真了解中医体系。否则，西医在医疗过程中将难以同通晓中医话语的病者沟通。另外，在与华人病家接触过程中，一些西方医师还意识到，对中药治疗的效用研究，可以作为西方现代医学手段的有效补充，甚至在西医药匮乏的地区，可以借助中医药来施医开药。而"一些与教会医师有接触的中国精英也曾呼吁这些医师要正视和了解中医"。⑤

据陶飞亚考察，"西人最早了解中国医学，大约发生在元代中西交通的过程中。但真正实地接触和观察中国医学并一直持续下来，应该从明末清初的耶稣会士来华算起。"⑥1671年，第一本介绍中国诊脉的著作在欧洲翻译出版。波

---

① 转引自李经纬：《西学东渐与中国近代医学思潮》，第64页。

② 胡成：《医疗、卫生与世界之中国（1820—1937）》，第71页。

③ Hume EH. *Doctors Eest and Doctors West: An American Physician's Life in China*. New York: Norton.1946, pp. 80, 48-49.

④ 此方面研究的代表作有陶飞亚的《传教士中医观的变迁》，《历史研究》2010年第5期。胡成、何小莲、李传斌等人的研究中也有涉及。

⑤ 陶飞亚：《传教士中医观的变迁》，《历史研究》2010年第5期。

⑥ 陶飞亚：《传教士中医观的变迁》，《历史研究》2010年第5期。

兰耶稣会士医师卜弥格是向欧洲介绍中医学最多的西方人，他在《中国医药概说》中，详细介绍了一些中草药品种和中医处方。德国医师克莱叶"在1682年出版的译著《中国临床》中节选了《王叔和脉诀》《脉经》《难经》和《黄帝内经》等中医经典"①。客观而言，这一时期的医疗传教士以及受其影响的西方人还是乐意了解和学习中医的。

1807年，陶飞亚认为："英国伦敦会传教士马礼逊来华，标志着基督新教与中国接触的开始"。②马礼逊本人就对中医中药感兴趣，他购买中国医学典籍，和另外一个教会医师李文斯顿合作，共同研究中国传统医药和各类疾病分布特点。在马礼逊的澳门诊所内，"配备各种中草药，并收藏了八百多卷中医药书籍，还聘请一位在当地有声望的老中医和一位中草药专家，到诊所讲解中医中药。"③李文斯顿坦陈自己研究中医药的目的是，想了解中医药及其疗法是否"可以对现今西方所掌握的、能减轻人类痛苦的手段再做点补充"。④

早期进入中国的西洋医生几乎都有接触本土华人医生的经历，并对华医留下深刻印象。李温斯顿算是其中一个杰出代表人物，他虽在澳门东印度公司供职，但"每天上午抽一两小时前往马礼逊的诊所参与治疗，认识了诊所聘用的一位著名中医和一位药剂师"。诊所里还有一位通晓中药的行家，"为了方便李温斯顿的研究，马礼逊还特意从这位通晓中药的行家那里购买了其所存药草的全部样品，并请他向李温斯顿讲解其所采集、出售的各种草药的名称和效用。李温斯顿见证了华人医药在治疗某些疾病方面的有效性和合理性。"⑤在这位华人医生和药剂师的共同参与下，马礼逊的诊所当年共治愈了300位病人，没有一个死亡，其中只有"一些病人是用西药治好的"。⑥其他著名的教

① 陶飞亚：《传教士中医观的变迁》，《历史研究》2010年第5期。

② 陶飞亚：《传教士中医观的变迁》，《历史研究》2010年第5期。

③ 陶飞亚：《传教士中医观的变迁》，《历史研究》2010年第5期。

④ K.Chmin Wong and Lien-teh Wu, *History of Chinese Medicine*, Shanghai: The Mercury Press, 1936，上海辞书出版社2009年重印，第307页。

⑤ 胡成：《医疗、卫生与世界之中国（1820—1937）》，第63—64页。

⑥ 马礼逊夫人编：《马礼逊回忆录》，顾长声译，广西师范大学出版社2004年版，第158页。

会医师也有类似的经历，如 1827 年郭雷枢在澳门重开眼科医院，1835 年，伯驾在广州开设眼科医局，都曾着意考察了当地华医的治疗方法。有一位叫道宁（Downing）的医师因为醉心于中医药，甚至和当地的一位华人药师结交为友。"一次这位华人药师患病，道宁为其开具药方，便有机会看遍了药房里的一切药品"，[①] 道宁称之为"我的专业兄弟"。这位药师还"从别人意想不到的角落里拿出他最珍贵的灵丹妙药，让他看到了第一手的中国药物学"。[②]

在沪上行医的教会医师韩雅阁，更是致力于中国医药文献的高深研究，其 1864 年发表的学术论文《医学和中医的实践》，为他赢得了爱丁堡皇家外科医学院成员的资格，文章涉及对中医学名著和中医人物的描述和评论，所述中医著作多关涉中国古代医生关于疾病症状的论点，玄妙的医理、阴阳五行学说等，文章还深刻剖析了中医错过了世界医学进步潮流的原因。[③]

许多医疗传教士都是医师兼汉学家，他们在自己的著述中都着眼于向自己的母国介绍中国和中医学，一些人还翻译和介绍一些著名的中医典籍。如斯密斯在 1887 年完成的《中国药料品物略释》，其主要内容都译自《本草纲目》。这些传教士一边研究中医药，一边思考着中西医学的差异和中医的发展前景，德贞在他的《全体通考》中，除了介绍西医的人体结构知识以外，还有更深层次的含意，即希望中医与西医共同进步和发展，融入世界医学发展的潮流之中。无独有偶，合信、嘉约翰以及其他教会医师都曾有过类似的设想，他们的一个共同思想是："建议中国医学界依靠西方的医学教育和医师考核体系，改革现行的医事制度，以促进中国医学的发展。"[④]是否可以说，这是早期中西医结合思想的萌芽？

不独医疗传教士个人如此，一些医学组织和团体也曾尝试研究和利用中草药。1887 年，刚刚成立不久的博医协会，在首次会议上就讨论了如何利用中

---

① 陶飞亚：《传教士中医观的变迁》，《历史研究》2010 年第 5 期。

② Linda L. Barnes, *Needles, Herbs, Gods, and Ghosts: China, Healing, and the West to* 1848, p. 296.

③ 参见何小莲：《西医东渐与文化调适》，第 152—153 页。

④ 参见何小莲：《西医东渐与文化调适》，第 154 页。

医药问题。会后,《博济会报》以编辑部的名义刊发了《中草药》一文,指出在华医疗传教士们最初是借助印度药物学,进而了解到很多与之相似的中医药。后来的《博医会报》还陆续刊登了一些西洋医生尝试利用中草药,乃至土方、偏方进行治疗的成功案例。1916年,康德黎医师在《博医会报》撰文,介绍中医针灸疗法的良好功效,编辑部同期刊发评论,称这是一篇有趣的文章,并强调这是华人病家熟知、更愿意接受的治疗方法。[①]

胡成中肯地总结了教会医师关注中医药的原因:"一方面,固然受其教育和文化背景的影响,即近代西方科学理性对未知世界不懈追求的驱动;另一方面,则还由于西药的补给不易,受客观条件制约,不得不因地制宜,变通行事。"[②] 正因为西药的得之不易,1858年合信在译述《内科新说》时,虽然主要介绍西药的疗法,但在药剂部分则加注了不少中药,他认为:"有必须备用,无者间用番药,以补中土之不及。但番药品味甚多,不能详述,今所选用,皆易购之品。近日上海粤东各港口有番药房,华人购买甚易,或有相识番友,托其寄资泰西购至,价尤廉也。"[③]

三、中医的自我调适

(一)西医对中医的影响

首先,"西医的基础学科模式对中医基础学科形成的影响,现代的中医基础学科形成于民国时期,如许半龙的《中国方剂学概要》、姜春华的《中医基础理论》、张赞臣的《中国诊断学纲要》等。"[④] 近代西方医学的基础学科分科,为现代中医基础学科形成提供了学术范式。例如借鉴西医体例编撰的《中国诊

[①] 胡成:《医疗、卫生与世界之中国(1820—1937)》,第74—76页。
[②] 胡成:《医疗、卫生与世界之中国(1820—1937)》,第76—77页。
[③] 合信:《内科新说·例言》,管茂材撰,鸿宝书局清光绪二十八年(1902)刊本,第1页。
[④] 王慧、吴鸿州、叶兴华:《略论民国时期西方医学对中医的影响》,《南京中医药大学学报(社会科学版)》2011年第12卷第2期。

断学纲要》，就为后来的中医诊断学的形成与发展奠定了理论基础。

其次，西医的实证分析法对中医的影响。例如民国时期的谭次仲、陆渊雷、祝味菊等中医在中医研究中都运用过实证分析法，旨在使中医学走向标准化、科学化。最具代表性的是一代名医祝味菊，为了提高中医的检验标准，使之更为科学化，祝味菊建议创办实验医院："每一个病人进入医院后，必须经过严密的科学检查，先确定其病名，然后分别予以治疗，记录其治疗之过程、转归与预后，汇集而统计之。"他进一步设想："假使统计上指出某一种病，系采用某一种药物，及至某数种药物，遂造成这痊愈的结果，就可以逻辑地推知某一种药，及至某数种药物，是对于某种病是有特效的，因此知道'中医之有效，效在于药'。这被鉴定的有效药物是研究药物的原始原料，以此为据点再进一步研究这一种药物，及至数种药物中，谁是治疗的主体，再研究这主体的药物，其主要成分是什么，其有效于某病的原因是什么，从感性认识发展到理性认识。"[1]

再次，西方医学对传统中医的重要影响之一，便是注重中医单味药有效成分的科学分析。西医较为通用的分析方法，就是通过实验室和临床实践，得出科学的分析结果。对中医单味药的科学化分析，是民国时期中医药研究的重要内容之一，最为著名的是 20 世纪 20 年代，药理学家陈克恢主持的对几十味中药的研究，用科学方法提取麻黄素及当归的有效成分。此外，陈果夫倡导的常山抗虐效果分析，是利用临床数据及实验室等现代科学手段来分析中草药药理成分的典范，当时的《科学》(Science) 杂志专题刊发《三十年中药之科学研究》一文，把常山抗疟行动视为"20 世纪 40 年代中国重要的中医药研究成果"。[2]

总之，民国时期中医药学受到现代西医的影响很多，中国传统医学在享受并推崇西医先进技术的同时，有效地部分吸收了西医学的理性知识和科学方法，丰富了中医的自身学科体系。

---

① 祝味菊：《伤寒质难》，福建科学技术出版社 2006 年版，第 206—207 页。

② 张昌绍：《三十年中药之科学研究》，《科学》1949 第 31 卷第 4 期。

（二）中医对西医的仿行

首先，对西医人才培养模式的借鉴。在中西医论争中倍感压力的中医界精英人物看到，中医传统的带徒式培养方式已然不能适应近代医学发展的需要，要想使中医发扬光大，就必须改变中医传统师承模式，借助西方现代医学的传授模式，实施规模化教育，通过创办现代学校来传播中医知识和技能。孔伯华认为："理法臻于至善，达于全球……必先从教育人才始。"[1] 中医界有识之士开始仿效西方，兴办中医学堂以培养中医学生，成立于 1885 年的浙江利济医学堂"是中国近代民间第一所中医学堂，主要传授中医学知识。该学堂的教科书除《内经》《伤寒论》外，均是自编，如《利济元经》《卫生经》《蛰庐诊录》等"[2]。利济医学堂开风气之先，不拘一格办学，同时向学生传授中西医知识，学堂创始人陈虬道出建院宗旨："余建院讲授医经之外，兼收杂家靳为明体达用之学。"[3] 创办于 1901 年的江西中医学堂，在医学人才培养上"也不局限于只授中医，其实是一所中西两系统并存的学校。学校授《医宗金鉴》《内经》《难经》《伤寒论》《金匮》《中脏病源》《脉经》《本草》等中医课程，也授化学、解剖、光学、声学、热学、药理等西方医学必修的课程"[4]。北洋政府时期，中医界为了自身生存与发展需要，积极争取教育立案，谋求中医列入国家教育系统，虽未达到目的，但最终还是迫使当局让步，允许民间可先行自谋组建中医学校，于是相继出现一批中医学校。[5] 这些学校在重视中医经典教学的同时，也融入了西医知识的介绍和吸收，例如上海国医学校的办学宗旨就是"博采各家之说，而归于一；打破中西之见，唯真理是求"。[6]

---

① 孔伯华：《孔伯华医集》，北京出版社 1988 年版，第 12 页。

② 转引自邓铁涛编：《中医近代史》，广东高等教育出版社 1999 年版，第 124—125 页。

③ 陈虬：《序》及《利济教经》，《利济学堂报》第 1 册，光绪二十三年丁酉（1897），无页码。

④ 转引自鲁萍：《晚清西医来华及中西医学体系的建立》，四川大学 2003 年硕士学位论文，第 116 页。

⑤ 有关中医教育的内容，本章仅略涉及，详细参见邓铁涛编：《中医近代史》，或邓铁涛、程之范主编：《中国医学通史》（近代卷），第 195—241 页。

⑥ 《上海中国医学院院史》，上海科学技术出版社 1991 年版，第 8 页。

　　其次，效法西医院，兴办新型中医院。① 前文所述，近代西医在中国的传播是从教会医院和诊所开始，20 世纪以后，西医医院在华迅猛发展，给中医界以无穷压力。民国时期，一些民办中医院也相继兴起，这些医院一般分两种，一种作为中医学校的教学基地，多半分布于城市，如广东中医药专门学校的附属医院就是 1927 年兴办的广东中医院，该院也是中国近代史上持续时间最长的中医专科医院。此外负有盛名的还有上海广益中医院、北京中医学校附属医院等。另一种是独立开设的中医院，其规模不大且带有慈善色彩，如杭州惠孚医院。这个时期兴办的中医院对西医一般持开放态度，且有限度地容纳之。例如，裘吉生创办的杭州三三医院，这是国内最早的中西医结合医院，医院"以中医为主，西医为辅，延聘富于学识经验的专门医生，分科诊治，凡中西古今特长诊断、治疗，均皆采取，期收完全效果"。② 有些中医院也添加西医设备如体温计等。

　　再次，重新研究和诠释传统经典。在漫长的历史演变中，中医学在"理论体系上始终没有突破《黄帝内经》的阴阳五行学说，而临床治疗上始终拘泥于《伤寒杂病论》辨证论治思想"。③ 在此后的两千多年中，中医无论在理论抑或实践上发展缓慢，均未产生质的飞跃。直到近代西医的传入，传统中医才有了参照物和竞争对手，而中医理论的内核则成为西医攻击的标靶。迫于生存危机的压力，中医界的一些汇通医家开始对传统经典进行研究和重新诠释。丁国瑞认为："欲振兴中国之医学，须先借重于习医之人，此为先集势力然后集学问之办法。"④ 沪上名医秦伯未十分重视对《内经》的研究，撰有《读内经纪》等五种专著，"并按照西医学的观点，将《内经》整理成生理学、解剖学、诊断学等七章，同时将中西医学理论加以分析，探寻二者的特点和异同。"⑤ 而唐宗

①　曹丽娟：《民国时期中医医院类型研究》，《中华医史杂志》2006 年第 31 卷第 1 期。

②　《三三医院》，《三三医报》1923 年第 1 期。

③　张蔚丰主编：《中西医文化的撞击》，南京出版社 2013 年版，第 261 页。

④　丁国瑞：《中国医学问答外篇》，《大公报》第 891 号，1904 年 12 月 16 日。

⑤　张蔚丰主编：《中西医文化的撞击》，第 261 页。

海、恽铁樵、陆渊雷等人在重新审视医学典籍后均提出中医科学化的主张。在中西医论争中，一些汇通派主张通过吸纳西医知识，对我国传统医学典籍进行诠释和阐发，以纠正传统医学的舛误。清末民初，医学研究已盛行于社会，研究机构也是中西并存，"有专门的中医研究会，西医研究会，也有中西医研究会"，如北京"设立医药研究所考究中西药材，以重人命"。①

复次，中医执业考试制度的兴起。② 在西医的压力之下，中医不断效法习医，谋求振兴之策，以考取士就是重要的方法之一。早在 1901 年即有时人倡议："中法之医，纵不能骤设医院广为造就"，亦宜"由各省道府定期考试，校其艺术，第其等差，优者给照以荣之，劣者否其立方荒谬及不能成字者勒令改业，不准在乡曲谬试其端，整顿医林即以造福士庶，一面将泰西医院章程加意讲求，徐图举办，吾知数年之后，医学必更有可观者"。③ 显然，作者对中医的效仿之法抱有极大的期待。

中国旧民主革命肇始于广东，1921 年 4 月，广州成为民国时期最早成立卫生局的城市，广州的中医考试、注册制度等管理措施走在全国前列。中医注册必须建立在相应的资格设定与限制基础之上，由于中医缺乏统一的教育模式，施行中医执业资格考试就成为必由之路。"自 1921 年 4 月广州市政府颁布《广州市中医生注册章程》开始，至 1942 年，广州举行中医考试和考核共有七届八次。"历时 20 年的八次中医执业考试，"使数千名中医获得合法行医资格，规范了医疗执业行为，起到了一定的黜汰庸医、游医的作用。"④ 虽然在具体实施过程中出现一些问题，但草创阶段的中医执业考试制度仍然具有一定的进步意义。

进入南京国民政府时期，国家规定中医只有经过考试合格才能准予开业，

① 《时事·议设医药研究所》(北京)，《大公报》1908 年 5 月 24 日，第 2103 号，影印本第 7 册，第 491 页。

② 对民国时期的中医执业考试的全面研究，可参见梁峻：《中国中医考试史论》(中医古籍出版社 2004 年版)，本书系统地介绍了北平、上海、山东、河北、广州等地中医考试情况。

③ 《考试医生议》，《申报》1901 年 9 月 26 日，第 1 版。

④ 李华明：《民国时期广州中医执业考试研究》，广州中医药大学 2011 年硕士学位论文，第 8 页。

"而且要学习解剖学和传染病学等西医科目"。卫生署规定中医称"医士"，西医称"医师"。"昆明中医考试的试题几乎都是以西医科学的面目出现，如有病理学、药理学、方剂学、诊断学、内科学、外科学、儿科学、妇科学、喉科学、眼科学、花柳科学、伤科学、按摩科学及针灸科学等。"[①]然而，直到抗战结束，全国范围的中医考试才提上日程，"1946 年开展的中医师考试，是民国以来政府举办的第一次全国性、大规模的中医师考试。"[②]

综上而言，清末民初中医界为了挽救颓势，振兴传统医学，开始效法西医，尝试兴办医学堂、创设中医院、组建医学研究会、实行中医考试等，中医对这些近代西方医学体系的学习与效仿，说明中医界在主观上已经承认己方的医学体系逊于西方医学，于是主动应变，不仅在制度层面上的模仿西医，在知识层面上也开始接纳西医知识和诊疗技术。

（三）中医科学化思潮

中医改良思想产生于 20 世纪初，一些开明中医面对中西医竞争的严峻事实，有感于中医在与西医的"天演竞争"中出现的衰微之势，发出了"改良（改进、整顿）中国医学"的呼声。蔡小香在《医学报》"发刊词"中表述得最为明白："……由是以往，下逮于今，为西医全盛，汉医式微时代，一盛一衰，天渊相判。缅彼扶桑，可为殷鉴。今吾国当新旧交哄之际，诚宜粹言。讵能故步自封，漠然置之耶?"[③]在改良中医的方法上，中医界比较一致的主张是进行中医自身的整顿，诸如编辑教科书、兴办中医学校、考核中医等，改良与整顿中医的目的就是吸收西医之长以补中医之短。

时逸人（1897—1965）是主张中医科学化的代表人物，他从 1919 年起连续发表多篇文章，讨论中医的发展及科学化问题，认为只有走科学化道路，才

---

① 转引自杨念群:《再造"病人"》，第 192 页。

② 文库:《移植与超越——民国中医医政》，中国中医药出版社 2007 年版，第 140—141 页。

③ 《医学报》发刊词，宣统二年正月上旬。引自李经纬、鄢良:《西学东渐与中国近代医学思潮》，第 111 页。

能复兴传统医学。他在《复兴中医之基本条件》中主张中医应该"学说系统化、科学化","经验集中化、实验化","药物生理化、化学化","治疗机械化、实际化","预防社会化、政治化"。① 为了消除人们对中医科学化后果的忧虑，他说道："有人说，中医不科学是要被废的，即科学化后亦被废，斯言似觉有理，盖因中医未经科学改进，学说庞杂，经验涣散、不成体系。既经科学化之后，恐被西医同化，未免杞人忧天。取人之长，固无伤国粹，用人之货，实有损利权。此所以整理医学必须改良药学，相辅而行，非但为国人生命之保障，且可以供世界医学之采取，为东方文明，放一异彩。"②

"中医科学化"运动是中医改良思潮的延续，所不同的是，中医界多主张用科学方法来整理中医。20 世纪 30 年代初，在"中国科学化"思潮的裹挟下，"中医科学化"开始流行于中医界。1929 年 3 月 28 日，著名中医丁仲英呼吁："中医之改进，责在中医自身，若不自己奋发，必无好果。"③ 说明中医界已经意识到"中医科学化"的紧迫性。1931 年，朱松在《医界春秋》上发表《"中医科学化"是什么》中称："中医科学化系指用科学方法研究中国固有医学之谓"。④1931 年 1 月 15 日成立的中央国医馆，在组织章程草案第一条中规定："本馆以采用科学方法整理中国医药，改善疗病及制药方法为宗旨。"第二条中规定："改进国医、研究国药、管理国医药事务，各省、市、县国医分馆、支馆皆应遵循该宗旨。"⑤ 次年，"中医研究院"成立，"其宗旨也是要以科学方法整理中医。就组织条例而言颇近于组织一个近代化的中西医合作利用科学手段研究中医的组织。"⑥ 由此可见，"中医科学化"此时已经成为中医界的共识，李经纬认为，从 20 世纪 30 年代初开始直到新中国成立初期，中医界最盛行的

① 时逸人：《复兴中医之基本条件》，《复兴中医》1940 年第 1 卷第 1 期。
② 时逸人：《复兴中医之基本条件》，《复兴中医》1940 年第 1 卷第 1 期。
③ 《医药团体总联会执常会议纪》，《新闻报》1929 年 3 月 30 日。
④ 朱松：《"中医科学化"是什么》，《医界春秋》1931 年第 66 期。
⑤ 《中央国医馆组织章程草案》，《医界春秋》1931 年第 56 期。
⑥ 组建中医研究院计划最终因行政院的掣肘而搁置。参见赵洪钧：《近代中西医论争史》，第134 页。

思潮就是"中医科学化","坚持中医科学化的著名中医学家有施今墨、陆渊雷、张赞臣、叶古红、张忍庵等人",[①] 他们都是接受西医学和自然科学的开明人士。

国医馆的成立使中医科学化思潮由理论探讨发展到实际尝试。焦易堂建议国医馆下设"学术整理委员会","对于吾国医药学术,以医学之方法,归纳之解释之,以期理论实际,均得于一系统组织之下,而与世界学术相并立。"[②] 此后,颁布《中央国医馆整理国医药学术标准大纲》,融入了近代解剖生理等卫生学理念,为中医的改良运动建立了依据。国医馆还曾设立国医研究所,旨在"聘请专家指导各学员研究国医国药,以养成科学化之国医专门人才"。[③] 另设有医药改进会,其宗旨为:"改进学术及促进各地国医分支馆馆务之进行。"[④]

不独中医界出于自救而推进中医科学化,本土西医精英中主张中医科学化的也大有人在。在以中华医学会为核心的西医群体中,虽然多数人都有欧美医学教育的背景,但他们对中医持有相对理解的态度,并且几乎都坚持用西医的标准来考量中医,主张中医走科学化道路。伍连德认为,"吾国医学,就其过去历史言之,较之世界各国,发达固为最早,乃因不知改进,日渐退化,迨及近世,反不能望及欧美之项背。"[⑤] 在俞凤宾看来,"西医与中医截然不同,自是互有得失,惟西医根据科学,具有条理,其较中医为完备。"[⑥] 以此建议用科学的方法研究中医,去其糟粕,存其精华。李涛认为:"虽不敢言中医何时绝迹,然科学的医学必能取而代之则敢断言。"[⑦] 事实表明,20 世纪 30 年代的中医自我革新及"中医科学化"运动,"不仅仅是中医界单方面努力之结果,也

---

① 李经纬、鄢良:《西学东渐与中国近代医学思潮》,第 121 页。

② 焦易堂:《敬告全国医药界同人书》,《湖北国医公报》1933 年第 1 期。

③ "法规",《国医公报》1933 年 1 月第 1 卷第 3 期。

④ "附录",《国医公报》1934 年 11 月第 2 卷第 6 期。

⑤ 伍连德:《对于中国医学之管见》,《中华医学杂志(上海)》第 20 卷第 1 期。

⑥ 俞凤宾:《保存古医学之商榷》,《中华医学杂志(上海)》1916 年第 2 卷第 1 期。

⑦ 李涛:《现在我国医界应有之觉悟》,《中华医学杂志(上海)》1930 年第 16 卷第 4 期。

与西医界之推动密切相关。"①

客观地说，中医与西医分别属于不同的知识体系，左玉河认为，"用西医方法和现代医学标准促使中医科学化，未必是中医的真正出路。"②后世对此亦褒贬不一，但在欧化之风强劲、科学主义盛行的时代，中医界为了寻求自身出路和生存空间，除此之外，似乎没有更好的选择了。

（四）新中医精神的觉醒

在西医强大的压力面前，中医界被迫做出相应的自我调整，积极仿效西医，组建自己的专业团体，创办中医学校，出版中医期刊等。以专业团体为例，中医界意识到只有利用职业团体和组织力量，才能增强自身的抗击能力，于是，20 世纪初，全国各地涌现一批中医学会和中医药学术团体。1902 年，余伯陶等人创建"上海医会"，1906 年 6 月成立"上海医务会"，"入会者达200 余人，是我国近代最早创办的中医学术团体。"③1907 年，周雪樵等创办的"中国医学会"，"以研究医学及药学，交换知识，养成德义，振兴医学为目的。"④民国时期，各类中医学术团体日益增多，大体上可归纳为三种类型："（1）中医学会、研究会，以整理、研究和发展中医学为主要宗旨，其中较著名的如神州医药总合、太原中医改进研究会、武进中医学会、中国针灸学研究社、天津国医研究会、重庆国医学研究会等；（2）中西医学研究会（社），旨在沟通中西医学，发展或提倡中医科学化，如中西医学研究会、中西医学研究社、中医科学研究社等；（3）医药改进会及其它团体，如全国医药总会、中央国医馆医药改进会、中华医史学会等。据统计，1913—1947 年各地创办的学

---

① 左玉河：《学理讨论，还是生存抗争——1929 年中医存废之争评析》，《南京大学学报（哲学·人文科学·社会科学）》2004 年第 5 期。
② 左玉河：《学理讨论，还是生存抗争——1929 年中医存废之争评析》，《南京大学学报（哲学·人文科学·社会科学）》2004 年第 5 期。
③ 邓铁涛、程之范主编：《中国医学通史》（近代卷），第 257 页。
④ 《中国医学会会章》，《医学报》1910 年第 1 期。

会、研究会、医药改进会及中医协会、公会约有240多个。"① 这些中医专业团体的纷纷建立,是中医界集体觉醒的重要标志。

觉醒后的中医界开始的重要转变之一,就是积极倡导和树立新中医团结互助精神。② 中医在数千年的历史传统中,一直存在着同行之间相互诋毁的陋习,出于生计与利益的需要,中医们习惯于批评先前医生留下的脉案,因而形成医家相讥的不良行风。时人批评道:"俗云,同行为敌国,我国医界亦大多如是,对于同业,隐善扬恶,专以诋毁为能事,一曰某医不可,二曰某医不良,惟独自己是医界万能,事事以自己为高,别医一文不值。"③ 中医的这种狭隘性,不仅为同行所不齿,也时常为西医界所诟病。进入民国以后,不少中医人士都想改变这种不良风气。著名中医丁福保就提出了"对同业的义务",他指出:"医之义务者三:一曰对己之义务,一曰对病者之义务,一曰对同业之义务",而在中医之间,"诋毁同业,即无异自诋其业,更无异自诋其身。唯为世人所齿冷,鄙其卑劣,而愈以失信任之心而已,此实业医者之大戒也。"他因此呼吁:"故凡投身医界者,当以互相敬爱为第一要义,即或不能,亦必彼此相忍,而不可互为訾议。"④ 按照丁福保的理解,医生已经不是单个向病家负责的行医主体,而是一个中医专业团体的一员,因此彼此之间有维护共同名誉的"义务"。

1929年的大抗争激发了中医界加速中医近代化的意识,最为明显的是中医界力图改变一盘散沙的局面,提倡团结互助的新中医精神。历史上的传统中医"完全没有建立共同行为规范的企图,更不要说建立现代西方的专业团体"。直到"废止中医风波以后,中医界真正开始了寻求组织化的努力,《国医名录》的出台就是一个明显的尝试。为了团结同道,以扩大政治影响力,中医师组成各种医学团体,并广泛发行名录"。⑤《国医名录》序言中明确指出:"会员者,

① 邓铁涛、程之范主编:《中国医学通史》(近代卷),第257页。

② 参见郝先中:《近代中医废存之争》,华东师范大学2005年博士学位论文,第193页。

③ 方本慈:《中医亟应革除劣根性》,《光华医药杂志》1937年第4卷第1期。

④ 丁福保:《医士之义务》,《中西医学报》1911年第10期。

⑤ 郝先中:《30年代上海中医界团体精神之建立》,《中医文献杂志》2007年第3期。

为本会之大本营，人才众多，各科咸备，研究学术在于斯，团结团体在于斯。录会员之姓名、科目、寓址，所以通声气而连情感也。"① 中医师们逐渐意识到，中医界需要"以互助之精神，组织研究之机关，此日国医界执行业务时之最感苦闷者，殆无逾于鲜互助之精神"。② 组织中医团体有助于改变传统医学中医者相轻的现象，进而培养中医界"互助之精神"。

《国医名录》的出台，表明中医界倡导互助合作精神，逐渐走上了以专业团体为基础的道路，一些中医界的名家开始投身于中医学校、中医院和医学团体的组织与领导工作。例如上海中医专门学校的教师和毕业生就"包括谢利恒、夏应堂、丁仲英、张赞臣、陈存仁、杨志一、戴达夫、严苍山、秦伯未、陆渊雷、包识生、宋大仁、章次公、王慎轩"等医界名流，③ 他们中的多数人后来都承担了国府医政体系如国医馆、卫生署、中医资格检定委员会等机构或组织的工作，担任顾问、委员等。④ 耐人寻味的是，西医专业制度中显现的医学权威甚至成为中医师们的专业目标追求。雷祥麟通过研究发现，《国医名录》总共记载 729 人。"其中有 226 人在资格栏是空白，在资格栏不是空白的 503 人，有 107 名列入毕业的中医学校名称以当做一种资格。但在列名学校毕业为资格的 108 人中，77 人是毕业于谢利恒所主持的上海中医专门学校。有相当多的中医生，将'上海卫生局中医登记委员'列为主要资格。"⑤

出乎意料的是，"当时中医生十分看中有官方色彩之资格，以贺芸生为例，他曾侍诊于上海第一名医、国医公会会长丁甘人的门下，但在资格栏中，他却强调较正式之资格"，⑥ 填写"上海中医专校毕业，现任教授，上海卫生局中医

---

① 上海市国医学会：《国医名录》（序），上海市国医学会 1932 年发行，第 1 页。

② 沈家琦：《实施中医条例我国医界应怎样执行业务》，《光华医药杂志》1936 年第 3 卷第 6 期。

③ 郝先中：《30 年代上海中医界团体精神之建立》，《中医文献杂志》2007 年第 3 期。

④ 裘沛然等：《名医摇篮：上海中医学院（上海中医专门学校）校史》，上海中医药大学出版社 1998 年版。

⑤ 雷祥麟：《负责任的医生与有信仰的病人》，《新史学》第 14 卷 1 期。

⑥ 雷祥麟：《负责任的医生与有信仰的病人》，《新史学》第 14 卷 1 期。

登记委员"。① 同为丁氏门人的戴达夫也填入"上海中医专校毕业，现任教授，位中堂医部主任"。② 著名中医陈存仁在资格栏填"上海中医专校毕业，丁仲英门人，康健报主笔"。③《医界春秋》主编张赞臣注记的资格是"国医公会执行委员，中国医学院教授"。④

以上举示表明，在当时各种正式组织的头衔已然成为填写"资格"时的优先选项。而"中医学院毕业""任教""中医医院工作""中医公会委员""国医馆任职"等头衔"几乎全是引入西方专业制度下新兴的产物"。⑤ 在《国医名录》中还可以看到，中医师的自我分类已经由非正式的"名医""儒医""世医""铃医""江湖医"等向正式的、有团体基础的各种学习经历和职称移动，虽然"这种移动距西方社会学家定义的专业化体制还离得非常远，但无论如何，它已经明确地走上了以专业团体（无论它是多么地松散）为基础的方向了，因为许多中医界夙负声望的医生都已在投身中医校、医院、公会、医团的组织与领导，而他们也将由之得来的各种头衔列为最重要的行医'资格'"。⑥ 显然到了民国中期，西医的专业权威和执业制度开始为中医界所欣羡所仿效。

第三节　中西医在文化调适中互容共通

中西医学的交汇从属于中外文化互动的趋势。历史表明，任何一种外来文化都不会顺理成章地登堂入室，都必须经过对东道国本有文化的比照、选择、吸收和消化，完成一个文化调适的过程，才能在新的土壤里扎根、成长，西医

---

①　上海市国医学会:《国医名录》，上海市国医学会 1932 年印行，第 7 页。

②　《国医名录》，第 17 页。

③　《国医名录》，第 46 页。

④　《国医名录》，第 50 页。

⑤　雷祥麟:《负责任的医生与有信仰的病人》，《新史学》第 14 卷 1 期。

⑥　雷祥麟:《负责任的医生与有信仰的病人》，《新史学》第 14 卷 1 期。

也是如此，甚至更为曲折。西医在华发展经过"阻抗""冲突""迎纳""交汇"的艰难历程，进而迸发出强大的生命力，形成了近代中国特有的"二元"医疗格局，造福于社会与民众。就中医而言，也经历了一个相应的演变过程，诚如李尚仁所言："在中国、印度以及许多其他地区，现代医学的进入并没有导致传统医学的消亡，后者反而在西方医学挑战下经历种种变革调适而展现出崭新的风貌和强大的活力。"①

一、文化互动中的吸收与转化

1993 年，美国学者塞缪尔·亨廷顿提出了著名的"文明冲突论"。他认为，"人类文明的差异是导致冲突的根源，尤其在冷战后的世界，冲突的基本根源不再是意识形态，而是文化或文明方面的差异。"②

这一观点引起学界的讨论与争议。国际学者中，杜维明是最早做出反应的代表性人物，针对亨廷顿的"文明冲突论"，他认为多元文化应该是世界文明发展的大脉络，提出以文明对话取代文明冲突的著名论点。杜维明指出，"在文明的多元发展中，中国的文明，亚太的文明，儒家的文明，基督教的文明，犹太教、回教、佛教的文明，必须进行对话、进行参照。"③他同时认为，文明对话更为重要，提出儒家人文精神并不是与西方文明抗衡，而是要相互促进。在国内，以何星亮为代表的学者也对"文明冲突论"提出不同见解，他认为，"文明不是生命有机体，文明本身不会冲突。各种文明之间应共生共存，取长补短，双向传播，并行发展。"④何星亮在另一篇论述中进一步阐释："文明或文化之间的差异性不是冲突的根源，而是互补的前提。正确认识文明的差异，

① 李尚仁:《生命医疗史系列:帝国与现代医学》，第 13 页。
② 1993 年，塞缪尔·亨廷顿在美国《外交》杂志（夏季号）上发表了《文明的冲突》一文，引起国际学术界普遍关注和争论。转引自何星亮:《中西文化的差异性与互补性》，《思想战线》2011 年第 1 期。
③ 朱汉民、肖永明选编:《杜维明:文明的冲突与对话》，湖南大学出版社 2001 年版，第 30 页。
④ 何星亮:《文明会冲突吗》，《中南民族大学学报（人文社会科学版）》2002 年第 22 卷第 4 期。

理解文化的多样性和相对性，增强文明的兼容性和互补性，减弱或消除排他性，使世界不同文明之间取长补短。"①

有关文明与文化的区别，何星亮梳理了中外学术界的几种代表性观点："第一，文化和文明没有多大差别，甚至可以说，两者是同义的；第二，文化包括文明，即文化所包含的概念要比文明更加广泛；第三，文化和文明是属性不同的两个部分。"② 无论如何，文化与文明的关系密不可分且相互勾连。

就文化而言，异质文化之间的交流存在着共通性问题。由于不同的历史、环境等因素的影响，造就了不同民族和国家拥有不同的文化，虽千差万别，但也有相同相通之处。以教义为例，无论是天主教、基督教、佛教还是伊斯兰教，莫不劝人忍受苦难，向善向真。所谓"东海西海，心同理同"，讲的就是异质文化之间的共通性问题。正是异质文化的相通之处，为文化的调适建立了前提与可能。

文化调适是文化变迁过程中的一个重要现象，文化发展的本身就是一个不断调适与进化的过程。文化调适通常发生在两种异质文化相遇之后，因为彼此的差异引起发展危机，其中一方甚至是双方为了生存与发展的需要主动进行调适。近代以来，在中西文化的广泛交流中，两者之间既有强烈的扞格不谐之处，又始终贯穿着不同程度的适应与融合，"这种汇通中有矛盾，冲突中有融合的过程，就是中国文化在近代变化和发展的基本走向。"③ 异质文化之间的矛盾和冲突来源于双方的内在差异，不过这种差异性也蕴含着文化调适的内在依据。既然冲突因差异而起，那么"调适差异性文化之间的张力与矛盾、消解这一区隔冲突状态，自然也就落在文化差异上。由于文化差异将长期存在，因此，调适差异性文化间的张力与矛盾，首先应在尊重差异的基础上塑造共存意识。在差异共存中寻求一种协调性，只有把异质文化当作有价值的主体并基于'主体间'地位的确认和他者意识的价值认知，才能有效地解决文化调适问

---

① 何星亮：《中西文化的差异性与互补性》，《思想战线》2011 年第 37 卷第 1 期。
② 何星亮：《文明会冲突吗》，《中南民族大学学报（人文社会科学版）》2002 年第 22 卷第 4 期。
③ 郝先中：《近代中医存废之争研究》，第 207 页。

题"。①

文化调适理论原为英国哲学家赫伯特·斯宾塞（Herbert Spencer）所创立，该理论揭示了"人类在交往过程中产生的一种调整和适应社会环境的能动作用。作为一种自成系统的民族文化，在面对异质文化挑战、冲击、刺激，面对已经变化了的文化环境，也会能动地进行调整和适应，即为文化调适"。② 这一理论的精义是，异质文化之间除了冲突之外，更需要建立包容、认同和彼此尊重。何小莲认为："在文化调适过程中，对于异质文化有吸纳，有排拒，对于原有文化，有保留，有废弃，也有所发展"，"调适是渐变的过程，也是自我完善的过程。"③

一般而论，"当一种异质文化在进入一个有独特文化传统的国家时，必然会遇到一定文化历史传统出自惯性的、从心理到行为上的障碍。"④利玛窦1582年4月来华传教之初，首先遭遇的是来自中国传统文化体系的抵触，他深刻认识到，在中国根深蒂固的传统文化面前，天主教"只有在保持其信仰纯洁的同时，借助于广泛灵活的适应和兼容的政策，才能使自己走入其他文化中"。⑤为了减缓来自中国传统文化阵营的阻力，使中国民众尽快地接受天主教，利玛窦不得不进行了"西学中国化"的尝试。他先是穿着僧服，住在佛寺之中，自称为"洋和尚"，后改穿儒服、戴儒冠，讲汉语，与文人士大夫谈经论道，逐渐赢得了知识精英的好感和欢迎。这种入乡随俗、相互尊重的文化交流方式，为后来天主教与儒家文化的实质性对话铺平了道路。何小莲认为，"中西两种

---

① 周忠华、向大军：《文化差异·文化冲突·文化调适》，《吉首大学学报》2011 年第 32 卷第 2 期。

② 何小莲：《西医东渐与文化调适》，第 6 页。

③ 何小莲对中西医交汇过程中的文化调适研究有过独到的建树，参见《西医东渐与文化调适》（上海书店出版社 2006 年版）、《籍医传教与文化适应——兼论医学传教士之文化地位》（《西北大学学报（哲学社会科学版）》2008 年第 5 期）。

④ 赵冬：《近代科学在中国的本土化实践研究》，山西大学 2005 年博士学位论文，第 23 页。

⑤ 何小莲、张晔：《籍医传教与文化适应——兼论医学传教士之文化地位》，《西北大学学报（哲学社会科学版）》2008 年第 5 期。

文明第一次全面碰撞、交流和相互汲取营养，是由以利玛窦为代表的耶稣会传教士及一些中国士人来成就的。"①

葛兆光认为："如果一种知识的进入，不至于威胁和瓦解固有知识、思想与信仰世界，它常常可以被很大度地接纳进来。"②这一论断恰当地验证了近代中西文化交流与调适的结果。一般而言，文化调适会发生在文化的各个子系统中且独立运行，调适过程中的幅度和程度也不尽相同。以近代中国为例，晚近以来西方的科学和文化全方位输入中国，中国传统文化总体上处于主动或被动的应对状态，在有些领域诸如天文、地理、数学等方面，文化调适和接受是较为顺畅的，也是颠覆性的，明代以前中国的天文学、地理、数学符号系统被迅速取代，很快就成为历史陈迹。不过这些西方近代学科体系在中国的引进与发展，"似乎只是该学科内部的是，并不连带引起许多思想和制度方面的变革。"③

相比之下，文化调适发生在医学领域就比较曲折，医学是文化的标本和单元，同其他学科门类及科学技术相比，传统医学坚韧地保留着原发地的本有文化特征。西医东渐，引起了一连串的思想反映和制度变革，甚至诱发出中西医两大阵营的论争与对垒。中西医异质医学的交汇与对决，折射出中西方两种异质文明的冲突与融合。因而，医学领域的文化调适显得相对复杂，交织着"接受与抵拒，反思与内省，汇通与交融等问题"。④调适的结果也非一边倒式的以西代中，而"呈现出中西并存，以西为主"⑤的特征。传统中医虽然受到冲

---

① 何小莲、张晔：《藉医传教与文化适应——兼论医学传教士之文化地位》，《西北大学学报（哲学社会科学版）》2008 年第 5 期。

② 葛兆光：《七世纪至十九世纪中国的知识、思想与信仰——中国思想史》（第二卷），复旦大学出版社 2000 年版，第 445 页。

③ 何小莲、张晔：《藉医传教与文化适应——兼论医学传教士之文化地位》，《西北大学学报（哲学社会科学版）》2008 年第 5 期。

④ 何小莲、张晔：《藉医传教与文化适应——兼论医学传教士之文化地位》，《西北大学学报（哲学社会科学版）》2008 年第 5 期。

⑤ 何小莲：《西医东渐与文化调适》，第 6 页。

击，但依然保持生命力，甚至长期"废而不止"，[1] 中西医学自成系统，各见所长，各得一席之地，而中西医的相互协调与相互适应，使中国近代医学事业在文化调适中完成了本土化进程，两者一同构建出近代中国的二元制医疗格局，共同维护民众的生命与健康。

二、中西医汇通的思与行

（一）汇通思想的脉络

中国近代医学思潮的变迁趋势，是与中国近代文化变迁的总趋势一致的，即面对西方文化的冲击，进行自身的反思，再意识到对方的优势和自身的短处，学习西方以谋求革新之道。中国传统医学的自我反思，根源于西医的传入及其与中医的冲突，正是这种冲突造成的危机，才使得医界精英重新审视传统医学，并通过与西医的比较、权衡而作出多种抉择，由此产生一系列医学思潮。

洋务时期形成了"中体西用"的主流思潮，表现在对中西医文化的态度上，主张以中学为基础或维护中学的主体地位，进而汇合中西学。知识精英对待中西医的态度虽未用"中体西用""道器兼备"来表述，但他们的中西医学观与文化观是基本一致的，表现在对中西医比观中承认西医之长和中医之短，而在对中西医的抉择中吸收西医之长，摒弃中医之短。这些医学观念贯穿在近代中国医学思潮变迁的整个过程。

20世纪20年代以后，中国医学思潮一方面同当时的社会文化思潮保持一致，另一方面又沿袭和发展了清末民初的医学思潮，具体表现为"中医科学化""中西医汇通""医学改良""欧化论""折中论"等。其中，"中西医汇通"思潮是当时处理中西医关系较为调和的观念。[2] 在近代医学史上，讲到"中西

---

① 参见郝先中：《中医缘何废而不止》，《自然辩证法通讯》2006年第5期。
② 中医科学化思潮是中医科学化运动的一部分，在前文已作简要概述。

医汇通"时，人们习惯于将接受西医学的中医人士视为汇通学派，或把主张吸收西医学的社会思潮视为中西医汇通思想。"一些追求进步的医家，开始探索以西医学术的见解来沟通和发展中医学术，从而逐步形成了中、西汇通的思潮和派别。"所谓"汇通学派者，盖取西方医学与祖国医学汇聚而沟通之义"。①

　　一般认为，近代医学史上中西医汇通思想发始于唐容川及其《中西汇通·医经精义》。②赵洪钧把早期汇通医家的思想大致分两种倾向，一种以唐容川、罗定川为代表，认为当时的中医比西医高明，"即便是西医解剖也没有超出《内经》《难经》的范围，且西洋解剖是只知层析而不知经脉，只知行迹而不知气化，与中国近医互有优劣，若与古圣《内经》《本经》较之远不及矣。"③唐氏的思想中带有明显的重中轻西和厚古薄今倾向，也就是说唐容川对吸收西医之长并不积极，不过他也清楚地意识到，中医学在世界大势面前遇到了严峻的挑战，因而要"知大势所趋，力求顺乎潮流"。"在原则上提倡取长补短，通过汇通归于一是。"④另一种倾向是朱沛文、陈定泰等人的汇通思想，他们对西学的了解比唐容川等更为深入，意识到"中华儒者精于穷理而拙于格物，西洋智士长于格物而短于穷理"。⑤他的这一评价后来被简称为"中医长于气化，西医精于解剖"。朱沛文生活在广州，与西洋医生熟稔，又略通英文，兼读中西医医书，受西医影响极大，是"当时中医界最了解西医的人"（赵洪钧语）。

　　恽铁樵是中西医汇通派的杰出代表，恽氏著有《药庵医学丛书》，认为中西医学产生于不同文化背景，自应立于同等地位，他提出："西方科学不是学术唯一之途径，东方医学自有立脚点。"⑥但他也意识到，"居今日而言医学改革，苟非与西洋医学相周旋，更无第二途径。"他坚信"中医而有演进之价值，

① 李经纬：《西医东渐与中国近代医学思潮》，第135—136页。
② 赵洪钧对此持有异议，认为李鸿章关于汇通中西医学的提法至少不晚于唐氏，不过他认为，唐容川的汇通中西医思想在近代医学史上的影响确实很大。
③ 唐容川：《本草问答》，转引自赵洪钧：《近代中西医论争史》，第77页。
④ 赵洪钧：《近代中西医论争史》，第78页。
⑤ 朱沛文：《华洋脏象约纂自叙》，转引自赵洪钧：《近代中西医论争史》，第79页。
⑥ 恽铁樵：《药庵医学丛书·论医集》，上海民发公司1948年刊行，第5页。

必能吸收西医之长，与之化合，以产生新中医"。①

一些医史著作把唐容川、王宏翰、张锡纯、恽铁樵、陆渊雷、丁福保等人列述为汇通学派的代表人物。李经纬认为，"中西医汇通"的本身"反映了一种中西医比观和抉择，这种比观就是认为中西医相同，其抉择就是中西医兼收并蓄，加以汇聚和沟通"。②中医名家谢利恒在其《中国医学源流论》中特列一项"中西汇通"，并说"中西会通，自为今后医家之大业"。③医史专家陈邦贤在《中国医学史》（1937）中感慨地写道："在最近30年中，新医学的蓬勃，有一日千里之势，推原其故，由或自从西洋及日本医学输入以后，国人之思想为之一变。"④和谢利恒的观点一样，对传统中医有深厚造诣的丁福保也认为，中医必须走科学化道路，"求中西医学之汇通"⑤，唯有如此，才能将中医学的精粹转化为科学的医学知识。可见，中西医汇通就是寻求中西医在概念和理论上的相同之处，或揭示中西医在学理上的相通或有逻辑联系之处。

对于民初兴起的"中西医汇通"的折中思想，梁其姿有过中肯的评述："传统社会并不全盘接收西方科技与制度，但是也无法抵挡这个强势的文化体系进入中国。两种文化在中国相遇所发展出来的新的'混合体'之一就是'中西医会通'这个特别体系。"⑥虽然由于中西医的本质差异致使"中西医汇通"在实践上的梗阻和衰落，但这一思潮对民众的影响还是深刻的，最明显的莫过于社会上形成的中西参合的医疗观念。

这种中西汇通与参合的医疗观念最早体现在近代的中医教学中。创办于1885年的利济医学堂，据考证是中国近代第一所中医学校，学校主动吸纳西医知识，将"刚传入我国的新医学分为'三学'、'七类'来介绍学生阅读，三学是全体学（解剖学）、心灵学、卫计学，共列书目48种174卷，实开中西结

---

① 转引自田若虹：《近代中西医学观的碰撞与交融》，《中医药学刊》2002年第20卷第6期。

② 李经纬：《西医东渐与中国近代医学思潮》，第136页。

③ 谢利恒：《中国医学源流论》，台北进学书局1970年影印出版，第55页。

④ 陈邦贤：《中国医学史》，上海书店出版社1984年影印本，第257页。

⑤ 陈邦贤：《中国医学史》，上海书店出版社1984年影印本，第259页。

⑥ 梁其姿：《面对疾病——传统中国社会的医疗观与组织》，第113页。

合的先河"①。无独有偶，著名中医张山雷在创办中医学校时也"在学制和课程编制上，即采取'中西参合，扬长避短'的汇通原则。他将西医解剖学列为必修课，开设了生理、病理、诊断、内外科、妇科和儿科等中西参合"。② 另一位中医徐润之在1909年创办温州"松岭医学院"时，使用了他自己编著的教材，将"自己主张的'医术参酌东西洋'、'集欧美家言'的思想贯穿其中"，③ 体现了中西合璧的教材特色。而张锡纯作为中西汇通派的代表，更是主张在临床实践中中西药兼用。

民国时期，中西参合的医疗观念还体现在民众的日常生活中，以上海民众最为普遍，如他们"并不清楚区别中医与西医，而是普遍地从外界吸收参差不齐的医疗观念，再依不同的病况采取不同的措施。例如，一旦当他自我诊断是肾亏之后，患者较倾向于服用中药铺药或者找中医师治疗，但如果是得了梅毒，他可能会请西医师为其注射'六○六'。总之，他们会记住何种方法有效，下次生病时再依样使用，若不灵则换别种医疗方法。"④ 这种中西参合的医疗观念甚至发生在伟人身上，1925年1月，孙中山患肝癌不得不入住协和医院，由西医手术治疗。因不见起色，于2月18日出院，改由著名中医陆仲安等治疗一周，依然无效，"至2月26日，即停止服用中药，继续用西医之法利尿、止泻等对症处理，直至病逝。"笔者认为："孙中山在病危之际，采用中西医并用的态度，折射出中国人普遍的、典型的对待中西医的态度，也反映了中西医并存的现实。"⑤

（二）中西医的互动与援借

在近代思想史上，因为西方现代文化所具有的无可争议的优越性，人们在

①　金日红：《利济医学堂始末及教学概况》，《中华医史杂志》1982年第12卷第2期。

②　何小莲：《西医东渐与文化调适》，第303页。

③　何小莲：《西医东渐与文化调适》，第303—304页。

④　黄克武：《从申报医药广告看民初上海的医疗文化与社会生活（1912—1926）》，第172页。

⑤　郝先中：《孙中山病逝前的一场中西医论争》，《南京中医药大学学报（社会科学版）》2006年第1期。

讨论中西异质文化交汇时，更多地看到西方文化对华扩展的一面，而轻忽了中国文化对西方文化的影响。世界文化史的事实发展表明："文化传播的途径往往是双向的，在许多情况下是一个互动的过程，外来文化与本有文化的区分在文化融合阶段是相对的，两种文化的关系及其自身价值要在一个互动的过程中方能得到充分的表现。"[1] 在中西医学史上，存在着同样的现象，如今所言"西医东渐"，一般泛指 19 世纪上半叶以来，一批来自欧美的教会医师通过在各地创办的诊所和医院，将西方近代医学传入中国的这一过程。一直以来，不少学者习惯于把西医与中国传统医学对立起来，将两者视为水火不容或截然对立的矛盾体，而忽略了两者的互动关系。

令人欣喜的是，进入新世纪以后，一些学人不再单纯地将中国本土医学体系作为反衬西方医学"文明进步的被动'他者'，二者之间常有相互影响和相互协调的重要历史演化"。[2] 这一观点的代表人物是美国学者伦肖（Renshaw M C），他在《适应中国：在华美国医院（1880—1920）》一书中，"挑战了以往关于近代中国的医院制度是由医疗传教士们引入，照搬西方医院管理模式的叙事范式，以为这些西式医院在房屋建筑、病房管理和资金来源等诸多方面都进行了适应性的调整，以化解他们作为外来人，以及医院作为一项外来医疗制度所承受的各种政治、经济、文化压力。"[3] 国内学者杨念群也有类似的学术洞见，他在《"地方感"与西方医疗空间在中国的确立》一文中"深刻探析了西医东渐与中国本土'地方感'达成某种复杂平衡状态的途径，认定西医进入中国这个异质文化系统时势必与'地方感'中所表现出来的包容力相互协调，而本土文化资源往往影响着西方制度资源渗透的具体方式"[4]。因此，"西医的传播并非一个'纯净'的过程，而是与当地社会文化反复互动后达到某种平衡的

---

[1] 王晓朝：《文化传播的双向性与外来文化的本土化》，《江海学刊》1999 年第 2 期。

[2] 胡成：《晚清"西医东渐"与华人当地社会的推动》，《史林》2012 年第 4 期。

[3] Renshaw M C. *Accommodating The Chinese: The American Hospital in China, 1880—1920.* New York: Routledge, 2005, pp.3-10, 此处转引胡成：《晚清"西医东渐"与华人当地社会的推动》，《史林》2012 年第 4 期。

[4] 刘远明：《西医东渐与中国近代医疗体制化》，第 8 页。

结果"。①

胡成在研究西医在地化"适应"的同时，提出了一个具有启发意义的观点，即中西医之间的相互援借，他认为这一点与西医的"适应"同样重要。他的结论是，来华西医与当地华人医药的频繁互动，以及对华人医疗经验的参照和援借，是近代西方医学成功进入中土的一个重要因由。尽管在华西医享受了一定的条约特权，但在一个半殖民地国度里，西医并不具有卫生行政权力，也不具有排挤、打压本土医学的文化特权。李尚仁认为，西方医学从欧洲中心进入中土边缘，不是依仗着殖民主义的行政权力，而更多通过说服和展示。② 因此，西医在立足中国的过程中，"医疗层面上中西医两种不同医疗文化之间的'选择'、'转译'、'沟通'和'合作'的意义也就显得格外重要。"③ 有趣的是，那些拥有比华人医生更多优越感的西洋医生，缘何在进入中国之后却又不得不改弦更张，较多地研究利用华人医药呢？对此，胡成先生给出了明确的答案。

首先，教会医师在与中医药的近距离接触中，目睹和经历了中医中药的长短优劣，改变了此前接受的有关华人医药水平低下的灰色认知。雒魏林认为：中国当地医生中自然有很多不学无术之人，但他们之中"自然也有很多有学问之人，他们都有自己的擅长，如内科、骨科、妇科、儿科等"。④1916 年的《博医会报》在第 5 期载文，告诫一些在华外人不应完全否定华人医药的价值，指出当地医生并非都是江湖医生，外国医生也亲眼目睹了华人医生努力治疗麻风病的过程。⑤ 其次，具有悠久历史和文化底蕴的中医药，数千年来根植于中国社会，中医甚至积累了比西洋医药更为丰富的关于植物药学的知识宝库，在中国具有根深蒂固的存在合理性，一位西洋医生写道：李时珍的《本草纲目》共40 卷，记录了 1518 种药材的使用情况，是一部不可能被外国出版物取代的重

---

① 杨念群：《再造"病人"》，第 8 页。

② 李尚仁：《展示、说服与谣言：十九世纪传教医疗在中国》，《科技、医疗与社会》2009 年第 8 期。转引自胡成：《医疗、卫生与世界之中国（1820—1937）》，第 84 页。

③ 胡成：《医疗、卫生与世界之中国（1820—1937）》，第 84 页。

④ 胡成：《医疗、卫生与世界之中国（1820—1937）》，第 84 页。

⑤ "Chinese Medicine and Surgery." *The China Medical Journal*, November, 1916, vol.30, No.5, p.432.

要医药著作，明智的选择是应以西方科学方法对之进行研究。① 再次，不可忽略的是那些把华人医药介绍给西洋医生的当地华医，他们是两种文化传播和交流的引介人。胡成认为："在这个意义上，吾人对那个时代西方医学成功进入中土，西洋医生如何赢得华人病家的信任，乃至在医疗知识层面上对中西不同文化之间的碰撞和交汇，恐怕应更多关注华人和当地文化一方的影响和作用。"②

在中西医的互动中，一些有识之士认为中西医应当互相学习。张稺孙于 1911 年呼吁医学界应"破中西门户之见，去穿凿附会之谈"，主张中西医应"两者并行，各不相谋"，③ 在中医原有知识体系的基础上，吸收西方医学的新知。张謇也是中西医互动的积极推动者，他在致函中医改进会的信中说道："慈（兹——引者）拟于中医科，加生理化学二科；西医科，加本草药物二科，令学生自相融洽，希冀沟通。并欲学生先习中医数年，徐学西医，气化形体，洞悉无遗，期以十年，人材当有可言。"④ 由此观之，西医入华以后，在与华医的竞争中也在发生着变化，在中西参合思想的影响下，西方医学也吸收了中医药中一些有用的东西以自我改进。一直致力于殖民医学研究的哈里逊（Mark Harrison）认为："西方医学在殖民地找到许多实验的机会，有时他们也愿意向当地的医疗传统学习。我们或许假定这种互动只在殖民统治前期才发生，但其实在英国帝国的最高峰时期，即 19 世纪后期至 20 世纪初期，自主性与双互学习的情形，比较一般（论述）模式要来得普遍。"⑤ 在汉口行医的史密斯医师也和中医一直有着密切的交往和合作，他在报告中详细写道："通过协定、示范和互换书籍，我们和（中国）本土从医者之间的思想交流日益扩大。"⑥ 这表明，部分西医传教士与传统中医之间彼此建立了一些信任和尊重。

事实上，在中西医交汇的过程中，中医不仅开始在外在的层面上逐渐"西

---

① 转引自胡成：《医疗、卫生与世界之中国（1820—1937）》，第 85 页。

② 胡成：《医疗、卫生与世界之中国（1820—1937）》，第 86 页。

③ 张稺孙：《敬告汉医学家》，《中西医学报》第 15 册，宣统三年（1911），第 2—3 页。

④ 张季直：《张季直先生致会长书》（1919 年 7 月），《医学杂志》1922 年第 5 期。

⑤ 梁其姿：《面对疾病——传统中国社会的医疗观念与组织》，第 120 页。

⑥ 转引自何小莲：《西医东渐与文化调适》，第 155 页。

医"化，西医也同样发生了一些变化。如 1917 年许世芳在中华医学会沪支会常会上说："吾等研究医学者，当用所学之西法精心研究，或发明或改良，则裨益于吾国家及人民者甚大"，"吾国之学西学者俱将旧医学弃而不顾，而西国医生之来华者反研究吾国之旧医学甚力。"① 由是观之，中医的长处引起了西医的注意，并加以研究吸收。民国时期，著名中医恽铁樵、张锡纯、张山雷等人在临床诊疗中都擅长中西医药并用，其中张山雷最擅长于在中医外科配合使用中西药，他曾采用中西药并用的方法，设计出三味外科新方："象皮膏、樟丹油膏、三灵丹。"② 并在诊疗实践中有效解决了中医末药与西医敷料的有机结合问题。

有趣的是，到了民国初年，在一些都市报刊的医药广告上，中西医药"出于商业利益和民众消费心理的影响，在宣传时发生互相采借理论与语汇的现象"，特别是"许多西医的广告采取中医的理论或语汇来作宣传，这些厂商企图透过国人所熟悉的语言而达到促销的目的"。许多外商与西药房也诉诸中医理论中"补肾神精"的观念来销售他们的商品，如美商上海饮和室公司"育亨宝丸"、英商第威德制药公司的"第威德补丸"等。③

三、文化适应：中西医互容与并存

伍先禄认为，"文化交流会带来两种截然不同的结果：一是引起文化碰撞。因为不同文化价值观本身具有冲突性，异族文化的人对他文化可能持不平等、不客观的态度，所以，文化碰撞，甚至文化冲突有时在所难免；二是引起不同文化的良性互动。这是一种理想的效果，要达到这种目的，需要我们对中西不同文化价值观进行现实意义上的思考。"④

---

① 《中华医学会沪支会常会纪》，《申报》1917 年 10 月 4 日，第 10 版。

② 张山雷：《疡科纲要》，上海卫生出版社 1958 年版，第 47 页。

③ 黄克武：《从申报医药广告看民初上海的医疗文化与社会生活（1912—1926）》，第 171—175 页。

④ 伍先禄：《对中西文化不同价值观的现实思考》，《湖南行政学院学报》2008 年第 4 期。

（一）中西文化的互补性

我们在关注中西文化差异性的同时，不可忽略两者之间的互补性。正是因为不同文化之间具有差异性，不仅为异质文化之间的互补建立了前提，也为文化的创新和发展注入了活力。文化差异越大，互补性就越强，文化的创新和发展，往往来自于不同文化之间的交流和碰撞，从而相互吸收对方的长处，互通有无，弥补自身的不足。何星亮认为："任何一种文化在历史发展长河中，并不是自我封闭，而是在相互交流中保护自己的特色，在竞争和比较中取长补短，在求同存异中共同发展。"①

文化互补是在文交流的过程中完成的，差异性是不同文化之间交流的前提条件，没有差异就不存在发生交流。文化之间的差异越大，就越有交流的必要，世上很少有纯而又纯的单一文化（如果有的话也是封闭、隔离的），各种优秀文化都是集多种文化精华于一体的混合体。文化交流不仅是人类文明进步的不竭动力，同时也是人类文化繁荣和发展的象征，人类学家克罗伯（Krober）指出："广泛地说，文化发展过程是增加的，因此也是累积的，而生物演化的过程基本上却是一种代替的过程。"②世界上许多优秀文化都是通过文化交流和传播而逐渐形成的，这一现象在科学文化中最为显眼。如"现代的数学、物理学、化学、医学、天文学、生物学等，全是世界性的，自然科学一旦有新的原理发现，便马上传遍世界各地。科学技术一旦有新的发明和创造，立刻为全世界所接受和采用"。③

中西文化的互补性为彼此之间的交流打开了通道。英国哲学家罗素（Bertrand Russell，1872—1970）认为中西文化的互补性很强："中国在丝毫未受欧洲影响的情况下，完全独立地发展了自己的传统文化，因而具有与西方截然不同的优点和缺点。"④他认为："我们的文明的显著长处在于科学的方法，中国

---

① 何星亮：《中西文化的差异性与互补性》，《思想战线》2011 年第 37 卷第 1 期。
② A.L.Kroeber, *Anthropology*, New York, 1948, p.297.
③ 何星亮：《中西文化的差异性与互补性》，《思想战线》2011 年第 37 卷第 1 期。
④ ［英］罗素：《中国问题》，秦悦译，学林出版社 1996 年版，第 2 页。

文明的长处则在于对人生归宿的合理理解。人们一定希望看到两者逐渐结合在一起。"①"中西交流对双方都有好处。他们可以从我们这里学到必不可少的实用的效率，而我们则可以从他们那里学到一些深思熟虑的智慧。"②罗素因此认为，中西文化应相互学习，取长补短。但他又指出，中国文化应该吸取世界各种文明之长，但不可照抄照搬，全盘西化。"我相信，中国人如能对我们的文明扬善弃恶，再结合自身的传统文化，必将取得辉煌的成就。但在这个过程中要避免两个极端的危险：第一，全盘西化，抛弃有别于他国的传统。……第二，在抵制外国侵略的过程中，形成拒绝任何西方文明的强烈排外的保守主义。"③

总之，在人类宝库中，异质文化间客观存在着不相容性和相容性，前者形成差异和区别，后者可以产生传通和交流。而加深异质文化之间的交流，彼此尊重和认同，和谐相处与共存，是人类拥有不同文化的民族之间正当的、理性的相处之道。

（二）中西医互容与共存

医学是科学文化的一种，是全人类的共同财富。中西医学文化交流源远流长。④ 马伯英在总结中医文化特点时认为："中医文化与整个中华民族文化的特点相一致，整体上比较含蓄、缄默、阴柔。作为中国传统医学主体的汉族医学，在历史上也几乎从未主动去作输出、扩散的努力。同样，它也不去主动吸收外来文化，而只有被动予取。"⑤相对而言，欧洲文化、阿拉伯文化乃至日本文化比较富有阳刚之气，有对外扩张的特征，基督教是西方文化传入中国的主角，由于中国自己没有真正意义上的宗教力量去抵御外来宗教及其文化，外来文化很容易直接或间接传入中国，且有效地扎下根来，正因为"西医功能意义

---

① ［英］罗素：《中国问题》，秦悦译，学林出版社1996年版，第153页。

② ［英］罗素：《中国问题》，秦悦译，学林出版社1996年版，第155—156页。

③ ［英］罗素：《中国问题》，秦悦译，学林出版社1996年版，第4页。

④ 关于中西医交流史的研究详见李经纬《中外医学交流史》（1998）、马伯英等《中外医学文化交流史》（1993）、窦艳《传教士与明清之际的中西医交流》（2009）等。

⑤ 马伯英：《中外医学文化交流史》，第634页。

上不会为中国文化所排斥"，① 近代西方医学才能够在中国立定足跟，扩大地盘及影响。

中国文化既根深源远，又博大精深，在气势汹汹的外来文化面前也不会自乱阵脚，束手无策。医学文化亦是如此，西医入华羽翼丰满之后，试图贬斥、排挤中医，一些精英人物甚至不惜动用国家权力试图将中医一举清除，最终还是无能为力，只能接受中西医并存的二元格局。就中医文化而言，对西方医学文化并没有强烈地排拒和抵御，虽然不排除为了自身的生存而有过抗争，但是整体上还是十分宽容的。

在处理异质医学文化关系上，马伯英认为，"异文化之间的医学交流，最理想的结果当然是融合。融合不是对异文化医学的完全吸收，只可能是以本体医学文化为主的对异文化医学信息的整合。"② 融合是一种温和的生存方式，姜义华亦认为，近代以来中西医之间是在一种共存互竞状态下进行的常态接触传播，在相对平和的氛围中实施和完成，"西方医学文化传入中国，正是凭借常态方式，而减少了敌意和排斥力，与中医文化从共存到逐渐融合，最后成为在中国占据主导地位的医学文化。西医东传及中西医并存并荣，有力地证明了异质文化在共存互竞中，完全有可能形成良性互补的关系。"③

在近代医学史上出现过的种种分歧，是由于中西医双方都坚持以自我为标准，从而导致中西医是非优劣的结论，甚至出现过过激的废止言论。对医学评价标准应该是科学的客观的，医学的性质是决定性因素，因为医学"是一种实用性学科，是介乎技艺和科学之间的知识形态，具有技艺和科学双重性质"。④ 因此，评判中西医的标准应该考虑到这种双重性。从根本上看，医学的职能就是疾病防治，医疗实效性是评价医学优劣高下和存废取舍的首要标准。西医的实效不言自明，而中医的实效也不容否定。

---

① 杨念群：《杨念群自选集》，第 403 页。

② 马伯英：《中外医学文化交流史》，第 635 页。

③ 姜义华："序言"，何小莲：《西医东渐与文化调适》，第 3 页。

④ 李经纬：《西学东渐与中国近代医学思潮》，第 157 页。

毋庸置疑的是，"中医经历了数千年亿万次的经验积累和总结，这些经验所涉及的领域至今尚有现代医学没有接触过的。至于数千年来中医用于临床的数千种药物、数万个复方更是远远没有研究彻底。"①陆士谔称："吾深信吾中医之精粹五千年来之经验，其成效之卓著如日月经天，江河纬地，万万不可磨灭。"②在近代中国，"特别是在中西医激烈论争的二三十年代，中医学不仅有西医学所不能替代的实效，而且从总体上讲，当时中医的实效甚至还可能超过西医（这一点连欧化论者也承认）。"③《神州国医学报》甚至拿胡适的病案说事："胡适之病肾脏炎，经西医之精密检查，开会研究，认为无可救药，改由国医陆仲安治之而愈。钱玄同夫人血海病，延留医生，群聚一堂，束手无策，改由陆仲安治之而愈。"④翻阅民国时期的报刊，类似的医案报道俯拾即是，西医群体充满压力，徒呼无奈。即使废止中医派领军人物余云岫也不回避中医的实际疗效，主张用科学的态度对待中医，据胡适回忆："余先生批评中医最有力，他亦承认旧时验方中研究之价值"，"此中有矿可开，但开矿者必须新科学家，绝非旧医所能为。"⑤医学史上记载，余云岫曾经用纯中药材料成功研制"余氏止痛膏"。

因此，当时医界的有识之士都主张中西参合，取长补短，这是较为理性的态度和选择。学者们在以往的研究中多注目于中西医学的冲突层面，忽视了双方兼容与互通的一面。事实上，民国时期中西医之间除了扞格不和的一面，在现实层面上多半处于对峙和并存的状态中，共融互通是更为普遍的景象，中西医在实际的医疗实践基本上相安无事，各行其道。以上海的医院为例："方今世界开通，不能拘守旧法，故上海医院中西并行。上午中医送诊，下午西医送诊兼赠

---

① 诚然，这其中有糟粕之处，包括一些偶然性的经验或者故意编造的无稽之谈。但不可否认其中的精华部分无疑具有很高的价值，足资现代科学研究借鉴。参见郝先中：《近代中医废存之争研究》，第 187 页。

② 陆士谔：《小闲话》，《金刚钻报》1929 年 5 月 9 日。

③ 李经纬：《西学东渐与中国近代医学思潮》，第 157 页。

④ 黄苍霖：《读汪院长在全国医师第三次茶会演说词感言》，《神州国医学报》1934 年第 2 卷第 9 期。

⑤ 胡适：《胡适日记全编》第五卷，安徽教育出版社 2001 年版，第 575 页。

药，独留院病人，不能不专用西法治疗，盖种种手续，非西法不能稳妥。"①

同样的情况也出现在山西，山西中医研究会附设医院是太原最大的中医院，在当地享有盛誉，"从创办开始，几十年中沿袭一个惯例，即中西医共同诊治，病人可根据自己的兴趣和爱好选择治疗方式。医院采取中西兼容的思想，长期坚持中西医同时问诊的局面。"②杨念群也曾描述过20世纪初发生在湖南的中西医会诊的情景："有一家姓梁的父亲病重时，其子特意邀请了当时任湘雅医院院长的胡美博士和一名姓王的老中医共同会诊，双方都检查完毕后，王医生根据王叔和的理论分析说，病人可能有严重的肾病，如果发展下去会牵连到心脏。胡美基本同意王医生的结论，只是说必须待实验结果出来以后，才能证实自己的结论。"③上举数例表明，在清末乃至民国时期，在一些相对发达地区，中西医学形成了并行不悖的二元制格局，双方也是按照各自的医疗方式服务社会，双方各自为阵，相安无事。

黄克武指出，过去学者们在研究民国初年的医疗文化时多注重中西医疗传统的冲突面，如中医、西医之争或废止中医等问题，而或略了中西医融合的一面。事实上，中西医论争更多地集中在医界和学界的精英人物，普通百姓并未卷入论战的旋涡。民国初年都市社会中更为普遍的现象是，中西医疗传统在生活层面的密切结合，无论对病因的看法、对医治的态度两者都能毫不冲突地结合在一起。④社会民众追求实效的功利目的，使中西医在患者中并无对立的情绪，这也是中西医并存的一个社会基础。中西医兼用成为一些民众生活的日常，他们不分中医、西医，唯求实效，不断在中西医间切换治疗，从《申报》的医疗广告称："余患气痛六年，未尝一日间断，苦楚万状，几不欲生，延请中外医士不下数十人，服药达数百帖。"⑤"鄙人拙荆……近年来延邀中西各医，

① 李平书：《李平书七十自叙》，上海古籍出版社1989年版，第54页。
② 郝先中：《近代中医废存之争研究》，第63页。
③ 杨念群："地方感"与西方医疗空间在中国的确立》，载《杨念群自选集》，第415—416页。
④ 黄克武：《从申报医药广告看民初上海的医疗文化与社会生活（1912—1926)》，第179页。
⑤ 《敬谢汤美琳医士》，《申报》1920年5月2日，第6版。

服药时好时反，不堪其苦。"①显然，在多数患者的观念中，并不觉得中西医是互不相容的。中西医双方缘何可以共存？因为他们背后有一个庞大的追求功利性取向的社会群体。

综上而论，近代中国的医疗格局，应该取决于当时的国情与医学的实效性原则。今天看来，国粹派坚持的中医一元论，欧化论派坚持的西医一元论都是行不通的，因为"不同的国家或民族有着不同的自然和社会环境，不同的生活和生产习惯以及不同的文化背景，滋养了不同的文化传承"②。回顾历史，世界上多数国家的医学格局都不是单一的，而是多元发展的。对近代中国而言，中西医二元制医疗格局不仅切合实效性原则，更适应当时的实际和国情。在中外医学以及国内各民族医学之间的交流中，相互吸收融合，共同促进，是医学日益精进的重要法宝。笔者认为："中国医学的发展必须具有多元之胸怀，豁达之姿态。"因为近代以来，"冲突、对抗与并存是中西医学之间的共生形式，是无法改变的铁定事实。"③

一部近代中国医学史表明，中西医之间，排斥与对抗难以解决问题，坚持多元与共生才是科学理性的发展模式。我们认为，"在所谓传统与近代化、现代化之间并没有不可逾越的鸿沟，因为传统医学本身就包含了足以引起变化的内在矛盾与合理内核，这是它能够接受新科学的基本条件。因此，两者在实际的接触和交流中，中医学不是简单地为了自身的生存而吸收新的成分，而是其自身也在不断地变化、发展，保持自己的独立性。"④这也是中医得以与西医分庭抗礼乃至共通互存的底气所在。

---

① 《感谢推拿名医桑晓初》，《申报》1917 年 6 月 10 日，第 7 版。
② 郝先中：《传统与现代性：近代中西医论争的文化表征》，《皖西学院学报》2008 年第 24 卷第 1 期。
③ 郝先中：《传统与现代性：近代中西医论争的文化表征》，《皖西学院学报》2008 年第 24 卷第 1 期。
④ 郝先中：《传统与现代性：近代中西医论争的文化表征》，《皖西学院学报》2008 年第 24 卷第 1 期。

第五章　近代中国西医职业化

西医职业群体是民国时期出现的一个新兴社会群体，其职业特质和社会属性与传统中医大相径庭，西医职业群体作为社会的中间阶层，对于国家医疗卫生事业和民众健康保卫有着不可或缺的作用。尽管当时西医的职业化尚处于萌芽与发展阶段，西医职业群体在社会上也没有足够的影响力，但研究西医职业化十分有助于厘清西医职业群体的特征及其复杂性，有助于检视近代中国医学现代化的历史进程。从学理层面上看，西医职业化进程也是西医职业群体与国家、社会的互动过程，对西医职业化进行考察与探究，有助于理解西医群体在与国家、社会的关系演进中的地位与作用。

第一节　近代中国西医职业化的兴起与推进

一、专业化背景下的职业化萌发

何谓"专业"？较为权威的界定大约有三种。第一种，《汉语大词典》的定义是指"专门从事某种学业或职业"和"专门的学问"；第二种，教育学意义上的学科分类，即"高等教育根据社会分工需要而设置的学科门类"；第三种，是社会学意义上的概念，指一群人经过专门的教育或训练，获得较高深和独特的专门知识与技术，从而解决生活和社会问题，并获得相应的待遇及社会地位的专门职业。卡尔·桑德斯和威尔逊在其典型研究《专业》(*The Professions*)(1933)一书中论证说，"典型的专业显示了各种特种的一种复合"。①

"专业化"一般包含双重含义，一是指一个普通职业群体在一定时间内，逐渐符合专业标准、成为专门职业并获得相应地位的过程；二是指一个职业的专业性质和发展状态处于什么情况和水平。"职业化"就是一种工作状态的标准化、规范化、制度化，包含在工作中应该遵循的职业行为规范(Code of Conduct)，职业素养，和匹配的职业技能。弗雷德森(1970)认为，专业化过程可以被看作在本质上是与政治相一致的，在这个过程中，权力和有说服力的说法比知识、训练和工作的客观特征更为重要。至于专业与职业乃至权力的关系，约翰逊(1972)认为，那些在传统上被贴上"专业"标签的职业在不同时间和不同地方受到各种形式的社会控制的支配。因此，职业化这个词是专门用于一种特殊形式的职业控制，是特定的社会环境的产物。约翰逊指出，专业不应该用于指一种职业，而应指一种特殊形式的职业控制，在他看来，专业化是"一些职业在一个特定时间经历的特殊历史过程，而不是某些职业工作由于其基本特征而总是被期望经历的一个过程。"②从上述诸多分析可以看出，专业和职业之间有着丝丝缕缕的联系。

(一)近代中国西医专业化程度的提高

由教会主导的西方医学在中国的发展经历了一个复杂的蜕变过程。由最初带有强烈的宗教色彩逐步疏离精神目标，走向世俗化和专业化倾向。随着医学独立性的加强，医学的专业化程度及西医群体专业地位逐步提高。

---

① 转引自亚当·库珀、杰西卡·库珀主编：《社会科学百科全书》，上海译文出版社1989年版，第600页。

② 参见亚当·库珀、杰西卡·库珀主编：《社会科学百科全书》，上海译文出版社1989年版，第600—601页。

　　"藉医传教"说明了早期医疗活动对教会事业有着特殊作用，但是医学的独特属性决定了它与教会的使命最终背道而驰，教会医师的医疗活动与传教事业过多地纠缠在一起，医疗事业的真谛必然会被扭曲。随着医疗社会功效的逐渐放大，医疗和传教的矛盾日益凸显，医师和传教士一身二任的角色产生了内在冲突，伯驾深有体会地写道："多年来，我祈祷、斋戒、努力，试图成为一名优秀的传教士，谁知我依然准备不足"，"每周都有成百上千的病人投医，我急于医好他们的病体，却无暇代表他们的灵魂向天堂呼救"，"我不得不拿出全部精力应付病人，根本无暇向他们布道。"①于是，教会医师们开始尝试消弭医学的宗教气息，以减少与民众的隔膜，让医学顺其自然地回归社会，走向健康发展之路。在这种的趋势下，医疗事业不可避免地与教会事业分离开来，上帝的使命被搁置一旁，教会医师逐步转型为医学专业人员，并向专业群体发展，独自走上专业化之路。

　　1886年博医会的成立，标志着教会医师们开始加强在专业上的联系，并逐渐成为一支独立于教会组织的社会力量。梁碧莹认为，博医会的成立"标志着医学传教工作的终结"。②高晞对此评价道："19世纪末医学传播的专业化和科学化内容完全替代宗教内容，医学传教工作就此终止。"③博医会甫一成立就创办了专业杂志《博医会报》，1907年改名为 *The China Medical Journal*，标志着西医向专业化迈出了重要一步。有学者认为："博医会对中国医学教育的推动，促进医学名词统一的工作，代表当时西医界与政府、社会的互动等，都为后来中国西医的职业化埋下了伏笔。"④

　　如果说教会医疗在19世纪的中国依然形单影只，尚未形成医疗事业的专业化格局的话，那么到了20世纪初，医界格局已然发生了巨大变化。如前文所述，这一时期各大差会和教会医师创建的医院、诊所不断增加，走向世俗化

---

① 乔森纳·斯潘赛：《改变中国》，曹德骏译，第41、43页。
② 梁碧莹：《"医学传教"与近代广州西医业的兴起》，《中山大学学报》1999年第5期。
③ 高晞：《在近代中国的"医学传教"》，载朱维铮主编：《基督教与近代文化》，第223页。
④ 杨祥银、魏焕：《中华医学会与民国时期西医职业化》，《社会科学辑刊》2014年第5期。

以后，随着"专职医护人员不断增长，医疗领域拓宽，医院自立程度日益提升，表明教会医疗事业在这一时期成为一项具有自身特点、具有一定独立地位的社会性事业，医疗工作的专业化基本完成了"①。而20世纪初西医教育事业的迅猛发展，其结果就是近代西医业走向专业化发展的标志，田涛认为："外力因素的介入也推动了基督教医疗卫生事业的专业化进程。"②以教会组织创办的北京协和医学院为例，尽管罗氏医社的初衷含有宣传"基督教的服务理想"，但协和医学院的根本宗旨和办学目标仍是培养高水平的本土医疗人才。这些华人医护人员对西医事业的参与，充分说明了教会医院宗教色彩逐渐淡化，西医逐渐变成与中国人休戚相关的事业，开始融入国人的思想观念和社会存在之中。

　　大约从19世纪末20世纪初开始，教会医疗事业逐步从单纯的传教事务中剥离出来，追求单一的医疗活动，迈向世俗化。在这样的氛围下，一些教会医院和医学校也开始向独立的医疗机构发展。杨念群指出："面对中国本土化策略的顽强抵御和现代科学话语霸权地位的全面奠定，西医传教士的双重角色发生了更加严重的错位，宗教承担的神圣意义在世俗氛围的浸淫下似已变得无足轻重。"③教会医师自身角色的转变，必然导致一些外籍专业西医的出现。在中华医学会早期的外籍西医中，如文恒理、嘉约翰等人主要来自教会医院组织和教会学校，部分人来自私人诊所。西医传教士成为专业医师后，不再担当医疗传教士的使命，虽然他们依旧是基督徒，对宗教有一如往昔的热情和信仰，但已经不受宗教事务的困扰，独立行使职业医生的职责，并不断从事医学研究和专业探讨，提高自身医学水平，成为纯粹的西医职业人员。有论者认为："这种角色转变不仅推动了西医事业的发展，也是外籍西医融入中国社会的重要前提。在近代中国，专业尽职的外籍西医不仅从事医疗救护，还致力于西医知识的传播，公共卫生的普及以及医学教育的发展，可以说，专业化的外籍西医扮

---

① 田涛：《清末民初在华基督教医疗卫生事业及其专业化》，《近代史研究》1995年第5期。

② 田涛：《清末民初在华基督教医疗卫生事业及其专业化》，《近代史研究》1995年第5期。

③ 杨念群：《再造"病人"》，第39页。

演了现代职业西医的角色。"①

西医传教色彩的根本消退，一个重要的标志是1932年博医会和中华医学会的合并，医学会最终演变成一个纯粹的学术团体。从极具宗教本色的博医会过渡到统一的中华医学会，中西医同人顺应时势，通过共同努力，完成了一次艰难的蜕变与整合历程，它不仅结束了中西医之间长期各自为阵的局面，更为西医在中国本土化的发展带来了契机。

相较于中国古代传统医事制度，西方医学及近代医院制度表现出专业化、规模化和集约化的特征。良好的医学教育及先进的医院制度十分有助于医生专业化水平的提高，大约从19世纪中叶开始，医生职业中出现了新的学科门类如产科、神经科等，从而突破传统的内科、外科之分。医院开始实行专科就诊，对同一类疾病患者实行专业诊治，西医在诊疗过程中还往往采取相互协调的工作原则。遇到疑难杂症，专业医生之间"必会同考究讨论，则见识日广，岂若中国之医生，各怀妒忌之心，不肯会同考察，任症多有不识哉"。② 而医生与护士之间的协作更是不可或缺，近代医院一般都配备与医疗相对应的护理措施，经过专门培训的护理人员及技术人员与医生之间相互协作。就近代西医院的综合效率而论，医院内部各部门之间以及医护之间的分工协作十分重要，"这是一系列互相制约又互相依靠、复杂的和高度专业化的劳动分工。"③ 近代医院的规模效应表现为，工作效率大为提高，医生可在有限的时间里诊察更多的病人。以嘉约翰在1875年7月1日这天的手术为例：一、白内障切除手术2例；二、膀胱积石切除手术1例；三、眼球肿瘤切除手术1例；四、肛门瘘手术1例；五、切除包皮1例；六、眼科手术1例；七、骨科手术1例。④ 一个医生在一天之内总共做了七类8例手术，如果没有固定的场所，配套的设备和服

① 艾明江：《中华医学会与近代西医群体研究（1915—1945）》，上海大学2007年硕士学位论文，第61页。

② 花之安：《自西徂东》，上海书店出版社2003年版，第211页。

③ 何小莲：《西医东渐与文化调适》，第130页。

④ 参见顾长声：《从马礼逊到司徒雷登》，第180页。

务，即使华佗再生也无能为力。

　　毫无疑问，现代专业制度来自于西方，医学专业也不例外。西方近代医学制度在传入中国的同时，西医群体逐步踏上了专业化之路。尹倩认为："一方面，受过西方专业制度熏陶和现代医学训练的西医师出现在中国社会中，开始努力构建中国现代的医疗卫生体系，确立自己的专业群体的地位；另一方面，传统社会中的中医受到西医的冲击，开始有意识或无意识的以西医师为标准，进行一系列变革，以向现代专业制度靠拢，并适应现代国家行政体系的需要。"[1] 而"现代专业制度的引入又促使医师群体加快了专业化的进程，尤其是在如上海、广州等经济发达、人口众多的通商大埠，医师即作为中国近代新兴的专业群体之一，迅速地发展起来"。[2] 据 1935 年对上海医师的统计，"考全国医师 5390 人中，在此间开业或供职机关者达 1182 人，占全数 22%。以全市 350 余万人口计之，每 3010 居民中，有医师 1 人；每百万居民中，有医师 332 人。比率之高，为吾国各大城之冠，即比之欧美，亦相差无几。"[3] 随着西医群体数量的增长，其执业意识也逐渐增强，专业化程度得到迅速提升。客观而论，民国初期的医师群体专业化程度日益提高，专业群体定位逐渐明确，但距离成熟的医师专业群体还为时尚远。

　　前文所述，专业化与职业化是相互勾连、相互承接的关系。一般认为，"专业化则是指一个普通的职业群体在一定时期内，逐渐符合专业标准、成为专门职业并获得相应专业地位的过程。"[4] 有关专业化与职业化关系的考证，国内外较为权威的观点认为："由职业化向专业化发展，专业化包含了职业化过程，职业化是专业化进程的一个阶段，为其提供发展基础，而专业化是需要系

---

① 参见尹倩：《民国时期的医师群体研究（1912—1937）——以上海为讨论中心》，第 271 页。

② 朱英、魏文享：《近代中国自由职业者群体与社会变迁》，北京大学出版社 2009 年版，第 217—218 页。

③ 朱席儒、赖斗岩：《吾国新医人才分布之概观》，《中华医学杂志（上海）》1935 年第 21 卷第 2 期。

④ https://baike.baidu.com/item/ % E4 % B8 % 93 % E4 % B8 % 9A % E5 % 8C % 96/10042694 ？ fr=aladdin.

统训练才可以胜任相对应的岗位工作。"可以说，"专业是更高层次的职业，而专业化是在职业化的基础上向更进一步发展。专业是职业由量变到发生质变的过程，同样地，专业化也是职业化不断发展和积累后发生质变的过程。"另一种观点认为："由专业化向职业化发展，职业化是一个大概念。职业化一定是专业化的，专业化不能代替职业化，专业化是人才职业化的基础。"①

专业化是医学职业化的前提，专业教育是形成职业群体的基础，而专业化水平的提高有助于职业化的普及。因此，"在现代性历程中，专业是最重要的现代性标准，因为它意味着标准、专业技术和一种职业。"②民国时期，随着生产力与社会分工的发展，以医学为代表的新兴职业构成日趋复杂，一些"专业职业""自由职业者"阶层不断涌现。就医学而言，近世以来各类富有成效的医学教育为西医群体的形成，专业化程度的提高及职业化的形成建立了知识体系上的保障，医师作为都市社会中的一个职业群体，日益发挥其中间阶层的特有功能，扮演着社会生活中的职业形象。徐小群认为："就中国的自由职业者来说，职业化是民国时期国家与社会相互作用的一个组成部分。"③

（二）西医职业观念在中国的萌发

西方医学走向职业化经历了漫长的历史沿革。由于古代西方医学与巫术混沌不分，医疗活动长期以占卜为主，医药为辅的方式存在。一直到公元前2000年左右的古巴比伦和古埃及时代，巫医活动依然被祭司集团牢牢操控，医生作为独立的职业群体尚未产生。随着经验医学知识的日积月累和科学实践的发展，大约公元前5世纪，古希腊医学率先跳出巫术的藩篱，逐渐形成希波克拉底医学体系和盖伦医学理论，演变为西方理性医学的范式，并在此后的岁月中长期支配西方医疗实践。此后，西医群体逐渐从祭司集团中剥离出来，形

---

① 汤菲：《专业化还是职业化——个体层面的比较研究》，《重庆科技学院学报（社会科学版）》2012年第10期。

② 江文君：《职业与公共参与：民国时期的上海医师公会》，《史林》2012年第3期。

③ 徐小群：《民国时期的国家与社会——自由职业团体在上海的兴起（1912—1937）》，第3页。

成一支独立的社会角色群体，进而产生了一些医学行业团体与流派。埃利奥特和弗雷德森在《医生职业》中将职业定义为"取得了自治或自行领导权力的行业"，"唯一真正重要和统一的标准是，是否享有自治权——合法控制其职业的地位。……自治是政治、经济权与行业代表性之间相互作用的重要产物，这种相互作用有时得到教育机构及其他部门的促进，它使社会相信此行业的工作是可靠的、有价值的。"[1] 刘远明认为，"古代希腊和罗马的医疗活动无疑尚处于行业向职业转化的初始阶段。"[2]

至 1500 年左右，欧洲的大学里开设独立的医学院和医科，虽然医学教育以理论为主，且停留在希波克拉底医学体系和盖伦医学理论的框架内，但解剖学科已经渗透到教学体系之中，在一些医学院校的教学规制中，开始对学制、教材以及见习期限等教学环节有了明确规定，"在社会与医疗界，拥有正规医学院或医科毕业证书的医生们，大多居于医疗职业等级的上层。这也从一个侧面反映了社会对于医学职业化教育的普遍认同。"[3]

文艺复兴之后，伴随着生物医学模式下的医学研究和临床实践的开展，西方医学出现了学科与专业的分化，西医出现了外科、药剂科等一系列学科，医生也不再是包医百病的全能型人才，而是日益专业化，医学活动也向行业化和组织化发展。18 世纪以后，一些欧美国家纷纷建立了医生行业组织，例如：1731 年法国皇家外科学会，1745 年英国外科医师协会成立，1815 年，英国药剂师协会成立，1832 年，英国医生协会成立，而至 1800 年，美国已有 7 个州建立了医生协会。[4] 这些行业组织和团体成立以后，出版发行医学刊物，确立规范的年会制度，不仅推动了西医学的发展，更重要的是提升了医生的社会地位和专业权威，在这样的背景下，近代医院体制与权威开始建立。

19 世纪初期，医生们开始建立自己的医疗机构以专攻特殊病例，一些专

---

[1]　转引自刘远明：《西医东渐与中国近代医疗体系化》，第 78 页。

[2]　转引自刘远明：《西医东渐与中国近代医疗体系化》，第 78 页。

[3]　转引自刘远明：《西医东渐与中国近代医疗体系化》，第 84 页。

[4]　转引自刘远明：《西医东渐与中国近代医疗体系化》，第 90 页。

科医院在欧美诸国应运而生。随着"医学专业与学科的高度分化，使医疗活动的分工与合作成为必然。……可以说，外科的崛起及其流水作业方式催生了近代医院体制"。① 集约化的医疗模式必将成为历史的必然。

当西医进入中国以后，随着医学社会功能的提高，国内医学精英们也开始萌发职业观念。② 他们越发意识到，行医不仅仅是"行道"的工具，也是一种正当的、劳苦的职业，并开始以"医师"相称，并明确提出："医师者，以摄生疾病为任务，于社会上为一种职业，于医界中占一位置。"③ 然而行医又是一门特殊的职业，医师是一群具有专业知识和技能的职业者。姜振勋认为："医师行医确是一种营业，但是这种营业是应用科学原理和原则，为人谋预防或诊疗其疾病为目的，医业是社会上一种学问的职业。"④ 在实际执业中，医师们十分注重与营利性质的工商业者的区别，强调自己是凭借专业知识和技能获得报酬，习惯于"将自己与律师、会计师、建筑师并称或相比，认为与之同类"。而且南京政府时期，"医师作为具有专业学识的职业群体已经得到自身和社会的认同。"⑤

在医师的职业观念中，执业医师并不是一般性的普通职业，而是一种不可替代的职业。医师之责任重大，非同小可，甚至关系到民族健康与复兴大业。"医师之任大，小之可以挽救人命，充其极可以左右医学之前途，其地位重大，斯又不待证而明者也。"⑥ 李振翮认为："医与其他职业所以不同的地方，就是因为它是直接为人类谋幸福，它一切的设施都是关于人类"，"一个病人赤条条

---

① 转引自刘远明：《西医东渐与中国近代医疗体系化》，第 93 页。

② 尹倩从医师对自身身份的认定及认同、医师对自身职业重要性、对职业道德的追求等方面分析了近代中国医师群体职业观念的萌发。参见尹倩：《民国时期的医师群体研究（1912—1937）——以上海为讨论中心》，参见"近代医师群体与医师公会研究"部分。朱英、魏文享《近代中国自由职业者群体研究的几个问题——侧重于律师、医师、会计师的论述》（2007）在研究视角上给了本人极大的学术启发。

③ 刘永纯：《医师与社会》，《医药评论》1929 年第 24 期。

④ 姜振勋：《什么叫作医师》，《医药评论》1929 年第 23 期。

⑤ 朱英、魏文享：《近代中国自由职业者群体与社会变迁》，第 218—219 页。

⑥ 刘永纯：《医师与社会》，《医药评论》1929 年第 24 期。

的将他自己最宝贵最亲爱的身体完全交托给医生，一切生死存亡的关键都完全在医生手里，他将来的健康，和事业的成败亦都在医生一人身上，他对于家庭应负的责任，对于社会应尽的义务是否完成，亦都以他的健康为标准。所以医生对于病人的责任不是一时的，亦不是仅关系自己一身的，医生失责，影响及人类的生命、健康及社会事业的发展。"因此，"学医者的责任也就比学农、工、商、教育、政治、经济者较为大"①，是其他一般职业不可比拟的。

在医界职业观念的形成中，慢慢确立了对执业医师资格与身份的认同感。丁福保较早地界定了医师职业资格："医师之资格，岂易言哉。身体之须健康，无论矣，又当饱有学术，兼擅才能，富于忍耐力、记忆力及判断力，而有优美高尚之道德心，交际之间亦宜温和熟练，正直无私，如斯之资格，欲悉完备于一身。"② 丁福保认为，要获得医师的资格必须具备以下条件：诸如"身体之健康、学术才能、忍耐力、记忆力、判断力、良心、交际、品行、言语、举动"等基本素质。③ 不过丁福保只是停留在对医师资格的要求上，并没有对医师的概念有明确的界说。

西医在中国的快速发展，使得医界人士的职业意识日益增强，人们对医师职业的认识也日趋深化，姜振勋提出："医师是个法定的称谓，字面上和律师并称，就是指社会上有行医权的人说的。"④ 医师的行医权受政府保护，没有政府的认可和授予，医师就没有行医权。在医界精英看来，"鉴别医之学问、干涉医之行为，唯政府之责任，政府之权力耳。"⑤ 接受政府管理和资格审查已然成为医师的义务之一，同时国家也应该保障医师的权利，姜振勋就提出了"医师权利的保障"问题："医师既是学问的职业，为尊重学问起见，对其权利给以周密的保障，亦当然的道理。"⑥ 这表明，执业医师对自身权利的要求已成一

① 李振翩：《中国新医学的背境与前途》，《医学周刊集》1928年第1卷1期。
② 丁福保：《论医师之资格》，《中西医学报》1910年第2期。
③ 丁福保：《论医师之资格》，《中西医学报》1910年第2期。
④ 姜振勋：《什么叫作医师》，《医药评论》1929年第23期。
⑤ 《上海医师公会呈内务部文》，《新医与社会汇刊》1934年第2集，第153页。
⑥ 姜振勋：《什么叫作医师》，《医药评论》1929年第23期。

时共识。

随着西医群体专业权威的建立，执业医师们不仅形成强烈的职业意识，也开始追求自身的职业地位和职业尊严。至 20 世纪 30 年代初，国内西医群体在社会上初步确立了职业医生的崭新角色，西医的职业化是医生的社会地位得到了迅速提升。一方面，在民众的心目中，医生的职业值得羡慕，"你们学医的好，不必去求别人，还要别人来求你，无论政治潮流转到什么地方去，你们的行业终不至于受到影响。"①社会对现代医学人才的需求，客观上激发了人们学医和业医的热情。另一方面，执业医师自己也不再以行医为耻，他们意识到，医师已不是"学书不成和学剑不成的低能儿"，②而是受过特殊教育和培训的知识精英，是拥有职业尊严和社会地位的社会群体，他们救死扶伤，担当民众生命与健康的专业守卫者。在医师的专业权威面前，一切阶层的人只是病人的角色，没有权势存在，"在民国时期的小说和随笔中，延请医师之恭敬，不再仅限于平民百姓，出入官宦富贾之从容，也成为医师执业中之常态。"③

（三）医师群体的崛起及其职业特征

有关近代中国西医群体的产生及其特点，笔者在第二章已有详细论述。这里专注的西医群体，主要指民国时期由医师构成的职业群体，也包括一些并未取得医师资格的医界人士，不包括护士、助产士等与西医相关的群体。④随着医学的宗教色彩的消退，外籍西医开始脱离教会事工，向职业群体转向，西医职业群体逐渐取代医疗传教士，早期西医群体由外国医师和中国本土西医共同组成，此后中国人逐渐成为主体力量，因此，近代的西医群体是一个中西汇合

---

① 季青：《医生与做官》，《医学周刊集》1928 年第 2 卷第 2 期。
② 姜振勋：《什么叫作医师》，《医药评论》1929 年第 23 期。
③ 尹倩：《民国时期的医师群体研究（1912—1937）——以上海为讨论中心》，第 184 页。
④ 在近代中国直至民国时期，从事医药行业的职业已经有了明确的分工，主要类别有医师、中医师、牙医师、兽医、药剂师、助产士、护士等。民国建元以来，医师群体无疑是社会上最复杂的群体之一，无论是西医还是中医，在中国近代化背景下都面临着自身职业化的问题。

逐渐向华人过渡的职业群体。

在民国时期，医学职业群体的产生与医学教育的发展密不可分。医疗传教士在中国的早期带徒式培养，酝酿了中国本土西医职业群体的萌生，早在20世纪初，有位外国人就评论过，一个自由职业者新阶级已经在中国出现："年轻的医生、工程师、律师已经或正在从国外的或中国的高等教育中心被培训出来。他们的人数每年都在增加。"① 近代中国新生的西医群体，一部分来自归国留学医学生，大部分出自国内西医学校的培养，基本上受到了西方医学教育的训练，即便毕业于国内医学院校，其教育方式也多半仿效西方模式，带有强烈的西化色彩。从早期少量的留学生到民国时期大量的医校毕业生，作为新的近代知识分子群体代表，逐渐形成了一个职业化西医群体，与中国传统知识分子相比，西医职业群体不仅掌握了专门的西医学知识，更怀有精英主义的社会理想。② 因此，"本土派的西医群体不仅是职业化的西医人士，而且还有着在特定时代下的历史使命。从这个角度看，近代西医是传统知识分子与现代职业群体的结合。"③

从医师职业群体的发展过程来看，在1911年辛亥之前毕业的医学生较少，而在1911—1931年的20年间，国内西医教育飞速发展，正规医校毕业的医师人数大幅度提升，为医师群体职业化发展建立了保障。"医师"是西医走向职业化的重要标志，医师与医生的不同在于对行医资格的认定上。民国十八年（1929）卫生部明文规定，西医称作医师，中医称作医士，并颁布《医师暂行条例》规定："凡具有医师资格者，由卫生部审查后给予医师证书；其未经核准给证者，不得执行医师之业务。"而符合以下条件之一者（20岁以上），即可获得医师资格："1. 在国立或政府有案之公立、私立医学专门学校以上毕业，

---

① 《北华捷报》1917年11月17日。

② 在近代中国，很多进步知识分子不仅仅把学习医学知识当作是获得职业的手段，更是当作报效国家的工具。孙中山、鲁迅等人早年学习医学，就曾抱有类似的理想。

③ 艾明江：《中华医学会和近代西医群体研究（1915—1945）》，上海大学2007年硕士学位论文，第60页。

领有毕业证书者；2. 在外国官立或政府有案之私立医学专门学校以上毕业，领有毕业证书，或在外国政府领有医师证书者；3. 外国人曾在各该国政府领取医师证书，经外交部证明者；4. 经医师考试及格，领有证书者。"① 因此，"医师"是指具有行医资格或以行医为职业的西医人员。到了 20 世纪 30 年代，西医在中国逐渐形成了一个相对稳定的职业群体②。

据史料记载，1929 年，卫生部开始进行医师登记，但很少公布具体数字，至 1932 年底，全国登记医师共计 3026 人，其中本国国籍的医师 2919 人，外籍医师 107 人。从区域上看，"以上海市卫生局呈报者为最多，有 874 人，约占 30%，次为南京，占 18.6%，广州占 6.8%，汉口占 4.3%，天津占 3.7%，偏僻省份，呈报者极少。"③ 按医师籍贯分类，"以浙江、广东、江苏三省为最多，共有 1641 人，占 62.5%，福建、山东、湖北、河北等省次之。除湖北外，其余六省均为沿海之省份，亦即多数医学校所在之处，反之，甘肃省及黑龙江省，均仅一人。而察哈尔、绥远、宁夏、青海、西康、新疆等省，竟并一人而无之。"从男女医师人数占比情况来看，"男性医师有 2646 人，占 91%，约为女性医师之 9 倍。"④ 虽然男女医师之间的比例悬殊较大，但是女性职业医师的发展同样引人注目，本节将列专题论述。

在登记医师的人数上一直有所出入，据"1932 年出版的《中国医界指南》所载，本国毕业医师为 5926 人，日本毕业者 424 人。欧美毕业者为 149 人，试加核对，难免一部分遗漏，但约数当在 7000 左右"⑤。可见，国内医学院校

---

① 《医师暂行条例》(1928 年 12 月 24 日国民政府核准备案 1929 年 1 月 15 日卫生部公布)，载陈光明主编：《中国卫生法规史料选编 (1912—1949)》，第 621 页。

② 到了民国时期，近代职业进一步发展和分化，除医师之外，还出现了律师、工程师、会计师、记者、公务员等新型职业群体。

③ 许世瑾：《全国登记医师统计》，《中华医学杂志》1933 年第 19 卷第 5 期。由于近代外籍医师受治外法权保护，并不受中国有关医师登记法的规定，因此，这些统计并不能完全反映当时的全国中外医师数量。

④ 许世瑾：《全国登记医师统计》，《中华医学杂志 (上海)》1933 年第 19 卷第 5 期。

⑤ 《中国的医学教育》，《中华医学杂志 (上海)》1933 年第 19 卷第 2 期。

毕业生构成了西医职业群体的主力军，从登记医师的人数来看，应该只是实际医师总数的一部分而已。

医师群体具有鲜明的职业特征。美国著名社会学家威廉·古德认为，一种成熟的社会职业应该兼具两个特征："第一，长时间专业知识的学习以及在专业群体中接受长期训练，第二，提供服务的专业取向。"[1]另一位美国学者弗雷德森在此基础上提出"职业是取得了自治或自行领导权的行业"的论断。[2] 二者的一致性在于，对职业"自治"的理解上强调，自治权应该成为衡量一种行业能否成为职业的标准。这种自治权表现在医学职业领域，就是"被授予医生和医学协会，医生及协会保证提供高质量的医疗服务和医学生得到专业学习和训练的质量以及可胜任工作的能力和知识，负责颁发执业资格证书，建立职业道德观念，控制执业人员的数量以保证此职业的质量，发展职业协会，不断提高医疗水平"[3]。就医师本身而论，"职业化的核心在于对工作内容的自主控制权，即对于如何运用自己掌握的专业知识和技能解决患者问题的能力，医师临床自主是其专业价值的重要体现。"[4]说明专业自治在医学职业化中的决定性因素，医师的职业生活相对独立，可以自我解雇。

西方医学属于西方文化体系中的一个标本，它与中国传统医学分属两个不同的学术体系。中国传统医学行业长期处于不规范和无序状态，人员构成十分复杂，如祖传秘方持有者、落第文人、江湖游医、四方郎中、民间巫医等，常被贬称"江湖术士"。中医的传承方式长期沿袭家中祖传或拜师习艺的师徒相传模式，这种零散的家庭或作坊式的教育方式，决定了中医出师以后，自然形成以个人为单元悬壶济世的职业模式。虽然其间不乏杏林高手，但整体地位低微，医术低下，中医在社会上是一个得不到尊重的职业群体。医疗传教士巴慕

[1]　William J. Goode,"Community Within a Community: The Professions," *American Sociological Review*, Vol.22, No. 2（Apr., 1957），p.194.

[2]　[美] F.D. 沃林斯基：《健康社会学》，孙牧虹译，社会科学文献出版社 1999 年版，第 342 页。

[3]　[美] F.D. 沃林斯基：《健康社会学》，孙牧虹译，社会科学文献出版社 1999 年版，第 342 页。

[4]　葛杰：《对我国医师职业化发展的思考》，《中国医疗管理科学》2016 年第 6 卷第 6 期。

德认为，传统中医向来缺乏西方现代医学的基本理念，在相当程度上缺乏应有的职业态度，最为关键的是行业精神的缺失。[1]

与之迥然不同的是，西方近代医师的职业结构与性质发生了根本变化，职业化对医生的要求是，必须受过正规的、较高的科学教育，具备专业化的知识和技能，更要具备自主意识、职业伦理和服务理念等特质，在医疗组织构架上强调形成坚强的专业组织，追求一定的专业自治，以医学科学和专业性作为最重要的现代性标准。威廉·科克汉姆把医生的职业化特征概述为："第一，医生职业决定了医学教育和培训的自身标准，与其它职业相比，医生更需要经历一个严格的社会化体验；第二，医生职业获得的收入、权力与威望使他可以要求高质量的学生；第三，医生活动以执照发放的形式被合法认可。"[2] 因此，在近代以来的西方社会，职业医生拥有耀眼的光环，享有广泛的社会声望。

作为一种新式知识分子的代表，职业医师在民国时期逐渐形成为一个自由职业群体。他们绝大多数接受过系统的医学教育，具备相当的专业知识与医学素养，游离于官方组织之外，投身于医学事业，以行医问诊作为自己的职业，他们"在执业上有相当大的自由度，其多样化的执业方式，相对丰厚的经济收入以及较高的社会地位，彰显出医师群体作为都市中中间阶层的特征"。[3] 医师群体不仅具有高度的专业化特征，同时具有特殊的社会价值，即医学事业关系人类的命运、民众的生命健康和社会的持续发展。无疑，职业医师已经成为民国时期一个重要的社会群体。

二、医学团体、组织与西医职业化

（一）专业团体与西医职业化

医师群体职业化的发展离不开医学专业团体的推动，而专业团体的职责

---

[1]　参见何小莲：《西医东渐与文化调适》，第 239 页。

[2]　威廉·科克汉姆：《医学社会学》，华夏出版社 2000 年版，第 179 页。

[3]　尹倩：《民国时期的医师群体研究（1912—1937）——以上海为讨论中心》，第 64 页。

"在于保护和提高专业人员的利益及地位，设立规章制度以规范专业人员的行为，造就专业人员，孕育和维持一个专业特定的知识和服务的意识形态"①。医学团体在其成员的职业能力培养、职业行为规范和职业道德构建等方面的作用是不可忽略的。民国初期，在西医走向职业化的过程中，各种医学团体的影响无处不在，其中以中华医学会最具有代表性。

中华医学会虽是一个学术团体，但在民国时期西医职业化过程中施加了重要作用和影响，从成员构成上来看，中华医学会内的会员中，不论是名噪一时的医界翘楚，还是默默辛劳的普通从业医师，他们虽然来自不同国别，不同地区，毕业于不同医学院校，但在医学会的统一组织和协调之下，逐渐演变成一个全国性的最为广泛、最有影响力的中外西医职业群体。在医师队伍的人员构成中，中华医学会的众多会员一直是医师群体的重要力量，下表为证。

表5—1　中华医学会会员数量统计表（1915—1931）

时间	会员数量	时间	会员数量
1915	36	1924	332
1916	92	1925	349
1917	107	1926	391
1918	124	1927	424
1919	126	1928	477
1920	165	1929	538
1921	201	1930	652
1922	252	1931	794
1923	277		

资料来源:《中华医学会概括报告》,《中华医学杂志（上海)》1932年第18卷第1期。

聚集在中华医学会的旗帜之下，中外西医群体步调统一地共同谋划医疗卫生事业，迅速打开我国近代西医事业的新局面，西医群体开始确立在社会上的职业地位。从医学会前几届年会的学术演讲和专题讨论来看，不乏医学教育、

①　尹倩:《民国时期的医师群体研究（1912—1937）——以上海为讨论中心》，第272页。

医师职业道德、社会医学中的迫切问题等内容，伍连德、颜福庆等分别就"健康生活之道""医学伦理规范的建立""医学职业的责任""医学教科书的编辑与出版"等进行演讲与报告。① 中华医学会在民国初期医师职业化的形成中发挥了巨大影响，朱恒璧会长就认为，学术团体与职业化之间关系甚密，"医学会为学术团体，医师公会为职业团体，不知医学会会员全为医师，是学术而兼职业者；医师公会会员，亦全为医师，是职业而兼学术者。值此之故，医学会所办事业，除提倡学术外，兼及业务问题。……骤视之，两者不同，而核其实际，则此通于彼。"②

中华医学会自建立之初，"即在医学教育、医师执业资格认证、医疗卫生立法以及普及医学常识、引进国外先进医学等方面努力，以期促进实现西医群体的自治，促进西医群体的职业化。"③医学会利用自身学科优势开展了一系列的工作，诸如扩展医学院校的数量和规模，增加在校医学生的数量，提升医学教育的质量，同时"开办各类医学进修班、医师讲习所、医师研习所、各分科进修班等，如 1933 年 1 月，医学会开办上海医师研习所，目的是提高医学院校毕业生的临床实践能力，据内政部数据，至 1936 年研习所各科共有 37 名医师毕业"④。这些举措都对医师职业化的形成产生重要影响。医学会还"试图影响甚至掌握医师执业资格认证的权利；出版专业医学刊物介绍国外先进医学知识，提高医师学术水平；提倡医学伦理学，提高医师职业素养等，通过这些努力，民国时期西医的现代职业特征初露端倪"。⑤

中华医学会还在维护医师的合法权益方面作过重要贡献。1933 年成立的医师业务保障委员会是学会下设的一个特别委员会，由宋国宾担任主席，成员有牛惠生、金宝善、徐乃礼等，这个委员会在对医事纠纷、医事诉讼的处理

---

① 刘远明：《西医东渐与中国近代医疗体制化》，第 243 页。

② 朱恒璧：《中华医学会第四届大会会长朱恒璧演词》，《中华医学杂志》1937 年第 5 期。

③ 杨祥银、魏焕：《中华医学会与民国时期西医职业化》，《社会科学辑刊》2014 年第 5 期。

④ 内政部年鉴编撰委员会编：《内政部年鉴·卫生篇》，上海商务印书馆 1936 年印行，第 200—201 页。

⑤ 杨祥银、魏焕：《中华医学会与民国时期西医职业化》，《社会科学辑刊》2014 年第 5 期。

上，向法院及时申明医学界的态度和观点。《中华医学杂志》第 29 卷第 9 期专设"医业保障"一栏，"专载（一）本会医务保障委员会医讼案件经过概要，（二）本会图谋解除医病纠纷之一切文件。"① 该委员会共收集 21 例案例，于 1935 年出版了《医讼案件汇抄》一书。②

中华医学会的种种努力，旨在从根本上改变和提高医师职业群体的整体水平，增进民众对西医的角色认知，改善和提高西医的社会境遇和地位，因为西医群体成员自我规范的过程，正是西医群体走向职业化的要求。虽然民国初期西医职业化尚处于初始阶段，远未达到职业自治的标准，但是"中华医学会在民国时期西医职业化进程中的历史作用不容忽视，为我国现代西医职业的形成奠定了一定基础"。③

（二）职业公会对西医职业化的促进

如果说西医学术团体在医师教育和培训以及医师素质的提高上贡献良多的话，那么民国时期的医师职业公会在职业医师的权利保障方面更有可圈点之处。随着执业医师队伍的扩张和医师职业意识的觉醒，医师们越来越重视自身权利的保护，尤其是"在医疗市场缺乏来自政府的有效规范的情况下，以保障医师执业权益为中心的职业公会应运而生"。④ 像上海医师公会、全国医师联合会、中华西医公会等都是比较著名的职业团体，从学术团体到职业团体的发展，说明"医界关注的重心从单纯的学术过渡到职业本身，彰显出医师群体愈来愈明晰的职业定位和身份认同"。⑤

1925 年 11 月 1 日，上海医师公会在上海成立。其发起人为"余云岫、汪企张、蔡禹门、庞京周、徐乃礼等，创立时会员近百人"。医师公会"名义上

---

① 余岩、黄贻清：《中华医学杂志中文编辑报告》，《中华医学杂志》1935 年第 21 卷第 11 期。
② 宋国宾：《业务保障委员会报告》，《中华医学杂志》1935 年第 21 卷第 11 期。
③ 杨祥银、魏焕：《中华医学会与民国时期西医职业化》，《社会科学辑刊》2014 年第 5 期。
④ 范铁权：《近代科学社团与中国的公共卫生事业》，第 247 页。
⑤ 范铁权：《近代科学社团与中国的公共卫生事业》，第 247 页。

是职业团体，不是学术团体"。① 公会一开始就表明自己的性质是职业公会，但也履行一些医学会的学术性事务。该公会组织完善，其章程规定："凡具有下列资格者得为本会会员。一、在国内外政府主办之公私立医科大学及专门学校毕业者。领有政府发给之医师执照，并在本市主管机关注册者。"② 医师公会的宗旨表现在四个方面："甲、共策学术之进步；乙、勖勉医师之道德；丙、促进及协助地方行政机关办理公共卫生事宜；丁、保障会员职业之权利发挥互助精神。"③ 该团体一直为废止中医派牢牢控制，多次要求政府废除中医。至 1933 年，上海医师公会成员增加至 300 余人。上海医师公会成立以后，全国各地纷纷仿效，筹设地方性的医师公会，如广西医界正是看到"京沪苏浙平津汉粤川滇皖湘哈鲁豫赣等处皆有公会之成立，遂于十二月五日组织成立广西医师公会"。④

各地医师公会的成立，最终催生全国医师联合会的形成。1928 年，南京国民政府卫生部颁布《开业医师登记法》，引起执业医师的广泛不满，为了切实保障医师权益，1929 年 11 月，由上海医师公会发起，在上海成立了全国医师联合会，计有 17 个省 41 个团体参加。该会主席团中有"余云岫、俞凤宾、盛佩葱、徐乃礼等 8 人，以上海医师公会的成员占绝对优势。故此后这个全国性的西医职业团体又成了西医界联合对抗中医的组织"。⑤ 该会的宗旨是："（甲）砥砺医德，研究学术，以谋医学及职务之进步；（乙）联络感情，保障权利，解除压迫以发挥互助精神；（丙）建议医事教育、卫生行政等原则，以适应社会之需要，并促进科学之进步；（丁）促成完善的医师法。"⑥ 显然，该会最根本的的宗旨是"同业互助"，其次是谋求国家卫生事业的发展，而最重

---

① 赵洪钧：《近代中西医论争史》，第 121 页。
② 《上海市医师公会为呈请备案向社会局报送的申请书、团体调查表、财产调查表、职员履历表、许可证及会员录》，上海市档案馆藏，档案号：Q6—18—298—1，第 38 页。
③ 《上海医师公会会章》，《医事汇刊》1931 年第 7 期。
④ 《广西医师公会成立纪事》，《医事汇刊》1934 年第 19 期。
⑤ 赵洪钧：《近代中西医论争史》，第 122 页。
⑥ 《全国医师联合会章程草案》，《医事汇刊》1929 年第 1 卷第 1 期。

要的责任是维护同业权益。医师联合会还协助政府颁布《国民政府卫生部医师暂行条例》，对执业医师的资格、领证程序、行医保障、惩戒等均作明确规定。①

医师公会甫一成立，即在组织内部着手团结医界力量，推动行业自治，维护医师专属权益；对外则交涉各方，逐渐发展为成熟的职业团体，其功能与作用日渐明显。不少医师视医师公会为维护专业权威的重要工具，他们认为，医师公会既"为自由职业团体之一，国家必当医师公会法的颁布，方能使医师集团有遵循之道"。②并多次呼吁政府颁布《医师公会法》，积极寻求政府支持，努力保障医师公会的合法权威和专业地位，进而促进自身的发展。另一方面，在卫生当局的观念中，地方性的医师会团体应该担负医师管理方面的部分职责，如1929年1月卫生部颁布的《医师暂行条例》第21条就明确规定："医师于业务上如有不正当行为，或精神有异状不能执行业务时，应由该管官署交由地方医师会审议后，暂行停止营业。"③

民国时期成立的一些医师公会，"一方面既是国家加强医界管理的辅助性团体，另一方面也是医界维护医师权益的主要组织。"④对职业医师的收费与诊金权益的保护就是例证。一些地方政府试图对医师的收费与诊金加以限制，以便贫病。民国十八年（1929），针对市内较为混乱的医药市场和医疗费用问题，上海市卫生局公布一份限制职业医师诊金的训令，对最高诊金加以明确限定："门诊二角至一元二角；出诊普通一元至五元（车资在内）；特诊六元至十元（随请随到深夜出诊之类）；（手术费）小手术一元至五元；普通手术六元至十元；大手术十元至五百元元；接生费五元至五十元（指医师医生助产士而言，旧式产婆不在此例）；住院费二角至十元。"⑤

---

① 《国民政府卫生部医师暂行条例》，《医事汇刊》1929年第1卷第1期。

② 卢鬐：《医师公会法亟宜颁布及关于该会法原则草案之意见》，《议事汇刊》1935年第3期。

③ 陈明光主编：《中国卫生法规史料选编（1912—1949）》，第633页。

④ 龙伟：《民国医事纠纷研究（1927—1949）》，第276页。

⑤ 宋国宾：《对于上海卫生局规定诊金之感想》，《医事汇刊》1929年第1卷第1期。

此项规定刚一出台，立即招致沪上医界尤其是以医师公会会员为代表的执业医师们的反对。医师公会迅即作出决议加以回应："医师诊费，为学术报酬之一种，在今中外未闻有政府加以限制者，且全国医家施惠平民，自有正当途径，如健康保险，平民医院，先进各国，均办有成效，现在上海卫生局之举动，舍本务末，应呈请卫生部行示令其取消。"①为此，众多医师还呈请南京卫生部，要求卫生部责成上海方面，彻底取消对医师诊金的限制，并且通令各地均不得限定医师诊金。此举得到了卫生部同意和支持，上海市的诊金规定因此胎死腹中，"规条自规条，诊金自诊金，未曾受丝毫之影响也。"②此后的国民政府时期，从中央到地方再无限制医师诊金之类法令的出台。

医师公会对执业医师的维权还表现在对医事纠纷的参与上。民国时期颁布的《医师法》有一条刚性规定，即"医师非加入所在地医师公会不得开业"，加入医师公会成为医师开业的一项必要条件，同时也确保了医师公会对会员权益的保护功能。加入医师公会的医师即言："在医师保障法令未颁布前，所有全国医师应加入业务所在地医师公会，认为自身唯一保障团体，会员之仰仗公会，尤婴儿之依赖父母。"③一般情况下，"会员医师发生医疗诉讼，医师公会及其相关的机构便可能参与其间。医师公会或作中间人帮助医患双方进行调节，或在诉讼案件中针对专业问题进行医事鉴定，或发表通电及宣言造成舆论以呼吁保障医权。"④上海医师公会是诸多公会中最具代表性的一个，参与调解医事纠纷是该会的主要职责之一。据统计，1947年6月17日至1947年9月30日之间，上海医师公会下属机构医务保障委员会就调处了10起医事纠纷案件，由此可见职业公会在调解医事纠纷、维护医师权益中的关键角色作用。龙伟认为，民国时期的医师职业团体"在国家、社会与病患之间塑造了一种新的模式"，其作用"凸显出明显的'近代性'特征"，也"深刻体现出国家、医师

---

① 《医师公会秋季大会记》，《申报》1929年9月24日，第14版。
② 汤蠡舟：《诊金问题》，《医药评论》1932年第93—94期。
③ 《提高公会职权与健全会员资格案》，《医事汇刊》1934年第18期，议案。
④ 龙伟：《民国医事纠纷研究（1927—1949）》，第277页。

与病患的互动性关系"。①

三、近代女西医群体的职业风采

把职业女西医单独论述，是因为在以往的研究中往往被忽略的缘故。其实，在西医职业化过程中，女西医们不仅具备与男性医师的共同特征，更有作为女性职业者所特有的别样风采。

（一）女执业医师的先驱者

近代中国妇女很少有接受公共教育的机会，很难拥有令人尊崇的职业，尤其在医学领域，她们少有机会象男医一样自由从医。古代中国虽然也曾有"女人为医师者"，但"不过口授之古方，实不知其病之由，往往有诊于此则是，而诊于彼则非之憾，以其未能穷本知变，贻害女人者良多"。② 即便有的女子从父兄那里学到医术，但在整个社会都歧视女性的大背景下，女性为医者多半以私人方式进行，她们形单影只，举步维艰。而在西方，女子从事医护事业是女性独立意识觉醒和妇女运动的产物。近代中国，女性从事医护职业正是通过教会医疗输入中国并逐渐走向本土化的，其中教会女医师起到了重要的引导作用。早期来华女医师的出色医技和仁慈精神迅速取得广泛认同，对本土女性亦产生较大影响，本土女医出自于她们的培养，并在她们的鼓励下，"教会学校的女生和中国教徒的子女首先选择了医生、护士职业。随后，更多的中国女性选择了这两种职业。"③

从时间上看，大约 19 世纪 70 年代，国内开始零星出现女西医的身影，她们多半受到教会医院的培养或私人带徒，以解决应急之需，因此多数人都留在

---

①　龙伟：《民国医事纠纷研究（1927—1949）》，第 276 页。

②　沈云龙主编：《近代中国史料丛刊三编》第 59 辑，第 1632 页。

③　李传斌：《条约特权医疗制度下的医疗事业——基督教在华医疗事业研究（1835—1937）》，第 294 页。

医院或诊所充任助手。谢爱琼、林桂英、张竹君等人从南华医学堂毕业后，均留任博济医院。玛丽·富尔顿在创办夏葛女子医学院之前，就和旎梅卿、黄雪贞、罗秀云等人有过密切交往，并为其讲授医学课程，她们毕业之后选择了辅佐富尔顿，其中罗秀云还被委以教员的重任，兼任手术室助理。① 在女西医中，有很多人一走出校门便能独当一面地开展医疗事工，几位留美女医师便是其中的佼佼者。

金韵梅是中国首位出国留学的女医生，1888年学成回国，得到荷兰复兴会的襄助在厦门独立行医，由于其杰出的成就和威望，1907年被委任北洋女医院院长。1895年，毕业于费城女子医学院的许金訇回到了故乡福州，就职于福州岭后妇孺医院，和莱昂（Lyon）医生搭档行医。后来，"主持这医院的Lyon女士归国，全院职务就由她一人主持。"② 她的诊疗技术和管理天赋有口皆碑，1899年她因此兼任了福州娲氏纪念医院院长；1896年石美玉和康爱德双双回国在江西九江行医，石美玉还创办丹福特纪念医院，康爱德先后在九江、南昌行医，后创立南昌妇孺医院，她一边行医一边培养女医生，此有一则20世纪初关于康爱德的报道称："女士以医学专门，自回江省以来，活人性命不少。"③1897年，梁启超撰写《记江西康女士》一文，极力颂扬康医生的医学成就，并喟叹："吾虽未识康女士，度其才力智慧，必无以悬绝于常人。"④ 四位留美女医生的共同特点是，在海外接受了高等医学教育，熟练地掌握了最先进的医学知识和技术，并在当地医院做过实习生或医师，积累了执业经历，回国后独立行医，并且自主创办医院、诊所和医校。

20世纪初，伴随女子医学教育规模和质量的提高，女西医的数量不断增加，一些本土培养的女西医不仅能独立行医，其中多数人还创办了医院或者诊所，除上述四位留学女医师外，李美珠、郑晓琼、谢爱琼、张竹君等人国内培

---

① Fulton，M.H.Inasmuch.*West Medford: The Central Committee*, 83.

② 褚季能：《甲午战前四位女留学生》，《东方杂志》第31卷第11号。

③ 《康女士之神技》，《警钟日报》1904年12月22日。

④ 梁启超：《记江西康女士》，《时务报》1897年第21期。

养的女西医同样出类拔萃，她们都有创立医院的经历。以张竹君为例，她先后在博济医校、夏葛女医校习医十三载，毕业后在博济医院担任助理，此后独立行医，并在广州和上海开设医院和诊所。1901 年，张竹君先在广州荔湾创办福医院，两年后又在珠江南岸开办南福医院，并任院长。1904 年张竹君寓居上海，次年 7 月与著名教育家李平书合作，兴办女子中西医学堂，内设中西医妇女养病院，"房室清洁，铁床藤椅位置楚楚，颇于卫生为宜。"① 妇女养病院一时声名大振。

除了创办医院和诊所外，她们中多数人被各种公私立医疗机构及教会医院聘用，无论是国家防疫处、戒烟公局还是善堂和善社、红十字会等各类医学组织都能见到女医师的身影。民国初期，女性解放运动令社会风气大开，女性生病多大胆前往医院就诊，女医师被各家医院、诊所竞相聘请，一时供不应求。

这些受过专业训练的女医生对女子隐疾的诊疗更为方便，尤其在妇产及养婴方面更是得心应手，为女性的健康带来了福音。中国古有"妇人分娩，性命攸关"之说，传统稳婆接生"墨守古法，罔知变通，全委之龙钟恶劣无学无识之媪婆（或称'稳婆'——引者）之手。幸产妇顺生或可勉强支持，若遇逆产则不堪设想矣"。② 女西医们采用西法接生，如"医之视疾也，心则就乳旁听其跳跃，肺则由胸际候其呼吸，袒衣而诊习以为常"③，有效保障了妇婴的性命安全。1907 年，水藤如春善社"特聘精习西法之女医生常川驻局，专增接生一门，开办以来成效大著。该医技良法美，其保全难产者不知凡几，岁有喜之家不可不请也"。④ 时有竹枝词对其称赞："刚从蜜月罢行程，胎似奇花苞嫩萌。俗用稳婆嫌未稳，接生郎定女医生。"⑤ 张竹君在产科方面的造诣同样引人注目，《中西医学报》有文报道，上海"城内张妇难产濒死，竹君审定系交骨不开，

---

① 《记女子中西医学堂放假盛仪》，《申报》1905 年 7 月 13 日，第 4 版。

② 邓雨生：《全粤社会实录·水藤如春善社》，广东学务公所印刷处 1908 年印行。

③ 《中西医学刍言》，《申报》1903 年 9 月 28 日，第 1 版。

④ 邓雨生：《全粤社会实录·水藤如春善社》，广东学务公所印刷处 1908 年印行。

⑤ 杨秋：《从竹枝词看清末民初广州的社会风尚》，《民族文学研究》2004 年第 3 期。

邀克利医士往，剖腹取出胎儿，母子俱庆安全"。记者惊呼"最奇"，称赞"张君诚不愧为当世精通中西医理之名家"。①

随着自身影响的扩大，女西医的诊疗范围也在拓展，开始医治男性病人。1904 年 5 月，张竹君在上海派克路 17 号诊所内设诊，应诊者络绎不绝，"男子欲就诊者，由确实人介绍可也。"②这种景象在民国建元以后更为普遍，随着女西医队伍日益壮大，她们自主从业，独立行医者与日俱增，由女医师开设的诊所和药房不仅在各大中心城市随处可见，甚至在一些沿海中小城镇以及少数内陆省城也有零星布局。

(二) 女医师的职业与教育活动

由于女性习医之风勃兴，女西医开始走上职业舞台，她们开设诊所与药房，自主执业，也像男医生那样在各种报刊登载广告，公布自己的开诊状况，以扩大影响招揽病家。以 1914 年 12 月 8 日《申报》上的一则医疗广告为例："广州法国稻美医学堂毕业生朱彤章女医生医例。馆设美界老靶子路西第 461 号，统治男女大小内外全科，接生、麻痘、花柳、跌打等症。门诊 1 元，号金 1 角，出诊 3 元，号金 5 角，车资不收；接生 15 元，号金 1 元，贫者酌减。每逢礼拜二、四、六上午 9 点到 10 点赠医赠药，不受分文，只收号金 1 角。本医室另有洁净房间以便女界就产就医，取价从廉，章程另载。"③从这则广告可以约略发现：一、民国初年，正规医校毕业的女西医可以像男医生一样独立开业，且擅长内外各科；二、服务对象及诊疗范围已扩大至男性病人；三、虽靠职业谋生，但不失医者仁心，不时扶贫济困，具有慈善性质；四、诊所设施良好，可做产房和简单手术之用。据赵俐统计，汪人杰、黄琼仙、汤美琳、吴彝珠、庞织文等女西医也都在《申报》刊登过类似广告。④

---

① 本报记者：《参观上海医院周年会记》，《中西医学报》1910 年第 8 期。

② 《赠医广告》，《警钟日报》1904 年 5 月 22 日。

③ 《朱彤章女医生医例》，《申报》1914 年 12 月 8 日，第 11 版。

④ 赵俐：《清末民初中国女西医研究(1879—1919)》，湖南师范大学 2013 年硕士学位论文，第 36 页。

一些女医师还任职于当地的施医局、施善堂、善会，通过各种方式免费施诊，参与医疗慈善活动。如 1904 年，广东崔咏秋、李度伟等人"联合同志，创设接生善社，延聘精于产科之西医华女常川驻局，以备产家延请，不取医资"。且打算"将来并拟招选聪颖女子数人，资送西医院专习接生一科，毕业后先充该会接生义务三年，然后出以应世"。①1908 年，李衡皋等人在广州西关华林寺创办"中国改良会"，以"赠医救伤及一切善举为宗旨"。该会女医陈沧魂，"年日研究西医素养，其学精识卓，大有药到回春之效，而于接生及医治妇女儿科尤为擅长，其医学之高明早已名驰遐迩矣。"②石美玉、谢爱琼、夏铁仙、李美珠等人都有免费施医送药的善举，③ 此不赘述。

近代女西医不仅是施医送药、救死扶伤的杏林精英，也是热衷于医学人才尤其是女子医务人员培养的教育者。她们痛感到女医人才的缺乏严重影响到妇女的疾病诊治和身心健康，所以培养女医师和护士无疑是最有效的解决之策。女西医们积极投身和参与女医人才的培养，开办女子医校，为女性习医行医开启方便之门。著名人物如"石美玉、康爱德、李美珠、许金訇、张竹君等均有医学校、护士学校之创设，金韵梅、曹丽云、丁懋英等在政府支持下主持公立护士学校"。④ 她们之中，金韵梅、石美玉、康爱德、张竹君无疑是清末女子医学教育的领军人物。金韵梅 1907 年执掌北洋女医学堂，亲自执鞭任教，赢得"女学先驱总教习"的美誉。石美玉在九江期间就培养了 500 多名护士，迁居上海后，又培养了"好几百名"护士，⑤ 成就之大令人惊叹。张竹君早年就曾"自筹资建南福医院于广州河南，施医药，救贫穷，收女弟子十余人，自教

① 《接生善社》，《女子世界（上海）》1904 年第 12 期。

② 邓雨生：《全粤社会实录·广东赈灾慈善会》，广东学务公所印刷处 1908 年印行，第 153 页。

③ 详见赵俐：《清末民初中国女西医研究（1879—1919）》，湖南师范大学 2013 年硕士学位论文，第 52—53 页。

④ 详见赵俐：《清末民初中国女西医研究（1879—1919）》，湖南师范大学 2013 年硕士学位论文，第 63 页。

⑤ 包德成主编，沈自敏译：《中华民国史料丛稿译稿·民国人物传记词典》，第 9 分册，第 97—98 页。

之，医学外并普通格致学"①。1905年在上海与李平书合作办学，殚精竭力献身女学。

清末女西医自主创建女医校的还有：1907年谢爱琼创办妇孺医院，1910年梁焕真"组织光华医社，附设女医学校，全任教授"②，1910年谢林凤筹建求实女医学堂等，《申报》载文介绍：曾经师从美国女医章女士的芜湖女医谢林凤"深得泰西之理"，"凡求诊者无不立起沉疴"。谢医生深感"以方今女学昌明、学堂林立，独于活人要术弃而不讲，甚为学校缺点"，于是"在芜发起求实女医学堂，已拟定简章，计分国文、医学两科"。③进入民国以后，女子医学教育开始进入兴盛时期，女西医们也迎来了医学教育的黄金时代。

除了从事治病救人和医学人才培养等职业活动以外，女西医还是勇于担当的社会服务者和社会改良者。她们不仅积极参与疾病防疫、卫生知识普及、战场救助，成为旧中国医疗战线的轻骑兵，还在旧俗改造、妇女解放运动等方面作出杰出贡献，如投身女子放足运动、保婴育孤、禁烟禁毒、废娼运动等。

（三）在角色重塑中实现自我

在近代中国，对于女子而言，行医护病是一种全新的职业，因为在传统的观念中，施医送药、悬壶济世一直都是男性的专权。女性习医往往缘于社会对女性的歧视，"我辈不幸作为女子身，无从展布经猷，副霖雨苍生之望，盍相与潜心医学，以苍公术活斯民乎，遂一意习医。"④本是无奈之举，却在客观上走上从医之道，她们或行医于医院，或独立开办医院、诊所，或投身女子医学教育，殚精竭虑，艰难前行，走出了一段与传统女性迥然不同的人生旅程。

女西医们凭借仁心济世的医德、高超的医术赢得了社会民众的普遍赞许。康爱德在南昌期间，"替巡抚太太医病，结果很是美满，因此，南昌的人也对

---

① 马君武：《女士张竹君传》，《新民丛报》1904年汇编，第941页。
② 梁焕真：《自述》，《夏葛医科大学三十周年纪念录》，1929年印行。
③ 《组织求实女医学堂》，《申报》1910年12月27日，第11版。
④ 《记奇女子》，《申报》1897年4月5日，第2版。

她起了信仰，得到当地人士的帮助，在南昌设立了一个医院。"①石美玉回到九江后就职于著名的仁德医院，当她成为这家医院的主持人后，"医院业务逐渐发达，平均每月有上千人求诊，这可以证明社会人士对她的信仰逐渐扩大坚定。"以至于后来"更有许多中国人或捐地，或捐钱，帮助她把医院扩充"。②玛格丽特·布尔顿就曾对但福德医院的女医师们赞不绝口："中国人对这些技艺高超的年轻医生十分敬重。不仅仅是悬挂在客厅中的匾额，还是这年总计2500美元左右的同样雅致而耐用的礼物，都可以看出病人对她们的敬重之情。在最近的12个月里，医生接待了7854例患者，出诊531次。她们不仅被九江和江西省会南昌不同的官僚家庭邀请去服务，来求治的病人还来自不同的省份。年轻的医生无所畏惧地前往距离遥远的周边乡村出诊，也许要翻越大山，但是一直平安无损，因为她们只会受人尊敬。"③近代女西医们就这样取信于众，渐得人心，她们成功地树立了完美的医者形象，且被人们口耳相传，声名远扬。

近代女西医群体历经海外留学、国内医校培养、医界执业的洗礼，不仅冲破了传统观念和封建习俗的牢笼而走向社会，而且获得了立足社会的职业保障。进入20世纪以来，越来越多的中国女子选择学习医学知识，行医的女性与日俱增。虽然医学教育时间长，专业性强，又有严格的执业资格认定，另外还受到早婚、早育、纳妾等习俗的约束，但即便如此，仍有不少女子矢志不渝地学习医学，投身医疗事业，这在客观上对传统的妇女观念和习俗发起了冲击，这表明她们的从业观念发生了巨大的改变。"对这些中国社会最早的一批女医者而言，作为一名医生，她和男医生一样救死扶伤，而作为一个女性，直接提升了妇女的社会地位。"④

---

① 褚季能：《甲午战前四位女留学生》，《东方杂志》第31卷第11号。

② 褚季能：《甲午战前四位女留学生》，《东方杂志》第31卷第11号。

③ Burton, M.E.IV D *Women of Modern China*. New York: Fleming H.Revell Company, 1912: 174-175.

④ 何小莲：《西医东渐与文化调适》，第230页。

更有深刻意义的是，众多的女西医巾帼不让须眉，打破男性主导的职业界域，通过不懈努力成为医界骄子，使女子行医成为一种备受尊重的光鲜职业。一些女西医还成了各大医院掌门人。如在柔济医院的罗秀云，"1904 年任代理院长，后任柔济医院院长，夏葛医学院长，端纳护士学校护长"；"关相如毕业后曾留学美国，后在夏葛任妇科主任，副院长"①；1907 年，谢爱琼创建妇孺医院并自任院长，又设立产科补习所，至"第 35 期，毕业生共千余人，服务于社会者不少"②；1912 年起，黄雪贞"充广州市育婴院主任，湖南长沙信义医院主任"③；民国元年留学回国的曹丽云担任南京贵格医院院长；张美桂担任济南华美医院院长；1915 年，石美玉与伍连德等人筹组中华医学会，成为学会主要领导人；至 20 世纪 20 年代初，在国内"著名女子中，医士及医院院长实首屈一指"④。

作为新职业代表的女医学人员，不仅在国内从事各种医疗服务，而且还走出国门参加国际活动，在国际上展现风采。女医学留学生何金英于 1898 年受李鸿章委派赴伦敦参加国际妇女大会，"这是中国在国际上的第一个女代表"⑤；1899 年，26 岁的康爱德出席了世界妇女协会会议，成为中国第二位国际女代表；1904 年日俄战争爆发之际，广东女医师张星佩曾志愿"自备资斧赴日本红十字会稍尽义务"⑥，得到两广总督的许可，时人对其赞誉有加："中国民智未开，而女子知识尤锢蔽殊甚，有国家思想者固乏其人，有世界思想者尤乏其人。今张女士不利害，毅然投身锋镝之间，以尽其对于世界之义务，其亦中国民智发达之一端乎。"⑦

---

① 沈彦燊：《柔济医院忆昔》，《广东文史》第 45 辑，广东人民出版社 1985 年版，第 158 页。
② 朱庆澜、梁鼎芬：《广东通志稿》第 3 册，中华全国图书馆文献缩微复制中心 2001 年版，第 1113 页。
③ 梁焕真：《自述》，载《夏葛医科大学三十周年纪念录》，1929 年印行。
④ 中国基督教教育调查会编：《中国基督教教育事业》，商务印书馆 1922 年版，第 242 页。
⑤ 褚季能：《甲午战前四位女留学生》，《东方杂志》第 31 卷第 11 号。
⑥ 《女医禀请赴会》，《大公报》（天津）1904 年 4 月 29 日。
⑦ 《女医禀请赴会》，《大公报》（天津）1904 年 4 月 29 日。

女西医的职业成就极大地提升了旧时代妇女的社会地位，推动了近代中国的妇女解放运动。一些女西医还是男女平等思想的积极倡导者和推动人，张竹君在广州期间，于闲暇之时"召集广东绅宦之眷属及其所知之志士，集名园大演说，发明男女所以当平等之理，以为女人不可徒待男子让权，须自争之"，且"欲立一广东女学会"。① 女西医职业群体的产生，对传统社会中男人纳妾、女人早婚、幼女缠足等恶习陋俗形成了冲击。由于女子医学院在招生时一般要求身体健康、专心学业，对已婚者、缠足者不予录取，医校的女生一般都是放足者，且非他人妻妾，因此，"女子愿意习医和行医是对早婚等传统观念和习俗的反叛和冲击。"② 她们追求男女平等理想，勇于冲破封建枷锁，成为新一代职业女性。可以说，在"男尊女卑"的封建时代，女学的兴办以及女医生的出现，"在传统观念层层包裹的中国女性面前，展开了一片崭新的天地。"③

近代中国女西医群体的出现，是时代发展和社会进步的必然产物。作为旧时代背景下滋生的新女性职业群体，女西医们最早冲破传统束缚，摆脱男性威权，追求性别和谐，接受新思想和新知识，谋求自身独立，成为近代职业女性的先行者，开辟了女子从业的通道，与男性医者一起，共同推动了近代中国医疗卫生事业的发展。她们的人生履历标志着旧时代女性的自我觉醒，昭示着中国妇女开始登上历史舞台。

第二节　民国时期西医职业管理制度

民国时期，在西医走向职业化的过程中，国民政府相仿西方国家卫生立法

---

① 马君武《女士张竹君传》，《新民丛报》1904 年汇编，第 942 页。
② 李传斌：《条约特权医疗制度下的医疗事业——基督教在华医疗事业研究（1835—1937）》，第 297 页。
③ 何小莲：《西医东渐与文化调适》，第 231 页。

制度，利用行政控制权，先后颁布了一系列与医生（包括中医）相关的卫生法规和卫生条例，建立一些医师管理制度，以加强对执业医生的统一管理。虽然一些法规有欠完备，一些制度有欠科学，导致各方矛盾迭出，纠纷不断，但不可否认的是，这是近代中国医疗制度现代化过程中无法绕开的制度构建，也是发展现代医疗卫生事业的重要步骤。

一、民国医师职业认证制度

（一）医师执业制度的确立

沃林斯基认为，就执业医生而言，"医生保障提供高质量的医疗服务，还包括使医生通过接受专业训练得到可胜任的能力和知识，颁发执照，建立职业道德观，发展职业协会。"[①] 这些条件是医学职业化的第一阶段。"在西方社会，正规教育和对学历的认证是任何一个自由职业群体建立合法地位和职业权威的关键。"[②] 由此，随着西医职业化在中国的出现，行医资格认证及执业许可制度构成了职业化趋向的重要内容。

梁其姿综合考察了元明清三朝的医疗政策，认为古代中国对医生的训练、鉴定和遴选，都十分严格，到了明朝便有名无实，"我们看到了大的转变，政府不再如前代积极推动地方医生的训练。"[③] 至清代更为松动，"清朝的官员对医学界的监督不负责任，医学教育既不正规而且实践也全然不规划，属自由竞争状态。"[④] 如此背景之下，从业医生的来源十分复杂，有的属于业医世家代代传承，有的属于举业无望而弃儒行医，有的出于维持生计混入医业，在没有任何资格认证和评核的情况下，势必形成晚清医界品流芜杂，医业败坏的境况。因此，确立和完善医师资格制度是改变医界乱象的根本选择。

---

① ［美］F.D.沃林斯基：《健康社会学》，第341页。
② 徐小群：《民国时期的国家与社会：自由职业团体在上海的兴起（1912—1937）》，第134页。
③ 梁其姿：《面对疾病》，第149页。
④ 陈志潜：《中国农村的医学——我的回忆》，第18页。

丁福保在《医师之资格》一文中认为医生"所操之业，尤人命攸关，故其疲精劳神亦最于各业，其饶于资者，则游学东西洋以期大成，资材拮据者则惟埋头苦学，以冀得世人之信用及应地方官署之考试，博取行医证书为自立之计。而其中以乏忍耐之力而中途变计者及以体弱而中止者不可胜数"，"医业之艰难困苦如此，此完备各种之资格者，所以忧乎其不易也。"[1] 他认为，规范医业与医师认证是"政府之职责，政府之权力耳。故政府宜萃通国之医生而试验之，其试验及格者，给予文凭，准予行医"。[2] 上海医师公会也表示："鉴别医之学问，干涉医之行业，惟政府之责任，政府之权力耳。"[3]

合格的职业医生不仅要求仁心博爱的精神，日益精进的技能，更要有过硬的专业资格，随着西医在中国的迅速发展，西医职业资格鉴定制度从无到有，且日益规范和完善。进入民国以后，受欧美诸国卫生行政管理模式的影响，国家层面的卫生立法才真正进入专门化、制度化时期。政府先后颁布和实施了一系列卫生法规，旨在全面规范医师行为，整顿医疗行业秩序，业已形成一套较为规范的执业医师许可制度。

1922 年 3 月 9 日，内务部公布《管理医师暂行规则》（以下简称《规则》），《规则》规定："凡具有医师资格者，应有内务部发给医师执照。其未经核准给照者，不得执行医师之业务"，其第三条规定："凡年在 20 岁以上，具有下列资格之一者，方准发给医师执照：一、在国内官、公、私立医科大学及医学专门学校医科毕业，领有毕业文凭，经教育部核准注册或给予证书者；二、在外国官、公、私立医科大学及医学专门学校医科毕业，领有毕业文凭，或领有医术开业证书，经教育部核准注册或给予证书者；三、在本规则未颁布前，在外国人私立之医学堂肄业三年以上，领有毕业文凭者；四、外国人曾在各该国政府领有医术开业证书，经外交部证明，认为适于执行医业者。"第四条规定："犯下列各项之一者，不得发给医师开业执照：一、曾判处三等以上有期徒刑

---

① 丁福保：《医师之资格》，《中西医学报》1910 年第 2 期。

② 丁福保：《畴隐居士自传》，中华书局 1948 年版，第 32 页。

③ 《上海医师公会呈内政部文》，《新医与社会汇刊》1929 年第 2 期。

者。但国事犯之业经复权者，不在此限；二、在停止公权中者；三、聋者、哑者、盲者、精神病者、准禁治产者。"第八条规定："本规则公布后，凡现在开业之医师，未经领有部照者，应由各该管警察厅所限期呈领。"①这是民国时期首个管理医生的条例。

《管理医师暂行规则》对于医师职业认证制度的建立具有奠基作用。其各项条文对获得医师资格的必备条件、医师不得开业的禁令、医师的执业规范和要求、医师应当承担的法律责任等事宜作出了明确规定。这一规则"不但以法律规范了执业医师的行医行为，而且已初步将医师资格许可和医师执业许可区别开来，这无疑是卫生立法上的一个进步"②。诚然，《规则》尚有一些未尽之处，如《规则》有些脱离实际，充满理想主义色彩，在核准执照的门槛上剥夺了一大批非医学院校毕业生的资格，而且没有明确规定医师资格的认定办法以及归属部门，而受理医师执业资格的申请及注册的职责由警察厅所来负责，由非卫生行政机构的内务部和警察厅来负责医师的执业许可，恰恰说明民初执业医师许可制度尚未真正形成，但无论如何，《规则》的制定至少填补了近代卫生行政在医生执业规范领域的立法空白。

南京国民政府成立以后，对卫生立法更加重视，政府设立内政部，下置卫生司，掌管卫生立法，次年设立卫生部。1929年1月15日，卫生部颁布实施《医师暂行条例》，具体内容分为五章："总纲、资格、领证程序、义务、惩戒及附则。"③该年二月，第一届中央卫生委员会决议要求："新医登记，凡在民国十八年前已经悬牌行医的一律无条件登记。"④此后，政府相继颁布了《医师会规则》(1929)、《西医条例》(1930)、《中医条例》(1936)、《医师甄别办法》(1939)、新《医师暂行条例》(1940)、《医师法》(1943)等一系列医事法规，

① 陈明光主编：《中国卫生法规史料选编》(1912—1949)，第620页。
② 田晓旭：《民国时期执业医师许可制的健全过程》，《中华医史杂志》2002年第32卷第2期。
③ 《医师暂行条例》，载陈明光编：《中国卫生法规史料选编》(1912—1949)，第631页。
④ 庞京周：《上海市近十年来医药鸟瞰》，上海科学公司1933年印行，第78页。不过这一决议所设置的门槛太高，受到西医们的普遍非议。全国医师联合会代表广大医师的意愿，要求对《医师暂行条例》有关条款进行修改，放宽第一届医师登记的资格和时限。

标志着现代意义上的医界执业制度在法律层面得以最终确立。

（二）医师资格登记与注册

民国时期的医师登记与注册是职业认证管理的重要环节，也是建立执业医师许可制度的主要内容。[①] 民国之初，针对混沌芜滥、日益恶化的医疗市场，一些有识之士强烈呼吁政府考核执业医师资格。1916 年，浙江省议员曾铣痛批那些"滥竽其间"的庸医："有方书全未问津，仅记数种汤头即行营业者，或以药店老，略知几种药名亦冒充医士者，小则贻误个人生命，大则摧残人种，似此草菅人命，殊乖人道主义。"[②] 曾铣因此提出了十三条医生营业规则的议案，且迅速得到了不少政府官员的响应。1922 年颁布的《管理医师暂行规则》之第九条就明确规定："凡医师欲在某处开业，须连同部颁执照，向该警察厅所请求注册。"[③] 此后上海、杭州、广州等地也相继出台相关规定，着手对当地从医者加以登记和注册，旨在取缔庸医，整顿医界混乱秩序。然而整个北洋政府时代，针对医师的登记与注册的初衷更在于尝试和试行，缺乏足够的制度保障，警察厅隔行如隔山，缺乏医学管理经验，难以准确把握和领会卫生法规，登记过程难免出现差错和混乱，进而引发矛盾和纷争。因为一个处在内忧外患中的弱势政府，难以形成相应的权威和约束机制，根本不具备有效实施医师登记与注册的能力和条件。

南京国民政府期间，来自民间的呼吁一直没有停息，广东人黄佐民便是一个杰出的代表，1927 年他上书卫生部："派精炼医学干员分赴各省县市，宣召医士一律依期到场应试，其试验及格者分别等第给予文凭，其不及格者严为取缔。"卫生部亦郑重回应："取缔庸医，诚为卫生行政要务，取缔之法首在厉行

---

① 朱英、尹倩对这一问题有过代表性的研究，参见朱英、尹倩：《民国时期的医师登记及其纷争——以上海地区为考察中心》，《华中师范大学学报（人文社会科学版）》2009 年第 48 卷第 8 期。

② 杭州医学公会编：《杭州医学公会会刊》，第 11 页。

③ 陈明光主编：《中国卫生法规史料选编》（1912—1949），第 620 页。

登记。"①国民政府也把整顿医界秩序作为国家现代化治理的一部分，医师登记与注册事宜再次提上日程。在 1929 年中央卫生委员会全国大会上，"《废止旧医以扫除医事卫生之障碍案》《医师法之原则案》《统一医士登记办法案》《制定中医登记年限案》等多个议案均将医师登记作为重要内容。"会议通过了有关中西医限期登记的决议："从事中医者，至迟应于 1930 年底前登记完毕，凡已悬壶行医之中医，即给予执照可终身行医；从事西医者，应于 1929 年底前登记完毕，凡开业三年以上的西医，准予登记，未满三年的，须经考试方予登记，两者一经登记即给予执照，并不追究既往之资格，一旦超过此期限，中西医皆不准再登记，而改有立案学校毕业者始能开业。"②

这次医师登记过程中，最有代表性的是上海对法规的具体实施。早在 1926 年，淞沪卫生局就尝试过对医师进行登记，旨在有效管理辖区内医师的执业行为，取缔非法行医，并借以推行辖区居民的生死统计、防疫等其他卫生行政管理事宜。上海特别市卫生局于 1927 年颁布《上海特别市市政府卫生局管理医师（西医）暂行章程》及《上海特别市政府卫生局管理医士（中医）暂行章程》，决定重新进行医师登记，要求全市自行营业的中、西医遵照此章程进行登记。为了审查西医资格，市政府卫生局还特设"医师开业试验委员会"，于 1928 年 1 月"函请各著名医学校及学术团体推举教授及监督，担任西医及助产女士试验委员，结果推宋谷冰、陈卓人等 14 人联合组成西医及助产女士试验委员"，负责审查医师文凭。这次共"审查合格医师 366 人及免试医生 5 名外，所有请求登记之助产女士未及审查"，该会认为"有考试资格之西医，亦未举行考试"，卫生局遂"函请浙江省立医药专科学校推举教授五人来申，全权担任考试西医及审查助产女士，委员旋据该校长朱其辉函复，举定余

---

① 《广东省灵山县第五区公民黄佐民上卫生部书》，1927 年，见《关于医师领照问题》，中国第二历史档案馆藏：2—1937（全宗号及档号）。

② 《中央卫生委员会第一次会议汇编》，中国第二历史档案馆藏，档案号：1—1929。引自朱英、尹倩：《民国时期的医师登记及其纷争——以上海地区为考察中心》，《华中师范大学学报》（人文社会科学版）2009 年第 48 卷第 8 期。

得荪、黄曼欧、何积烺、朱其、宋健与上月 27 日来申"。① 结果这次应考者并不多，获得登记资格的西医仅有 26 名。据统计，"至 1928 年第一次登记结束时在上海市卫生局登记的西医师有 366 人，西医生 31 人。"②

政府对中医的限制登记对中医业者的生存极为不利，自然再次遭到中医界的反对，抗争活动久未停息，政府迟迟没有颁布与中医登记相关的法令。事实上医师的登记也非一帆风顺，1929 年通过的"中央卫生会议决案"中，并未严格限定医师的登记资格。会议的决策者均为中华医学会及上海医师公会的西医界领袖人物，如果严格限定西医登记资格，势必影响到广大会员的职业与生计问题。出于维护各自团体会员的行业利益考虑，决议对医师登记持宽松包容态度，放宽了对现有医师登记资格的限定。而深层次的原因是，在整个国家医学教育匮乏、医学人才奇缺、医疗事业落后的境况下，必须建立和保障一定数量的西医队伍，以促进西医在中国的发展，维护广大民众的健康，因此就不能过于限定医师的登记资格。故而中央卫生委员会一致主张："在首次推行医师登记时，对非学校出身但已有一定经验的医生一概予以收纳，然后通过补习训练和考试逐步提高这部分医师的医学智识。"使"过渡时期已误于不完全教育者得有出路免其相隔，而卫生行政方面亦可以增加医师多所助力"③。1930 年 5 月 27 日国民政府公布《西医条例》，对医师登记资格作了新的规定：要求所有的医校毕业生（不论是国立的还是私立的），都必须"在考试或检定举行后，凡西医欲在某处执行业务，应向该管官署呈验证书请求登记"。④

事实上，南京政府在对外籍医师的管理上也有可圈可点之处。⑤1929 年

① 《上海特别市卫生局办理中西医及助产女士登记经过之概况》，《申报》1928 年 2 月 16 日，第 19 版。
② 上海特别市卫生局：《第一次登记西医、助产、中医名录》，1928 年印行，第 5—55 页。西医师指免试登记者，西医生指通过考试合格后登记者。
③ 余严：《急须设法增加全国医师人数以利卫生行政之进展案》，载《中央卫生委员会第一次会议汇编》，1929 年，中国第二历史档案馆藏，档案号：1—1929。
④ 《西医条例》，载陈明光主编：《中国卫生法规史料选编》（1912—1949），第 641 页。
⑤ 其实早在 1922 年 3 月，北洋政府就有意对外籍医师进行约束，在内务部颁布的《管理医师

颁布的《医师暂行条例》中规定"凡在国外领有医师证书，经外交部证明即可"。[1]1931 年 5 月，政府内政部公布《外籍医师领证办法》，规定了外籍医师领证的步骤和手续："(一) 外籍医师具领医师证书，应先将毕业文凭、证明资格文件，送就近该国领事查核，请其出一证明书。(二) 俟取得证明书后，连同履历书一纸、半身二寸相片两张、证书费五元、印花税洋二元，缴由所在地之该管官署（卫生局，如无卫生局地方，公安局或县市政府），呈由主管机关，转报内政部卫生署验收后，核给证书。"[2]客观而言，这些规则对外籍医师的约束力有限，但是政府与医学团体的努力一直没有停止，最具代表性的事件是 1934 年，在全国医师联合会第三次代表大会上，宋国宾当即提出"请政府管理外籍开业医师案"，呼吁全国医界力促中央政府通过"外医开业条例"，对外籍医师在华行医开业做出严格约束和管理，但在西方殖民霸权的背景下，医师登记制度对外籍医师的影响极其有限。

综上而言，南京国民政府力图从法理出发，试图通过行政立法手段，对执业医师的资格进行登记和认证，以整顿国家医疗行业秩序，构建规范的医师职业制度，这应是发展现代医疗卫生事业的重要步骤。因此，无论是社会民众、医界精英还是官方机构，在构建医师职业认证及管理制度的态度上已然形成了较为广泛的共识，尽管在实施过程中遇到一些来自个人和组织的强烈反对和抵触。[3]

暂行规则》中，针对外籍医师在华开业作出规定，明确凡 20 岁以上，"外国人曾在各该国政府领有医术开业证书，经外交部证明，认为适于执行医业者，可由内务部准发给医师执照"。但因遭到了中、西医学团体的强烈反对，并未真正施行。

① 《医师暂行条例》，载陈明光主编：《中国卫生法规史料选编》(1912—1949)，第 631 页。

② 《外籍医师领证办法》，载陈明光编：《中国卫生法规史料选编》(1912—1949)，第 643 页。

③ 不可否认，围绕医师资格登记条件的宽严等问题，曾引起医师团体尤其是中医界的强烈反弹，卫生行政机构与医界一直纷争不断，一个重要的原因是，如果条件过严，会使一些从业医生失去饭碗，鉴于中国落后的医学教育水平，医界的普遍主张是对现有医师登记资格的限定予以放宽。但是西医界的反应要温和得多，徐小群认为，西医阵营反对的一个重要的原因是，如果剥夺了未受训练的西医资格，就会削弱西医的整体力量，而西医从业者因为资格问题失去职业，那样就会留下更多的空缺由中医来填补。参见徐小群：《民国时期的国家与社会：自由职业团体在上海的兴起 1912—1937》，第 146 页。

二、考医制度与职业准入

(一) 华人对考医制的认知

西方医学在其发展过程中逐渐形成了一套严格的医师考试制度。[①]19世纪70年代，伦敦会医疗传教士德贞较早地向中国介绍此制："外国选医极其慎重，必在医院习四年，又必二十一岁以上者方准为之，不许私充。……是以外国医士非经选取不许出治，不得随己意未经考官即出行道。若西国之法遴选，虽难或可免庸手之误。"[②]此种制度规定，凡是考试不合格之医士不得行医。光绪五年五月十日，《申报》刊载《日本考医》一文介绍日本效法西方引入考医制度："(欧洲)各地皆设大医院，欲学医者先入院肄业数年，且至病院视名医之医病，学业成就始给予牌照，准其行医。且又时考试之，其呆蠢者则即将牌照吊销，法至善也。今日本效之，在东京设一大医学院于西四月二十日落成。"[③]据考，这是《申报》最早介绍西方考医的文章。

《日本考医》一文还痛陈中医"略知汤引，便悬壶行术，延者不察，每多致误，等性命于鸿毛，此大弊也"。两相对比，由制度差异引发的效仿之意跃然纸上。一些有识之人甚至认为，考医制度的缺失是导致中西医差异的关键所在："西医与中医本亦不甚大异，惟西医系由考取之后给以凭据而后可以行道，华医则招牌即其凭据，初不由考试而得，此则最足为异。"[④]"中国之医恒不及泰西之精"，原因就在于"西国之医生皆有国家考取，非考取而惯给凭据者，则不能行道于通都大邑之间。……中国之医则不然，无论世医、儒医及精理方脉之医，皆非由官考取而后行道者也"。[⑤]

---

① 鲁萍曾对晚清考医制度有过深入考察，参见鲁萍：《晚清西医来华及中西医学体系的确立》，四川大学2003年硕士学位论文，第81—92页。

② 德贞：《选三月初三日教会新报文》，载沈云龙主编：《近代中国史料丛刊》第59辑，第3082页。

③ 《日本考医》，《申报》1879年5月10日，第2版。

④ 《中西医术不同说》，《申报》1881年10月9日，第1版。

⑤ 《考医说》，《申报》1883年8月28日，第1版。

晚清医疗市场混乱的原因很多，①其中一个重要的原因是"缺乏西方意义上的考核与联会制度"，②即医师资格准入制度的缺失。德国传教士花之安介绍道："西国业医必有其会，或远或近，或人多少，俱能联会，考究医学之事，故医道日明。"③早在1872年，郑观应就倡请考医："今为天下苍生计，惟有哀告于名公巨聊，创千古之良规，作无量之功德，表奏朝廷，饬下各都督抚，将各省之医生设法考验。如有深明医理者，给以凭文，准其行世。"④郑观应后来又提出以考医代替公举："鄙意以公举尚不若以会商官宪，以合省之悬壶为业者，设法考试。"⑤1898年，有时人再次呼吁中国急需建立医学考试和资格认证制度："今日宜除其弊，则宜请于大府，以课士之法，集群医而考试之。其考试之要，必立方立说，胪举古人之法，而与为变通。其有学尤而识卓者，始给凭而售其术。其医术未明，则必勒令改业。"⑥显然，知识界已经萌发通过考医以核定医生水平，振兴医道的思想。

19世纪末，《格致新报》《知新报》等新式报刊经常刊文介绍西医的考试制度，以帮助中国人拓展视野。⑦有"倚剑生"者认为考医乃中国古有之制："中国自神农、黄帝、岐伯、伊尹创制医学以来，代有考求，至周而备。其时考医之制綦严，为道也尊，为学也专。"只是后来医生考试制度失却，导致医界良莠杂芜，乱象丛生。而西医则具有严格的考试制度："师诲之而师试之，师不

①　诸如：科举制度遏制了新式医学教育的发展，严重影响医学人才的选拔；中国传统文化中重经验、轻理论的传统，一旦经验失传，技术不能得到推广；中国医学人自为师、家自为学的传承方式，导致经验良法秘而不传甚至失传。

②　胡勇：《民国时期医生之甄别与评核》，《浙江学刊》2008年第5期。

③　[德] 花之安：《自西徂东》，上海书店出版社2002年版，第251页。

④　郑观应：《议遍考医家以救生命论》，载夏东元主编：《郑观应集》上册，第20页。

⑤　郑观应：《论医院医家亟宜考究》，载夏东元主编：《郑观应集》上册，第28页。

⑥　倚剑生：《纪医士之弊》（光绪二十四年中外大事汇记），广智报局戊戌年印行，台湾华文书局1968年再版，第2335页。

⑦　如陆悦理、朱飞译：《美医不美》（《格致新报》第七册，1898年5月11日）、《格致新义·记饮水问答》（《格致新报》第14册，1898年7月19日）、《欧洲中古学人风气》（《知新报》第68、69册，1898年9月1、11日）等。

一人，试不一题，循途渐进，皆有阶级。"殆"历试俱优，言有心得，方许成名"，"其慎过于科场，其难甚于考差，及格中选，公家奖以虚衔给以职照，听其四出售艺。"①

伴随西方考医制度的不断传播，国人闻知西方"凡业医者必出自医院，艺成试列优等给以执照，始准行道，否则仍令入院肄业，以故西人患病丧于庸医之手者鲜有所闻"。反观中医"滥极矣，人之苦医荼毒久矣，搔首踟蹰，其将何以弥其缺陷?"两相比较，有识之士建议呼吁："由各省道府定期考试，校其艺术，第其等差，优者给照以荣之，劣者否其立方荒谬及不能成字者勒令改业，不准在乡曲谬试其端，整顿医林即以造福士庶，以期中国医学亦能精进。"② 显然，有识之士希望引进和效仿西方考医制度来消弭中国医界之乱象。

由于中医没有考试制度，略背几部汤头歌诀便可草率悬壶，庸医祸人之事频现，在一些智识之人看来，中西医的一个重要差异就是考医制度，有论者观察到，"昔上海曾有考试医生之举，然所以考之者，仍不得其法，且举之后，绝无继者，故近来沪地医生流品愈杂，技艺益低。"③ 可见考医制度与医生的质量密切相关，因此，为避免"庸手之误"，有识之士力主效法西医，对华医作"认真考验，严定去取，有虚名而无实艺者黜之，声价过高厚索酬者屏之；但取其脉理精深，拟议妥当，学有渊源，案无庞杂者，然后给以行医之执照而准其行道"。④ 借此甄别医界良庸，提高中国医学水平。

（二）晚清考医制的发始

在社会变革思潮的促发下，中国自主发起的考医制度正在酝酿之中。上海应该是实施考医的发始之地，1876 年 5 月，《申报》载文，提及沪上考医之事，

① 倚剑生：《光绪二十四年中外大事汇记（四）·医理汇第十二·中西医学考》，载王有立主编：《中华文史丛书》第 4 辑，台湾华文书局 1968 年印行，第 2337 页。
② 《考试医生议》，《申报》1901 年 9 月 26 日，第 1 版。
③ 《中西医术不同说》，《申报》1881 年 10 月 9 日，第 1 版。
④ 《论天津增设医院并及扬州考试医生事》，《申报》1881 年 11 月 1 日，第 1 版。

"今闻大吏札县暨委员之明于医理者面试诸科，如有饰词不到及医理平常者分别举措等因，庶几丹可回生，不负雌黄之术，鬼无枉死，何愁冥白之冤。"[①] 不过这次考医的详细情况，并未见诸更多资料，但足以说明早在19世纪70年代，上海已开风气之先，尝试实施考医之事。1881年的扬州考医最为引人注目，此次考医因一次殴医事件引发，众绅士联名公禀程雨亭太守请为传考，以别优劣，得到太守批准。扬州考医在具体操作时仿行西法，给予医理明通者"以执照，始准行医，其有理解未清、拟方夹杂者，则不给执照"。且"复剀切晓谕，民间凡延请医生，必须曾经考取者。其未经考试不蒙录取，则勿以自误。如是则医生无可朦混，而人之受其欺者少矣"。[②]20年后，当有人回忆此次考医时仍津津乐道："仿西法给以执照，不能者概付阙如，犹恐民间未必周知，复出示剀切晓谕，令延医者必择有照之人，其试而不取及未经应试者不得为人治病。法良意美，所全实多。"[③]

丁福保认为，对于医生的考试与认证，是"政府之责任政府之权力耳。故政府宜萃通国之医生而试验之，其试验及格者，给以文凭，准予行医。是即代齐民而任选择医师之责也"。[④] 其实，作为最高医疗管领机构，清代的太医院确曾制定过一套针对传统中医的医学教育及考核制度，负责医生的考核与选拔。[⑤] 西医的考核滥觞于早期来华的医疗传教士。1886年诞生的中华博医会虽然成立初衷是为教会医生服务，后来"慢慢地承担起本应由全国性医学会或政府承担的各项职能诸如确定医学院和教师的标准，充当开业医生的注册机关等"。[⑥]

早在"光绪己亥庚子之交，江宁府知府柯逢时在南京实行考验中西医，应考的中医有七百余人。但由于革新者柯逢时等势单力孤，加上政策不够灵活，

---

① 拳膺居士：《医箴》，《申报》1876年5月11日，第3版。
② 《论天津增设医院并及扬州考试医生事》，《申报》1881年11月1日，第1版。
③ 《考试医生议》，《申报》1901年9月26日，第1版。
④ 丁福保：《畴隐居士自传》，中华书局1948年印行，第32页。
⑤ 本书重点讨论西医的考试与评核，有关中医的考核与认定另作别论。
⑥ 转引自胡勇：《民国时期医生之甄别与评核》，《浙江学刊》2008年第5期。

操之过急，致使阻力重重。"① 但据陈邦贤考证，近代中国真正意义上的医学职业考试、医师资格认定发始于光绪末年："清光绪末两江总督端方，以医学一科，有关系人民生命重要，特札饬宁提学陈子砺学使，凡在省垣行医者，须一律考试，一定去取。其考试之法，令各医生于内科、外科、女科、幼科之类，以及产科、痘科、眼科、牙科等，任其择报一科或数科，听候考试。其考时以学生为重，不以文艺先。所出之题。就病症方药古今人治法不同之处，疑难僻之病症，及游移争竞之学说，每科择要设为问题数条，能对若干条，即判为若干分数，分列最优等、中等、下等、最下等五等；考取中等以上者，给予文凭，准其行医；其下等最下等者，不给文凭，不准行医。并在中西医院内附设一医学研究所，仍令考取中等以上各生入所讲求，以求深造，先后两次，投考者很多。自此以后，各省警察厅考医生之举，络绎不绝。"② 医学大师丁福保就曾"赴南京应两江总督端制军医科考试，得最优等内科行医证书，旋奉端制军檄特派为考察日本医学专员"。③

　　据载，端方在南京主导的这次考医，报名者"有六百数十人之多"。④ 考试于当年6月初开始，6月15日考试成绩揭晓。参加本次考试的医生"所有本籍、客籍各卷，业经陈子砺学使评定甲乙"，但入选者"须俟送入中西医院，俟研究所研究期满，然后分别等次，给发文凭"。⑤ 南京考医有详细的考试章程，参与范围较广，公布成绩后按等级发给文凭，没有文凭者不得行医。此次考医被称为中国"正式考试医生之创举"，端方也因此大获赞誉。从此，考医制度被延续下来，丁福保亦于即于次年4月报考，并获得最优等文凭，不久奉端方派遣赴日本考察现代医学。

　　此后，各地均有考医之举，山东（1908）、四川成都（1909）、天津（1910）、

① 庞京周：《上海市近十年来医药鸟瞰》，中国科学公司1933年印行，第68页。
② 陈邦贤：《中国医学史》，商务印书馆1937年印行，第217—218页。
③ 丁福保：《畴隐居士（丁福保）自传》，《大众（上海）》1944年第25卷，第96页。
④ 《投考医学之踊跃》（南京），《申报》1908年6月21日，第11版。
⑤ 《考试医生揭晓》（江宁），《申报》1908年7月13日，第12版。

黑龙江（1911）等地均实施类似的考医和医生准入制度。[①] 虽然发生在各地的考医一事，主要对象是传统中医群体，内容多为中国传统医学，但"考试给凭这一方式的运用，仍表明晚清医界拥有了更多原本不属于自身的内容"。[②]

（三）民国时期的考医制

北洋政府时代，虽然具有表面上的卫生行政系统，如在内务部设卫生司，但各自为政，各行其是，民国学人马允清称其"机关纷歧，事权散漫，警察注重取缔多属消极工作。故所得成绩，较之列国相形见愧者，良有以也"。[③] 北洋政府前十年的卫生行政"基本上政不出中央，行政权限的范围及能力非常有限"。[④] 最先动议医生考试的是河北中医张治河及前清太医赵存仁，1915 年他们呈文教育部要求立即组织医生考试，得到汤尔和的呼应，汤氏认为：应"博采东西成法制定规程，限以科目，公布海内，俾众周知，凡非学校出身必须此种试验"。[⑤] 此后，政府着手进行一次全国卫生调查，但多数省份未予理会，调查工作中途夭折。在 1912—1922 年的十年间，北洋政府对医药事业的国家管理基本持放弃态度，几无有关医师考试的管理制度出台。

直到 1922 年 3 月 9 日，内务部出台《管理医师暂行规则》。这是民国时期第一个管理医生的条例，暂行规则制定了针对西医师的相关规定，把执照登记的受理对象限定在医学堂或各类医科大学及医学专门学校的毕业生，凭借毕业文凭实施办理，如此，则只由经过系统的学校教育才能成为西医开业的唯一途径，而毕业文凭成为获取执照的唯一凭证，毕业文凭的考核几乎与执照考核等同。该暂行规则旋即遭到各方反对，未能得以实施。虽则如此，《管理医师暂行规则》的颁布，至少表明政府开始意识到对现代医师管理和规范的重要性。

---

① 鲁萍：《晚清西医来华及中西医学体系的确立》，四川大学 2003 年硕士学位论文，第 91—92 页。

② 鲁萍：《清末中国医界对西方医学的观察与仿行》，《社会科学研究》2012 年第 4 期。

③ 马允清：《中国卫生制度变迁史》，天津益世报馆 1934 年印行，第 144 页。

④ 龙伟：《民国医事纠纷研究（1927—1949）》，第 243 页。

⑤ 汤尔和：《呈教育部请整顿医师预备开业实验由》，《中华民国医药学会汇报》1917 年第 1 期。

南京国民政府于 1929 年 1 月颁布的《医师暂行条例》及 1930 年 5 月颁的布《西医条例》均有明确规定：医师须经考试及格者方可领取执业证书。两项条例均遭到来自执业医师和医学团体的反对和抵制。他们认为，此举势必会加剧现有医疗人才紧缺的矛盾，认为当时实施医师资格考试和资格认定的条件还不成熟，应暂缓实行。宁波医师公会给出的理由是："逊清末叶，国内尚乏医学专科学校，一般医士多出身教会医院。比年以来，虽逐渐设立医校，为数仍属无多，不足共全国医师之产出。"因此认为"一经考试，一部分必受淘汰，新医更为缺乏"。①

南京政府对考医工作的努力没有停息，政府组织的"医学考试主要分为选拔性考试和执业资格考试两类。前者因为卫生行政体系的建立需要大量卫生行政工作人员，故需通过考试加以选拔"。②1930 年 12 月 27 日，南京国民政府颁布了《高等考试卫生行政人员考试条例》及《普通考试卫生行政人员考试条例》，其中后者规定："中华民国国民，具有在高级中学、旧制中学或其他同等中学毕业得有证书等四款资格之一者，得应卫生行政人员普通考试。"③然而在实际过程中效果不甚理想，至 1934 年，"两届高考，尚未举行此项。而普考之举行者，则只浙江取 11 人，河北区 2 人，河南取 1 人而已。"④

执业资格考试是国家通过考试检核和确认医师职业水平的一种制度形式，目的是进一步建立和完善执业许可制度，实行对医师的有效管理。南京政府的初衷是建立以西医为主导的医疗卫生体系，而长期服务于中国民众的中医阶层必然受到政府整顿医界和规范医业的冲击，由于中西医之间原本的紧张关系一直存在，因此，自国民政府颁布的《医师暂行条例》以及 1943 年的《医师法》的公布过程中，中、西医群体对执业资格考试问题的争执一直没有停息。

---

① 《宁波医师公会上卫生部书》，《医事汇刊》1929 年第 1 卷第 1 期。
② 龙伟：《民国医事纠纷研究（1927—1949）》，第 245 页。
③ 考试院秘书处文书科编印：《普通考试卫生行政人员考试条例》，《考试院法规汇刊》第 1 辑，1931 年印行，第 172—173 页。
④ 马允清：《中国卫生制度变迁史》，天津益世报馆 1934 年印行，第 146 页。

1943 年 5 月，南京国民政府公布《医师法》，其中在"资格"一章中第一条就规定"中华民国人民经医师考试及格者，得充医师。"第二条、第三条又规定对达到相应业务水平的医师和中医师，如"公立或经教育部立案或承认之范围内、外专科以上学校修习医学，并经实习成绩优良，得有毕业证书者"，以及"在外国政府领有医师证书者"均可通过检核，获得医师证书，实际认可了通过学校考试毕业的医生资格。第五条规定："经医师考试及格者，得请领医师证书。"①《医师法》特别强调医师考试是获得医师资格的首要条件，说明《医师法》对医师资格考试的空前重视。《医师法》规定医师考试与检核均由考试院会同行政院办理，医师凭考试院所给证件后，再到卫生署领取医师证书。虽然有人批评《医师法》过于严厉，不利于医师执业，但"作为民国第一部医事法律，《医师法》无疑从国家的层面规定了医师资格的考试制度，健全和完善了执业医师资格许可的法律规定和法律程序"。②有论者认为，《医师法》的颁布"标志民国时期执业医师许可制度正式形成"。③1944 年 7 月 28 日，考试院又公布了《外国人应医事人员检核办法》，由此揭开了南京国民政府时期全国性的执业医师考试的序幕。

在对外籍医生的检核和管理上，一些地方政府也同样有所作为。如广州市就出台了外籍医生管理条例，条例中不乏对外籍医师的考试要求。1927 年 11 月 15 日，广州市政府颁布《取缔外国籍医生条例》，明确规定："凡外国籍医生，非先经卫生局考试合格，取得开业牌照，不得市内执行医务。"该条例的其他规定有："（二）卫生局指定地点，及日期，通告外国籍医生到场试验。（三）凡外国籍医生须具有下列资格之一者，始准报名考试：（甲）凡在各国国立医科大学五年以上毕业者；（乙）认为有同等程度之公立、或私立之医科大学毕业者；（丙）其他医学专门学校具有五年程度全科毕业者"；条例对外籍医生的报考方式、考试形式和医师道德做了规定，如："（四）规定外国籍医生于报名

---

① 《医师法》，载陈明光编：《中国卫生法规史料选编》（1912—1949），第 668—669 页。
② 龙伟：《民国医事纠纷研究（1927—1949）》，第 250 页。
③ 田晓旭：《民国时期执业医师许可制的健全过程》，《中华医史杂志》2002 年第 32 卷第 2 期。

考试时，须缴纳其本人相片履历及毕业证书，并须得该国领事证明其确系道德高尚者；（五）考试由卫生局聘请大学医科各教授出题试验，最少须考十四门；（六）考试及格者由卫生局发给开业牌照，但须缴注册费十元；（七）领照开业后，须照本国之规定诊金，不得任意勒索，或征外国纸币，及聘请翻译；（八）无博士学位者不得妄称为博士"。该条例还专列两项"免考暂行条例"："（一）已在本市五年以上，在本市医界有名誉者，准照本国医师注册条例办理；（二）已入中国籍一年以上者，准照本国医师注册条例办理。"① 虽然在 1931 年 5 月南京国民政府内政部公布的《外籍医师领证办法》中，对外籍医师领照步骤及相关手续也有类似的规定，但在实际发生中，很少外籍医生依据条例执行，这是殖民霸权在医学领域的体现。

三、医师管理与职业培训

（一）取缔非法行医

所谓"非法"行医，是指没有得到官方许可而自行开业行医的现象。近代以来，在乱象丛生的中国医界，非法行医者俯拾即是，不可遏止，这一社会怪状同样触动了官方的神经。晚清以来，从中央到地方各级政府均有相关政令出台，对非法行医行为加以取缔。② 1907 年颁布的《大清刑律草案》第 296 条规定"非法行医罪"，称："凡未受公署之许可欲以医为常业者，须有地方官会同医官考验合格，给以文凭方准行医，则此条规定凡未受公署之许可以医为常业者，处五百元以下罚金，尚属可行。若不求其本，虚悬此未受公署许可处罚之文，恐仍无益。"③ 足见医界非法行医现象已经引起清政府的重视，但在当时的社会背景下，加上一个内忧外患的无能政府，该草案无异于一纸空文。

在近代医师管理制度形成之前，取缔非法行医的对象主要是盛行于社会的

---

① 《广州市政府取缔外国籍医生条例》，《中医杂志（广州）》1927 年第 5 期。
② 有关取缔非法行医问题，龙伟有过深入研究，参见《民国医事纠纷研究》，第 222—229 页。
③ 高汉成主编：《大清新刑律立法资料汇编》，社会科学文献出版社 2013 年版，第 336 页。

巫医群体。但晚清以来的实际结果是巫医剿而不灭，一直到 20 世纪 30 年代，民国政府还曾下令各地取缔巫医。而当引入现代医师执业制度以后，取缔的对象发生了转移，除继续剿灭的巫医之外，还涉及那些散布在城乡之中没有获得执照的民间中医甚至西医。民初虽然逐步确立了考医及医师登记制度，但并没有得到全面落实，社会上充斥着大量的无证医者，西医界同样杂乱无序，备受非议。著名中医陈无咎就曾愤然揭露西医品流杂芜的现象："中医的流品，固然庞杂，但西医的同道，亦太觉滥竽了。我们中医的方面，是的确有瑕疵的，然西医的方面瑕疵，恐怕比中医来得厉害。不要说别的地方，仅就上海一埠而论，由西药房配药和西医院看护出身，揭橥医学士医师的招牌，闻说不少。至于内地的西医，更可说自邑以下，堪以无讥了。"最后他转引了席时泰先生的话："欲要取缔中医，还先取缔西医。"①

据龙伟考察，北洋政府时期，取缔非法行医的举措多由地方各省市根据各自具体情况制定，而各地的卫生事务多半通过地方警务单行法的形式实施，如北京有"京师警察厅取缔医生章程规定"，江苏有"检定中医暂行条例"，山西有"不得妄称神方及用其他俗传方药"、广东有"警察厅取缔医生章程"等明文规定。这些地方单行法在各自的行政区域内实施生效，对庸医进行取缔。广东省就明确规定，未立案医生"不得擅挂西医生招牌行医""不得开设西医院""不得开设西医药房自行配置药剂"等。②

到了南京国民政府时期，政府志在建立一支医技精湛、业务过硬、能保障民命的职业医师队伍，为此，逐步走上正规的国家卫生行政日益加强对医疗行业的监管，医师执业登记制度业已确立，政府又先后颁布了《医师会规则》（1929 年 10 月）、《西医条例》（1930 年 5 月）、《中医条例》（1936 年 1 月）、《西医甄别办法》（1939 年 10 月）、《医师暂行条例》（1940 年 8 月）、《医师法》（1943 年 9 月）等医事法规和条例，在客观上为取缔非法行医行为筑起了制度保障。

---

① 陈无咎：《一般西医评论底评论》，《医界春秋》1929 年 4 月第 34 期。
② 转引自龙伟：《民国医事纠纷研究》，第 223—224 页。

在取缔非法行医的实际运作中，不断遭到来自医界的抗争和抵制。如1928 年《医师暂行条例》出台后，旋即遭到全国医师联合会的质疑，认为取缔非法医师好似"为渊驱鱼，有些危险"，"试问我辈绝少数的及格医师，既不够遍布到民间去，仅不过与卫生部同为国家点缀品，如何可以谈全国卫生行政，而不及格的医，迫于生计，必然暗做私医。人民的知识薄弱，而受治于私医。卫生部必至阻不胜阻，防不胜防。私医或因卫生部无法防止而继续产生，于是中国将有政府所承认的正式的医，而又有违法的私医。国内医事依旧一盘散沙而已"。医师联合会的宣言还指责"这个登记方法好比调查户口，仅限优家而不及贫寒，坐使盗贼充斥，反难剿缉了"。[1] 有鉴于此，医界要求卫生行政部门放宽资格，降低门槛。

除国家层面对医师实施资格管理之外，各地也有取缔非法行医行为的相关举动。如 1931 年 11 月，报载上海《县府令饬查禁江湖医生》文："昨训令各公安分局及各区区长，为令遵事，案查第十九次区长会议本县长交议，准县党部函请取缔江湖医生，应如何办理，请讨论。当今讨论决定，由县府令公安各局查禁，并由各区督饬各乡镇长、随时注意、报告公安局取缔，但有乡民证明医术良好者，得准其行医等语。"[2]1935 年，南京国民政府特令全国"严行取缔"庸医，称"蒋委员长以未经登记的中医开业，本不合法，又不懂科学消毒法，随意对患者打针营利，贻害病人不少。且包医各病，亦属于欺骗性质。尤其是为人镶牙者，绝对不能成为医师，更不许滥施手术注射，致生危险"。"然要取缔庸医，实不应以中医为限，凡属未经登记的庸医，须一概加以取缔，而不问其为中为西也。"[3] 此令即出，市卫生局当即遵照，"与公安局会同商定时日，于每星期内派员会同分赴市内各处严密视察"，"查出者有赵鸿声、步鸿印、常墨林并无照镶牙之刘根福、李桂卿等"，并分别处罚。[4]

① 《全国医师联合会对于部登记条例宣言》，《医事汇刊》1930 年第 2 期。
② 《县府令饬查禁江湖医生》，《申报》1931 年 11 月 2 日，第 11 版。
③ 梦若：《取缔庸医》，《申报》1935 年 5 月 6 日，第 19 版。
④ 《本市卫生局奉令取缔无照医生》，《医药评论》1935 年 6 月第 7 卷第 6 期。

无独有偶，江苏省也有取缔非法行医的举措，1934 年，《光华医药杂志》在"紧要消息"一栏刊文《苏民厅取缔非正式西医》，惊呼"如皋乡间西医，滥施手术，民众受害匪浅"。据省民政厅视察员冉仲虎呈报："如皋乡村，率多不通医生，滥施手术，给人注射，每届夏季尤甚。据该县公立医院院长面称，此种情况各乡村皆有，尤以如皋为甚。民众无识，受其害甚多。"民政厅认为："医生与民命关系至切，各地无识之士，每以冒称医师，滥行职务，贻害乡民，莫此为甚，自应由各县政府严厉执行医师暂行条例、随时监督取缔，以重民命。"① 在 1934 年 7 月至 1935 年 6 月间，上海市卫生局共"取缔庸医六起，取缔不良成药二起"。② 除了取缔个人非法行医外，那些不符合标准的医院和诊所同样也在取缔之列。

1942 年 6 月，四川省府曾训令成都市府及省会警察局："查近年来成都市内医师充斥，医馆林立。经调查，其中经验丰富领有中央证书或曾受甄别及审查合格者固多，而未经审查或无执照竟擅自行业者为数不少。优劣既难辨识，良莠不免混淆，影响卫政，殊非浅鲜，亟应加以管制，而重民命。故于本市执行业务之医师凡未遵照中央颁行之医师暂行条例及本省医师注册规则各规定领有证书或执照者，均应分别彻底取缔，严厉执行。"③ 根据训令要求，对不符合《医师暂行条例》及四川本省医师注册规则的非法行医者加以取缔。

从以上举示可以看出，民国时期从中央到地方，各地各级政府及卫生行政部门均有取缔无照医师的措施。客观而言，这些举措对于整顿医业环境，提高医务水平，减少医事纠纷无疑会起到一定的作用。《申报》载文评价上海的取缔庸医措施，称："此举，实与人民健康，有莫大的利益。行见本市市府当局，实行查察取缔的结果，本地庸医，得以日渐绝迹。至少亦得减少其数量，这未

① 《苏民厅取缔非正式西医》，《光华医药杂志》1934 年第 1 卷第 6 期。

② 杨祖炯：《就过去一年度中之上海市卫生行政加以成绩上与经费上之检讨》，《卫生月刊》1935 年第 5 卷第 12 期。

③ 《四川省政府卫二字第 358 号令：为抄发医师暂行条例及本省医师注册暂行规则饬即遵照严厉取缔不合格医师由》，四川省档案馆，案卷号：Q113—2444。转引自龙伟：《民国医事纠纷研究》，第 226 页。

始不是一般居民之幸。"① 文中所言"日渐绝迹"似嫌言过其实，民国时期非法行医行为司空见惯，难以根除，但取缔非法行医的举措在客观上有助于医界管理走向规范有序。

（二）规训与培训

民国时期，社会上巨大的医疗需求与极其匮乏的医疗资源的矛盾始终十分突出，单纯依靠有限的医学院校、护士学校、助产学校等正式医学教育机构的培养，很难在短时期内满足医疗行业大量的人才需求，而政府对医疗行业中庸医伪药的整顿和取缔难以从根本上解决问题。一方面人才短缺，一方面要求对医师考核登记、发照行医，似乎构成了一对难以消解的矛盾。1929年南京国民政府颁布《医师暂行条例》不久，立即遭到各方质疑和反对，全国医师联合会认为该条例"不合于目下国情，妨碍卫生行政发展"，认为对医师实行登记，"宜参照各先进国前例，应先从宽大入手，以冀易于施行。况医界人数正感缺乏，现时所有已属不敷，社会之分配若按照暂行条例登记资格，在通都大邑虽尚有少数可以及格之材，而内地僻壤则甚难其选。"他们建议，如能"从宽大入手，则反侧皆安"，再加上"补充讲习，挽救有方"，则"不患其品流庞杂也"。②

在这种情势下，国民政府卫生行政部门也逐步采取折中之法，由一味地取缔转向取缔和规训相结合，各地卫生机构亦积极响应，一方面对非法行医行为严加取缔，一方面对不合格医师进行筛查，暂且保留，并将其组成专门的培训班，通过规训提高其医务水平，将不合格医师培养成合格医师，以满足民众医疗需求，服务社会。中央卫生实验处为此专门"举办过公共管理培训班、卫生稽查培训班、公共卫生护士训练班、学校卫生训练班、住院医师训练班等各种类型的短期、速成训练班。其修业时间多为六个月，最短者三个月，最长者宜

---

① 梦若：《取缔庸医》，《申报》1935年5月6日，第19版。

② 文电：《本会为登记问题分呈国民政府行政院中央党部卫生部文》，《医事汇刊》1930年第2期。

不超过两年"①。据卫生署统计，截至1935年，参与各种短期培训班的人次约50万左右。②这些规训和培训工作因抗战全面爆发一度受阻，但国民政府为塑造职业医师队伍的努力没有停止。

1945年8月抗战结束，卫生署即致函各地方政府，要求各地查明不合格医师的人数和资历，函称："查各地执行医师业务人员常有未曾取得医师法所规定资格者，即公共卫生医疗机关亦间有任用此项人员者，依法应严加取缔及停止任用。惟以我国医事人才缺乏，特饬中央卫生实验院设置医学讲习班专收是项人员，予以两年训练，训练期满考试及格即可认为医师。第一期已于本年九月间开班，以后自当继续办理，兹特先行调查此项人数究有若干资历如何，以便统筹计议训练法办。"③

各地方政府旋即遵照执行，如四川省府随即"下发了卫二字第5828号训令要求各地呈报不合格医师名册。成都市10月呈报不合格医师64名，开江县在10月呈报全县不合格中医师周崇孚、文易安、林庆英等27名。11月，青神县呈报境内不合格医师赵运晟、张介、吴家冀等13名。其余诸县也陆续呈报县属不合格医师数目，以望接受培训"④。南京国民政府时期，卫生行政始终都要面临一个尖锐的矛盾，既要整顿医疗行业秩序，提高医务水平，又急需大量医生投入医疗卫生事业，因此，在取缔非法行医的同时，对医师的规训及培训又迫在眉睫。

民国时期对旧式医务人员的规训及培训，最典型的是对旧式稳婆的规训。在旧中国，旧式稳婆的人数要远远超过助产士，且广大民众多半选择稳婆接生。1928年据中国助产教育的开拓者杨崇瑞推算："旧式产婆在北平开业者约

---

① 刘远明：《西医东渐与中国近代医疗体制化》，第289页。
② 1935年以后，在洛克菲勒基金会的支持下，国家开始把卫生人力资源培训的重点放到农村，陈志潜等人在定县的实验就是最好的典型。
③ 四川省档案馆案卷，卷宗号：113—2444，四川省府批发省医师注册暂行规则，医师暂行条例和省会警察局、成都市府及各市县呈不合格中西医册每册，履历表与省府卫生署指、训令。此处转引自龙伟：《民国医事纠纷（1927—1949）》，第230页。
④ 转引自龙伟：《民国医事纠纷（1927—1949）》，第230—231页。

有千人，推之全国计当有四万人。以其人数之多，人民习惯之深，一时万难消灭。"因此她建议开办讲习班，"讲习班以两个月为期，专为训练旧式产婆而设，宗旨在增高其程度，使明产科之大意"。①北平市卫生局迅速采纳杨崇瑞的建议，并成立北平市产科教育委员会，还委托杨崇瑞负责筹设北平卫生局接生婆讲习班及助产士讲习班。该讲习班于当年成立并开始招生，第一次招收30名女性，皆为文盲，目的是把旧式稳婆改造为对社会有用的助产士。

1928年8月3日，南京国民政府内政部公布《管理接生婆规则》规定："凡中华民国女子，非医学校或助产学校毕业，以接生为业务者，统称之为接生婆……"规则对接生婆的取缔和规训作出明确规定，如第五条规定："地方官署应设临时助产讲习所。令核准注册之接生婆分班入所练习，教以下列接生上必要之知识：（一）清洁消毒法；（二）接生法；（三）脐带扎切法；（四）假死初生儿苏生法；（五）产褥妇看护法。"第六条规定："接生婆练习期定为两个月，授课时，对于不识文字者，应注重口头讲授。"第七条规定："练习期满，成绩优秀者，由该管地方官署检给证明书；毫无成绩者，撤销其营业执照。"②1928年11月，上海市卫生局也出台相应规定，只有产科学校毕业者才可以作为产科医生行医，而受过一些产科方面训练但没有文凭的人只能作为助产士，并应该接受卫生局组织的培训。为此，1930年初，为助产士开设的培训学校建立。③

对稳婆的培训一时成效显著，大量的旧式产婆被训练成有用之才。但民国时期稳婆数量太多，培训过程相对漫长，培训工作极其浩繁。1933年12月，全国医师联合会致函内政部，恳请"一面积极督促各地方卫生主管机关严格执行助产士条例，一面着手训练旧式稳婆"。④联合会还草拟了《稳婆训练大纲意见》，规定所授科目包括"人身构造及生理大意、胎位诊断法、会阴保护法、

---

① 杨崇瑞：《产科教育计划》，《中华医学杂志（上海）》1928年第14卷第5期。
② 陈光明主编：《中国卫生法规史料选编（1912—1949）》，第629页。
③ 徐小群：《民国时期的国家与社会：自由职业团体在上海的兴起（1912—1937）》，第140页。
④ 《本会为请令各地方卫生主管机关严格执行助产士条例并训练旧式稳婆呈内政部文》，《医事汇刊》1934年第19期。

脐带结扎法、消毒法、救急法、胎儿苏生法，以实地训练为主示以图画及模型用口授不用讲义"。其宗旨在于"以教授关于接生之各项要旨及方法，使向以接生为业之旧式稳婆得知接生注意各点"。[1] 今天看来，对旧式稳婆规训是南京国民政府为提高医学水平、维护妇婴生命安全的权宜之计，虽然范围有限，成效不很显著，但在近代中国医疗卫生史上依然留下了浓重一笔。

第三节　西医职业群体的生活百态与都市社会

民国时期，近代医学的发展打开了医师的职业通道。他们活跃于医院、诊所、医校等医疗机关，享受着时尚、多姿的职业生活，构成了都市自由职业者的特有形象。"业界"观念增强，促使医师同行之间的交往日益增多。把个人业医作为谋生和营利的手段，表明医师的职业行为渗透出强烈的世俗化倾向，同行间的业务竞争也日趋激烈。医患关系的紧张导致医讼案件迭起，由此引发了职业权益保障的种种努力，表面上反映的是人为和技术因素的冲突，实质上是传统与现代的扞格不通，表明现代医患关系在当时并没有真正建立。

一、医师的执业方式与业余生活及交往

（一）西医执业方式

进入民国以后，社会生活的发展在客观上拓展了医师的职业空间。医师的执业方式也是灵活多样的，医师的职业选择也较为宽泛，这主要体现在公立及私立医院中供职的医师、诊所中的医师、校医以及卫生行政人员等群体的

---

[1] 《本会为请令各地方卫生主管机关严格执行助产士条例并训练旧式稳婆呈内政部文》，《医事汇刊》1934年第19期。

身上。前文已述，西医执业者多半集中在大城市和发达地区，据庞京周统计，在 1933 年有 616 名注册的中国西医（含 265 名外国医生）在上海开业。据"1935 年的调查显示，全国有 5390 名接受过大学培训的中国西医，其中 1182 人（22%）在上海行医，他们几乎全部居住在公共租界和法租界。根据 1935 年工部局的人口调查，在公共租界中居住的中国人中，有 2859 名医生，（其中有——引者）273 名牙医和 234 名眼科医生"。[1] 医师进行医疗职业活动的主要场所是医院、诊所及药房。

1. 公、私立医院任职。医院是医师执业最重要的场所。民国之初，上海、天津等地的医院多半为西医院，至 1910 年以前，上海共有医院 15 家：仁济医院（1843）、陆军医院（1857）、公济医院（1864）、同仁医院（1865）、体仁医院（1872）、妇孺医院（1888）、新民普爱医院（或维多利亚看护医院1897）、广仁医院（1900）、外侨隔离医院（1904）、红十字会北市医院（1907）、宝隆医院（1907）、精神病院（1907）、中国红十字会总医院（1909）、上海公立医院（1909）、中国公立医院（1910）。[2] 天津的医院也大致相似，多半以教会医院为主，如天主教医院、妇婴医院、圣心医院、德美医院等。从医院的名称可以看出，这些医院多半是带有慈善色彩的教会医院。民国以后，教会医院和医师人数逐年上升，上海又出现了大小不一、规模各异的数十家公立医院，此外，"还有四十余家能容纳病人住院的私人医院，床位总额不满两千。"[3]

1916 年 3 月 12 日，《申报》登载"自新医院医例"的广告，其中门诊时间"自上午九时起至下午四时止，医金出诊一元，复诊半元"。出诊自"下午三时起，如系急症，随请随到，医金五元，车费一元"。医疗科目上包括"内科、外科、产科、眼科、妇人科、皮肤科、精神科，耳鼻喉科、兼种牛痘、并戒洋烟"。

---

① 转引自徐小群书，第 45 页。

② 上海社会科学院经济研究所编：《上海近代西药行业史》，上海社会科学院出版社 1988 年版，第 12—13 页。

③ 尹倩：《民国时期的医师群体研究（1912—1937）——以上海为讨论中心》，第 46 页。

治疗方法上采用注射和新发明的"镭锭光水"法，[①] 从这一则广告中基本可见，民国初期在新式医院里供职的医师在上海执业的大致情况。

　　一般情况下，公立医院带有慈善公益性质，运作经费有限，难以聘请过多的驻院医师，因此医院的医师很有限，"一般医院多设院主任一名，各科主任一名，门诊皆有主任医师负责，此外医疗人员多是助理和看护，有的医院里主要医师不过是院长一人。因此也造成大多数医院里医师供不应求，医师的工作量较大，而病人看病艰难，有的医院三等病房的病人往往全天都难以见到医师的身影。"[②] 除了正规医院的待遇不高、医务繁重以外，对医师的学历与任职资格要求也是导致医师短缺的重要原因，过高的门槛准入让一些医师望而却步。尽管如此，仍有不少医师愿意在医院工作，对那些具有公益心和道德感的医师来说，医院里的一些慈善行为和贫困救助不失为一种良好的公益方式。

　　驻院医师的工作十分繁重，通常门诊时间为上午 8 时至 12 时，出诊时间为下午 2 时至 5 时。由于医院诊疗水平相对较高，信誉更好，就诊人数必然较多。如 1936 年 1 月天津市卫生局对所属各医院及诊疗所的门诊人数进行统计："市立第一医院的门诊总数达 7702 人，市立第二医院 3002 人，第一诊疗所 570 人，第二诊疗所 633 人，第三诊疗所 365 人，第四诊疗所 352 人，第五诊疗所 266 人。"[③]

　　除了公立医院以外，一些执业医师还在私立医院任职。民国时期的私立医院多半由一些医学界精英人士和医学专家开设，并雇用医师开业。如天津的私立医院就有"津宁医院、清源医院、中华医院、恩光医院、天和医院、立仁医院等，此外还有外国人开设的德美医院、东亚医院、犹太医院等"。而"1942年建立的天和医院，由胸外科专家张纪正联同骨科专家方先之、妇产科专家柯应夔、内科专家邓家栋等人设立，该院设有内科、外科、妇产科等，除专家挂

---

①　《自新医院医例》，《申报》1916 年 3 月 12 日，第 15 版。

②　尹倩：《民国时期的医师群体研究（1912—1937）——以上海为讨论中心》，第 46 页。

③　《天津市卫生局所属各医院及诊疗所二十五年一月份工作统计表》，《天津市政府公报》1936
　　年第 87 期。

牌定时口诊外，还有主治医师王今达、护理部治人余韫珠参加工作"。①

2. 个人诊所。诊所对于执业医师来说或许是最普遍的职业场所。与医院有所不同的是，诊所没有严格的制度约束，执业医师可以自由安排诊疗时间。民国时期，全国各地尤其是大城市，个人诊所林立，据庞京周统计，至 20 世纪 30 年代，上海约有 600 多名西医，3000 多名中医和其他杂医。他们多半以诊所的形式行医治病，小的诊所一般由一名医师、一名护士执业，较大的诊所或有几个医师联合行医。

医师在诊所医疗活动相对较为自由宽松。门诊和出诊时间因人而异，总体来说比医院要晚，有的甚至整个上午都不开诊，而下午的诊疗时间也会相对较晚。如留美毕业西医陈仲箎的开诊时间是上午 10 时至 12 时，下午 2 时至 4 时。② 花柳科沈奎伯医师的开诊时间是 11：00—17：00；③ 妇科叶蓬伯医师的开诊时间是 9：00—14：00；④ 花柳科陈效怀医师的开诊时间是"全日，晚上可预约"；⑤ 名医孙厥谋更是游走于医院和诊所的大忙人，其出诊时间是，9：00—16：00 在中央医院，17：00—19：00 在民国药房；⑥ 汪企张则在三个地方穿梭开诊：9：00—12：00 在民国路，16：00—18：00 在北四川路，18：00—19：00 在四马路华美药房。⑦

为了扩大影响，招徕患者，赢得更多的收入，诊所里医师喜欢打着医院的招牌以及在医院工作的经历。医师们很看重自己所拥有的社会威望和特殊经历，十分有利于拓展自己的业务范围。如 1929 年 1 月，孙克锦医师在设立自己的诊所之初，在《申报》上的医疗广告中就详细介绍了自己的职业履历："孙

---

① 张洪铸编：《天津通志·卫生志》，天津社会科学院出版社 1999 年版，第 344 页。转引自左家文：《近代天津西医群体研究》，天津师范大学 2017 年硕士学位论文，第 31 页。

② 《申报》广告，1913 年 10 月 6 日，第 7 版。

③ 《申报》广告，1929 年 1 月 24 日，第 14 版。

④ 《申报》广告，1929 年 6 月 11 日增刊，第 2 版。

⑤ 《申报》广告，1929 年 6 月 21 日，第 13 版。

⑥ 《申报》广告，1929 年 9 月 3 日，第 3 版。

⑦ 《申报》广告，1929 年 2 月 2 日增刊，第 10 版。

医生在沪设立诊所数载，活人颇多，深为各界赞许，前在宝隆临诊有年，历充上海司令部公安局、戒烟局、医官、卫生局顾问，今春由孔部长之委，与穆次长等驰赴开封、郑州，救治伤兵，治疗成绩极佳，深受各方面之欢迎……回申后每早在上海肺病医院服务，获愈者颇多，近又治愈财政部汪孝博先生之初期肺病，及卡德路祥福里杨女士之吐血，近来诊所求治者益见踊跃，专在卡德路29号诊所应诊。孙君对于痨症花柳遗精眼科经验甚富，均用德国最新王道良法，故病者一经诊治，莫不霍然也。"①

庞京周也曾描述过西医界这种混乱现象："有许多医者，在他个人的诊所外面，挂上一个医院的市招，或称某某人医院，或则令取安康博济等字样，而其实他那里何尝能容纳一个住院病人？尤其是一般杂医，借重'医院比个人声价较大'的观念，大伙儿挂起医院牌子来，于是四马路中，玻璃窗上，充满了医院的字样，新闻纸后，广告栏里，布满了医院的名称，而最可笑的，拿别处久有声明，借为号召的工具。譬如北京有一个占地百亩的协和医院，上海居然也有二开间的协和医院，杭州有个依山傍水的广济医院，上海也有个弄口路角的广济医院，苏州有个风景幽静的福音医院，上海也有个电炬璀璨的福音医院。非但中国字写得明明白白，还要加上西文的横额，墙上还标明此科目的价钱，以便问津者一目了然，真正贻笑外邦，极社会之奇观。"②庞京周认为，这种鱼龙混杂的现状容易导致民众对医师和医院认识上的误解，即认为好的医师一定在医院里供职，在医院里任职的"方是大医师"。

相对来说，诊所里的医师的职业自由度及执业活动是较为灵活和松散的。除了应诊和出诊时间上因人而异之外，其执业行为有很大的游动性，很多医师都不局限于在一个场所，从《申报》广告上可以看到，医院、诊所、药房甚至善堂都会出现他们的身影。如汪企张、孙厥谋等名医一天之中甚至会在几个地方出诊，这样东西兼顾，可以扩大影响，增加收入。有些医师甚至在其医疗机

①　《孙克锦医生设立诊所》，《申报》1929 年 1 月 17 日，第 15 版。
②　庞京周：《上海市十年来医药鸟瞰》（连载），《申报》1933 年 2 月 27 日，第 13 版。

构的事务与个人业务出现冲突时，干脆登报辞去在机构的职务，以保证有足够的时间和精力开展私人诊疗业务。如"赵企华医师就在报纸上公开申明将上海交通大学的校医辞去，以保证上午的门诊时间"。[①]

（二）医师的业余生活及交往

执业医师具有相对优越的收入和生活条件，除了供职于医院的医师外，多数自由职业者的业余时间比较充足，因而医师们享有多姿多彩的业余生活，尤其在极其繁华的大上海，游乐场、歌舞厅、跑马场、电影院、高档饭店都是他们业余生活的光顾之地。著名医生陈存仁的业余生活就极其丰富多彩，他在回忆录中写道，曾陪同章次公到新世界游乐场游览，还花费小洋十二角，一同骑了一小时的毛驴；曾和朋友一起到一品香旅社打弹子；陪同大名鼎鼎的盖叫天去新世界跑冰场溜冰；请丁福保之子丁惠康在大东酒楼吃饭，饭后到"黑猫舞厅""桃花宫舞厅"跳舞；他结婚以后，时常驾着小型柯士甸房车，陪同夫人王定芬一起出游、看戏、下菜馆。[②]

民国时期，医师们的"业界"观念日益形成，由同行是冤家的传统观念开始向同业互助的新理念转变，医界同业的交往日渐频繁，尤其是同乡之间、同门之间过往甚密，应酬不断。如"介绍病人、疑难杂病会诊等，诊所开张、需要同行捧场，有事须暂停营业，有同行好友代理诊所医务，使诊所不至歇业，对营业之维持也大有好处"。[③]如1929年7月8日沈树宝医生在《申报》刊载启事："兹因鄙人出外旅游两星期，所有诊务由汪俊孙博士代理，门诊时间下午4时至6时。"[④]无独有偶，另一位沪上名医孙克锦也有类似情况，他曾连续两天在《申报》刊载启事："兹因急诊赴湖州，沪上门诊及接生事才由金问淇博士代理，

---

① 尹倩：《民国时期的医师群体研究（1912—1937）——以上海为讨论中心》，第51页。
② 参见陈存仁：《银元时代生活史》，第84—91页。
③ 尹倩：《民国时期的医师群体研究（1912—1937）——以上海为讨论中心》，第60页。
④ 《沈树宝医生启事》，《申报》1929年7月8日，第2版。

门诊时间为 12 时至下午 1 时，过时不候。"①"业界"观念促使医师同行之间的联系和交流增多，西医界的内部就有各种形式的聚会活动，各医学团体之间也将"联络感情、交换知识"作为社团的重要宗旨，他们"积极团结业内同人，举办演讲或讨论会，创办报纸杂志，调解业内纠纷，维护同业利益，不仅加强了医界内的凝聚力，而且大大加快了医师群体专业化的进程"。②

鉴于医和药密不可分的关系，药商们很重视与执业医师的交往。在上海，一些大型药房的老板经常宴请医界名流和大牌医师，为自己的药品做宣传以打开销路。1929 年 6 月，《申报》登载了一则求是斋药号宴请医师的消息："小南门外南仓街求是斋药号，开幕迄今，营业日臻发达，该号主人李子舟因欲联络医界交谊起见，特于六月二日晚间，设宴沪南春菜馆，到有医士王赞臣、戴达夫、周志瑜、周伯琴、王厚余、徐惠生、秦松年、侯康柏、刘荣等，李君殷勤招待，并赠各医优惠券一本，请为分送贫病。"③另一家名店"家庭医药顾问社"也常于新年之际大宴宾客，夏应堂、谢利恒、张梅庵、虞洽卿等名流也悉数到场，"席中并讨论顾问社扩充办法，颇极一时之盛云。"④此类宴请主观上旨在加强药商与医师之间的联系，在客观上也为执业医师们提供了一个富有现代感的交流空间，正是在这样一个公共场域中，医师们扩大了自己的交际圈，丰富了业余生活。

此外，由于职业关系，医师和病家之间有着千丝万缕的联系。在实际社会中，医师与各类病家的交游甚广，上至达官贵人，下及平民百姓。双方在长期的接触中，甚至结下了深厚情谊。尤其是一些名医，结交党政要人、社会名流的机会更多。据陈存仁回忆，丁福保与林森的关系非同一般，陈本人和丁福保也是交往甚笃，曾陪同丁福保到上海金神父路花园坊拜访国民政府主席林森，

---

① 《德国医学博士丁名全医师特别启事》，《申报》1929 年 7 月 14 日，第 23 版；7 月 15 日，第 16 版。

② 尹倩：《民国时期的医师群体研究（1912—1937）——以上海为讨论中心》，第 60—61 页。

③ 《求是斋药号宴请医师》，《申报》1929 年 6 月 6 日，第 25 版。

④ 《家庭医药顾问社春宴记》，《申报》1931 年 1 月 23 日，第 14 版。

林森还亲自为他们沏茶，丁福保还把理财秘诀传授给陈存仁。[①] 陈存仁还曾前往吕班路吴稚晖寓所给吴老看肺痨病，两人私交甚好。

从执业医师的社会交往可以约略看出，医师在当时属于社会上流阶层，活跃于都市生活之中，医师群体的交往对象多集中在社会名流、知识分子及商界人物，说明了医师在当时拥有较高的社会地位。他们丰富多姿的社会交往，不仅有助于医师业务的运行和发展，也为其积极发挥社会影响力创造了条件。

二、医师的职业收入

（一）早期医院的施医制度

在古代中国，传统医学没有现代意义的收费制度，"救死扶伤""悬壶济世"成为医生角色定位和职业责任的代名词。儒医的收费方式也是别具特色，王尔敏认为"由于儒生不重功利，而使儒医亦不向病患收费。病患为答谢诊治，可以自动呈送封礼，多少俱凭患者酌断，是即红包，医生自可坦然收受。是以中国儒医没有收费这一项目，此风一直延至对日抗战以后。医生往往自开药肆，处方配药，病患自须按量剂付款。而药肆则是医生兼营副业，往往市利盈满。医道愈高，售药愈多，愈能致富"。[②]

其实早期来华的教会医师为了消除华人疑虑，也采取赠医的方式吸引病人，1888 年，《申报》记载："我朝道光季年，泰西通道，彼中人之明医术者亦皆航海而至，以技疗人。而教中乐善诸君又皆设馆施医，不取脉金药费，悉心调治，全活贫民。"[③] 如 1820 年马礼逊医师与利温斯顿在澳门创办的第一个诊所就是赠医所。1827 年，哥利支（T.R.Colledge）医师在澳门创设了赠医所，主治眼病，后又前往广州与教会医师伯福共办一处赠医所。伯驾、嘉约翰等几位早期入华

① 陈存仁：《银元时代生活史》，第 19、21 页。

② 王尔敏：《上海仁济医院志略》，载《基督教与中国现代化国际学术研讨会》，台北，1994 年 3 月，第 33—34 页。

③ 《中西医药论》，《申报》1888 年 5 月 7 日，第 1 版。

的医疗传教士也均有赠医之义举。后来的医院"亦如中国善堂一样或每月或每周定期施诊，平日求治者若贫病无告或病重亦常不收诊费，甚而反赠资费"。①

可以说，早期的教会医院一直具有慈善色彩，既是治疗机构，也是收容救助场所，因为就诊的病人多半来自底层社会，贫寒的出身使得他们无力支付诊金，教会医院不收取费用是吸引患者就诊的主要因由。在上海，"仁济医院为最先施诊施药，每年所费不资，华人受其惠者难以数计，而西医立志施诊，西商量力捐资，共成善举，并无勉强等情，华人口碑载道，非邀虚誉者比也。"②医师更是"不惜工夫，不吝药饵，朝夕施治，无所不用其心，必令病体告痊而后出院"。彼时上海各医院皆如此，"每岁疗痊者不可以数计"。③

持续的施医问药，使得早期的西医院日益面临经费拮据、难以为继的窘境。上海体仁医院因为就医者"大半乡间之人居多，无论内伤外症莫不悉心医治，然该医院自创舍宇施药并给饭食不收病者分文，就医者无日无之，故一切经费恒苦不敷"，"医院中既无薪资于病者，亦不收酬仪，独力恐难支持"，故"现在拟迁至虹口与同仁医馆合并。"④事实上，早期教会医院的日常运转主要来自于各大差会的拨款和国外信徒的捐赠。在无须提供诊金的情形下，病人只能毋庸置疑地选择信任医师，这是近代中国出现的一种新型的医患关系。

到 19 世纪下半期，随着医院的开支越来越大，教会医师们开始寻求自给自足的方式来维系医院的各种工作，一些中国教徒也开始为医院捐助，一些医院更是着手尝试收费制度。至 19 世纪末，医院本身的收入已相当可观。"1909年所有基督教会医院日常开支总计为 25000 英镑，其中 20000 英镑是通过医院收费、中国人捐赠获得的。"⑤据教会组织统计，1902—1920 年间，"中国信徒

---

① 鲁萍：《晚清西医来华及中西医体系的确立》，四川大学 2003 年硕士学位论文，第 16 页。

② 《外国施医院清单》，载傅兰雅、林乐知主编：《上海新报》第六册新 345 号，1870 年 3 月 28 日。沈云龙主编：《近代中国史料丛刊三编》第 59 辑，第 2464 页。

③ 《医箴》，《申报》1887 年 8 月 1 日，第 1 版。

④ 《医院合并》，《申报》1882 年 8 月 17 日，第 3 版。

⑤ *China Missions Year Book*, 1910, p.214，转引自田涛：《清末民初在华基督教医疗卫生事业及其专业化》，《近代史研究》1995 年第 5 期。

的捐献占宣教经费（大半是常年经费）的 24%，教育基金中的 46% 是由中国人捐助的……而中国人捐助的医药事业经费约占 65%。"① 可见，教会医疗事业最能吸引华人的捐助。1919 年，巴慕德对 148 所医院财政进行一次调查，结果显示："完全自养的医院（外国职员的薪水在外）共四十八所，占 32%；自养程度在 50% 以上的医院共三十所，占 20%；自养程度在 50% 以下的医院共三十五所，占 24%；完全依靠外国款项的医院共三十五所，占 24%。"② 教会医院"经济上的独立或者半独立地位，大大减弱了他们对教会的依附，使医疗卫生事业的发展从其自身获得支持力量，从而有助于它沿着自身的规律成长"。③

（二）医师的职业身份寻求

医院收费制度发始于教会医疗。嘉约翰医师最先主张向贫病者之外的病人适度收取费用，他还主张向"私人病房的病人、吸食鸦片者、因不道德的行为而患病的人"收取特别的费用。④ 到 20 世纪上半叶，多数教会医院都实行了收费制度，他们采取的办法是对一般病人收取较低的费用，对住在高级病房的病人收取较高的费用，而对贫病交加的患者实行免费，如齐鲁大学医学院，"贫病人分文不收者，约在全数病人十分之二三。"⑤

近代以来，随着医疗事业的不断发展和各类职业群体的形成，医师们越发意识到，行医治病不仅是藉医传教的工具，也是一种职业方式。"医师"的称谓悄然而生，刘永纯认为："医师者，以摄生疗病为任务，救世救人，责任弥大"，"于社会上为一职业，于医界中占一位置。"医师的职业不是普通职业，"医其工作也，不问寒暑，不论昼夜，其起居也，奔走靡定，眠食不时，此特劳于

---

① 《中华归主——中国基督教事业统计》（上），第 95 页。

② 《中华归主——中国基督教事业统计》（下），第 975 页。

③ 田涛：《清末民初在华基督教医疗卫生事业及其专业化》，《近代史研究》1995 年第 5 期。

④ 转引自李传斌：《条约特权制度下的医疗事业》，第 50—51 页。

⑤ 《济南私立齐鲁大学新医院开幕典礼纪念册》，1936 年印行，第 4 页。

形耳，亦怕劳其心焉……吾未见世有职业，殚精竭虑之至于此极也。"①

医学是一门科学，医师职业是与学术有关的职业。医师是具有专门知识和技术的职业者，他们习惯于与律师、会计师、建筑师、工程师并称或相比，自称为"自由职业者"，即专业职群。他们认为："医师是具有专业知识、以社会大众为服务目标、具有独立超然的社会地位的崇高职业，既不同于普通工商业者，也不同于传统的行医者。然而，职业医学不仅是济世的手段，同时也是牟利的工具，如何处理两者的关系，直接决定医师的角色定位。"②

一直以来，医师行医是"行道"还是"开业"的纠葛长期困扰着医学界。宋国宾作为近代医学伦理学的先驱者，对此给出了详细而权威的诠释："有人认为职业是含有一种营业和买卖的性质，医乃仁术，以救人为宗旨，与一切的职业有殊，所以医'耻'言业，医'讳'言业，医生并不是职业，而是一种慈善的仁术，照这样说，职业医学这四个字，不就是根本的矛盾吗？"他认为："凡社会上的一切事业，人们一方面拿来做谋生的工具，一方面借以服务于社会，皆可以说是职业。职业的范围和阶级，虽有广狭高低的不同，而其本身只有正当与不正当的分别，假使正当的，那就很光荣很冠冕，不须'讳'而且不必'耻'的。医生的行道，是否在服务社会？是否在解决个人及一家的生活问题？如果完全对了，那么医生不是一种职业是什么？要晓得医生不但是职业，而且是一种自由职业。"③在宋氏看来，医师的职业是高尚无比的，与其慈善的本质并无冲突。

至于诊金问题，宋国宾认为："诊金者，医师的一种劳动报酬也，它的接收，绝对的与疾病结果的凶吉无关。因为诊病是一种契约，医病双方各有应尽的义务。"④他在《医业伦理学》一书中明确写道："医师有索酬之权"，"医者

---

① 刘永纯：《医师与社会》，《医药评论》1929 年 12 月第 24 期。

② 尹倩：《身份寻求与角色冲突——近代医生诊金问题探析》，《华中师范大学学报（人文社会科学版）》2012 年第 51 卷第 1 期。

③ 宋国宾：《职业医学》，《医事汇刊》1934 年第 19 期。

④ 宋国宾：《最后病的诊金》，《申报》1935 年 6 月 10 日，第 13 版。

清高自守，慈善为怀，不抱金钱主义，不含营业性质，固非惟利是视者，然而医亦职业也，个人恃之以生存，家属赖之以赡养，则其需要索酬金亦是自然之理。"①他进一步认为："人我之间，务求平等，有义务斯又权利，断无枵腹从公，对于他人纯尽义务之理。故医者有索酬之权。病家有酬报之责。古邦Coppens所谓'不付医金是谓贼'者，诚哉其言也。"因此，"以理论言之，医者既出其心力，劳其身体，当然有索报之权。"②显然，通过对"职业医学"内涵的界定，宋氏巧妙地在"行道"和"开业"中间找到了平衡点，为医师由原来的"听任自酬"转变为"索酬"提供了理论依据。

据统计，1933年"上海市内600多名西医，3000多名中医以及其他各种杂医大多以诊所形式开展医疗业务，其构成了提供医疗服务的主体，运作方式也以商业性为主"③。在这样的商业背景下，诊金制度开始确立，收取诊金已然构成了社会普遍接受的日常规则。

（三）诊金与职业收入

整个民国时期，"一般的私立医院收费都较贵，公立医院和慈善医院则较便宜。"④如著名的上海自新医院规定："门诊：医金初诊1元，复诊半元，出诊：如系急症随请随到，医金每次5元，车费1元；住院：病房分三等，特等每天5元，头等每天3元，二等每天2元，三等每天1元，如带陪伴每天5角。"⑤公立上海医院，"施诊号金铜元5枚，不收药资，例诊小洋3角。"该院还"特创设一部，以便贫寒人家之妊孕妇人，亦得来院生产，每日住院费只收

---

① 宋国宾：《医业伦理学》，国光印书局1933年印行，第114页。

② 宋国宾：《医业伦理学》，国光印书局1933年印行，第115页。

③ 尹倩：《身份寻求与角色冲突——近代医生诊金问题探析》，《华中师范大学学报（人文社会科学版）》2012年第51卷第1期。

④ 黄克武：《从申报医药广告看民初上海的医疗文化与社会生活》，《"中央研究院"近代史研究所集刊》第17期下册，第146页。

⑤ 《自新医院医例》，《申报》1916年3月12日，第15版。

2 角，接生费视力酌收，极贫豁免"。①1922 年 3 月开业的卫生医院则宣称"本院以普救同胞济世活人为宗旨，本院纯粹慈善性质，医药一概免费，但贵重药品不在其例……本院诊金药费一概不取，每人收号金 1 角"。② 从以上的广告内容上可以约略看到，民国初年国内大型医院的收费状况。

一般来说，在大医院里供职的医师薪水并不高。时任上海同德医学院院长的庞京周"用个人的交谊请来月薪 200 元的医务主任，还是个外国大学毕业而得博士学位的，可以算的物美价廉了"。即便这样，"到医院经费缺乏的时候，董事的口吻似乎尚嫌医薪太贵。"③可以推断，在善堂和医院供职的医师，其收入主要靠薪金，相对稳定，但薪水数额不高，是比较微薄的。从 1930 年 2 月 20 日行政院核准备案的《中央医院薪给表》中可以窥见一斑。

表 5—2　中央医院薪给表

职别	任用方式	薪给数目	备考
院长	聘任	600 元至 800 元	每级 100 元
副院长	聘任	400 元至 600 元	每级 50 元
主任	聘任	250 元至 600 元	每级 50 元
副主任	聘任	150 元至 400 元	每级 25 元
医员	聘任	50 元至 250 元	每级 25 元
技士	聘任	50 元至 200 元	每级 25 元
药局主任	聘任	150 元至 300 元	每级 25 元
药剂师	聘任	50 元至 150 元	每级 10 元
护士长	聘任	100 元至 200 元	每级 10 元
副护士长	派充	80 元至 150 元	每级 10 元
护士	派充	30 元至 100 元	每级 10 元
事务主任	聘任	150 元至 300 元	每级 25 元
事务员	派充	60 元至 150 元	每级 10 元
技佐	派充	30 元至 80 元	每级 5 元
雇员	派充	30 元至 80 元	每级 5 元

资料来源：《中央医院章程》（1930 年 2 月 20 日行政院核准备案），载陈明光主编：《中国卫生法规史料选编》，第 640 页。

---

① 《公立上海医院广告》，《申报》1919 年 5 月 19 日，第 6 版。
② 《卫生医院开幕》，《申报》1922 年 4 月 20 日，第 15 版。
③ 庞京周：《上海市近十年来医药鸟瞰》，《申报》1933 年 2 月 13 日，第 15 版。

　　此表反映了即便贵为中央医院的院长，月收入也不过 800 元，主任级别的医师不过 600 元而已。在利益的驱使之下，一些执业医师仅仅把供职于大医院的经历作为后续发展的资本，而把个人行医开业作为主要谋生和营利手段，他们因此构成了都市自由职业者的一部分。

　　与中医相比，西医的诊金相对较高，因为西医学业成本较高，药品、仪器、医院设备等也相对较贵。从表象上看，医师的职业收入相对较高，但就单位时间的收入来说，西医诊疗的时间成本较高，且工作极其辛苦。据庞京周记载，1933 年，"新医业务的收入，除外科医师可以收受一次高价手术费之外，此外各科任凭提高至若何程度，究竟不是一个居积致富的营业。其最大原因，是新医诊病费时间，而专家设备费资本。其他如眼鼻泌尿器等科，更无出诊的营业，假定新医连门诊统计，每日诊病 40 号，每一号费时 20 分钟，共需 800 分钟，除去路途上往返等，可算得已经潦草不堪，然而每天的工作已经在 13 小时以上，自早上 9 时到晚上 10 时 20 分，还没有腾出饮食便溺的工夫出来。平均每一号约费三四元，也不过百余元，一天的收入，恐怕做三个月，医师自己便要病了。"[1] 由于仪器设备的限制，医师一般不方便出诊，因此，号金收入是有限的，还要扣除成本费，一般医师的实际所得并不高。

　　真正支撑医师收入的是检查费、手术费、住院费、注射费、药费等。如1929 年出台的《上海市卫生局规定诊金标准》明确规定："（诊例）门诊二角至一元二角，出诊普通一元至五元（车资在内）；特诊六元至十元（随请随到深夜出诊之类）；（手术费）小手术一元至五元，普通每术六元至十元，大手术十元之五百元；接生费五元之五十元（指医师医生助产士而言），住院费二角至十元。"[2] 在实际执业过程中，医师的收入更与其辛劳程度有关，一个开业医师的直接收入关键在于这个医师每天接诊多少病人，也就是说，在时间和精力上的高度投入方能带来较高的收入。据庞京周上述推算，很少有医师一天赚 100

---

① 庞京周：《上海市十年来医药鸟瞰》，"业务之情形"，《申报》1933 年 3 月 27 日，第 11 版。
② 《上海市卫生局规定诊金标准》，《无锡市政》1929 年第 2 期。

元以上者，根据另一位 20 世纪 30 年代在沪开业的朱克文医师的说法，一般医生一个月平均能收入几百元；如能收入 1000—2000 元，在当时就算是高收入。① 即便如此，医师的收入在自由职业者中也是最高的。

表5—3　20 世纪 20—30 年代上海自由职业者月收入范围比较

职业	银元	职业	银元
医师	300—3000	新闻记者	70—300
律师	300—2000	大学教授	210—1500

资料来源：转引自徐小群：《民国时期的国家与社会——自由职业团体在上海的兴起（1912—1937）》，第 58 页。

由于个人诊所的医师的收入随营业状况的变化而起伏，获利相对较高，势必引起黑恶势力觊觎，一些医师甚至成为绑匪和抢劫的目标，被绑票而交去赎金的事件时有发生，如"1918 年 3 月，一名医生和他的助手被一名住在同仁路的冒牌'病人'骗去出诊而遭到绑架。劫持人索要 1 万元赎金。这名医生与其协商后把赎金降到 4 千元，但最后在支付赎金之前设法逃脱了虎口"。②《申报》上经常登载医生家中被盗或医生被绑架的消息，如"医院医治余医生家被劫"（1929 年 3 月 19 日，第 15 版）、皖人罗兴"串通冯斌元绑架医生殷寿田"（1929 年 7 月 6 日，第 15 版）、"城内雨医生家被劫"（1932 年 7 月 5 日，第 10 版）、"盗匪看病医生家被劫"（1934 年 4 月 12 日，第 12 版）、南汇"匪徒设计绑架医生徐维庆"（1935 年 6 月 24 日，第 7 版）、"武定路 819 号门外绑架医生姚菊年"（1942 年 8 月 8 日，第 5 版），以至于一些家资富足的医师非经熟人介绍一般不愿出诊。

除了诊金以外，多数医师的收入中还存在药品回扣这一灰色地带。由于配药商是一种高利润的行业，为了拓展和占领市场，达到利益最大化，配药商人

① 朱克文访谈录，1991 年 12 月 18 日。转引自徐小群：《民国时期的国家与社会——自由职业团体在上海的兴起 1912—1937》，第 55—56 页。
② 转引自徐小群：《民国时期的国家与社会——自由职业团体在上海的兴起（1912—1937）》，第 56 页。

不惜采取讨好笼络和利益输送的手段，巴结他们的"衣食父母"——执业医师。如"当时集成药房推销产品，派专车坐着包车，天天跑医生分送样品。中英药房、梧州药房等推销新品时，均大量分送样品给医生，并给回佣。每月或每季按照有关医生所开配方张数及配方金额，给以10%—30%的佣金，对冷门、暗方则可高达50%"。[1] 医药界的这种不正当竞争不仅损害了病人的切身利益，也影响了医师自身的声名，民国社会，一个弱势政府更是无力杜绝这一医界顽疴，甚至愈演愈烈，药品回扣已经习以为常地成为医师职业收入的一个部分。

三、同道竞争与职业忧虑

（一）职业竞争与医药广告

传统医生一般依靠本人的四处招摇来扩大影响，招徕病家，但在现代都市之中，这种亲力亲为的揽客方式着实无济于事。伴随现代文化的传播和发展，报刊杂志、无线广播等成为现代社会新的传播媒体，日益走进民众的生活之中。利用这些新媒体做医药广告，迅速成为都市生活的一种时尚。

为了抢占市场，提高收入，多数医师选择在商业报纸上刊登广告，招揽业务。民国时期《申报》每日发行8至24版，有时甚至扩展到近40版，医药广告几乎充斥每个版面。最具代表性的是毕业于法国韬美高等医学堂的朱彤章女西医，她从1914年4月25日起至1915年3月13日，不到一年时间内连续在《申报》刊登《广州法国韬美高等医学堂毕业生朱彤章女医师医例》："馆设美界老靶子路西第461号门牌，统治男女大小内外全科，花柳、跌打、接生、麻痘各项杂症，上午开诊1元，号金1角，出诊1元，号金3角，接生15元，异产另议。"[2] 这则广告两年内在《申报》上连续刊载84次，其中1914年多达57次，1915年27次。还是这位朱彤章女医师，从1915年3月15日起，在《申报》

---

① 尹倩：《民国时期的医师群体研究（1912—1937）——以上海为讨论中心》，第58页。
② 《广州法国韬美高等医学堂毕业生朱彤章女医师医例》，《申报》广告，1914年4月25日，第4版。

上又连续 101 次登载《女西医朱彤章医例》，其中 1915 年高达 89 次，1916 年 12 次。① 此外，各种医药广告中都标明，西医的开诊时间与诊金收入，基本上集中在白天，如需夜间出诊者，则诊金加倍。如留美医师陈仲篪，其"门诊 1 元 1 角，上午 10 时至 12 时，下午 2 时至 4 时，出诊 5 元 4 角，下午 4 时以后，早晚加倍"。②

整个民国时期，《申报》及各类商业报刊上类似的医药广告俯拾即是，民众应接不暇。戈公振先生曾对民国时期《申报》上的各类广告加以统计分析，其广告面积"以医药一种所占最大"，高居各类广告之首。③ 一方面反映了上海这样的大都市西医麇集的现状，另一方面折射出医师的职业行为已然形成强烈的商业化倾向，同行之间存在着激烈的业务竞争。

在激烈的竞争环境中，利益的驱使往往会使正常的医学广告出现五花八门的怪状。比如，医师们多半注重自己的行医资格，突出自己的学历、头衔、执业经历都是他们惯常的手法。广告上经常出现"名校毕业""医学博士"④"留学博士廖焕章老靶子路中和医院"（《申报》1928 年 8 月 29 日，第 15 版）、"医学教授"⑤"医院主任"⑥"政府医官"⑦ 等名号；显然，行医资格和名人效应在民国医界还是很有市场的，病家崇拜医学权威和追求立竿见影的心态在此展露无遗。

有的广告则借助名人效应的发酵进而积攒人气。如孙中山就曾介绍浙江名

---

① 《申报》广告，1914 年 4 月 25 日至 1916 年 4 月 1 日。

② 《申报》广告，1913 年 10 月 6 日，第 7 版。

③ 戈公振：《中国报学史》，中国和平出版社 2014 年版，第 217 页。

④ 据华东师范大学图书馆"爱如生点海"数字平台"申报数据库"统计，《申报》上出现"医学博士"名称的次数高达 31743 次。

⑤ 华东师范大学《申报》数据库载，从 1909 年 9 月 11 日至 1947 年 8 月 20 日，《申报》上出现"医学教授"119 次。

⑥ 华东师范大学《申报》数据库载，从 1908 年 3 月至 8 日至 1949 年 4 月 1 日，《申报》共出现"医院主任"1144 次。

⑦ 华东师范大学《申报》数据库载，从 1928 年 2 月 15 日至 1939 年 6 月 1 日，《申报》共出现"政府医官"36 次。

医章来峰："精岐黄术已易二十寒暑，济人无算，文在海外久闻其名，中医学识如章君诚不易得，兹遇来沪，文因挽留悬壶，以便同胞之顾问，患疾者幸勿交臂失之也。"①1922 年 12 月，孙中山又在《申报》上介绍享有"医界革命之巨子""抵抗疗法之元祖"之美誉的日本名医高野太吉，称高野太吉治好了"余之识翁陈英士"及他本人的胃肠病。② 又如蔡元培介绍儒医社杜同甲医师③；晚年隐居上海的岑春煊曾介绍内外科医生朱彦甫④。此外，尚有许多社会闻人及医界名流如虞洽卿、朱葆三、陆费伯鸿、王文典、丁福保、丁甘仁等经常向民众介绍医师，其中最常见的当数虞洽卿，"他所介绍的医生多达三四十人，里面还包括一些花柳毒门的专科医生。"⑤

　　为了追求利益最大化，一些医药广告不惜夸大其词，糊弄民众。《申报》上"包医"的字样俯拾即是。⑥ 另外，"绝不复发""完全根治""一针见效""手术如神"等浮夸言辞更是频见报端，范守渊对此痛斥道："翻开报纸上的医药广告栏来一看，就可以见到几乎无处不是夸大鼓（蛊）惑的欺骗广告，不是三天包治的白浊丸，就是五天断根的梅毒针，什么'包医百病'，什么'限日根除'，什么'出立保单'，'永保不发'，五花八门，希希奇奇，无一不是离开科学的欺骗，违反事实的夸大。"⑦ 这些虚假不实的广告，不仅民众亦深受其害，怨声四起，就连一向维护医师利益的医师团体也感到愤恨，如上海医师公会就曾试图制定医药广告的规则，为不保证广告的公平性和真实性，"规定广告上只能出现医师的姓名、地址、科目、电话及应诊时间等信息，以期杜绝虚假夸

①　《孙文介绍名医》，《申报》1913 年 3 月 31 日，第 8 版。

②　《孙文介绍名医》，《申报》1922 年 12 月 30 日，第 10 版。

③　《申报》1912 年 5 月 3 日，第 4 版

④　《申报》1922 年 5 月 13 日，第 10 版

⑤　黄克武：《从申报医药广告看民初上海的医疗文化与社会生活》，《"中央研究院"近代史研究所集刊》第 17 期下册，第 154 页。

⑥　据华东师范大学图书馆"申报数据库"检索，从 1872 年 7 月 16 日开始，《申报》上出现"包医"的次数高达 47934 次。

⑦　范守渊：《新闻界应有的觉醒》，《医药评论》1933 年第 97 期。

大广告的泛滥。但收效甚微，虚假的广告遂成为医疗行业的一个顽疾。"①

（二）医事纠纷与职业忧虑

进入民国以后，随着西医体制的引入，传统的医患关系被逐渐颠覆，西医群体更加注重现代医学赋予自己的专业权威，日益强调自身在医疗过程中的独立性和主导地位，传统医疗过程中对病家迎合、迁就的现象逐渐消失。与此同时，病家依然希望在医疗选择上维持原有的就医习惯，医患关系悄然发生变化且日益紧张起来。在这样的背景下，有关职业医师的负面评价并没有随着医学技术的日益发达趋于下降，反而呈上升趋势。一些媒介受商业利益的驱使，将有关医师社会现象的负面描述变本加厉。另一方面，原本良莠不齐、混乱无序的医疗市场在客观上降低了医家在病家和民众心目中的地位。其实"病家对医家信仰的下降尚在其次，因为病家对医家不甚信仰无非导致医家业务欠发达，尚不致危害到医家个人安全。更为严重之处还在于，民国医界的混乱进一步激化了医患双方的冲突，由此而引发了众多的诉讼案件，并对整个医界造成恶劣影响。"②

医患关系的悄然变化，不可避免地出现医患纠纷（民国时期称为"医事纠纷"），严重的往往上升到法律诉讼，时称医事诉讼案。民国时期的医事诉讼案司空见惯，以1934年为例，这一年相继发生了20多起医师被控案，该年被称为"医事纠纷年"。③客观而论，假如因为医师拙劣的医技导致病患身亡，病

---

① 尹倩：《民国时期的医师群体研究（1912—1937）——以上海为讨论中心》，第53页。
② 龙伟：《民国医事纠纷研究（1927—1949)》，第282页。
③ 较为著名的纠纷案有：南京中央医院沈克非医师，芜湖钟寿芝医师，南通乐仁医院尹乐仁医师，上海吴旭丹医师，上海吴圣章医师，上海妇孺医院张湘纹院长，葛成慧医师，顾琴玉看护长及朱昌亚医师，上海劳合路利济药房林惠贞医师，上海陈谟近医师，上海普安医院陈澄医师，上海劳工医院内科张秀钰医师，上海中德产科医院俞松筠医师，江西刘懋淳医师和江明医师，广西梧州冼家齐医师，杭州石氏眼科医院裘伯动医师，芜湖魏文霸医师，广州梁笑云医师，梁心慈助产士，广州何永辉、谢淑卿两医师，安徽合肥基督医院郑信坚医师，江苏俄籍医师亚兴斯克等被控案。参见张大庆书，第194—195页。

家因此提出诉讼，未尝不是维护病家权利的合法手段。同时，合理的诉讼也是对江湖庸医的震慑与警告，从而"使医术浅薄的医生，知所儆戒。使心粗气浮的医生，知所审慎"。① 但就民国时期实际发生的各种医讼案件来看，绝大多数都以医师的无罪而告终，这是一个耐人寻味的现象。余云岫医师对此感慨万千："诸君请起来看看！医事纠纷的事情，月必数起，有的是病家和医家作对，有的是流氓和医家作对，有的是官吏和医家作对，有的竟是医家和医家作对，在暗中挑拨主持。统计起来，起码有一半以上是无理取闹的。"②

频繁的医事纠纷和无理控告令医界始料未及，且"此风嚣起，医师人人自危矣"，③ 不可避免地引发医师的职业忧虑。对于医家而言，医事纠纷无论胜负都会对其声誉和业务造成不利影响，一则因为医讼案往往久拖不决，旷日持久，涉案医家深陷其中疲于应付，无端消耗时间和精力，无力专注于医疗事务，必然会影响业务。二则因为"民国刑诉法不健全，地方官厅在接到病家控状之后，经常以'侦查'为由随意对医家进行逮捕、监禁，妨害医家人身自由"。④ 最为不堪的是，一些媒体为了自身利益，不分青红皂白，故意夸大其词地对医事纠纷进行失实报道，将报道常常冠以"庸医杀人"等醒目标题以赚取公众眼球，这些有欠公允的舆论导向，在客观上"牺牲"和败坏了医家的声誉。

事实上，引发执业医师产生职业忧虑的因素十分复杂。龙伟分析认为："除医疗诉讼造成的压力外还存在其他因素，比如同道间的相互攻讦、病家藉病以诈骗钱财，恶意者居间挑拨等。这些因素无疑都会给民国的医界带来诸多隐忧，加重业医者的忧患意识。"⑤ 在国家医疗行政体系尚未健全和法律制度尚不完善的社会背景下，医师的职业权利难以得到切实保障，进而加剧了医师的

---

① 张少轩：《第三者之医讼观》，《三三医报》1931 年第 1 期。
② 余云岫：《大家团结起来》，《医讯》1947 年第 1 卷第 3 期。
③ 江晦鸣：《一年来之中国医药卫生》，《医药评论》1935 年第 122 期。
④ 龙伟：《保障医权：民国医师的职业忧患与业务保障》，《社会科学研究》2010 年第 5 期。
⑤ 龙伟：《保障医权：民国医师的职业忧患与业务保障》，《社会科学研究》2010 年第 5 期。

职业忧虑，其直接后果是，医家在诊疗过程中往往"择病而医"，受害者恰恰是那些急需救治的高危病人。

此外，对医师造成职业忧虑的还有病家支付诊金的态度。"诊病者，医师所应尽之义务也，付诊金者，病家所应尽之义务也，假使有一方不履行他的义务，这就显然破坏契约的成立。"① 民国时期，确有一些病家对医师的酬劳缺乏理解和尊重。在一些医师看来，并非所有病家都那么无辜，其中不乏对医师包含心机和算计的自私者。有些病家在支付诊金时态度恶劣，如在支付"最后病的诊金"上就有各种怪象，所谓"最后病"就是每个人生命终结前的疾病，"可是病家往往因为病人死了，就借此不付诊金，医师如加以追索，病家就加医师以过失杀人的罪名，控告医师与法院，医病纠纷的案件，十之八九都由追索最后病诊金而起的。"② 这种情况不仅增加了医师的职业忧患，也降低了医师对病家的同情心。

（三）医权维护与保障

接连不断的医事纠纷案不仅引起了广大职业医师的无穷困扰，也引起了诸多医界精英的强烈关注。宋国宾愤然写道："频年以来，医师有无罪而受人控告者矣，有无故而受官厅之非法逮捕者矣！匪独无特别保护之可言，抑若普通人权而亦不能享受然者，凡吾国道，不将人人自危耶！"③ 一批医学精英纷纷撰文探讨解决方案，其中运用法律手段似乎形成一定的共识。如沈凤祥撰《病家损坏医生名誉之刑事责任——医家应有之自卫常识》，感慨"业医者更多未谙法律，遂致任人播弄，饮恨难伸，良可慨然"。遂以本篇"告全国医界同人，夫亦业医者，应有之自卫常识也"。④ 主张医家运用法律手段进行自我保护；

---

① 宋国宾：《最后病的诊金》，《申报》1935年6月10日，第13版。
② 宋国宾：《最后病的诊金》，《申报》1935年6月10日，第13版。
③ 宋国宾：《医事建设方略》，《中华医学杂志（上海）》1934年第20卷第7期。
④ 沈凤祥：《病家损坏医生名誉之刑事责任——医家应有之自卫常识》，《光华医药杂志》1933年第5期。

俞松筠提出"医讼应需公断"的主张，呼吁"吾医法二界应迅速组织医事诉讼'公断处'。凡吾正式医师之被控者，应先受'公断处'之公断，经公断曲直后，再受法律之裁判。若在控诉未判之先公然侮辱者，应受相当之处罪。则吾正式新医，虽未得医政之保障，但亦聊可防止非法之侮辱耳"。① 此外，汪企张、陈仰韩、江晦鸣等医界名流也对医师权益保护各抒己见。

民国初年尤其是南京国民政府时期，虽然政府相继颁布了一些医事法规，但这些法规多数用来整顿和控制医界混乱局面，而对医师的职业权益的规定及保护明显不足。因此，呼吁政府颁布法规保护新医及医师权益已成医界共识，也是广大医师的努力方向。宋国宾呼吁："医为职业之一，其关系于民族健康之前途者，至大且巨，故各国政府对于医师之产生，既有其严密之规定，而对于已开业之医师，则又尽其保护之责任焉。吾国政府则不然，于律师及政府之行政人员皆有保护之法规，于医师则无之，此甚不可解也……政府不欲新医之发展则已，若欲中国有独立之新医，则颁布保护新医之法规，实为当前之急务也。"② 虽然呼声不断，但医师的地位、权益始终未能得到法律法规的保障，即便在 1943 年的《医师法》中，也没有有关医师地位、权利及相关保障的条文。在这种情况下，只有医界精英和医师职业团体在医权保障上担任重要角色。

民国时期一些医学团体如中华医学会，一直承担着维护本团体会员的执业权益的责任，一些团体内部还专门成立保障医权的组织，"这些组织和动作也反映出当时医界对职业命运的担心和忧虑。"③ 但在客观上，这些团体更多地承担其学术功能，在医师权益保护上力度不足，收效甚微。有鉴于此，为了切实解决医家在行医过程中遭遇的诸多困境，一些有相同背景和利益相关的医师开始寻求团结互助，建立医师职业团体，通过组织的力量积极维护医学行业的自身权益。而后兴起的各种职业公会，更是把保障医家的职业权益作为团体的首要宗旨。如最具影响的上海医师公会就明确表示该会的宗旨"端在保障医师职

---

① 俞松筠：《医讼应需公断》，《医事汇刊》1934 年第 20 期。

② 宋国宾：《医事建设方略》，《中华医学杂志（上海）》1934 年第 20 卷第 7 期。

③ 龙伟：《保障医权：民国医师的职业忧患与业务保障》，《社会科学研究》2015 年第 5 期。

业上之权益"。① 而作为最有代表性的全国医师联合会也分别于 1929 年、1931 年、1934 年、1936 年召开全国性的医师年会，历次都有"医权保障"的提案，其中在第三次年会上，正式成立全国医师联合会之"医业保障委员会"②，以保障全国医界权利，处理各地医事纠纷案件。

"医业保障委员会"是中华医学会下设的一个专门委员会，由宋国宾担任首任主席，医业保障委员会的主要职责有："一、收集各国关于保障医业之法律、条例、著作，详加审核，以为规定保障医权条例之参考；二、拟具条例大纲，供献政府，以为将来规定医业保障法律之参考材料，并促其早日颁布；三、成立医事仲裁机关，以处置各地医事纠纷之案件。"③ 该委员会主要任务有六点："一、处理会员与同道之纠纷；二、处理会员与病家之纠纷；三、处理病家诊金之欠付事务；四、劝告及警戒江湖医生；五、建议政府提高医权；六、建议政府取缔有关医药界之一切不正当行为。"④

值得一提的是，医师业务保障委员会为了使医讼案得到公正处理，向立法机构建议应由法医参与医讼案件鉴定。为了避免和消除医讼争执，顺利解决医事纠纷问题，牛惠生专门呈请司法部，"请通令各级法院，凡关于医讼案件，一律送由正式法医解剖核定，以明真相。"他主张"惟有藉身后检验才可以发觉，以求纠正，在法理上这也是一种重要的根据"。"未经身后的病理检验的医事诉讼不予受理"。⑤

此外，宋国宾还提议建立医案陪审制度，主张："吾人为维护公理、平反冤狱起见，于正式医学机关文字之鉴定外，当再进一步要求陪审。陪审者之资格，应为深通医学而又兼明法律之学者，一面可以辅助法官审问时之不到，一

---

① 宋国宾：《"医师会规则草案"评议》，《医药评论》1929 年第 19 期。

② 龙伟：《保障医权：民国医师的职业忧患与业务保障》，《社会科学研究》2015 年第 5 期。

③ 宋国宾：《请全国医师联合会组织"医业保障委员会"以保障全国医界权利并处理各地医事纠纷案》，《医药评论》1936 年第 110 期。

④ 中华医学会业务保障委员会编：《医讼案件汇抄》（二），中华医学会业务保障委员会 1937 印行，第 181 页。

⑤ 《向司法界进一言》，《医潮月刊》1947 年第 1 卷第 7 期。

面可纠正法官之轻表同情于任何一方。"①这一提议为公平解决医讼案件提供了有效方案。

纵观民国时期在医权保障上的各种自发努力，最有影响和成效的工作表现在两个方面："一是各类医业保障团体的组织及其在医讼案件参与过程中对医师权利的维护和保障。二是1946—1949年间，针对医师身体自由不得保障的状况，民国医师群体发起了'医权保障运动'，较集中地反映民国医师群体要求职业保障的诉求。"②

第四节　西医的职业伦理与公共参与

伴随医师执业制度的逐步确立，医家的职业化进程逐渐步入正轨。与此同时，现代医学的职业道德、医业伦理、权责意识也在中国医界逐渐获得构建和型塑，从而逐步奠定了中国现代医家的权责观念与职业品德。此外，医师群体作为一支重要的社会力量，也不是单纯以行医作为谋生的手段，而是将自己与国家社会联在一起，肩负起更多的社会责任，积极参与社会事务。西医职业伦理的建立，意味着业医者从传统的个人医德修养向现代职业道德规范的转变。

一、职业伦理与现代道德构建

（一）近代医业伦理的缺失

客观而言，医学的"职业"理念及职业道德与伦理精神是由早期来华基督传教士医师输入中国的，而那些活跃于民国时期医学职业舞台上的西医师们，

---

① 宋国宾：《医案陪审之建议》，《申报》1934年12月3日，第17版。
② 龙伟：《民国医事纠纷研究（1927—1949）》，第289页。

至多只是医业道德的践行者。那些受各大差会派遣来华的教会医师，多半在母国接受了系统的现代医学教育，富有高尚的责任感和献身精神，他们在中国所展现的医疗观念、行为和"救死扶伤"的伦理道德，"差不多就是西方医疗观念和价值体系在中国的一次翻版。"因此，"传教医师身上体现出来的道德感和责任感，可谓是西方医学体系中医师职业道德与责任意识在近代中国社会的最早实践。"[1]

前文已述，与现代西医相比，中国传统医家长期陷入道德困境之中，一些医家及江湖游医利欲熏心，不守医德，坑害病家，造成医道败坏，医患关系恶化的不良环境。清末民初，时局动荡不安，统治集团钩心斗角，对医业管理力有不逮，业医者无须执照即可自由行医，整个医界处于混乱无序状态，且中西医家林立，门户各异，同业之间相互诋毁。著名中医裘吉生曾愤然揭露一些医生的丑陋行径："为顾全自己名誉，遇危重之病反用轻药，以免遭人评论；逢人请诊假作忙碌，必迟迟而去，使病者望眼欲穿，以致轻病转重，重病转危；写脉案大做其文章；见病人，提出已经服过他医药方，多言指斥。必待病人坐满诊室，然后出而临诊，置多数呻吟于不顾。"[2]

西化派代表人物褚民谊对医界失德现象也有同样的描述："医而用为谋利，弊且如此，若再盖以其他之不良行为，则误尽苍生，害祸优不止此，一则惟利是图，而骗诈害人矣；二则趋炎慕势，而贵贱殊视矣；三则性情骄纵，而举措轻妄矣；四则感情用事，而成见固执矣；五则故步自封，而难易莫辨矣；六则惑于私欲，而学殖荒落矣。凡此种种，皆当视为医德上之缺陷，一有所习，其祸害可影响于人类。"[3]医界混乱与医师形象恶劣，是因为一些医师职业道德的缺失所造成的。朱培章认为："即如今之悬壶问世者，惟以一得之技术自眩（炫），而毫无道德观念，动辄以索取金钱为目的，利欲熏其心，日习与机械险

---

① 龙伟：《民国医事纠纷研究（1927—1949）》，第 336 页。

② 裘诗庭编著：《裘吉生医文集》，人民卫生出版社 2006 年版，第 47 页。

③ 褚民谊：《论医德》，《医药评论》1933 年第 100 期。

诈，以售其获取金钱手段者，比比然也。固无怪乎不为世所尊敬也。"①胡定安主张在医界倡发职业道德以改变现状："慨乎中国医界，良莠不齐，社会现状，万恶渊薮，非倡发道德，确立人格，不足以救颓风，挽既倒于狂澜。"②

中医界存在失德现象之外，西医师们也非纯而又纯的职业群体。早年来华医师的大多数都是"医者仁心"的慈善者，但也不乏少数缺乏医德的蝇营狗苟者，郭培青就曾例举其中"以捞利为目的者"的行为，"既无慈惠之观念，更乏廉耻之行为，凡足以达捞获金钱之目的者，即使欺骗奸诈，莫不可为，故此辈辄系私人开业，鲜有在医院服务者，与我国江湖医生，无甚差别。"③

如果说，外籍医师的道德失却的只是极少数的话，那么进入民国以后，受商业化气息的影响，西医界也更多出现医德低下与祸害民生的现象。出于生计需要，一些医技拙陋且不具备医师资格的业医者，竟然冒充西医，"行诈欺取财之手段"。④此等人员医德低下，肆意坑蒙拐骗，祸害民众。柳一萍如此描述过一些西医医师的圆滑手段："明明这是两贴药可以治好，并且绝对有把握，你决不可诚实的去做，至少要使他慢慢好起来，多延宕几天，多捞几个钱。一面还要把这病虚张声势的说得如何如何的危重，教他治好了感激你不尽，这是遇着轻病的对付方法。遇着重病呢？你可不要造次，开方的时候，留意在脉案上要有伏笔，譬如做小说，预先有几种暗示，说这病是危险的，即使心里明白，这病应该用猛峻的药才可以挽救，那你自己要首先保重，情愿病人死，自己不可不留几步，看来还没有把握，那你可用些轻描淡写的药敷衍敷衍，死了，也找不着你的错处，切不可存着'济世活人'的话。这些聪明的事你做了，同道的人晓得了，也赞成你的手段高妙，绝少有人说你不是。将来，你的生意也一定会发达的。"⑤如此恶劣医德，不仅败坏了西医名誉，扰乱了职业市场，

---

① 朱培章：《医生与道德》，《广济医刊》1935年第12卷第7期。
② 宋国宾：《医业伦理学》，"序三"。
③ 郭培青：《在华外籍医师之质的分析》，《申报》1934年4月9日，第15版。
④ 宋国宾：《医业伦理学》，"序四"。
⑤ 柳一萍：《上海行医的几种法门》，《光华医药杂志》1933年第1卷第1期。

而且给病家带来额外的负担和痛苦，还影响了民众对西医的接纳与认同。

西医同道之间也存在同行相轻的现象，"病家在或种情况下，每图妨害医生名誉，以及其他损害医生业务上种种行为。盛名所享，所见尤多。良因此道崎岖，人心不古，设果薄有虚名，业务稍形发展，则忌刻之徒，咸相睥睨。于是吹毛求疵，藉端寻衅，以逞其私欲者，或竟出于同道，攻人之短以炫己之长者，比比而然。"①一些医师出于维护自我声誉和权威的需要，同行之间谤议蜂起，相互讥嘲诋毁。丁福保指出："诋毁同业，即无异自诋其业，更无异自诋其身。惟为世人所齿冷，鄙其卑劣，而愈以失信任之心而已，此实业医者之大戒。"②他呼吁医师们树立"对同业的义务"。

1917年9月，在中华医学会上海支会常会上，张近枢医师在"对于本会之希望"的演讲中，严厉批评医师之间的利益争夺："谚云同行必妒，斯言也施之商人则可，施之医生则不可。何也？医生行道非商人营业可比，故执医生而问之，曰近来生意好否？实一不通之语，医生乃研究学术之人，学术非可以自私自利者也，既不能自私自利，妒自不生，妒不生，则私见自可消灭于无形矣。"他呼吁本会会员"利己兼利人"，"一举一动当以谨慎出之，为人之表率。"③

（二）建设近现代医业道德

如前文所述，是教会医师把现代医学的职业道德和伦理精神带入中国的。他们中的多数人都很注重职业道德，表现出"济世救人"的美德和仁爱精神，从而赢得中国民众的好感和迎纳。值得一提的是，一些教会医师宁愿放弃优越的都市生活和舒适的工作环境，不辞劳苦，深入农村和边远地区，施诊送药，救死扶伤，这种"济世救人"的奉献精神令人敬佩，据载，"在澜沧拉祜族地区，至今有人记得美国传教士永伟理有一次用嘴把病人身上烂疮里的脓血吮吸出来

---

① 沈凤祥：《病家毁坏医生名誉之刑事责任》，《光华医药杂志》1934年第1卷第5期。

② 丁福保：《医士之义务》，《中西医学报》1910年第1期。

③ 《中华医学会上海支会常会纪要》，《申报》1917年9月6日，第11版。

的情景。而 1915 年，在滇东北苗族地区活动的传教士柏格理，因治疗和护理学生而染上恶性伤寒，直至临终都坚持将所剩不多的针水让给患病学生。此事在当地激起了强烈的震动。"①早期教会医师所体现的仁德之心，为近代医师树立了榜样。

"医师行业组织的道德规范是医师自律的重要反映，是医师职业精神的核心内容之一。"②正是教会医师的道德引领，推开了近代中国医业道德建设的一扇窗口。教会医师所体现的伦理道德，让一些汇通医家和医界精英看到中西医界的差距，进而产生了择善而从的想法，希冀中国医界尽快培育伦理精神，走出道德困境。民国之初，西方的医学伦理学思想也开始传入我国，"俞凤宾在伍连德的建议下，翻译了当时最新修订的《美国医学会医德准则》(1912)，认为可供中国同行参考。这是我国医学伦理学首次正式引入西方的医学伦理学理论和道德准则。20 世纪 30 年代，外籍医师盈亨利还翻译了《美国医学道德主义条例》，我国学者翻译介绍了《希波克拉底誓言》，是我国首次较全面地介绍希波克拉底的伦理思想。"③

查看民国时期的各类医药杂志，西方医学伦理学知识和道德准则常被广泛登载和传播，为中国医界的伦理道德建设提供有效范式。民国时期的各种医学刊物上，有关医德问题的讨论俯拾即是。不少医界名流都十分重视提倡现代医德、弘扬职业伦理精神，借以扭转日益恶化的医疗环境和社会风气。他们纷纷撰文或演讲，有人从医业心理与人生观的角度探析根源；有人敢于直面邪恶，揭露医界各种不良现象和事件；有人著书立说，探究医德规范和医业伦理的学理与价值。医学界一时出现探索构建现代医业道德规范的热潮。

早在 1915 年，中华医学会即明确了"巩固医家交谊，尊重医德医权，普

---

① 杨学政等：《云南境内的世界三大宗教》，云南人民出版社 1993 年版，第 182 页。
② 张骞、甄橙：《医师行业组织医德规范比较研究——以〈医师条诫〉和〈医德守则〉为例》，《医学与哲学》2013 年第 34 卷第 1A 期。
③ 张大庆：《中国近代疾病社会史（1912—1937）》，第 220 页。

及医学卫生，联络华洋医界"的宗旨，① 初步奠定医师职业道德的基调。1933
年，中华医学会还颁布了《中华医学会医师条诫》，共 37 条，规定了"医师对
于病家、对于同道、对于业务、对于公众等之责任"。② 该《条诫》指出：医师
"以服务人群为主旨"（第 1 条）；应该具备高尚的品德，"维持其高尚地位，实
践其理想"（第 3 条）；在医师的责任上，"医师不但随时应备病家邀请，并须
自知其职务之高尚，及责任之重大……为体恤病人起见，出诊时间规定后，应
极力遵守"（第 12 条）；同时，"医师对于穷苦病人，应知义务施医，为古今中
外之通则"（第 16 条）；③ 另外，在处理同业关系方面，强调医师之间应该相互
尊重，不嫉妒不攀比；在医师与国家关系上强调医师要担负起相应的责任。该
医师条诫后来又经过两次修改，印行后分发给各位会员，对民国医界职业道德
建设起到了重要作用。

除了中华医学会之外，中华民国医药学会、中国药学会、中华护理学会等
早期医药团体也都纷纷都制定了本团体的道德或伦理方面要求。全国医师联
合会的第二个宗旨就是："会员之间在权益受到侵害时互相支持、保护开业医
师。"④《医师暂行条例》中还对医师的"资格""领证程序""义务""惩戒"等
加以规定，强调了医师的职业伦理准则。⑤

伴随社会发展，近代立法的完善，国家立法开始介入医家的业务范围，从
国家层面确定医事法规，明确了医师职业的伦理和道德底线。如 1922 年 3 月
北洋政府就出台了《管理医师暂行规则》，第 19 条规定："医师不得因请托，
贿赂伪造证书，或用药物及其他方法堕胎。违者，照现行刑律治罪。"第 20 条
规定："医师关于其业务，不得登载及散布虚伪夸张之广告。"第 21 条规定："医
师除关于正当治疗外，不得滥用鸦片、吗啡等毒剧药品。"⑥ 民国时期，由政府

---

① 《中华医学会宣言书》，《中华医学杂志（上海）》1915 年第 1 卷第 1 期。

② 《中华医学会医师条诫》，《广济医刊》1933 年第 10 卷第 12 期。

③ 《中华医学会医师条诫》，《广济医刊》1933 年第 10 卷第 12 期。

④ 邓铁涛、程之范主编：《中国医学通史》（近代卷），第 529 页。

⑤ 《医师暂行条例》，载陈光明主编：《中国卫生法规史料选编（1912—1949）》，第 631 页。

⑥ 陈光明主编：《中国卫生法规史料选编（1912—1949）》，第 621 页。

卫生管理部门制定的所有针对医家的管理法规，均在一定程度上规定了医家的业务范围和应尽职责，其中"责任和义务"都在医业伦理的范畴之中。如中国近代第一部针对医师和医事的法规《医师法》（1943），第三章即以"义务"为名，专列14条（第10条至第23条），全面规定了医师的各种"义务"，还专列四条"惩处"条例（第24—27条）。①龙伟认为，"《医师法》的出台无疑反映出国家意志对医师职业伦理的基本态度。"②

　　此外，各类医团组织也纷纷建章立制，颁行团体职业信条，规定本会会员的业医准则。如1931年上海医师公会出台了《上海医师公会医师信条》，包括："（甲）医师对于自己之信条；（乙）医师对于病人之信条；（丙）医师对于同道之信条；（丁）医师对于公众之信条；（戊）医师对于学术之信条。"③1936年春，全国医师联合会第四届代表大会期间，经过"该会专门委员会张森玉、吴纪舜、姜振勋、朱恒璧、宋国宾等五人会议之结果，反复讨论"，制订《全国医师信条》，内容包括："一、不为夸大广告，不营非利之财；二、不无故拒绝应诊，不歧视贫苦阶级；三、不非法堕胎，不滥施手术，不滥用新药及秘方；四、不徇私情发给不正确之医事证书；五、不作非道义之竞争，不诽谤同道；六、应严守医药秘密；七、应加入开业所在地之医师公会，遇有纠纷报告公会处理；八、应参加国际战争时之救护工作；九、应协助卫生机关报告传染病之流行及指导民众以消毒隔离诸法；十、应辅助贫苦病人，免费施诊。"④《全国医师信条》在当时被视为全国从业医师最基本的职业伦理构想。

　　一些医界领袖更是积极倡导医业道德建设。杭州三三医院创始人裘吉生甚至认为"医生以道德为第一，学其次"。⑤1923年，裘吉生还亲手制订"裘氏十德"，令医院内所有人员必须遵从。内容包括："1.见重症应用重药者，切勿

---

①　陈光明主编：《中国卫生法规史料选编（1912—1949）》，第669—670页。

②　龙伟：《民国医事纠纷研究（1927—1949）》，第336页。

③　《上海医师公会医师信条》，《医事汇刊》1932年第11期。

④　独鹤：《全国医师信条》，《新闻报》1936年7月14日，第14版。

⑤　裘诗庭编著：《裘吉生医文集》，第236页。

顾忌，所谓救病如救火；2.急诊请诊虽深夜须急往；3.凡诊贫病更宜和蔼周到；4.诊妇女病，至深房必须病家有人陪同，为女医者亦然；5.立方须写简明脉案，使病家可知；6.写方字勿过草；7.不可毁谤同道；8.勿自售秘药，如备药店所不卖之要药，方子必须公开；9.病者一到，即宜诊治；10.遇危重病人勿在当面复绝。"①虽然裘氏十德仅限于三三医院这样的局部范围，对社会上的业医者不具有普遍的约束力，但其裘吉生所倡导的医师必须遵守医业道德，弘扬伦理精神，在医界具有典型的代表性。

当然，最典型的人物当属中国医学伦理学先驱宋国宾医师。宋氏于1933年6月出版的《医业伦理学》一书是我国第一部医学伦理学专著，该书从"医师之人格""医师与病人""医师与同道""医师与社会"四个方面阐述了作为一名"良医"应具备的伦理道德（下文专述）。此外，中华医学会会员程翰章医师也在《西医浅说》一书中列专章论述"西医的伦理"，也对执业医师提出了类似的要求。

无论是学术团体制订的"医师条诫"，职业团体制订的"医师信条"，政府层面诸多的医事立法，还是医界精英们关于职业医师伦理道德的著作文章，皆希图能够通过众多的努力，培养医师的伦理道德和职业精神，进而提高医师队伍的整体职业修养，加强同业沟通与团结，彻底改善和提高西医的境遇和社会地位。②

（三）宋国宾与《医业伦理学》

宋国宾（1893—1956），民国时期著名医师，早年毕业于震旦大学医学院，曾任震旦大学医学院教授、上海医师公会主席等职务。1933年，他编撰的《医

---

① 裘诗庭编著：《裘吉生医文集》，第46—47页。

② 一些医界人物认为，千百年来，口碑相传的名医大家并不多见，绝大多数医家的社会地位低下，一个很重要的原因是，整个医界缺少职业道德的约束。到了民国时期，医界鱼龙混杂，乱象丛生，即使那些正式开业的医师也有唯利是图之徒，对病家敲诈勒索，肆意鱼肉，一定程度上加深了民众对西医的不信任，因此，西医的社会形象和地位亟待提高。

业伦理学》出版印行，是我国第一部专述医学伦理学的杰作。

有鉴于世风日下中的医德滑坡现象，有感于"同道之争论，医病之纠纷，日充不休"的状况，宋国宾深感"为名医易，为良医难"。为了改变这种状况，他开始致力于医学伦理道德的研究和宣传，不仅拟定了《上海市医师公会医师信条》等道德行为准则，最为显著的是，他于1933年6月出版了《医业伦理学》（国光印书局印行）。该书的出版是当时轰动医界的一件大事，受到医学界的普遍关注，为之作序者多达14人，其中包括朱恒璧、颜福庆、胡定安、汤蠡舟、汪于冈、姜振勋、汪企张、余严、刘永纯、丁福保、夏慎初、顾寿白、黄胜白，均为民国医界精英人物，程演生为之题词："济身济世，立命立心，仁言利溥，嘉惠医林。"[1] 宋国宾因此被称为"中国医学伦理学先驱"，该书被誉为"医界之座右铭"[2]"澄清医界之唯一法门"[3]"改良社会之要书"，丁福保称："不出十年，则医生之学术人格仪表，必改观矣。"[4]该书获得的赞誉如此之高，表明民国医界迫切需要有一个权威的规范业医行为的共同纲领。

《医业伦理学》共分四篇，在第一篇"医师之人格"中，作者从学术才能、敬业、劝业、仪表言辞等方面论述，提出作为一个"良医"，当"勤其所学，忠其所事，出其热忱，修其仪表，此乃仁义礼知之四德，良医所必备者。"[5]在第二篇"医师与病人"中，论述了应诊、治疗、外科手术、施诊、医事证书、医业秘密、医业责任、酬金等伦理问题，详细论证一个良医应该建立的新型医患关系。他强调为医者"要精密，要周详，要有独到见解，要有条理，要审思明辨"[6]。该部分占全书近一半篇幅，也是全书之重点所在。在第三篇"医师与同道"中，作者从同道关系、主治医师间相互关系、诊所内之权利义务等方面

---

① 宋国宾：《医业伦理学》，首页。"序十"作者不明。

② 宋国宾：《医业伦理学》，"序一"。

③ 宋国宾：《医业伦理学》，"序十"。

④ 宋国宾：《医业伦理学》，"序十一"。

⑤ 宋国宾：《医业伦理学》，第7页。

⑥ 张静雅、杨芳：《从〈医学伦理学〉看宋国宾现代医德思想》，《吉林医药学院学报》2014年第4期。

加以论述，提出"医者对于同道，当本正义之精神，友爱之情感，谦让之态度"的主张。① 在第四篇"医师与社会"中，他十分强调医师对国家、社会应尽的义务，列出了三项任务，即"疾病与死亡之预防，疾病发生后之补救，致死原因之研究"。② 他指出："以能预防而论，医家不啻公众卫生家或调查员"，"以能补救而论，医家不啻一公共慈善事业之重要助手"，"以能研究而论，则医家又俨然一专门之法医家也。"③宋国宾将医学与国家、社会联系在一起，是时代语境下医师职业伦理的体现。

作为中国现代医学伦理学的奠基之作，《医业伦理学》建立了一整套现代医业道德规范和标准，它的问世，标志着中国开始有选择的疏离传统道德的束缚，昂首进入现代医学伦理学阶段。宋国宾在医学界首次高举"医学伦理"的大旗，从对医学伦理的倡导，到作为学问的"医学伦理学"的问世，这"既是民国医界职业化发展的必然要求，也反映出民国医界重建医家社会关系的急切之情"。④ 宋国宾的医业伦理思想建立在传统道德观念"仁"和"义"的基础上，提出"医业伦理一言以蔽之曰仁义而已矣，博爱之谓仁，行而宜之谓义，故医家当具爱人好义之精神"。⑤ 从而阐释了医师人格、医师与病人、医师与同道以及医师与社会的"规己之规"，其学说在当时的社会背景下不仅具有"众醉独醒之卓见"⑥，对后世医学事业发展也不乏启迪与借鉴意义。

---

① 宋国宾：《医业伦理学》，第 120 页。宋氏认为："此种习惯，于求学时代，即须养成，若于学校授课时批评教授，医院实习时诋毁医师，则将来开业，又安能免于嫉妒而不为非道义之竞争耶。"参见第 124 页。

② 宋国宾：《医业伦理学》，第 132 页。

③ 宋国宾：《医业伦理学》，第 131—132 页。

④ 龙伟：《民国医事纠纷研究（1927—1949）》，第 339 页。

⑤ 宋国宾：《医业伦理学》，第 1 页。

⑥ 宋国宾：《医业伦理学》，"序三"。

二、职业医师对国家的责任

(一)医师与国家卫生事业

中国古有"医人医国、其道一也"之说,普济天下更是代代医家的高尚情怀。到了近代,在"科学救国"思想的熏染下,广大医师积极投身国家和社会的改良,他们的职责范围也从传统医学单纯的治病救人扩展到参与国家公共卫生、预防医学等诸多领域,肩负起对国家与社会的责任。民国时期,医界职业伦理具有一个显著的特点,就是确立了医学对国家卫生事业和民众健康保障的义务和责任,一些医团信条或医事法规中无不强调医师与国家、社会的密切关系,如1929年11月,上海县医师会筹备会向全国医师联合会首次代表大会提议:"从速颁布医师法,明文规定医师对于国家及社会应尽何种义务,应享何种权利,以资职业保障",[①] 表现出他们对于国家社会的责任取向。1933年《中华医学会医师条诫》第32条规定:"襄助公共卫生事业,医师以服从法纪,及尊重社会习尚为天职,并为襄助推行公共卫生起见,应遵守一切卫生法规。"[②]

从国家层面上看,医师们认识到在积贫积弱的中国,只有不断发展现代医疗事业,塑造健康国民,中华民族才能立足世界民族之林,提高自身的国际地位。程翰章在论述医师的使命时认为:"中国在国际间的医学地位极为渺小,医学地位虽仅为国际地位的一部,然和国家的强弱关系很大。所以不欲中国增进国际地位则已,否则西医们应该共同负着这一项最大使命。"[③] 程明确提出,医学事业事关国家强弱,广大医师应当齐心协力,共同努力改进中国医学的落后面貌,以促进中国医学事业的进步与发展。

一些著名人物更是宏论不断,宋国宾也认为:"医生不是专替人诊病就算了事的,在国家方面,一切的卫生行政,在在与医生有关。"[④] 因而一个医德高

---

① 《议案》,《医事汇刊》1930年第2期。

② 《中华医学会医师条诫》,《广济医刊》1933年第10卷第12期。

③ 程翰章:《西医浅说》,商务印书馆1933年印行,第34—35页。

④ 宋国宾:《医德》,《医药评论》1933年第100期。

尚的医师一定要勇敢地承担起对国家和社会的责任。1937 年 4 月 2 日，卫生署署长刘瑞恒在上海中华医学会第四届年会上发表演讲时指出："在从事于医事职业者中，颇有人以为吾人对于国家之责任，即在少数民众之疾病治疗。殊不知国家的医事卫生建设，即以开业医师或在医院中服务之医师言，亦必须共同分担责任，而且必须个个人知道我们的责任不仅限于在诊所或病床前治疗少数病人。"他号召："吾人应以最大之努力来共同工作，庶几个人与全民之健康，得以推进焉。"[1] 显然，现代医学与国家建设之间有着至关紧要的联系，而医师群体正是这种联系之间的重要纽带。

较之于中国传统医者，西医职业群体不仅具有专门的现代医学知识，更有精英主义的政治抱负和职业理想。清末民初的知识精英中，特别是一些爱国主义青年，不仅仅把学医当作谋生手段，更是立足于"医学救国"的志向，把医学作为救国强种的事业。孙中山、鲁迅等人早年习医正是抱有这样的初衷。医师中的很多有识之士，都将"力谋卫生之普及，以跻我民族于康健之域，一洗从前东方病夫之耻，如此方为有道德之医生"[2] 作为自己的职业追求。民国时期，正是这样一批富有责任感的医师，一直试图利用自己的专业知识和技能，逐渐形成一支有影响的社会力量，积极推动国家医疗卫生事业的进步和发展，构成了国家近代化的一支生力军。

（二）以中华医学会为示例

西医界积极参与国家卫生事业，以中华医学会为最具代表性。在国家医疗卫生事业尚欠发达的背景下，作为一个影响巨大的全国性医学团体，中华医学会为国家及地方医疗事业的发展，为民众的健康作出了杰出贡献。本部分以中华医学会为例，聚焦医师对于国家医疗卫生事业的奉献。

中华医学会在成立宣言中称："自西学东渐，国人之习医者颇多，惟处

---

① 刘瑞恒：《吾人之责任》，《公共卫生月刊》1937 年第 2 卷第 10 期。
② 朱培章：《医生与道德》，《广济医刊》1935 年第 12 卷第 7 期。

四方不相闻，既乏团结之力，复无切磋之机，则中华医学之设实有不容缓者。""本会成立伊始，布置均未完成，备所望中外人士维持之处实多，况医学原以维持人道为主，无彼此中外之分，且内地之医学机关多为西医教会所设，其数已达五百余人，吾国近日得有西医皆诸教会输入之力也，既仰望先导之功，复得为他山之错，吾能得热心公益，富于经验之各教会通力合作，则前途一切疑难问题当不难迎刃而解。"①随着西医与社会互动的加强，中华医学会逐渐从一个单纯的医学学术团体演变成为一个带有公益性的社会团体，其职责也远远超出了学术研究的范畴。庞京周指出："中国的医学会，在过去的历史上和现在的事实上，除研究学术之外，确乎连带研究业务，医育，卫生行政，一切关于医事范围以内的问题。"各位会员要"时时以改进中国医事为念"，"会员在会场里尽职，谋中国的医事改进，必须要有万众一心的宗旨，要有面面顾到的眼光，共谋中国医事的改进。"②在此后的历程中，中华医学会的精英们开始肩负起重要的历史使命。

首先，他们是中国近代卫生行政的先行者和推动人。这些拥有现代医学背景的西医师们，在国家及地方政府卫生行政体系的构建过程中，往往将自己的毕生所学贡献于国家，或献计献策，或投身其中，躬亲而为。中华医学会成立之初，就明确主张医疗卫生事业应与国家大政并列，其主要骨干屡次向政府进言，设立各级卫生管理机构。南京国民政府甫一成立，李廷安就对国家整体卫生规划提出十点建议，其中第一条就是"设立一健全之中央卫生行政机关行使职权，一方面督促各省各市县成立卫生机关，一方面处理国际卫生问题"。③1927 年初，颜福庆呼吁："如中央无卫生行政机关，全国卫生设施不全，安能施行适当之防疫政策，海关检疫所亦付缺如，吾国在国际间之地位行将降低，而于国际贸易大受影响。足征公共卫生关系民族之强弱，民生之裕绌，国权之隆替，綦重且大。"他建议南京国民政府"应即设施全国有系统之卫生行

---

① 《中华医学会宣言书》，《中华医学杂志》1915 年第 1 卷第 1 期。
② 庞京周：《学会有重大使命》，《中华医学杂志》1934 年第 20 卷第 4 期。
③ 《国民会议应注意卫生事业》，《医学周刊集》1928 年第 5 期。

机关，迅建中央卫生部，以主理全国卫生行政焉"。① 客观而言，中华医学会领袖人物对政府卫生行政改革的推动，间接促成了 1928 年 10 月南京国民政府卫生部的成立，国家卫生行政体系的建立，成为近代医学国家化的肇始。

其次，他们积极致力于推动国家公共卫生建设事业。近代医师群体怀抱"医学救国"的理想，格外关注提高中华民族的国民体质，致力于重塑健康国民的形象，并在实际行动中花去大量心血以求解决之道。面对花柳病、神经衰弱症、肺痨病、慢性鸦片中毒等有碍国民健康的诸多疾病，医师们深感这些"亡国病"足以"弱种弱国"，乃是"妨碍复兴的障碍"，"无疑的，都要迅速地消灭他，铲去他，这种责任，一部分在我们医师，大部分在卫生和教育当局呢！"② 显然，这些医师已经意识到投身公共卫生事业，提高中华民族的国民体质，是职业医师队伍的重要职责，并须为此付出应有的努力。中华医学会正是"通过积极参与公共卫生活动试图使现代医学逐步进入国人的日常生活之中，医学对社会生活的渗透使医学渐渐上升到了国家的层面"。③

中华医学会成立之初就提出："普及医学卫生，以期国人皆知卫生之重要，是本会之愿也。"④ 并在 1916 年的第一届年会上设立了公共卫生部。也就在这次大会上，中华医学会"有鉴于痨病与花柳病之蔓延，公决禀请各省巡按使设法阻止"；因"吾国卫生之幼稚，公决条陈内务部促进公共卫生之方法"；因"卫生智识宜灌输于幼时，公决编辑，编辑卫生教本及教授法送部审定，以备小学校之用，并图规入小学课程中"。⑤ 在中华医学会第六届年会（1926）上，成立"促进中国公众卫生委员会"。在多方努力之下，中华医学会最终获得每年五十万元专款，作为办理公共卫生和医学教育的经费。1930 年 2 月，在第八届年会上，朱章庚医师在演讲中指出："在吾国社会之现状观之，尤以提倡卫

---

① 颜福庆：《国民政府应设中央卫生部之建议》，《中华医学会杂志（上海）》1927 年第 13 卷第 4 期。

② 夏苍霖：《提倡新生活和扑灭亡国病》，《医事公论》1934 年第 16 期。

③ 魏焕：《中华医学会与民国时期的西医职业化》，温州大学 2015 年硕士学位论文，第 38 页。

④ 《中华医学会宣言书》，《中华医学杂志（上海）》1915 年第 1 卷第 1 期。

⑤ 《中华医学会第六日开会纪要》，《申报》1916 年 2 月 14 日，第 10 版。

生教育为最切要，应负此责者，固以卫生行政机关为首当其冲。然必须全国医师及医学团体、学校教员、舆论家、出版界等通力合作，方可收效。"[1] 并再次"呈请国民政府拨专款以发展民众医疗及防病之计划"。[2]

此外，中华医学会之"公共卫生委员会"还积极组织并参与国家公共卫生事业，如1935年4月，医学会理事会决议，"由本委员会筹设花柳病委员会，该委员会15人，均由卫生委员会主席函聘医学专家充任。该会在上海西藏路时疫医院设立花柳病诊所一处"。[3] 诊所内的医师"均系义务职，不收薪金"。并拟定在全国各地"广事推行，以期唤醒民众"，医学会公共卫生委员会还积极"推行防痨事务"，"举办平民教育及农村改进等工作"，"联合组织沪郊农村工作促进会，会中设立公共卫生事业委员会，负责推进卫生工作"，"襄办预防霍乱工作。"[4]

公共卫生委员会还下设了一些专业委员会从事专门卫生工作。如1937年成立了营养委员会、公共卫生护士部，1938年成立了妇婴委员会、精神病学委员会等。1937年全面抗战爆发以后，公共卫生委员会在国内开展了多项战时公共卫生事业。如1938年，中华医学会公共卫生委员会公共卫生护士部"应当局之请，遣派医师及护士各一位，前往劳勃生路青年会沪西服务处，为工人及家属注射伤寒霍乱预防针，接受注射者共计541名"。[5]

医师是具有专业知识和职业技能的特殊群体，应该在国家公共卫生事业上履行相应的责任和义务，发挥其重要作用。1933年出版发行的《医师条诫》在"医师对于国家之职责"一条中，规定医师要承担"襄助公共卫生事业，防治传染病"[6] 的职责，以保障国家公共卫生事业的安全。

---

① 《中华医学会第五日记》，《申报》1930年2月8日，第14版。

② 《中华医学会第六日记》，《申报》1930年2月9日，第16版。

③ 黄子方：《公共卫生委员会年来经办工作报告》，《中华医学杂志》第21卷第11期。

④ 黄子方：《公共卫生委员会年来经办工作报告》，《中华医学杂志》第21卷第11期。

⑤ 《中华医学会公共卫生委员会》，《上海医事周刊》1938年第4卷第21期。

⑥ 《中华医学会医师条诫》，《广济医刊》1933年第10卷第12期。

三、职业医师的社会参与

(一) 医师对社会的责任

伴随着西方现代医学在中国本土化和职业化的深入，医师的职业行为及职业道德得到进一步规范，医学的专业化水平也得到了提高，在医学的专业属性中，医师服务于社会的性质日益凸显，医学的社会功能逐渐放大。医师们开始意识到，现代医学不仅仅只有"治病救人"的单一功能，而且是一个包括治疗、预防、卫生等诸多环节的一整套医学体系。医师之于社会和民众的责任和义务越来越重要，在这样的医学背景下，医师的根本使命在于"力谋卫生之普及，以跻我民族于康健之域，一洗从前东方病夫之耻"。[①] 医师的职业道德中增加了对于社会和民众利益的保障职责。

刘永纯在论及"医师与社会"时说，"医师之任大，小之可以挽救生命，充其急可以左右医学之前途"，"医师者以摄生疗病为任务，救世救人，其责弥大。一国卫生事业，非一二行政长官发号施令而有济于世者也，时疫之发现，卫生知识之灌输，实无往而惟医师是赖。"[②]《中华医学会医师条诫》在界定医师对社会的责任时也明确规定："医师于需要时，应将检疫规则，及防止传染病方法等，指导病人，并将所诊治之传染病，报告于卫生当局，遇疫疠流行时，为医师者，应不避危险，继续服务，以拯救疾苦为主旨，虽往往有生命之虞，亦所不计。"[③] 可见现代意义上的医师已然脱离了传统医生解除病痛的简单职责，开始扮演着全新的社会角色，开始履行对社会的责任和义务。

宋国宾指出："慈善事业为国家事业之一，自慈善事业扩展以后，于是一切无告之民之救济（如疲癃残疾、无育婴儿、因工受伤之劳动者等），传染疾病之预防，在在皆与医事有关。盖制定法律之时，必得医家之参与，而医家之责任，遂亦不仅限于疾病之治疗，而与社会国家应有重大之贡献与辅助矣。医

---

① 朱培章：《医生与道德》，《医药导报》1934 年第 1 卷第 8 期。
② 刘永纯：《医师与社会》，《医药评论》1929 年第 2 期。
③ 《中华医学会医师条诫》，《广济医刊》1933 年第 10 卷第 12 期。

家对于社会之任务，综而论之，约有三点：一、疾病与死亡之预防；二、疾病发生后之补救；三、致死原因之研究。"他认为，"医家不独为公众健康保护人，公众卫生原动人，亦且为卫生法律施行之视察人矣。"① 他在《医德》一文中指出："在社会方面，一切的卫生事业，亦无一不与医生有关。医生本身的团体，则同道之间，无时无地没有纷繁的密切的接触。至于民众的寿夭与强弱，那更不必说了，所以医生不单是民众健康的导师，实在是民族强弱的操纵者。"② 这就意味着凡是医德高尚的医师，一定要对广大民众履行自己的职责和义务，实际上，大多数医师不仅积极协助国家卫生行政的实施，而且在传播现代医学知识，建立公共卫生保障，维护民众身体健康方面作出了突出贡献。

（二）对社会事务的参与

随着医学职业化的深入，民国时期医师群体逐渐成为新兴的社会阶层，他们拥有先进的健康观念和卫生知识，并试图通过发起和参与公共卫生活动，把现代医学逐渐渗透到民众的生活之中，在一定程度上改变了民众旧有的卫生习惯和生活方式现代，这不仅有效改善了民国社会的卫生现状，也在客观上推动了国家公共卫生事业的进步。

在一些医师看来，治病救人不是医师的唯一职责，医师的首要社会任务是向民众宣传现代医学知识，范守渊认为，我们医师的社会任务是"不但努力于救治病苦的民众为惟一的任务，我们更加要注意与民众在未病时的预先防御，使他们知道预防的重要"，而"宣传工作的职责"就是要"把医学的普通智识灌输给他们，使他们叫醒，使他们明了，在可能的范围中，来改善他们的不卫生的生活环境，以避免疾病的侵害，维持生命的健康"。③ 有西学背景的翁之龙也将"卫生教育"视为谋求民族健康路线的有效路径，"在我国今日的情势上，非特别加意不可。"并将卫生教育分为"家庭卫生教育、学校卫生教育、社会

---

① 宋国宾：《医业伦理学》，第 132 页。
② 宋国宾：《医德》，《医药评论》1933 年第 100 期。
③ 范守渊：《医师的社会任务》（二），《申报》1933 年 2 月 20 日，第 14 版。

卫生教育"三个方面，呼吁医界和教育界共同探讨卫生教育的具体实施计划。[①]
中华医学会、上海市医师公会、全国医师联合会等卫生团体也将卫生知识的普
及和教育作为重要策略，他们不仅在代表大会上积极讨论，呼吁政府加快实施
卫生教育，还以实际行动参与卫生知识传播和医学教育工作（前文第三章第一
节之"医学教育"已有论述）。

　　一些医师团体和个人也直接投身到疾病预防和普及卫生常识的活动中，上
海医师公会的医师们主动协助卫生行政部门开展工作。公会的医师几乎每天都
在《申报》上写专栏文章，向广大市民介绍生活中的卫生常识。此外，医师公
会还不定期出版印行一些卫生书籍，如 1939 年，上海医师公会"因鉴于目前
各地居民来往，须呈现预防接种证书，特制定预防接种证书一种，后面并附英
法对译文，应用甚便，业已印就，计每本十张，实价一角"。[②] 除了宣传普及
卫生知识外，上海医师公会还定期举办学术演讲会与报告会，如 1936 年 2 月
10 日《申报》登载启事："上海市医师公会，定于今晚（十日）下午八时，假
雷氏德医学研究院博物室，举行第三次学术讲演，由该院同人筹备病理、药
物、生理化学等。""欢迎该会会员及非会员医界同道，届时前往听讲。"[③] 在民
国时期各种报刊的"医药副刊"上，经常可见医师们撰写的有关医药知识和卫
生常识的文章，其受众目标就是普通民众。

　　一些医师不仅把治病救人作为己任，还积极参与公益事业，一些医团和医
师经常活跃在慈善公益事业中。民国时期，社会底层民众是一个需要社会救济
才能生存的群体，其生活条件及健康状况令人担忧，已构成日益严重的社会问
题，也受到了医界的关注。中国医界向有"贫病不计（诊费）"的传统，一些
医师更是通过各种途径对底层民众进行医疗救助，多数执业医师都在自己的门
诊时间中预留一个时段，用以对贫病者免费施医问药。《申报》中救济贫病的
广告屡见不鲜，如："西医孙惠麟宣称，本医生因鉴于沪埠工厂林立，平民偶

---

① 翁之龙：《谋民族健康的一条路线——"卫生教育"》，《申报》1934 年 4 月 2 日，第 15 版。
② 《上海市医师公会近讯：上海市医师公会》，《上海医事周刊》1939 年第 5 卷第 17 期。
③ 《医师公会今晚第三次学术演讲》，《申报》1936 年 2 月 10 日，第 11 版。

患疾病，医药乏资，缘发宏愿，邀集同志，组织施诊一所，兹因经费尚感不充，故定今日假座北四川路区横滨桥中央大会堂开游艺会筹款，时间为下午一时起，节目均海上名票，门券每张只售五角，各界慈善人士，想届时必能踊跃购券，既可拯救贫病，又可及时娱乐，一举二得，诚造福社会之善策也。"①这些广告中反映了医师如何对贫病群体免费或低廉诊疗，或慈善募捐，在客观上构成了社会救助实践的一部分。

一些负有声望的医师利用自身资源开展医疗慈善事工，如著名西医俞松筠创办的中德产科医院，自 1929 年起"以救济为急务，除遇本院生产之赤贫者完全免费外，并定出院接生不论日夜远近一律只收费用十元，以期普及，而扫苛细之弊，是以人人称快，差可告慰，迄今为时十载"。中德产科医院"原有普通病房本为救济而设，惟容纳过满几无余地，一时又未便再加扩充，以致后来者多有向隅之患"。有鉴于此，俞松筠"用立宏愿，以谋普遍之幸福"，决定自 1932 年 7 月起"印发出院接生贫寒免费券十万张，凡有赤贫产家无力请医者，均可依照规则凭券请求出院接生，一概不取分文，并由本院添聘中德助产学校毕业富有经验，领有卫生部卫生局执照之女医生数十位专门担任接生事宜"。免费券的使用规则是"使用本券者只限于真正贫寒之产妇，一券只用一次；贫寒产家预先索得此券后，须觅得具正式铺保填表盖章，然后来院挂号，否则无效；本院接到此券，一经查核认可后，立即指派医生，不论远近，按址前来接生，所有医药、接生、汽车等费完全不取分文。"②俞松筠将免费券放在集成药房、梧州药房、中英药房等 12 家药房和吴忆初、邓源和医师的诊所内，并在《申报》《医药评论》等报刊上做宣传，如此义举无疑为一些贫苦产妇带来了福音。

另一位知名医师徐乃礼一直致力于救助贫民儿童的工作。徐氏曾参与筹建闸北儿童施诊所，并自任所长。该所"除星期日外，每日早晨 9 时起至 11 时

①　《上海公立平民医院游艺筹款》，《申报》1929 年 6 月 30 日，第 24 版。

②　《中德产科医院院长俞松筠来函》，《医药评论》1932 年第 84 期。

止专门施医给药，除有常驻之医师一人，护士两人挂号处一人外，另有义务医师常来所襄助。每日午后，则个别并公开演讲各种卫生常识，实行卫生运动，如免费施诊等并于必要时往访各病婴家属，为便于工作并备将诊查考起见，无论疾病或健康之儿童，均有详细之记载"。① 在 1927—1934 年八年间，"来施诊所诊治之婴儿人数，达一万一千人，计免费施诊四万四千六百零七次，所给药品计有三万起。其他种种设施，虽无何种特殊贡献，但于该一地段之婴童，则不无裨益也。"② 此外 1928—1934 年八年间接种牛痘苗 3193 人次，预防霍乱注射 547 人次，③ 为该地区的贫民儿童保健贡献良多。

（三）时疫防控与战时救助

前文（第二章）述及，近代中国是一个病灾不断、时疫频发的国家。民国时期，从中央到地方各级政府，相继设立一些卫生防疫机构，一些中心城市纷纷设立了隔离病院和传染病院，创建卫生实验处、热带病研究所等医学研究机构，并成立了公共卫生委员会、公共卫生教育联合会等相关卫生机构。一些医学团体也把时疫救助作为宗旨之一，在中华医学会召开的第一届大会上，防痨就是会议的主题之一。大会讨论并通过了"中华医学会有鉴于痨病及花柳病之蔓延，公决禀请各省巡按使设法阻止"。④1932 年北平成立了结核病学社，1933 年 10 月成立的中国防痨协会就以"健康民众体魄，预防痨病发生"为宗旨。⑤ 由各级政府、医学团体、慈善机构共同参与的以灭鼠、防痨、扑灭花柳、禁娼、禁毒、种痘等各项卫生运动，对于提高民众的卫生意识，改善公民的身心健康，提升国民素质均大有裨益。

作为国家医疗队伍的一分子，广大职业医师更是走在时疫救助工作的前

---

① 《上海联青社闸北儿童施诊所报告》，《医药评论》1935 年第 128 期。

② 《上海联青社闸北儿童施诊所报告》，《医药评论》1935 年第 128 期。

③ 《上海联青社闸北儿童施诊所报告》，《医药评论》1935 年第 128 期。

④ 俞凤宾：《中华医学会第一次大会记》，《中华医学杂志》1916 年第 2 卷第 1 期。

⑤ 邓铁涛、程之范主编：《中国医学通史》（近代卷），第 529 页。

列。他们不仅是时疫防控的推动者，更是积极参与人。民国初年，面对日益猖獗的霍乱流行，在医院资源极其有限的情况下，俞凤宾就利用其个人威望劝告各地绅民搭建临时医院，以解燃眉之急。他呼吁："今霍乱之症，朝不保夕，亲友每措手不及，病者则易入穷途，不得治法必致毙命，苟有热心社会服务之人，建立医院施行疗治之术，则于数小时之内，可获挽救之效果也。今我亟欲劝告内地绅衿市民者，即应以社会服务为己任也，发起临时医院，延聘专家，置备仪器药料，以救霍乱之症。"①

在医师们的倡导和推动下，上海一度出现了大量的时疫医院。最早见诸报端的时疫医院出现在 1909 年。该年 7 月 15 日，《申报》刊载《善士捐立上海时疫医院》的消息，由沈仲礼、朱葆三发起，"在英界二马路跑马场嘴角安康里设立时疫医院于六月初一日开办"。②1916 年 9 月，《新闻报》刊载《开设时疫医院》的报道称："是以由雷绅等请县拨款在西林寺内组织时疫医院，请由著名西医在院候诊，凡无力医治而患有疫疾者，均可送往医治，如敦请医生到家施症，亦不收取药资。"③

除医学团体、慈善机构设立的医院外，更不乏医师个人设立医院的情况。如 1920 年 7 月沈义纯医生就"在浦东周浦镇筹办时疫医院一所"。④沪上名医汪洋创办西门方洪桥中西医院，该院"历计贫病无数，而对于急救时疫，尤不余遗力，兹该院长鉴各埠时疫盛行，特招设时疫保安团，发给器械药品，现闻其门徒暨医家担任者，其数颇多，洵善举也"。⑤朱企洛医师独资创办的中华医院"因夏季已届时疫盛行，特为市民免费注射霍乱防疫针，并订每星期一三五日上午施诊，不收号金，贫病且给药"。⑥

医师公会的广大爱国医师还积极投入战时救护和民族救亡运动中，早在

①　俞凤宾：《霍乱丛谈》，《中华医学杂志（上海）》1922 年第 8 卷第 4 期。

②　《善士捐立上海时疫医院》，《申报》1909 年 7 月 15 日，第 7 版。

③　《开设时疫医院》，《新闻报》1916 年 9 月 19 日，第 6 版。

④　《时疫医院开设》，《申报》1920 年 8 月 9 日，第 14 版。

⑤　《中西医院普设各埠时疫保安团》，《申报》1920 年 8 月 2 日，第 11 版。

⑥　《中华医院免费注射霍乱防疫针》，《申报》1929 年 7 月 22 日，第 24 版。

1930 年中原大战期间，中国红十字会等医疗团体积极参加医护工作，"中国红十字会派往战地救护伤病队员，日前发电来沪，邀请外科医生十人，前往协助治疗。刻闻已有华籍医生八人向红会总干事处报名，愿往服务，届时并有护士三十名同往。"①1931 年九一八事变爆发以后，上海医师公会等团体纷纷组织抗日委员会，投入战场救护工作，在医师公会执委会上，尤彭熙医师提议"本会抗日办法，除已编制日药参考表及组织战地救护速成讲习班外，对于会员急应发填志愿表，以便将来不幸战事发生，即可出发，编制《上海市医师公会御敌自卫志愿动员表》，分发会员及医界填写，以备万一之需要"。②

1932 年淞沪会战爆发之际，上海医师公会立即组织医务力量奔赴抗战前线，实时参与伤员救助工作，出人力物力帮助战时难民收容所，维护难民的健康。医师公会通告本会医师"自此次暴日侵陵（凌）以来，对于救护事宜，进行不遗余力，除已会同国难战士救护会等组织红十字会第七救护队外，目今对于各难民收容所难民健康，亦颇注意"。并通知各会员，"以后如有难民收容所送请诊疗之难民，均须一律免费，如遇重病则由该会设法指定各收容所就近医院医治。"③一·二八事变的次日深夜，（庞京周）"召集同德医学院、劳工医院、急救时疫医院，组织救护队，参加者计数十人，业于前日上午十一时由庞医师率宋克申队长暨全体人员，随带器械药品，出发真如，近军部指定地点，切实工作，并在同德医院、劳工医院急救时疫医院内妥备多数病床，以为疗养之所。"④

在如火如荼的抗战热潮中，众多的爱国医生奋不顾身投入战场救护工作，庞京周不仅奔走呼号，积极组织战地救护，还常常深入前沿险境，他在《救护抗日战士记》中写道，"某次归途，日机正向下狂开机枪，枪弹着地，如夏雨初至，入泥有声，落余车左右者，屡损车沿，而余殊无恙，盖车机高下相悬，

① 《医生愿往前方服务》，《申报》1930 年 5 月 25 日，第 13 版。
② 《医师公会支委会纪》，《申报》1931 年 10 月 27 日，第 16 版。
③ 《医师公会注意难民健康》，《申报》1932 年 2 月 13 日，第 5 版。
④ 《庞京周组织救护队》，《申报》1932 年 2 月 1 日，第 8 版。

而彼此皆在速行之中，弹未甚密，不易中。"①

1933 年 1 月，日军大举进攻榆关（山海关），战事吃紧。"（中华医学会）即从事组织救护队并点知各分会群起救护，上海支会于 1 月 18 日召集全体会议讨论救护办法，遂公推颜福庆、牛惠生、李廷安、朱恒璧、倪葆春、张维、T.R.Branch 及 R.Rabertson 为救护委员。"②朱恒璧秘书遂致电北平分会，要求立即"组织救护团体，并允充分接济卫生材料及药品器械等项，且已筹设五万元备用云云"。"（北平分会）于 1 月 23 日召开大会讨论，经姜文熙医师提议，先组织北平分会救护委员会，以利进行。"③会议公推军医学校校长严智钟等15人为委员。大会结束后，随即召开救护委员会，当即决议："一、应在热河成立一救护院；二、关于输入、给养等项由方擎向军分会接洽；三、函请总会将捐款汇交北平分会保管，以便购办材料。"④

1936 年绥远抗战期间，"庞京周与王晓籁诸氏飞绥，慰劳前方军士，对于天时地理士气等，均有深切之观察，而于救护方面，更有具体之计划。"⑤回到上海后，医师公会还邀请他到中华医学会作"赴绥远前线慰劳视察后报告我医药界同仁"的演讲。同年 11 月，医师公会在一品香召开秋季大会，也将民族救亡议题列入大会议程，王完白提议："绥远事急，应即募捐、征集药物及防毒等材料，运送前方，积极参加援助。"⑥中华西医公会也不甘落后，其下救护委员会"通知全国各地分会，限于文到一个月期内，按照规定编制，每县组织救护分委员会，遵照训练教程，训练救护一队，规定训练时间两个月，以备听候调用"⑦。其救国热忱可见一斑。

民国时期中国内忧外患的残酷现实，在客观上把医师群体的职责与国家社

---

① 《救护抗日战士记》，《医药评论》1932 年第 77 期。
② 《中华医学会上海支会之救护工作》，《中华医学杂志》1933 年第 19 卷第 1 期。
③ 《中华医学会上海支会之救护工作》，《中华医学杂志》1933 年第 19 卷第 1 期。
④ 《中华医学会上海支会之救护工作》，《中华医学杂志》1933 年第 19 卷第 1 期。
⑤ 《医师公会定于明日请庞京周演讲》，《申报》1936 年 11 月 30 日，第 11 版。
⑥ 《医师公会秋季大会记》，《申报》1936 年 11 月 24 日，第 11 版。
⑦ 《中华西医公会通告全国各地组织救护分队》，《申报》1936 年 3 月 5 日，第 13 版。

会的命运联系在一起。而他们对社会事务的参与，无形中将其专业性和公共性结合在一起，这样的医师群体，"既立足于他们的专业知识和专业精神，又体现出中国传统知识分子的社会责任感。而随着专业组织的出现，医师群体参与社会事务的行为更容易与政府力量及社会团体相结合，因而更容易整齐划一，更高效，影响力也就更大。"①

---

① 尹倩：《民国时期的医师群体研究（1912—1937）——以上海为讨论中心》，第264页。

结　语

古往今来，医学一直担当着保护人类生命健康的神圣使命。唯此，人类方得以更好地繁衍生息，社会才能够更好地向前发展。医学所建立的至伟奇功，使得世人一直对其和医生深怀敬畏，视若救星。纵观历史，无论重大流行性时疫的防控，还是一般性疾病的救治，都离不开医学。可以说，医学与国家和民族的政治、经济、文化、民生等利害攸关，甚至对后者具有决定性的影响。正因为如此，对医学、医生以及医疗社会史的研究，不仅有助于认识人类医学的进步历程，而且有助于理解人类历史的传承与发展。

笔者以西方近现代医学为中心，重点研究西医在近代中国的本土化和职业化进程与趋向，尝试完成一个中西医学之间双向交流和日常互动的历史构建。

一

在各种医学史的陈述中，都将西医初履东土追溯到明末清初。而学界通常也将1805年欧洲牛痘法的引入，"视作东方新医术的开始"。此后基督教新教的医疗传教士"藉医传教"，成为西医东渐的先驱。19世纪末，伴随着西式医院诊所等医疗机构在中国的迅速拓展，"西医"作为一种全新的医学体系开始独立于中医之外，规模和势力日益壮大，并逐渐对中国本土医学构成冲击与威胁。进入 20 世纪，教会医学根植中华，"被风濡化"，进入制度化操作时期。随着世俗化的浸蚀，一方面教会医院的宗教色彩不断淡化，更加贴近"治病救人"的本色，另一方面，西医事业日益依赖华人社会，华人在不断被吸引和介入西医事业的过程中，逐步转变成主导力量，从而促使西医加速步入本土化进程，并逐渐引起统治集团的高度重视，藉由上升到国家层面的变革，最终完成了近代中国医疗卫生体系的构建。

近代西方医学及其在中国的本土化演进，绝非一个偶然的历史变迁。科技发展潮流的推动，殖民权力的强制干预，构成西医整体移植并实现本土化的历史契机和外部动力，而近代中国国情，尤其卫生环境、社会生态及中华文化的包容性格等客观要素则成为其内在诱因。

民国时期，政府基于国家建设和社会复兴等执政诉求，开始重视和规划医疗卫生建设，以西方医疗行政体系为模本，全面构建国家医疗卫生体系，为西医实现本土化落实了制度保障。西方医学的空间开始拓展到城市与乡村社会，全国性西医教育系统逐步形成，中央及地方各级医院次第建立，西医西药知识广泛传播，这些，促使以西医为主导的近代医疗事业逐步被纳入国家医疗卫生体系。

民国数十年间，在西医的推动下，政府有意识地组织和领导了国家卫生防疫计划的制定和颁行，从中央到地方，相继设立一套卫生防疫机构，制定颁布一系列卫生法律法规，这标志着中国医疗卫生保健体制从传统向近代的转变。纵观近代中国公共卫生法制化的进程，无论立法过程中的一波三折，抑或施行过程中的举步维艰，无不真实反映了在制度蓝图与国情现状的两难交织中完成近代国家转型的艰难。不可否认的是，民国时期颁行的一系列卫生法律规范，为引导社会民众对法律的信赖和遵守，促使国人的行为模式由任意性向规范性转变，还是发挥了功不可没的作用。

二

西医本土化的一个重要表征就是西方近代医院制度的本土移植。早期教会医院和诊所在这方面发挥了良好的示范作用。而中国人仿行西医制度，自主创办新式医院，逐步实现医疗空间的现代转换，以及现代医院权威在中国的建立，则成为医学本土化、建制化的标志性事件。

在西医本土化的路径中，有两种尝试深刻赋予了公共卫生事业在中国城市与乡村空间的现实意义，此即"兰安生模式"和"定县实验"，前者把医疗空间植入社区之中，完成了西医技术对城市空间的渗透；后者更是让预防医学在定县大地深深扎根，从而将西医体系导入了乡村本土化的运作轨道。两种模式的基本特征是"以制度化的方式来普及基本的疾病防疫知识和推行简单而有效的疾病防治措施"（张大庆语），兰安生、陈志潜等人首创之举功在当代，惠泽千秋。

在西医本土化的过程中，以中华医学会、中华民国医药学会为代表的一些本土医学团体迅速崛起，纷纷登上历史前台，从医学组织这个层面，凸显西医本土化的趋向，其中，中华医学会和中华博医会的合并是西医本土化的一个重大事件，它宣告教会医学掌控中国医界的历史终结，标志着华人主导国家西医事业的发始。这些西医团体是国家医疗体制化的一个缩影，并为国家医疗卫生事业作出了不朽贡献。

诚然，不可忽视的是，近代中国医疗事业的主力军——广大西医群体，其早期构成也不免带有中西交错、来源复杂、品流不一的时代特征，可以说在他们身上，既有挥之不去的殖民遗风，也有特色浓厚的中国印记，但他们毕竟初步构建了近代西医这个职业群体。虽然在总体态势上，依然存在着医学人才匮乏、医疗水平落后的困窘，但从发展走向上看，近代中国西医群体成为一支不可忽略的社会力量，并逐步成长为一种新兴的社会职业群体，这个趋势已不可阻遏。

三

西医本土化的传播方略和实施路径，可谓全方位、多元化。教会医生在条约特权的庇护下行医于通商口岸，将西医带入开放地区；一批出洋留学、出使或游历海外的精英人士，把西医知识引进和移植至国内；医学界利用西医院（包括教会医院）、西医院校、西医期刊、书籍等多种媒介，共同搭建了西医知识传播体系。而西医最显著的贡献，莫过于开启我国公共卫生建制化。

医学教育由医疗传教士发起，其初衷是通过培育东道国本土青年来补充医务人员的短缺，后来则逐渐成为传播西医学术体系的主渠道。西医本土化过程中，经历了医学教育主导权的变更。这一变更不仅实现了华人掌控国家医学教育的宏观愿景，更为国家医疗卫生事业培育了大批医学人才。医疗传教士及本土医学精英们以医学著作(译著)、医学报刊等为媒介，[①]形成多渠道、多路径、多类型的多元传播格局，在推动近现代医疗卫生知识在中国的传播与发展中居功厥伟。

公共卫生的近代化，关系着国家民族的命运、社会的稳定发展和民众的身心健康。南京国民政府时期，中国的公共卫生事业得到迅速发展。在政府、团体、有识之士和社会民众的共同努力下，国家有效的卫生防疫体系得以构建，各种卫生运动、宣传和普及卫生知识的活动得以开展，并且形式生动活泼，内容丰富多彩，对于培育国民的公共卫生意识，提高国民健康水平大有裨益。

---

① 虽然相当多数的组织和期刊持续时间不长，但数量之多、分布之广对于普及新的医学知识、宣传疾病防治起到了积极作用。查阅当时的相关报纸、杂志，我们可以发现话语的转换，以及防疫、检验、消毒、灭菌、抗感染、清洁等词汇成为关于医疗卫生的最广泛、最频繁使用的词汇。参见张大庆：《中国近代疾病社会史》，第227页。

四

中西医学作为中西文化的不同范本、不同话语系统，始终受到本有文化的影响和制约。鸦片战争以后，西方殖民霸权迅速扩张，基督教新教在华广泛传播，客观上助推了西方的民主观念，科学和文化融入中国社会。作为西方文化的一种形态，西方医学就是在这样的时代背景下，堂而皇之地登陆东土，在中国广泛传播，并凭借其显著的疗效，表现出极强的文化穿透力。

西医对中国传统的医疗观、文化观乃至生活习俗都产生了极大的冲击，当然也会受到中国民众某些基于民族心理情感的排斥和抗拒，一些教会医院也受到中国本土文化的强烈冲击。无论是早期发生的非理性的民教冲突，还是非基督教运动中对教会医院的无情破坏，乃至民国时期的中西医论战，都可视为中西文化之间的冲撞与博弈，一种外来的医疗制度、医疗文化和中国传统的民族心理、社会文化等因素的交织与冲突。

面对激烈的本土抵御，西医渐知，要想在中国站稳脚跟并赢得华人的接受和信任，就必须主动地、善意地、审时度势地适应中国的文化环境，调整原有行医策略，缩短与民众的距离，让他们获得安全感。为此，一些教会医师开始熟悉东道国的语言，研究中国传统文化，了解中国医学，在医院的管理和设施上做出迎合华人心态的文化调适，实现医疗空间与治疗策略上的自我调整，使西医更加平民化、社会化，即所谓西医的"在地化"。

在人类文化变迁的过程中，文化移植与本土化趋势不仅是文化传播和交流过程中的普遍现象，也是文化发展的外部动力。历史表明，任何一种外来文化都不会顺理成章地登堂入室，无论文化移植和传播的路径如何千差万别，其本土化过程的最终实现，都取决于东道国本土力量对外来文化的认同、比照、选择、吸收和消化，进行各自的文化调适。医学文化同样遵从了这一铁律，甚至更为复杂和曲折。对此，以伯驾为代表的西医传教士具有清醒的认识，他们不仅意识到西医本土化将有赖本土力量的兴起,因而着手培育本土医学人才,而且着意调整行医策略,以实现对中国文化传统的双向适应。

民国时期,身为职业群体的广大西医更是肩负起双重使命,一方面恪守治病救人的神圣职责,推动西医事业发展,另一方面,又需要应对来自本土力量的挑战,折中与调和中西异质医学文化,完成与中医的兼容与并存,进而实现中西医在文化调适中的互容共通。

五

清末民初,西方医学在"藉医传教"中逐渐疏离精神目标,步履蹒跚地走向世俗化,这使医学逐渐还原了"治病救人"的本来面目。随着医学专业人才培养机制的确立,西医医院制度的专业分工更加细致,医学的专业化程度及西医群体的专业地位逐步提高,一批具有西医专业背景的西医师开始活跃于中国医界,他们参与构建国家医疗卫生体系,追求西医专业群体社会地位的提升,塑造现代西医职业形象,并逐渐完成对国家医疗市场的主导和垄断。

但是,明清以来医疗市场的开放性,导致医疗行业长期缺乏严格的准入制度和资格认证机制,从而严重削弱了医师群体的专业色彩和职业垄断。民国时期,政府为加强对执业医生的统一管理,进行行政干预,先后颁布了一系列卫生法规和条例,构建职业准入和资格认证制度,严格医疗队伍的管理和规范制度,虽然实际效果并不明显,但这毕竟是实施现代职业认证制度的有益尝试,也是促进国家医疗卫生事业发展的重要步骤。

西医职业群体在民国都市社会中展现出生动活泼的生活图景,职业医师们活跃于医院、诊所等医疗机关,享受多姿多彩的职业生活带来的愉悦,扮演着都市自由职业者的时尚形象。同时,医师的职业行为中充斥着谋生和营利的欲求与手段,透显出强烈的商业化色彩,同业竞争也日趋激烈,此伏彼起的医讼案不仅折射出医患关系的持续紧张，而且引发执业医师滋生职业忧虑，它意味着在国家医疗行政体系尚未健全和法律制度尚不完善的治理环境中，现代性的医患关系一时尚难以建立。

更让人忧虑的是，民国时期，受医疗市场商业化气息的影响，西医界存在着有悖医德、祸害民生的事端，一些不具备医师资格的从医人员出于生计需要，时常冒充西医，欺诈谋财，无所不用其极，祸及民众。

因此，从医界精英到普通民众都强烈呼唤医疗职业伦理的建立，在教会医师的道德引领和榜样垂范之下，由宋国宾等医界先驱推波助澜，国民政府卫生主管部门积极响应和配合，西方近现代医学的职业道德、医业伦理开始在中国医界传输和构建。西医职业伦理的建立，标志着业医者从传统的个人医德修养向现代职业道德规范的转变。最值得称道的是，与中国传统知识分子相比，西医职业群体不仅掌握了专门的西医学知识，更怀有精英主义的社会理想。在"科学救国"思想的熏陶下，广大职业医师，试图利用自己的专业知识和技能，从单纯的治病救人走向国家公共卫生、预防医学等诸多领域，投身国家和社会改良之中，并逐渐形成了国家近代化建设的一支生力军。

基于以上，我们进一步凝炼和升华为以下认识——

西医本土化是一个全方位的实施过程，这不仅体现在观念层面，还更多地体现在医疗体系、学术体系和卫生行政体系的构建之中，在这个进程中，中国西医增添了许多中国本土文化的色彩和元素。准此，西医本土化过程，同样也是中西文化互容共通的过程。西医群体正是在中西文化的冲突和兼容并存中，迈上了一条特殊的、充满中国化色彩的职业化道路。西医的职业化进程，也是西医群体与国家社会的互动过程，因为西医职业化牵涉国家权力的介入和干预，这表明在中国这样后发型国家迈向现代性的途程中，政府的导向性和约束力同样表现在国家医疗卫生体系中。

建立在自然科学基础上的西方近代医学，为近代中国带来了崭新的医学体系、医疗技术和医学文化，给中国的医疗卫生事业注入了新的发展因素，极大地促动了晚清医疗卫生事业近代化的发展趋势，也为民国时期的医学职业化奠定了基础。西医在中国的本土化，就是其逐渐中国化、全方位融入东道国社会文化的历程，同时也是中国社会众多阶层对西医接纳与认同的过程。①

西医职业化是民国时期国家与社会互动链条上的重要一环，是国家现代化的一个缩影。到了南京国民政府初期，随着医学教育的发展，医师群体专业权威日益确立，作为专业学识的代表性群体，职业医师已经得到广泛的社会认同，他们不仅形成强烈的职业意识，也开始追求群体自身的职业地位和职业尊严。西医职业群体是近代中国涌现的一个新兴社会群体，其职业特质和社会属性与中国传统医学大相径庭，作为民国社会的中间阶层，这一群体对于国家医疗卫生事业和民众健康保卫起到了举足轻重的作用。至 20 世纪 30 年代初，西医在社会上基本确立了职业医师的崭新角色，开始步入职业化的人生轨道。

职业化伴随着本土化而生，本土化是职业化的逻辑起点，没有西医的本土化，就不可能生成职业化。医学教育本土化和专业化发展，直接酝酿了本土西医职业群体的崛起和壮大，医疗机构本土化为西医职业化提供了医院、诊所等职业场域，而卫生主管部门的本土参与则为职业化建立了医业规范和制度保障。同时，职业化又是本土化趋势的必然结果和重要表征。或许可以说，西医在中国的本土化，颠覆了中国传统医界之格局，而西医的职业化则培育了近代中国医学之精神，即倡导同业互助、增强自主意识、追求专业自治、树立职业伦理和服务理念等。

事实上，西医的本土化和职业化，蕴含着近代中国如何走向世界、如何与西方文化接轨的重大时代课题，两者相联互动，同步推进，共同描绘了近代中国医学现代化进程中一幅壮丽的历史图景。

---

① 参见熊月之：《西学东渐与晚清社会》；郝先中：《晚晴中国对西洋医学的社会认同》，《学术月刊》2005 年第 5 期。

参考文献

一、专著

1. 王吉民、伍连德：《中国医史》（第二版），天津印刷局 1936 年印行。

2. 陈邦贤：《中国医学史》，商务印书馆 1937 年版，上海书店出版社 1984 年影印。

3. 杨念群：《再造"病人"：中西医冲突下的空间政治（1832—1985）》，中国人民大学出版社 2006 年版。

4. 杨念群：《杨念群自选集》，广西师范大学出版社 2000 年版。

5. 胡成：《医疗、卫生与世界之中国（1820—1937)》，科学出版社 2013 年版。

6. 陈志潜：《中国农村的医学——我的回忆》，四川人民出版社 1998 年版。

7. 熊月之：《西学东渐与晚清社会》，上海人民出版社 1994 年版。

8. 张大庆：《中国近代疾病社会史（1912—1937)》，山东教育出版社 2006 年版。

9. 赵洪钧：《近代中西医论争史》，安徽教育出版社 1989 年版。

10. 何小莲：《西医东渐与文化调适》，上海古籍出版社 2006 年版。

11. 余新忠、杜红丽主编：《医疗、社会与文化读本》，北京大学出版社 2013 年版。

12. 余新忠主编：《清以来的疾病、医疗和卫生——以社会文化史为视角的探索》，生活·读书·新知三联书店 2009 年版。

13. 尹倩：《民国时期的医师群体研究(1912—1937)》，中国社会科学出版社 2013 年版。

14. 朱英、魏文享主编：《近代中国自由职业者群体与社会变迁》，北京大学出版社 2009 年版。

15. 刘远明：《西医东渐与中国近代医疗体制化》，中国医药科技出版社 2009 年版。

16. 李廷安：《中外医学史概论》，《民国丛书》第三编第 79 册，据商务印书馆 1947 年版影印。

17. 李廷安：《中国乡村卫生问题》，商务印书馆 1935 年印行。

18. 钟鸣旦：《本地化：读福音与文化》，台北光启出版社 1993 年版。

19. 李传斌:《条约特权制度下的医疗事业——基督教在华医疗事业研究(1835—1937)》,湖南人民出版社 2010 年版。

20. 陈小卡:《中国近代西医缘起与中山大学医科起源》,中山大学出版社 2016 年版。

21. 李经纬主编:《中外医学交流史》,湖南教育出版社 1998 年版。

22. 李经纬、鄢良编著:《西医东渐与中国近代医学思潮》,湖北科学技术出版社 1990 年版。

23. 董少新:《形神之间——早期西洋医学入华史稿》,上海古籍出版社 2008 年版。

24. 马伯英等:《中外医学文化交流史——中外医学跨文化传通》,文汇出版社 1993 年版。

25. 梁其姿:《面对疾病——传统中国社会的医疗观念与组织》,中国人民大学出版社 2012 年版。

26. 范行准:《中国预防医学思想史》,上海华东医务生活社 1953 年版。

27. 李尚仁主编:《帝国与现代医学》,中华书局 2012 年版。

28. 彭善民:《公共卫生与上海都市文明(1898—1949)》,上海人民出版社 2007 年版。

29. 慕景强:《西医往事——民国西医教育的本土化之路》,中国协和医科大学出版社 2010 年版。

30. 廖育群:《岐黄医道》,辽宁教育出版社 1991 年版。

31. 李喜所:《中国留学史论稿》,中华书局 2007 年版。

32. 夏媛媛:《民国时期西医教育的建构研究(1912——1937)》,科学出版社 2014 年版。

33. 朱潮:《中外医学教育史》,上海医科大学出版社 1988 年版。

34. 范铁权:《近代科学社团与中国的公共卫生事业》,人民出版社 2013 年版。

35. 毕汝刚:《公共卫生学》,商务印书馆 1946 年版。

36. 郑观应:《郑观应集》(上册),上海人民出版社 1982 年版。

37. 郑大华:《民国乡村建设运动》,社会科学文献出版社 2000 年版。

38. 张蔚丰主编:《中西医文化的撞击》,南京出版社 2013 年版。

39. 区结成:《当中医遇上西医》,生活·读书·新知三联书店 2005 年版。

40. 顾长声:《从马礼逊到司徒雷登——来华新教传教士评传》,上海人民出版社 1985 年版。

41. 龙伟:《民国医事纠纷研究(1927—1949)》,人民出版社 2011 年版。

42. 徐小群:《民国时期的国家与社会:自由职业团体在上海的兴起 1912—1937》,新星出版社 2007 年版。

43. 陈存仁:《银元时代生活史》,上海人民出版社 2000 年版。

44. 宋国宾:《医业伦理学》,国光印书局 1933 年印行。

45. 胡宜:《送医下乡:现代中国的疾病政治》,社会科学文献出版社 2011 年版。

46. [美] 威廉·考克汉姆著,高永平等译:《医疗与社会》,中国人民大学出版社 2014

年版。

47. 顾卫民：《基督教与近代中国社会》，上海人民出版社 1996 年版。

48. [美] 乔那森·斯潘塞：《改变中国》，上海三联书店 1990 年版。

49. 祝世讷：《中西医学差异与交融》，人民卫生出版社 2000 年版。

50. 安宇、周棉主编：《留学生与中外文化交流》，南京大学出版社 2000 年版。

二、论文

1. 胡成：《何以心系中国：基督教传教士与地方社会（1835—1911)》，《近代史研究》2010 年第 4 期。

2. 胡成：《晚清"西医东渐"与华人当地社会的推动》，《史林》2012 年第 4 期。

3. 罗志田：《新旧之间：近代中国的多个世界及"失语"群体》，《四川大学学报（哲学社会科学版)》1999 年第 6 期。

4. 杨念群：《"兰安生模式"与民国初年北京生死控制空间的转换》，《社会学研究》1999 年第 4 期。

5. 杨念群：《"地方感"与西方医疗空间在中国的确立》，《学人》第 12 辑。

6. 陶飞亚：《传教士中医观的变迁》，《历史研究》2010 年第 5 期。

7. 陶飞亚、王皓：《近代医学共同体的嬗变：从博医会到中华医学会》，《历史研究》2014 年第 5 期。

8. 牛亚华：清末留日医学生及其对中国近代医学事业的贡献》，《中国科技史料》2003 第 3 期。

9. 赵璞珊：《西洋医学在中国的传播》，《历史研究》1980 年第 3 期。

10. 田涛：《清末民初在华基督教医疗卫生事业及其专业化》，《近代史研究》1995 年第 5 期。

11. 郝先中：《晚清中国对西洋医学的社会认同》，《学术月刊》2005 年第 5 期。

12. 郝先中：《20 世纪初中西医学术地位的演变》，《自然辩证法通讯》2008 年第 5 期。

13. 郝先中：《西医东渐与中国近代医疗卫生制度的肇始》，《华东师范大学学报（哲学社会科学版)》2005 年第 1 期。

14. 郝先中：《民初西医学术权威在中国的渗透与凸显》，《医学与哲学（人文社会医学版)》2007 年第 28 卷第 6 期。

15. 奚霞：《民国时期的国家防疫机构——中央防疫处》，《民国档案》2003 年第 4 期。

16. 余谋昌：《西医和中医：两种哲学和两种医学文化》，《郑州轻工业学院学报（社会科学版)》2012 年第 13 卷第 3 期。

17. 王晓朝：《文化传播的双向性与外来文化的本土化》，《江海学刊》1999 年第 2 期。

18. 余新忠：《另类的医疗史书写》，《近代史研究》2007 年第 6 期。

19. 杨祥银、魏焕：《中华医学会与民国时期西医职业化》，《社会科学辑刊》2014 年第

5 期。

20. 杨祥银、徐建伟：《防痨救国：中国防痨协会的成立及早期活动（1933—1937）》，《江汉论坛》2013 年第 9 期。

21. 江文君：《职业与公共参与：民国时期的上海医师公会》，《史林》2012 年第 3 期。

22. 王秀云：《不就男医》，《"中央研究院"近代史研究所集刊》2007 年 3 月第 59 期。

23. 刘远明：《中华医学会与博医会的合作及合并》，《自然辩证法研究》2012 年第 2 期。

24. 刘远明：《从博医会到中华医学会：西医社团本土化探微》，《中国科技史杂志》2013 年第 34 卷第 3 期。

25. 杜志章：《近代基督教在华医药事业迅速发展原因之分析》，《江汉论坛》2008 年第 8 期。

26. 梁其姿：《麻风隔离与近代中国》，《历史研究》2003 年第 5 期。

27. 高晞：《西医传入过程中的京师同文馆》，《自然辩证法通讯》1991 年第 2 期。

28. 高晞：《卫生之道与卫生政治化——20 世纪中国西医体系的确立与演变（1900—1949）》，《史林》2014 年第 5 期。

29. 龚纯：《中华民国的卫生组织（1912—1949）》，《中华医史杂志》1989 年第 19 卷第 2 期。

30. 黄庆林：《国民政府时期的公医制度》，《南都学坛》2005 年第 25 卷第 1 期。

31. 何小莲、张晔：《藉医传教与文化适应——兼论医学传教士之文化地位》，《西北大学学报（哲学社会科学版）》2008 年第 5 期。

32. 雷祥麟：《负责人的医生和有信仰的病人——中西医论争与医病关系在民国时期的转变》，《新史学》2003 年第 14 卷第 1 期。

33. 黄克武：《从申报医药广告看民初上海的医疗文化与社会生活（1912—1926）》，《"中央研究院"近代史研究所集刊》1988 年第 17 期下册。

34. 王晓朝：《文化传播的双向性与外来文化的本土化》，《江海学刊》1999 年第 2 期。

35. 左玉河：《学理讨论，还是生存抗争：1929 年中医存废之争评析》，《南京大学学报（哲学·人文科学·社会科学）》2004 年第 5 期。

36. 何星亮：《中西文化的差异性与互补性》，《思想战线》2011 年第 37 卷第 1 期。

37. 何星亮：《文明会冲突吗》，《中南民族大学学报（人文社会科学版）》2002 年第 22 卷第 4 期。

38. 周忠华、向大军：《文化差异·文化冲突·文化调适》，《吉首大学学报》2011 年第 2 期。

39. 伍先禄：《对中西文化不同价值观的现实思考》，《湖南行政学院学报》2008 年第 4 期。

40. 胡勇：《民国时期医生之甄别与评核》，《浙江学刊》2008 年第 5 期。

41. 鲁萍：《清末中国医界对西方医学的观察与仿行》，《社会科学研究》2012 年第 4 期。

42. 陶善敏：《中国女子医学教育》，《中华医学杂志》1933 年第 19 卷第 6 期。

三、学位论文

1. 鲁萍：《晚晴西医来华及中西医学体系的确立》，四川大学 2003 年硕士学位论文。

2. 郝先中：《近代中医废存之争研究》，华东师范大学 2005 年博士学位论文。

3. 艾明江：《中华医学会与近代西医群体研究（1915—1945）——以〈中华医学杂志〉为中心的考察》，上海大学 2007 年硕士学位论文。

4. 王其林：《中国近代公共卫生法制研究（1905—1937)》，西北政法大学 2014 年博士学位论文。

5. 杨红星：《留美医学生与近代中国公共卫生事业》，苏州大学 2006 年硕士学位论文。

6. 潘荣华：《中国近代报刊传播西医研究》，安徽大学 2010 年博士学位论文。

7. 张超：《民国娼妓问题研究》，武汉大学 2005 年博士学位论文。

8. 赵冬：《近代科学在中国的本土化实践研究》，山西大学 2005 年博士学位论文。

9. 赵俐：《清末民初中国女西医研究（1879—1919)》，湖南师范大学 2013 年硕士学位论文。

10. 左家文：《近代天津西医群体研究》，天津师范大学 2017 年硕士学位论文。

四、资料汇编

1. 中华续行委办会编、中国社会科学院世界宗教研究所译：《中华归主——中国基督教事业统计 1901—1920》（上、中、下），中国社会科学出版社 1987 年版。

2. 中国基督教教育调查会编纂：《中国基督教教育事业》，上海商务印书馆 1922 年版。

3. 陈光明主编：《中国卫生法规史料选编（1912—1949)》，上海医科大学出版社 1996 年。

4. 张在同、咸日金编：《民国时期医药卫生法规汇编（1912—1949)》，山东大学出版社 1990 年版。

5. 邓铁涛、程之范主编：《中国医学通史》（近代卷），人民卫生出版社 2000 年版。

6. 李经纬、程之范主编：《中国医学百科全书·医学史》，上海科学技术出版社 1987 年版。

7. 沈云龙主编：《近代中国史料丛刊三编》第 59 辑，文海出版社 1966 年版。

8. 史全生主编：《中华民国文化史》（下），吉林文史出版社 1990 年版。

9. 朱席儒、赖斗岩：《吾国新医人才分布概观》，《中华医学杂志（上海)》1935 年第 21 卷第 2 期。

10. 金宝善：《旧中国的西医派别与卫生事业的演变》，《文史资料选辑》（第 1 辑），文史资料出版社 1985 年版。

11. 李涛：《民国二十一年医学教育》，《中华医学杂志》1933 年第 19 卷第 5 期。

12. 陈明斋：《我国新医学之进展及其现况》，《东方杂志》1935 年第 32 卷第 22 号。

13. 许世瑾：《全国登记医师统计》，《中华医学杂志》1933 年第 19 卷第 5 期。

14.宋大仁、沈警凡：《全国医药期刊调查记》，《中西医药》1935年第1卷第3期。

15.上海市国医学会：《国医名录》，上海市国医学会1932年印行。

16.上海社会科学院经济研究所编：《上海近代西药行业史》，上海社会科学院出版社1988年版。

17.上海市地方协会编：《上海市统计》，上海商务印书馆1933年版。

18.王铁崖编：《中外旧约章汇编》（第一册），生活·读书·新知三联书店1982年版。

19.沈云龙主编：《近代中国史料丛刊》，文海出版社有限公司印行。

20.夏东元编：《郑观应集》上下册，上海人民出版社1982年版。

21.李经纬：《医学史论文资料索引》（1903—1978），中医研究院中国医史文献研究所，1981年印行。

22.《中华基督教会年鉴》，1928年印行。

五、期刊、报纸、档案

（一）期刊

《中华医学杂志（上海）》《山西太原医学杂志》《东方杂志》《医学世界》《医事公论》《医事汇刊》《医事通讯》《医学公报》《医药评论》《贡献》《科学月刊》《学艺》《光华医学杂志》《新医与社会汇刊》《绍兴医药月报》《神州国医学报》《中西医药》《医事汇刊》《独立评论》《贡献》《科学月刊》《学艺》《壬申医学》《广济医刊》《中华医史杂志》

（二）报纸

《申报》《大公报》《新闻报》《时事新报》《中央日报》《金刚钻报》《医学报》《三三医报》《社会医报》《中华医报》《国医公报》《中西医学报》

（三）档案

1.《民政部为遵旨拟订防疫章程的咨文》，吉林将军衙门档，J001—37—4898号，吉林省档案馆藏。

2.《陆军部暂行防疫简明要则十条》，《奉天省长公署档》第3049号，辽宁省档案馆馆藏。

3.《民政部本部所属机构组织章则有关文书》，中国第一历史档案馆藏，档案号111。

4.《民政部所属各厅司衔名单》《卫生司司员名单》，中国第一历史档案馆藏，档案号112。

5.《民政部部及所属官制、权限、章程等文书》，中国第一历史档案馆藏，档案号113。

6.《巡警部内总厅文书》，中国第一历史档案馆案卷，档案号135。

7.《第一届中央卫生委员会会议记录》，中国第二历史档案馆藏，全宗号一，案卷号273。

8.《中央卫生委员会第一次会议汇编》，中国第二历史档案藏，档案号：1—1929。

9.上海卫生局卷，上海档案馆藏（档号：Q400）。

10.《上海市医师公会为呈请备案向社会局报送的申请书、团体调查表、财产调查表、职员履历表、许可证及会员录》，上海市档案馆藏，档案号：Q6—18—298—1。

11.《全国医药团体代表大会特刊》，上海市档案馆藏，档案号：Q0—12—38。

12.《上海市四年来卫生工作概要》，上海市档案馆藏，档案号：Q0—12—32。

13.《上海市高等学校调查表》（二十二年度），上海市档案馆藏，卷宗号 Q249—1—18，0053。

14.《国医名录——上海市国医学会会员》，上海市档案馆藏，档案号 Q0—12—50。

15.《上海市国医学会十周年纪念刊》，档案号 Q0—12—51。

16.《中华民国法规汇编索引》，上海市档案馆藏，档案号 Q0—2—2。

17. 四川省卫生处档案（全宗号 113）。

18.《四川省政府卫二字第 358 号令：为抄发医师暂行条例及本省医师注册暂行规则饬即遵照严厉取缔不合格医师由》，四川省档案馆藏，案卷号：Q113—2444。

19. 成都市卫生事务所档案（全照 34）。

20.《广东省灵山县第五区公民黄佐民上卫生部书》，中国第二历史档案馆藏（全宗号及档号：2—1937）。

后　记

　　早在 2003 年初夏，在导师忻平教授的启发下，我以《近代中医废存之争研究》作为博士论文选题，试图从近代中国社会的思想文化背景入手，分析在"五四"激进主义思潮的冲击下，中医作为中国传统文化的载体之一所面临的现实命运与历史选择。论文重点以民国时期废止中医与抗争的过程为主线，围绕学人之议、法权关涉、医界抗争、科玄论战等历史事件加以开掘，揭示中医生存与发展的历史命途。

　　事实上，考察中医的生存危机，根本绕不开它的强劲对手西方医学。在博士论文的开篇，笔者分析了十九世纪初西医东来对中国社会各阶层的心理冲击及其认知过程，以及西洋医学对中国近代医疗格局形成的历史影响，甚至还斗胆质疑李约瑟博士的学术定论，探讨西医在学术地位上全面超越中医的时间节点。限于篇幅原因，博文未能全面对原发性的西医体制化与职业化进程进行全方位动态考察，这在客观上就为本课题的研究预留了可为的空间。

　　2005 年博士毕业以后，西医在近代中国的强势介入并逐渐占据主导地位，引起了我的强烈兴趣，我开始关注学界在这一领域的研究，并着手发表一些论述。 在此基础上，2007 年获得教育部人文社会科学项目"近代以来中西医论争及其学术地位演变"。2013 年，"近代以来西医在中国本土化与职业化研究"又获得国家社会科学基金立项。自此，我以西医问题为中心，重返近代中国的历史现场，在近代医学发展格局的框架内考察西医本土化与职业化过程，尝试探讨一个外来与本土文化之间的双向交往和日常互动。客观而言，这是一个十分有趣的学术话题。

2014年以来，是我职业生涯最忙碌最紧迫的岁月，整个身心都处于高速运转的节奏中，我尝试着在管理工作、教学和科研之间寻找平衡。五年中，我几乎牺牲了所有的节假日，心无旁骛地在这个充满魅力的学术领域里潜心摸索，艰难前行。虽然有时步履蹒跚，身心俱疲，甚至有过退缩的念头，但是一种强烈的信念一直支撑着我，且行且思，永不言弃。

如今，这本厚重的著作即将面世，要感谢的人实在太多。年迈的父母一直给予我关切和鞭策，妻子和女儿十分理解和支持我的研究工作，为我分忧，领导和友人持续不断地鼓励和帮助，汇集成一股强大的精神力量，助推我克服重重困难，最终完成了本课题的研究。衷心感谢我的两位导师齐卫平教授、忻平教授，想当年，承蒙他们的厚爱，将我引入门墙，先后攻读中共党史与中国近现代史专业。齐师激发和培养了我的学术兴趣，忻师为我把握和确立了学术方向，毕业后，他们一如往昔地勉励我，给我信心和力量，师恩如山，没齿难忘。特别感谢大学老师马育良教授三十年来的一路扶持，在本课题的研究中特别是最后攻坚阶段，先生总是不厌其烦地帮助我度过难关，大到学术理路的点拨，小到古文字的辨识，知无不答，感人至深。感谢皖西学院的诸位领导、老师、朋友与学生的关心和支持。感谢刘远明博士为我惠寄大作，让我受益匪浅。感谢华东师范大学历史系王传博士的鼎力相助，替我收集了一些颇有价值的学术资料，为我充分利用母校数据图书馆电子资源库提供了极大便利。最后，要感谢人民出版社编辑赵圣涛先生为此书的编辑出版做出了大量的工作。

郝先中

2019年9月

责任编辑：赵圣涛

责任校对：吕　飞

封面设计：王欢欢

图书在版编目（CIP）数据

近代中国西医本土化与职业化研究／郝先中　著 . —北京：人民出版社，2019.10

ISBN 978－7－01－021051－3

I. ①近…　II. ①郝…　III. ①现代医药学－医学史－研究－中国　IV. ① R-092

中国版本图书馆 CIP 数据核字（2019）第 144742 号

近代中国西医本土化与职业化研究

JINDAI ZHONGGUO XIYI BENTUHUA YU ZHIYEHUA YANJIU

郝先中　著

人民出版社 出版发行

（100706　北京市东城区隆福寺街 99 号）

北京汇林印务有限公司印刷　新华书店经销

2019 年 10 月第 1 版　2019 年 10 月北京第 1 次印刷

开本：710 毫米 ×1000 毫米 1/16　印张：29.25

字数：500 千字

ISBN 978－7－01－021051－3　定价：79.00 元

邮购地址 100706　北京市东城区隆福寺街 99 号

人民东方图书销售中心　电话（010）65250042　65289539